中西医结合下的慢病管理

殷晓轩　　等 主编

上海科学普及出版社

图书在版编目（CIP）数据

中西医结合下的慢病管理 / 殷晓轩等主编. —上海：上海科学普及出版社，2023.9
ISBN 978-7-5427-8644-9

Ⅰ.①中… Ⅱ.①殷… Ⅲ.①慢性病-中西医结合-诊疗 Ⅳ.①R4

中国国家版本馆CIP数据核字（2023）第254488号

统　　筹　张善涛
责任编辑　黄　鑫
整体设计　宗　宁

中西医结合下的慢病管理

主编　殷晓轩　等

上海科学普及出版社出版发行

（上海中山北路832号　邮政编码200070）

http://www.pspsh.com

各地新华书店经销　　山东麦德森文化传媒有限公司印刷
开本 787×1092 1/16　印张 23.5　插页 2　字数 598 000
2023年9月第1版　　2023年9月第1次印刷

ISBN 978-7-5427-8644-9　定价：198.00元
本书如有缺页、错装或坏损等严重质量问题
请向工厂联系调换
联系电话：0531-82601513

编委会

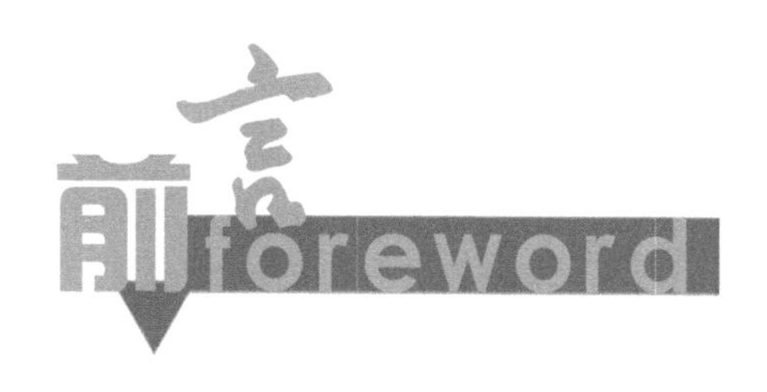

随着人们生活方式的改变，慢性病的患病率持续上升，已不再是老年人的“专利”。许多年轻人由于不健康的生活方式、过快的生活节奏及巨大的生活压力，疏忽了对自己健康的管理，也患有了慢性病。慢性病具有发病隐匿、潜伏期长的特点，一旦发病很难治愈，严重威胁人们的身体健康。目前，慢性病已经成为危害居民健康的公共卫生问题，迫切需要对慢性病进行管理。预防和控制慢性病，不但可以降低慢性病的发病率，而且可以稳定病情、预防和延缓并发症发生，从而提高生命质量。为此，编者特编写了《中西医结合下的慢病管理》一书，将中医和西医进行有机结合，充分发挥中西医结合的优势，从而更好地进行慢性病管理。

本书首先介绍了慢性病管理理论基础；然后讲解了临床常见慢性病的流行病学、危险因素、管理措施等特点；最后从中西医双视角对临床常见慢性病，如高血压、慢性阻塞性肺疾病、支气管哮喘、胃炎、慢性病毒性肝炎等疾病的病因病机、诊断、治疗、预防、预后、护理等内容进行了重点阐述。本书内容丰富、条理清晰，以临床实践为重点，全面、系统地对中西医结合管理慢性病进行了论述，可为各级医院相关科室的临床医师、实习医师，以及其他专业人员提供参考。

编者力求为广大读者呈现一本全面阐述中西医结合慢性病管理的临床参考用书，但是由于慢性病涉及学科广泛，且各学科发展迅速，书中难免存在疏漏之处，恳请广大读者不吝赐教，提出宝贵意见。

本书出版得到了山东中医药大学附属医院尹常健教授和兖矿新里程总医院一线临床医师的大力支持。他们精心规划、认真编写，投入了大量的时间和精力，在此特别感谢。

《中西医结合下的慢病管理》编委会

2023 年 7 月

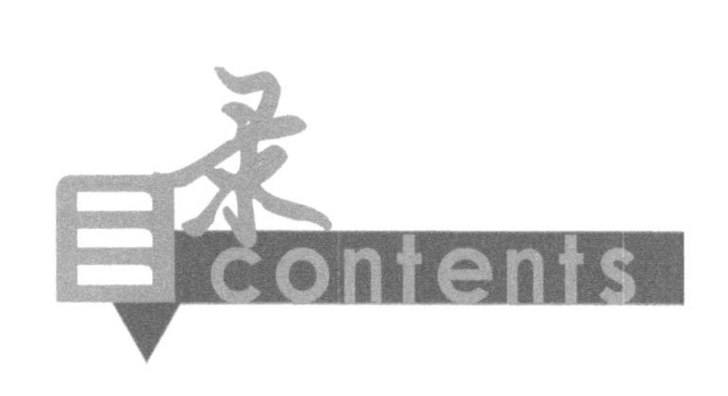
目录
contents

第一章 慢性病管理理论基础

第一节 绪 论

一、慢性病概述

（一）慢性病的概念

慢性病的全称是慢性非传染性疾病，是指起病隐匿、病程长且病情迁延不愈，缺乏明确的传染性生物病因证据，病因复杂或不明的一组疾病的概括性总称。慢性病主要包括心脑血管疾病、恶性肿瘤、糖尿病、慢性阻塞性肺疾病等，具有发病率高、致残率高和病死率高的特点，严重耗费社会资源，危害人类健康，同时这组疾病也是可预防、可控制的。心脑血管疾病、癌症、慢性呼吸系统疾病、糖尿病等慢性非传染性疾病导致的死亡人数占我国总死亡人数的88%，心脑血管疾病、癌症、慢性呼吸系统疾病3类疾病位居我国居民死亡率的前3位，是社区范围控制和管理的常见慢性病。

（二）慢性病的特点

1.病因复杂

引发慢性病的原因主要体现在生活环境、个人生活方式、个人遗传因素和医学发展水平等方面，这几个方面的因素相互依存、相互影响，在这些病因的长期作用下逐渐形成慢性病。

2.发病隐匿，潜伏期长

慢性病发病隐匿，机体受致病因素作用至发病常常需要经过比较长的时间，早期症状往往较轻而没有被重视，直至急性发作或症状较为严重时才被发现。

3.病程长，难治愈

大多数慢性病的病因复杂或不明，难以实施精准化病因治疗，治疗手段以对症治疗为主，以减轻症状、预防伤残和并发症。慢性病的病程大多较长，在病因的长期作用下，器官功能反复受损，直至功能损害不可恢复而终生带病，影响患者的工作和生活质量。

4.具有可预防性

通过对生活行为方式、环境的干预，以及遗传学技术的发展与应用，可以预防或延缓慢性病的发生、发展。对慢性病患者进行规范管理，可以平稳控制患者病情，减少并发症发生，提高患者生活质量。国内外实践经验证明，慢性病的预后与发现的早晚密切相关，发现越早、干预越早，治疗管理的效果越好。

二、慢性病管理的概念

慢性病管理是运用管理学的知识，对慢性病进行综合性管理，以达到良好的控制和治疗慢性病的科学，包括管理主体、管理对象及管理媒介 3 个方面。

(一)慢性病管理的主体

慢性病管理需要的专业人员应具有跨学科的知识背景和基本素质，如临床医学、预防医学、心理学、卫生经济学、科研能力、人际沟通能力、语言表达、敬业精神等。提高慢性病管理从业者的专业素质，应从两方面开展工作：一是通过继续教育项目、短期课程培训班、网络视频教学等多种形式完成培训；二是医学院校应开展专门从事慢性病管理人才的培养，针对临床专业医学生进行预防医学、卫生管理学、卫生经济学及医学人文等慢性病管理相关知识培训，有条件开设慢性病照护、慢性病管理本科及硕士教育，才是做好慢性病管理的长久之计。

(二)慢性病管理的对象

1.患者的管理

在国外，有 2 种管理模式极具代表性，分别是以患者为中心的家庭式医疗和慢性病患者自我管理。

家庭式医疗由“以患者为中心的基层医疗协作”联盟提出，已经在美国初级卫生保健系统中扮演了重要角色。它的工作流程：①患者或健康者加入，登记注册；②诊所或社区医疗机构档案管理员进行档案录入，上传资料；③专业医疗团队评估健康状况、风险，提出解决方案；④各级医师协同，分析哪些是主动服务对象，都要提供什么服务；⑤制订服务计划，达成医患共识；⑥基层团队执行计划，监督团队根据执行情况，调整沟通方式(电话、短信、邮件、来院等)；⑦帮助患者寻求支持(政策、奖惩等)；⑧研究改进计划(合理分工、优化流程)。这一模式通过两方面节约了医疗费用：第一是减少了医院对急诊病房的投入；第二是通过对慢性病患者提供更好的日常护理减少了他们的住院次数。它的突出特点是各级医师之间实现了团队协作，但该模式需要先进的信息网络系统支持以节约人力资源，并且需要庞大的医疗体系支援或者需要更大型综合性医院与周边社区医院协作，普通社区服务中心难以单独开展。

慢性病患者自我管理是指用自我管理的方法来控制慢性病，即在卫生保健专业人员的协助下，个人承担一些预防或治疗性的卫生保健活动。其实质是患者教育项目。它通过系列健康教育课程教给患者自我管理需要的知识、技能、信心，以及和医师交流的技巧，来帮助慢性病患者在得到医师更有效的支持下，主要依靠自己来解决慢性病给日常生活带来的各种躯体和情绪方面的问题。有效的慢性病自我管理可以提高慢性病的控制率，改善患者的健康水平和生活质量，减少卫生服务，节约卫生资源。2005 年，自我管理在国际会议上定义为任何有长期健康问题的人士可以通过自我管理制度目标或方针去面对及处理因健康导致的处境与它并存。我国慢性病自我管理已形成了“专业人员授课＋疾病管理技能训练＋病友相互交流防病经验、相互教育”的模式，并取得了较好的效果。

2.疾病的管理

对疾病进行规范的治疗是慢性病管理质量控制的核心。应强调的是，所谓标准化治疗只是提供治疗的原则和最低标准，并不是给所有患者采取“一刀切”的治疗。理想的疾病管理模式是将标准化流程和个体化调整相结合。患者间的个体差异不仅体现为疾病在不同个体的病理机制不尽相同，还体现为不同个体对治疗的反应不一而同，适合不同个体的治疗方法也有所不同。就糖尿病而言，1 型糖尿病、2 型糖尿病治疗原则不同，即使是 2 型糖尿病患者，其年龄、体重、肝肾功能、经济状况等多种因素都可影响治疗方案的制订。

3.慢性病管理团队人员的管理

高效的慢性病管理团队是慢性病管理的有效保障，团队中应有临床医师、药剂师、营养师、康复治疗师、护理人员等多专业人员分工协作，通过更科学、更高效的管理达到更佳的疾病控制率。

(三)慢性病的管理媒介

慢性病的管理需要通过选择恰当的方法、使用有效的工具，充分利用环境的影响才能达到满意的效果，方法和工具即是慢性病的管理媒介。管理媒介的选择需要因地制宜，根据自身的实际条件来选择。硬件设施好的管理中心可以利用多媒体设备、人体模型对患者进行培训、教育，通过网络资源进行宣传，建立中心的网站和论坛供患者讨论、交流。并建立完整的数据库，在做好对本中心患者管理的同时，收集慢性病相关的数据，为完善管理体系和研究提供资料。硬件设施较差的单位可以通过进社区宣传、义诊、发放宣传单等其他形式来达到宣传、教育的目的，随访、交流可以通过电话联系、家访等较便捷的途径完成。近年来，健康知识博客、单位微博、微信等社交平台为我们提供了更多的选择，人与人之间的交流越来越便捷，慢性病的管理方式也应利用越来越进步的技术。

三、慢性病管理策略

慢性病防治的目的是，在生命的全过程中预防和控制慢性病的发生；降低慢性病的患病、早亡及失能；提高患者及伤残者的生活质量。慢性病的发生、发展一般依从正常-高危人群(亚临床状态)-疾病-并发症的过程。针对慢性病的不同时期，提出了三级预防的策略。

一级预防亦称病因预防，是针对致病因素采取的预防措施，使健康人免受致病因素的影响。一级预防的内容主要包括改善环境措施和增进健康措施两方面，以减少发病为目的，以控制主要危险因素为主要内容，以健康教育和健康促进为主要手段，开展全人群干预。这也是传统医学“治未病”理念的体现。

二级预防也就是临床前期预防，即在疾病的临床前期及时采取早期发现、早期诊断、早期治疗的“三早”预防措施，达到阻止疾病向临床阶段发展，减轻疾病的严重程度，防治并发症的目的。“三早”预防需要提高医务人员的早期诊断水平，需要加强患者健康知识的培训，同时也需要慢性病管理人员主动出击。

三级预防即临床预防，对已患病的患者采取及时、有效的治疗措施，防止病情恶化，预防并发症，防止残疾，使之早日康复。其手段包括对症治疗和康复治疗。对症治疗用药物改善疾病症状，也称治标；康复治疗是使病、伤、残者身心健康与功能恢复的重要手段，也是病、伤残综合治疗的一个组成部分，力求病而不残，残而不废，促进疾病康复。

诚然，理论上最佳状态是所有疾病在出现前已经被一级预防扼杀了，但目前还远远达不到这种疾病预防要求。对于已诊断疾病的患者必须进行合理、规范、长程的治疗和管理，提高慢性病的控制率和达标率，三级预防仍然是健康促进的首要和有效手段，但从长远来看，一级和二级预防才是慢性病管理的重点。

四、慢性病管理的现状及应用

随着社会的发展，人口老龄化进程加剧，慢性病患病和死亡人数均显著上升且呈现年轻化趋势。2020年12月国务院新闻办公室发布的《中国居民营养与慢性病状况报告(2020年)》显示，2019年慢性病仍是造成我国居民死亡的主要原因，因慢性病而导致的死亡占我国总死亡人数的88.5%。其中，因慢性呼吸系统疾病、癌症和心脑血管疾病死亡的人数占我国总死亡人数的80.7%，慢性病是我国居民死亡的主要原因。我国18岁及以上居民慢性病患病率均有上升趋势，其中糖尿病患病率为11.9%，高血压病患病率高达27.5%，40岁及以上居民慢性阻塞性肺疾病患病率为13.6%。我国居民生活习惯较差，慢性病相关危险因素在人群中水平仍较高，我国15岁及以上居民吸烟率＞1/4，非吸烟者二手烟暴露率为68.1%；每个家庭人均日烹用盐量为9.3 g，已超过推荐食用盐量(6.0 g)；人均日用食用油43.2 g，大大超过推荐人均用油量(25～30 g)。2017年全球数据显示，高钠、杂粮摄入不足、水果摄入不足问题导致死亡人数占全球死亡人数的20%。2019年的数据显示，该年全球共有5 650万人死亡，3/4的死亡人数发生在中低收入国家中，其中仅因高血压而导致的死亡人数就高达1 080万人。由此可以看出，我国慢性病流行特征与世界相似的同时，还具有患病年龄较低、患病人数不断增加的特点。

五、中医慢性病管理的优势

中医特色慢性病管理是融合了中医特色的慢性病管理，相较于普通的慢性病管理，其优势主要在于中医文化与中国文化相通，群众易于接受；中医学的群众基础深厚；中医学提倡的个体化、整体观、治未病思想有着先天的理念优势；中医特色管理手段与措施已实践数千年，具有实践优势；中医药介入的慢性病管理可深入"全生命周期""全疾病过程"，具有明显的全程管理优势。

(一)群众易于接受

中医文化与中国文化一脉相承，中医学的发展与中国传统文化密切相关。一方面，很多传统文化的优秀成果被运用于中医学中，如五行生克、阴阳平衡等，另一方面，中国传统文化的繁荣也不断带来中医学的发展。从古至今，每一次传统文化的大繁荣，都会迎来中医学的一次大发展。

此外，中医学的思维方式、价值取向等，与传统文化是一脉相承的，更容易为传统文化影响下的中国人所接受。中国人思维方式、价值取向、气质特征深深受到传统文化的影响，而中医文化作为传统文化的一部分，已经被打上了传统文化的深深烙印。

(二)群众基础深厚

西方医学进入中国之前，中医学在华夏大地上已有了数千年的历史，文化底蕴深厚，传播广泛而深刻。而近年来随着传统文化和中医学的复兴，国民的中医素养逐渐提升。国家中医药管理局的统计数据显示，2018年中国公民的中医药健康文化素养持续提升，达到15.34%。全国15～69岁人群中，具备中医药健康文化素养的人数超过1.58亿。可见，中医文化已经深入人民群众的日常生活中，中医学在中国具有广泛的文化基础、群众基础。

(三)先天的理念优势

中医学以辨证论治为基础，提倡个体化防治和管理疾病。个体化防治疾病的思想主要体现在三因制宜。

人类作为宇宙中的万物之一，深受自然界的影响。中医学注重天人相应，时令节气的变化，对人体的五脏、阴阳、气血、疾病等都有着深刻的影响。这就是中医学强调"因时制宜"的原因。

不同地域，其气候特点亦不同，因此当地流行的六淫邪气、当地的人群体质等亦不同，而治疗更是因此明显不同，这就是“因地制宜”的原因。正如清代徐大椿《医学源流论》指出：“人禀天地之气以生，故其气体随地不同。西北之人，气深而厚，凡受风寒，难于透出，宜用疏通重剂。东南之人，气浮而薄，凡遇风寒，易于疏泄，宜用疏通轻剂。”

中医学更强调因人制宜，认为应根据患者的年龄、性别、体质、生活习惯等不同特点，来考虑治疗用药。每一种疾病的发生、发展虽有其自身的规律，但每一个个体也会受到诸如性别、年龄、体质、生活习惯、环境、时令节气等因素的影响，这些因素会对疾病的发展产生影响，慢性病更是如此。

根据中医这一思想，慢性病管理中也应强调因时、因地、因人制宜，针对不同季节、节气、地域、体质等而调整慢性病管理方案。

(四)实践优势

中医情志调养、导引、药膳、话疗、四时养生、二十四节气养生、中医体质养生等中医特色管理手段与措施，在数千年的实践中，积累了丰富经验。

(五)全程管理优势

中医体质调养以五形体质辨证、中医九种体质辨证对患者进行体质辨证，并针对不同的体质给出在情志、饮食、运动等方面的建议及调整方案；运气调养是实现“预测-预防”的主要途径，针对每年的运气特点、二十四节气变化情况，结合患者体质、病情特点等，对患者未来一年的情况进行预测，并给予相应的预防措施；中医话疗亦是慢性肝病的中医特色慢性病管理的一部分，慢性病管理医师制订好方案后，通过中医话疗形式，为患者进行中医健康理念疏导、健康教育等。

以上这些方法能够实现“预测-预防-治疗-康复-保健”的全程化中医特色慢性病管理。

(尹常健)

第二节　慢性病高危人群

一、定义

慢性病高危人群是一些还没有发展到疾病状态，但往往具备某些慢性病的致病危险因素的人群，他们往往有遗传病家族史、病原体感染、肥胖、不良饮食和生活习惯等。如果这些致病危险因素没有得到及时纠正，经过长时间积累后会发展至疾病状态。目前，将满足以下情况之一者，视为慢性病高危人群：①血压达到正常血压高值血压水平为[17.3～18.5/11.3～11.9 kPa(130～139/85～89 mmHg)]；②空腹血糖受损(6.1 mmol/L≤空腹血糖<7.0 mmol/L)；③血清总胆固醇水平升高(5.2 mmol/L≤血清总胆固醇<6.2 mmol/L)；④中心型肥胖(男性腰围≥90 cm，女性腰围≥85 cm)；⑤吸烟(目前仍在吸烟)。

二、危险因素

(一)不良生活方式

1.膳食不合理

不合理膳食主要包括饮食结构配比不科学、烹饪方法不当、饮食习惯不良等。饮食结构配比不科学包括过多食用高脂肪、高胆固醇、高热量、高盐、低纤维素饮食物，以及粗细搭配、三餐比例分配不合理等；烹饪方法不当主要指用腌制、油炸、烟熏、烧烤等方法烹饪食物；饮食习惯不良包括进食过快、暴饮暴食、偏食、一日三餐无规律等。

2.身体活动不足

身体活动是能量消耗的1个主要决定性因素，是能量平衡和体重控制的基础。定期身体活动可以降低血压，改善高密度脂蛋白胆固醇水平，控制体重过重者血糖水平，降低患缺血性心脏病、脑卒中、糖尿病的风险，降低发病率和病死率；减缓焦虑和抑郁，改善认知功能，增强或维持老年人的肌肉力量和平衡能力、独立生活能力，增加幸福感；可以降低患乳腺癌和结肠癌的风险。身体活动不足是造成超重和肥胖的重要原因，也是许多慢性病的危险因素。

“身体活动”不应与“锻炼”混为一谈。锻炼是身体活动的一部分，涉及有计划、有条理和反复的动作，目的在于增进或维持身体素质的一个或多个方面。除锻炼外，在休闲时间到某些地方的来往交通或作为人们工作的一部分所做的身体活动同样具有健康益处。随着科学技术发展、生产力与方式的进步，脑力劳动增多和以车代步等导致久坐缺乏运动，家务活动机器替代化或社会化导致身体活动不足。

3.吸烟

烟草燃烧所产生的烟雾是由7 000多种化合物组成的复杂混合物，其中包括250余种有害物质，至少69种致癌物质，可以导致肺癌、口腔和鼻咽部恶性肿瘤等多种癌症。吸烟对呼吸道免疫功能、肺功能均可产生不良影响，引起多种呼吸系统疾病，还会引发心脑血管疾病。

4.酗酒

每天饮酒量超过白酒50 mL、红酒100 mL或啤酒300 mL为酗酒。有害使用酒精对公共卫生具有严重后果，被视为导致全球健康状况不佳的主要风险因素之一。它危及个人与社会的发展，可能毁掉个人生活、破坏家庭并损害社区结构。

有害饮酒是导致神经精神障碍和其他非传染性疾病，如心血管疾病、肝硬化以及各种癌症的一种主要但可避免的风险因素。就某些疾病而言，没有任何证据表明，在危险和酒精消费水平之间存在阈值效应。有害使用酒精还与若干传染病，如艾滋病、结核病和肺炎等有关。有害饮酒造成的疾病负担很大一部分源自无意和有意伤害，包括道路交通碰撞和暴力造成的伤害，以及自杀。酒精消费引起的致命伤害多发生在较年轻的人群中。

(二)环境污染

自然环境中空气污染、噪声污染、水源污染等都与慢性病发生密切相关。

1.饮用水污染

饮用水是人类生产生活不可或缺的生命资源，安全的饮用水是人类生存的基本需求。饮用水污染后，水中污染物如重金属(铅、砷、铬等)等有害物质通过饮水或食物链进入人体，对肾脏、神经系统等造成损害，产生急性或慢性中毒，铵类等有害物质还可诱发癌症，寄生虫、病毒或其他致病菌会引起多种传染病和寄生虫病。

2.空气污染

空气污染是社会化大生产进程中，社会发展和人类健康面临的难题。在所有健康风险因素中，空气污染位列第五，排在饮食风险、高血压、吸烟和高血糖之后，每年死于空气污染相关疾病的人数比死于交通意外或疟疾的人数还要多。

3.环境噪声

噪声不仅会影响听力，而且会对人的心血管系统、神经系统、内分泌系统产生不良影响，所以有人称噪声为“致人死亡的慢性毒药”。噪声给人带来生理上和心理上的危害主要体现在以下几方面：一是干扰休息和睡眠，降低工作效率；二是损伤听觉器官，造成听力减退或丧失；三是长时间处于噪声环境中的人很容易发生视觉疲劳、视物不清；四是使大脑皮质的兴奋和抑制失调，出现头晕、头痛、耳鸣、心慌、注意力不集中等症状，甚至精神错乱；五是使人烦恼、激动、易怒，甚至丧失理智；六是损害生理功能，造成神经系统、内分泌系统和心血管系统功能紊乱。

(三)家族聚集与生物遗传

慢性病具有家族聚集性，有家族史的人群患病率高于无家族史的人群，这可能与遗传因素或家庭共同的生活习惯和生活环境有关。年龄、性别、种族等因素无法通过人为力量来改变，也称之为不可改变的慢性病危险因素。

(四)精神心理

生活及工作压力会引起紧张、焦虑、恐惧、失眠甚至精神失常。长期处于精神压力下，可使血压升高、血中胆固醇水平升高，加速血管衰老进程，引发心脑血管疾病；长期精神压力导致机体抵抗力下降，内分泌功能失调，增加慢性病发生的风险。

三、发现

发现人群中的慢性病高危人群的途径多种多样，包括日常诊疗、健康自助检测、家庭医师、人口筛查、重点人群主动筛查和健康体检等。

(一)途径

1.机会性筛查

(1)日常诊疗：各级医疗机构的医师在诊疗过程中，通过检查发现慢性病高危人群，如利用35岁以上人群首诊测血压制度，早期发现高危人群。

(2)健康自助检测：利用健康自助检测点，提供环境支持，增加高危人群检出机会。

(3)家庭医师入户筛查：家庭医师在入户诊疗或随访时，对患者家属进行筛查，发现慢性病高危人群。

2.重点人群主动筛查

利用社区健康档案的建立与动态管理、专题调查等途径，开展慢性病高危人群筛查，发现高危人群。

3.健康体检

利用从业人员、社区居民和单位职工定期或不定期的健康体检，发现慢性病高危人群。

(二)信息采集

慢性病高危人群需要收集的信息包括一般信息、家族史、健康信息、吸烟与饮酒情况、饮食情况、身体活动情况和医学体检结果7个部分。

1.一般信息

出生日期、性别、民族、文化程度、婚姻状况等一般人口社会学特征。

2.家族史

父亲、母亲、兄弟姐妹是否患有肥胖、糖尿病、高血压、冠状动脉粥样硬化性心脏病、脑卒中、恶性肿瘤等慢性病。询问家族史时一定要注意患者年龄，以及父亲、母亲是否有早发(男<55岁，女

≤65岁)的糖尿病、高血压、冠状动脉粥样硬化性心脏病或脑卒中病史,如果75岁之后患上述疾病,那就不成为重要的危险因素。

3.健康信息

健康信息包括健康状况自评及健康指标自我监测频率。

4.吸烟与饮酒情况

吸烟情况和吸烟所致健康危害知识知晓情况、饮酒情况。

5.饮食情况

油、盐等食物的摄入量,有无控油措施,有无限盐措施等。

6.身体活动情况

职业活动、业余锻炼、交通活动、家务活动、业余时间的静态行为、睡眠时间等。

7.医学体检结果

个人基本信息、身高、体重、腰围、血压、空腹血糖、总胆固醇、甘油三酯等。

(韩　奕)

第三节　慢性病健康管理

一、健康管理概述

(一)概念

由于不同专业视角的局限性,目前国内外对于健康管理的定义或概念还没有明确的表述。如从公共卫生角度来看,健康管理就是找出健康的危险因素,然后进行连续监测和有效控制;从预防保健角度来看,健康管理就是通过体检早期发现疾病,并做到早诊断及早治疗;从健康体检角度来看,健康管理是健康体检的延伸与扩展,健康体检加检后服务就等于健康管理;从疾病健康管理角度来看,健康管理就是更加积极主动的疾病筛查与及时诊治。

中华医学会健康管理学分会和中华健康管理学杂志组织的近百名专家经过反复讨论形成的专家共识,将健康管理定义为以现代健康概念(生理、心理和社会适应能力)和新的医学模式(生物-心理-社会)及中医治未病为指导,通过采用现代医学和现代管理学的理论、技术方法和手段,对个体或群体整体健康状况及其影响健康的危险因素进行全面检测、评估、有效干预与连续跟踪服务的医学行为及过程。

(二)管理内容

通常来说,健康管理不涉及疾病的诊断和治疗过程,健康管理的基本内容或者说基本步骤主要包括3个方面:采集健康信息、进行健康评估、实施健康干预。

1.采集健康信息

系统、全面地收集个体或群体的健康相关信息,是进行健康评估的基础。健康相关信息主要包括个人基本情况(性别、年龄等)、疾病家族史和既往史、目前疾病与健康状况、体格检查(身高、体重、腰围、血压等)、辅助检查(血常规、尿常规、血糖、血脂及心电图、B超、胸部X线检查等)及生活方式(膳食、运动、吸烟、饮酒等)等内容,也可根据个体或群体实际情况增加其他专项内容。

在服务对象或机构知情同意的基础上，可通过健康体检采集健康相关信息，也可以通过医疗卫生服务信息系统或专项调查来采集。

2.进行健康评估

根据收集的健康信息，运用流行病与卫生统计学的方法，对个体或群体的健康危险因素、未来一段时间内发病或死亡的风险进行评估。在疾病的发病或死亡风险评估中，通常在大样本人群研究的基础上，形成发病或死亡风险的预测评估模型，将个体或群体的健康信息代入或比照，评估在未来一段时间内个体或群体的疾病发病或死亡风险。但这类模型随着研究方法、技术和人群相关因素变化，也在不断调整和完善。在健康危险因素评估时，对慢性病的多种危险因素，根据不同因素的危害程度、与疾病的关联强度，确定其中主要的、可改变的健康危险因素，以便后续进行针对性干预管理。近年来不少学者和商业公司以信息化技术为支撑，建立了冠状动脉粥样硬化性心脏病、脑卒中、糖尿病、癌症等疾病的评估预测模型，其中较为成熟、准确的是对缺血性心脏病的评估预测。健康评估的结果，既可以使个体或群体综合、客观认识健康风险，有助于鼓励和帮助个体或群体有针对性地纠正可改变的健康危险因素，更是医师开展健康干预的依据，可以据此制订个性化的健康干预措施并对干预效果进行评估。

3.实施健康干预

健康干预是健康管理的核心。根据健康评估的结果，制订健康管理计划，与服务对象讨论确定健康干预的目标、优先干预的健康危险因素、合理可行的干预措施。相较于健康教育和健康促进而言，健康管理中的干预措施更具有个性化。在服务对象的主动参与下，以多种形式帮助服务对象采取行动，纠正不健康的生活方式和行为习惯，控制、减少、消除健康危险因素，实现健康管理计划的目标。在实施健康干预一定时间后，可采集健康信息再次进行健康评估，以评价干预措施的效果，完善和调整健康干预的计划和措施。

健康管理的上述 3 个方面内容，是一个周而复始、不断循环的过程，长期、系统的健康管理，可以维护和促进个体或群体的持续健康。

（三）管理策略

健康管理的策略包括生活方式管理、需求管理、疾病管理、灾难性病伤管理、残疾管理和综合的人群健康管理 6 种形式。

1.生活方式管理

生活方式管理是健康管理策略的基础成分，可以融入健康管理的其他策略中去。个体的行为习惯或生活方式可能会带来某些健康风险，从而影响个体的医疗保健服务需求。生活方式管理要帮助个体改变不健康的行为，采取有利于健康的行为，减少健康危险因素，降低疾病发生和死亡风险。生活方式管理需要调动个体对自我健康的责任心，通过单独应用或联合应用 4 种干预技术来促进行为改变。

（1）教育：传递知识，确立态度，改变行为。

（2）激励：通过正面强化、反面强化、反馈促进、惩罚等措施进行行为矫正。

（3）训练：通过一系列的参与式训练与体验，培训个体掌握行为矫正技术。

（4）市场营销：利用社会营销的技术推广健康行为，营造健康的大环境，促进个体改变不健康的行为。

2.需求管理

需求管理是健康管理的常用策略之一，包括自我保健服务和人群就诊分流服务，其实质是帮助管理对象维护自身健康和寻求恰当的卫生服务，控制卫生成本，促进卫生服务的合理利用。需求管理的目标是在改善人群健康状况的同时，减少昂贵的、临床上非必需的医疗保健服务的使用。需求管理可以通过电话、互联网等方式来指导管理对象正确地利用医疗保健服务来满足自己的健康需求，如寻找手术的替代疗法、帮助患者减少特定的危险因素并采纳健康的生活方式，鼓励自我保健等。

3.疾病管理

疾病管理是健康管理的又一主要策略，美国疾病管理协会将疾病管理定义为“疾病管理是一个协调医疗保健干预和与患者沟通的系统，它强调患者自我保健的重要性。疾病管理支撑医患关系和保健计划，强调运用循证医学和增强个人能力的策略来预防疾病的恶化，它以持续性地改善个体或群体健康为基准，来评估临床、人文和经济方面的效果”，同时指出，疾病管理须包含“人群识别、循证医学指导、医师与服务提供者协调运作、患者自我管理教育、过程与结果的预测和管理，以及定期的报告和反馈”。可见，疾病管理的目标人群是患有特定疾病的个体，它关注个体或群体连续性的健康状况与生活质量，且强调医疗卫生服务与干预措施的综合协调。

4.灾难性病伤管理

灾难性病伤管理是疾病管理的特殊类型，侧重于关注“灾难性”的疾病或伤害。灾难性病伤是指对健康的危害十分严重或医疗费用花费巨大的疾病或伤害，如肿瘤、肾衰竭、严重外伤等。因发生率低、需要长期复杂的医疗卫生服务以及服务的可及性受家庭、经济、保险影响大，灾难性病伤管理较普通的疾病管理更为复杂和艰难，要求高度专业化，帮助协调医疗活动，管理多维化的治疗方案，从而减少医疗花费和改善健康结果，使灾难性病伤患者在临床、财政和心理上都能获得最优化结果。

5.残疾管理

残疾管理的目的，是减少工作地点发生残疾事故的频率和费用代价，并从雇主的角度出发，根据伤残程度分别处理，尽量减少因残疾造成的劳动和生活能力下降。残疾管理的具体目标包括以下 8 个方面。

(1)防止残疾恶化。

(2)注重功能性能力恢复，而不仅仅是患者疼痛的缓解。

(3)设定实际康复和返工的期望值。

(4)详细说明今后行动的限制事项和可行事项。

(5)评估医学和社会心理学因素的影响。

(6)与患者和雇主进行有效的沟通。

(7)有需要时考虑复职情况。

(8)要实行循环管理。

6.综合的人群健康管理

协调上述不同的健康管理策略，对个体提供更为全面的健康和福利管理。这些策略是以人的健康需要为中心发展起来的，健康管理实践中，多采取综合的人群健康管理策略。

(四)健康管理的基本步骤

健康管理是一种以目标为导向的卫生服务模式，一般来说，健康管理有 3 个基本步骤。

1.第 1 步

开展了解、掌握自身健康状况的知识和技能的教育活动，目的是让人群或个体，注重平时健康信息的自我收集，定时接受健康体检，了解和掌握自己的健康状况，有效地维护个人的健康水平。

2.第 2 步

开展识别健康风险、自我健康评价等方面的健康教育，目的是使管理对象了解、掌握相关的知识和技能，能够自我识别、评估自身的健康风险因素，帮助管理对象进行健康风险自评，强化纠正不正确健康行为和生活习惯的意识和能力，以及自觉遵循个体化健康管理计划的执行力。

3.第 3 步

帮助管理对象定期评价健康管理成效，及时修订管理计划，完善管理方法。健康管理是一个动态实施的过程，要以多种方式来帮助管理对象结合个人健康状况和管理目标，不断调整管理方法、技术和手段，实现健康管理的过程优化、效益最大化。

（五）健康管理的工作流程

实践中的健康管理工作要以健康体检为切入点，以健康评估为手段，制订并严格落实科学化、个性化的健康干预措施是关键，实现维护与促进健康是目的。

1.健康调查和健康体检

对个体或群体开展问卷调查、实施健康体检，来收集健康相关信息，在此基础上建立个人健康档案。问卷调查的内容与健康体检的项目，以人群的健康需求为基础，以早发现、早干预为原则来确定，并可根据个体的性别、年龄、工作特点等或群体的相关特征进行调整。

2.健康评估

通过全面汇总分析管理对象的个人健康状况、家族史、生活方式、饮食习惯和阳性体检结果等资料，评估其生活方式、主要疾病风险、健康危险因素等。这些资料可以为管理对象提供一系列评估报告，帮助管理对象全面认识自身健康风险。

3.制订健康干预计划

按照合理饮食、适量运动、戒烟限酒、心理平衡的原则，针对健康评估的报告内容，重点制订个性化的膳食干预方案和运动干预方案，对不合理生活方式、习惯进行干预。要以面对面的形式，向管理对象讲解健康评估的各类报告和健康干预计划的内容、要求。

4.健康管理跟踪随访

好的计划只是成功的一半，实施过程中的跟踪随访、指导监督是达到管理目标的关键。跟踪随访的主要内容包括检查管理对象健康管理计划执行情况，了解其健康或疾病危险因素的改善情况，参加健康教育及健康意识的提升情况，定期综合分析健康情况等，并根据跟踪随访掌握的信息，给予及时有效的指导。

5.专项健康与疾病管理

专项健康与疾病管理是比较专业的医疗行为，需要对管理对象进行针对性、系统性健康管理活动，管理计划中要明确复诊的时间及要求，督促管理对象坚持定期全科访视和进行必要的专科检查，掌握疾病变化情况，及时调整健康管理计划和疾病治疗方案，完善健康干预措施，实现维护与促进健康、提高生命质量、延缓慢性病进程、减少并发症发生的目的。

二、慢性病健康管理特点

慢性病是一类与不良行为和生活方式密切相关的疾病，具有病因复杂、病程长、难以治愈等特征，当前我国心脑血管病、恶性肿瘤等慢性病已成为主要死因。据世界卫生组织报道，多数慢性病的发生与吸烟、缺乏运动、不合理膳食、酗酒等不良生活方式有关，这些不良生活方式会引起血压升高、超重/肥胖、高血糖、高胆固醇等代谢生理变化，长此以往易使人们患高血压、糖尿病等慢性病。发达国家的健康管理实践证明，健康管理在预防、保健、健康促进方面效果显著，可以有效提高人们健康意识、健康知识知晓率和治疗依从性，改变人们不良的生活方式，显著降低心脑血管疾病等慢性病的发病率和死亡率，提高慢性病控制率，减轻慢性病带来的经济负担。

健康管理学的研究领域主要包括健康监测与评估、健康教育与健康干预、慢性病与生活方式管理、健康管理与健康保险、健康生产力管理、健康管理与卫生技术评估等。

研究健康和疾病的关系演变过程，制订疾病发生、发展和预防干预的策略是健康管理的主要内容。机体从健康状态发展到疾病状态，一般来说要经过“低危状态-高危状态-早期改变-临床症状-疾病确诊”的过程，这个过程可能很长，往往需要几年甚至数十年。早期变化往往不易觉察，阶段之间也没有明确的分界标志。关注健康与疾病的动态变化过程，预先实施针对性的预防干预措施，实现维护与促进健康、防止和延缓疾病的发生和发展、提高生活质量和生存时间的健康管理目的。

探索、发现疾病的危险因素、研究危险因素的干预方案是健康管理的主要工作方法。慢性病是人体受危险因素长期作用的结果，遗传、社会环境、行为生活方式和心理因素及医疗卫生服务条件等与慢性病发生密切相关。研究表明，与遗传因素和社会环境因素相比，对行为生活方式的危险因素进行干预，既经济可行，又成效明显。健康管理注重疾病发生发展的全过程，综合运用预防、保健、医疗、康复、运动、心理等多学科专业技术方法，为慢性病的生活方式管理提供科学指导。

健康管理学理论和实践的发展对慢性病防治，以及社会卫生资源合理配置和监督评价等方面的作用，已经受到了国内各领域专家的高度关注和重视，未来将会有更大的发展。《中国防治慢性病中长期规划(2017－2025年)》提出了建立健康管理长效工作机制。明确政府、医疗卫生机构和家庭、个人等各方在健康管理方面的责任，完善健康管理服务内容和服务流程。逐步将符合条件的癌症、脑卒中等重大慢性病早诊早治适宜技术按规定纳入诊疗常规。探索通过政府购买服务等方式，鼓励企业、公益慈善组织、商业保险机构等参与慢性病高危人群风险评估、健康咨询和健康管理，培育以个性化服务、会员制经营、整体式推进为特色的健康管理服务产业。

三、慢性病健康管理流程

对发现有慢性病危险因素的管理对象进行专项健康管理。通过有针对性、系统的健康管理活动，增加管理对象健康知识，纠正管理对象不健康的生活方式，自觉地采纳有益于健康的行为和生活方式，消除或减轻影响健康的危险因素，预防或推迟疾病的发生。健康管理时间一般为3个月的强化健康管理和9个月巩固期的随访管理。

(一)收集健康信息

向服务对象介绍基本健康管理的目的、内容、要点。发放电子或书面健康信息调查表，指导或协助填写个人健康信息调查表。为进行健康评估，收集服务对象近期体检结果。对未进行健康体检者组织进行体检，同时发放体检温馨提示，提示体检注意事项。体检基本项目包括身高、体重、腰围、血压、空腹血糖、总胆固醇、甘油三酯、高密度脂蛋白、低密度脂蛋白、血尿酸。根据健康评估结果，制订全过程跟踪、个性化的健康改善计划，确定符合管理对象健康需求的强化干预和健康维护的健康管理项目，向健康管理对象详细介绍计划。

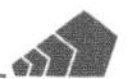

(二)建立电子档案并进行保管

建立永久性个人电子健康管理档案,该档案中包括体检数据、家族病史、生活习惯、饮食、运动状况、个人疾病史及医师处方等所有健康相关信息。可在工作时间提供电话或上门查询,随时更新健康档案信息。

(三)健康风险评估

1.个人健康信息汇总

全面汇总服务对象目前健康状况、疾病史、家族史、饮食习惯、体力活动情况、生活方式及体检结果的异常信息,同时针对目前存在的健康风险因素进行专业提示。

2.生活方式评估

综合分析管理对象的整体生活方式,并通过生活方式得分获得评价健康年龄。

(1)膳食摄入情况:摄入盐、油、蔬菜、水果等膳食总热量和饮酒等。

(2)身体活动情况:日常身体活动形式、频度和持续时间。

(3)体重控制情况:体重指数(body mass index,BMI)、腰围及采取体重控制的方法。

(4)吸烟:主动吸烟和被动吸烟情况。

(5)精神情况:心理变化、精神压力。

(6)支持性环境状况家庭、社区、工作场所、社会环境等。

3.疾病风险评估

对管理对象未来5～10年患某些疾病(肺癌、高血压、糖尿病、缺血性心血管疾病)的风险进行预测,并提示主要相关的风险因素及可改善的危险因素。疾病风险预测评估主要包含4个步骤:①选择要预测的疾病(病种);②不断发现并确定与该疾病发生有关的主要危险因素;③建立或选择疾病风险预测模型;④危险度计算,出评估报告。

4.危险因素

重点评估管理对象目前存在的可改变的健康危险因素、这些因素对健康的危害、其对应的理想范围、控制这些危险因素将为降低疾病风险所贡献的力量等。通过健康风险评估可以帮助服务对象全面的认识自身的健康风险;制订个性化的健康干预计划及措施,鼓励和帮助服务对象改善不良的饮食、运动习惯和生活方式。

(四)制订健康改善计划

针对健康风险评估的结果,按照健康"四大基石",根据个体自身情况制订健康管理计划。健康改善计划的制订和指导服务对象实施计划是健康管理的关键。目前健康改进计划多数设定在膳食营养与运动的项目上,对其他不合理生活方式的干预都是根据个体情况在干预追踪中落实。

1.个性化膳食处方

根据服务对象当前健康与运动情况,建议一日三餐应摄取的热量及食物搭配、分量描述及等值食物交换份等。

2.个性化运动处方

根据服务对象当前健康状况,建议一周运动计划,给出不同运动内容(有氧运动、力量练习、柔韧性练习)的建议运动方式、运动频率和运动强度。

3.指导咨询

要进行健康计划指导咨询。至少对服务对象提供一次面对面专家健康咨询,讲解健康风险评估结果和健康改善计划。

(五)强化健康管理

指导进行全过程的健康管理,及时了解管理对象的健康状态、健康改善情况,及时完善健康档案及指导方案。强化健康管理目标的时间为3个月,①第1个月:通过4次健康管理指导,使管理对象掌握合理膳食基本知识,了解自己膳食存在的主要问题及解决方法;学会适量规范运动,包括运动习惯、运动量、有效运动量。医务人员要以诚恳热情态度,科学优质的服务质量,调动管理对象的主观能动性和依从性,积极参加到管理中。②第2个月:管理对象能够执行规范的膳食、运动处方,实现能量平衡。在医师指导下,改进其他不良生活习惯。③第3个月:管理对象能够巩固各项干预措施,建立起健康的生活方式,降低、减少健康危险因素。

1.首诊

(1)由医师向管理对象详细介绍项目的安排,发放健康管理使用手册。

(2)物理检查:进行相关物理检查(身高、体重、血压、腰围)。

(3)向管理对象讲解健康评估结果和健康改善计划,并向管理对象提供纸质的健康管理计划。

(4)膳食指导:学会记录膳食日记。嘱其每周记录好代表正常膳食情况的两天膳食日记,并嘱其保持原有的饮食习惯。

(5)运动指导:学会使用运动能量仪,通过佩戴能量仪,对运动和能量消耗进行分析,帮助确定有效运动方式和时间。嘱其坚持佩戴仪器,保持原有运动习惯。

2.第1次复诊(第一周)

(1)物理检查:测量体重、血压、腰围(为每次复诊必检项目)。

(2)运动指导:检查知己能量监测仪使用情况,传输运动数据、进行运动图形分析和有效运动讲解。对管理对象的表现给予充分肯定,同时指出需要改进的地方,重点指导建立适量运动习惯和规律。

(3)膳食指导:核对膳食日记、教给管理对象食物重量的估算方法;通过记录的膳食日记寻找饮食方面存在的突出问题(或与能量相关的问题);录入膳食日记进行膳食结构分析。

(4)根据运动和膳食分析的结果,开出首次饮食、运动处方,并根据饮食、运动方面存在的主要问题,有针对性地进行指导,选择短信督导语。发放有针对性的慢性病防治知识的健康教育材料。

3.第2次复诊(第2周)

(1)检查运动处方执行情况,纠正不合理的运动方法、运动时间、运动频率等问题,开出适合其个性的运动处方。

(2)检查膳食日记和不良饮食习惯的改进情况,进一步教管理对象估量食物重量,调整膳食结构,开出适合其个性的膳食处方和短信督导语。

4.第3次复诊(第3周)

(1)检查运动习惯和规律建立情况,指导重点提高运动强度,达到有效运动量。

(2)督促管理对象完整准确记录膳食日记。

(3)向管理对象征询对健康管理的意见和建议,得到管理对象的认同,使其积极配合医师进行运动及饮食的不良生活方式的改善,主动参与到管理中来。

5.第 4 次复诊(第 4 周)

(1)进一步规范运动,确定相对固定的运动量及有效运动量,完成规范运动的阶段目标。

(2)重点平衡热量,并根据管理对象习性,调整饮食结构(三大营养素比例和三餐热能比)。

6.第 5 次复诊(第 6 周)

(1)巩固规范的运动处方;结合管理对象实际体质,适当指导管理对象进行力量性锻炼及柔韧性运动,达到丰富运动项目,增强体质,提高运动积极性的目的。

(2)通过膳食分析,重点调整管理对象的膳食结构。

(3)教给管理对象食物交换份法知识,调配丰富多彩的膳食。

(4)用无创手段,为管理对象进行相关危险因素检查,了解危险因素变化情况。

(5)进行阶段小结:阶段小结的目的是了解通过管理整体健康状况的变化趋势;是否实现管理的阶段目标;总结已取得的有效方法、还存在的问题;充分肯定健康管理成果,鼓励管理对象完成下阶段管理任务。阶段小结的内容为运动量变化趋势、三大营养素改变趋势、三餐比例变化趋势和危险因素指标变化情况。打印阶段小结报告,包括运动、膳食、能量平衡和危险因素监测分析。

7.第 6 次复诊(第 8 周)

(1)检查干预对象的饮食、运动处方执行情况,巩固能量平衡的成果。

(2)进一步规范饮食结构,三大营养素比和三餐热量比合理。

(3)在平衡膳食的基础上,重点应用食物交换份法丰富食物品种和烹饪技巧。

(4)指导其他不良生活习惯(烟、酒、夜生活等)的改进,戒烟、限酒技能传授。

8.第 7 次复诊(第 10 周)

(1)检查、巩固各项干预措施的落实情况,建立起健康的生活方式。

(2)安排管理对象进行体检,填写个人信息调查表,进行健康信息收集。

9.第 8 次复诊(第 12 周)

(1)检查、巩固各项干预措施的落实情况。

(2)进行第 2 次健康评估,并进行前后 2 次评估报告的对比分析。

(3)做强化管理期总结,包括健康知识、饮食运动情况、危险因素变化和各项检查指标的评估。根据评估结果制订巩固期健康管理计划。向管理对象讲解总结评估结果。

(4)强化期结束,转为巩固期进行随访指导。

(六)巩固期随访健康管理

巩固期健康管理时间为从第 4 个月开始到第 12 个月结束。根据具体情况确定随访方法,每 1 个月随访 1 次。随访内容包括通过电话随访继续跟踪指导,主要是检查、巩固强化管理期的成果,鼓励管理对象坚持健康的生活方式;利用短信、微信发送健康信息;发放健康知识资料;鼓励管理对象每 3 个月进行 1 次无创血液检查,了解危险因素变化情况;必要时进行面对面指导。

在健康管理过程中,根据健康需求和管理对象要求,进行血压、血糖、心电远程监测,根据监测结果及时进行健康指导。巩固期结束安排管理对象做健康体检,填写个人信息调查表,为健康管理效果评估收集必要的信息。

(七)健康管理效果评估

健康管理 12 个月后进行健康管理效果评估。

(1)是否掌握必要的健康知识。

(2)是否坚持健康生活方式。

(3)危险因素改善情况。

(4)下一步健康改善建议。

(韩 奕)

第四节 中西医结合管理慢性病

一、中西医结合概念

在“健康中国”背景下我国慢性病管理模式有了充分的发展,其中“中西医结合”的战略地位在新时代尤为重要,中西医学的碰撞、交流和结合是20世纪中国医学发展的突出特征,新中国成立以来,中西医结合工作取得了不应被低估的重要成就。2013年中央文献出版社出版的《毛泽东年谱(1949—1976)》比较详尽地记录了毛泽东对中医和中西医关系的一贯主张:一是肯定中医的贡献与功劳;二是强调中西医要团结,对中西医要有正确认识;三是明确指出中医学的丰富经验要用科学方法进行整理;四是主张西医要向中医学习,以便中西医结合,发展中国的新医学。2015年,习近平总书记在致中国中医科学院成立60周年贺信中就明确指出:“中医药学是中国古代科学的瑰宝,也是打开中华文明宝库的钥匙。”他强调:“切实把中医药这一祖先留给我们的宝贵财富继承好、发展好、利用好,在建设健康中国、实现中国梦的伟大征程中谱写新的篇章。”

中西医结合是指将中医和西医2种医学体系相互融合,以提供更全面、更个体化的医疗服务。首先,中医和西医各自有其独特的优势和特点,两者综合具有明显的优势。中医注重整体观念和辨证施治,强调平衡和调节身体功能;而西医则倚重现代科技、实验研究和生物医学知识,注重病因学和病理学。中西医结合可以将两者的优势结合起来,发挥综合效应,提高医疗效果。其次,中医、西医着有共同的目标,即追求疾病的预防、治疗和康复。尽管中医、西医方法和理论有所不同,但最终目标都是为了改善患者的健康状况。

中西医结合主要体现在3个方面。①在个体化治疗方面:中西医结合强调个体化的治疗策略。每个人的身体状况和健康问题都是独特的,所以需要根据个体情况制订针对性的治疗方案。中医的辨证论治和西医的循证医学研究方法可以提供不同层面的个体化治疗建议。②在综合方面:中西医结合强调综合评估患者的身体状况,包括病史、体格检查、实验室检查和中医辨证等。通过综合分析这些信息,医师们能够更全面地了解患者的健康问题,并制订适当的治疗计划。③在治疗方法方面:中西医结合可以综合运用中医的草药、针灸、推拿等疗法以及西医的药物治疗、手术等技术。根据患者的具体情况,选择适当的治疗方法,以促进患者的康复。

总之,中西医结合在不同慢性病的治疗中具有明显优势。它能够更全面、准确的病因分析和诊断,提供多样化的治疗方式及实施综合的健康管理措施。这种综合运用中西医的方法,可更好地满足患者的需求,提高慢性病治疗的效果和生活质量。

二、西学中是中西医结合工作的重大助力

“西学中”是西医学习中医的简称,是指医疗卫生行业从事临床或者科研的西医药教育背景

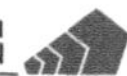

的专业技术人员有组织地开展脱产或者不脱产的中医药理论知识培训学习。

1950年，毛泽东为新中国第一届全国卫生会议特别题词："团结新老中西各部分医药卫生工作人员，组成巩固的统一战线，为开展伟大的人民卫生工作而奋斗。"大会还确立了"团结中西医"卫生工作方针。1954年6月，毛泽东主席为筹建中医研究机构做出明确指示："即时成立中医研究机构，罗致好的中医进行研究，派好的西医学习中医，共同参加研究工作"。1954年11月23日，中共中央批转中央文委党组《关于改进中医工作问题的报告》更明确指出："当前最重要的事情，就是要大力号召和组织西医学习中医，鼓励那些具有现代科学知识的西医，采取适当的态度同中医合作，向中医学习，整理祖国的医学遗产。"只有这样，才能使我国固有的医药知识得到发展；也只有这样，才能巩固地建立中西医之间互相尊重和团结的关系。在毛泽东和党中央的指示和大力号召下，原卫生部于1955年12月19日，在原卫生部中医研究院（现称中国中医科学院）成立的同时，举办了"首届西医离职学习中医研究班"（简称"西学中"班）。1958年学员结业，从而培养出我国第一批"西学中"人员。

毛泽东主席以伟人的远见卓识，高瞻远瞩地做出了"西学中"的重要指示，为中西医结合医学的发展奠定了基石。在"纪念毛泽东同志关于西医学习中医重要批示发表50周年大会"上，第十二届中国人民政治协商会议全国委员会副主席、中国科学技术协会名誉主席韩启德院士本次大会题词"西学中是推进中西医结合的有效手段，当前仍应大力提倡"。原卫生部部长陈竺在会上指出，应更多地汲取生命科学以及其他科学的新理念、新技术手段，提升中西医结合研究的水平。党的十九大报告也明确提出"坚持中西医并重，传承发展中医药事业"。

中西医结合医学是一门创新医学，不是中医加西医的形式组合，而是中、西医理论与临床的有机融合。当然，无论是西医还是中医都有优势和不足之处，中西医结合医学应当充分吸收中、西医之长，优势互补，从而能更好地为大众服务。据《2021中国卫生统计年鉴》统计，截止到2020年末，全国卫生人员总数达1 347.5万人，而全国中医药卫生人员总数仅82.9万人。这说明作为我国医学界的一支重要力量，中西医结合人力资源在数量上与西医或中医相比尚有明显差距。西学中培训作为中医药人才培养的形式之一，使西医临床医师能够运用中医、中西医结合方法进行疾病诊疗，不仅让患者享受更优质的医疗服务，也能为国家储备一批中西医结合专家，有助于推动中医药学术的发展，为发扬中医学做出了新的贡献。

中国中医科学院西苑医院的陈可冀教授、天津市中西医结合医院（天津市南开医院）的吴咸中教授、北京大学医学部的韩济生教授、上海瑞金医院的邝安堃教授和中国工程院院士李连达教授等都是"西学中"的典范，他们在中西医结合事业中取得了丰硕的成果，在各自领域的中西医结合方面作出了重大贡献。因此，中西医结合科研是大力发展和创新中医的重要路径，而西学中是实现这一路径的重要方法。

三、中西医结合在慢性病管理中的作用

（一）病因分析

慢性病具有起病隐匿、潜伏期长、早期发病不易被察觉的特点，存在明显的"冰山现象"。患有慢性病的"确诊患者"仅占该病实际患者的少部分，大部分患者由于症状不够明显或处于初期阶段，容易被忽视，导致这部分患者错过了"早发现、早诊断、早治疗"的好时机。新时期下，"互联网＋"服务模式在国内多种老年慢性病健康管理中已被广泛应用。

中医健康管理通过数据挖掘处理方法，综合收集"三观（宏观、中观、微观）"参数，通过计算机

数据模型进行相关计算，为不同的状态结果进行赋值，从而将个体的健康状态区分为未病态（无证）、欲病态（前证）、已病态（潜证、显证）和病后态 4 个状态。通过辨识健康状态，把握健康管理时机，针对不同的状态进行及时的干预与调护。有学者通过对 1 748 位以脾胃部不适为主诉的就诊患者进行状态辨识，发现未病态、欲病态及已病态分别占总人数的 11％、15％、74％；在此基础上，对欲病态和已病态患者的证型分布进行系统的整理与归纳，得出了欲病态与已病态患者的证型以气滞证与痰湿证为主的结论。这样一方面可以准确地掌握脾胃病欲病态中证的偏向，判断其可能存在的风险；另一方面对已病态患者，可以根据其证型进行合理的中医治疗，最终达到既病防变的目的，为脾胃病的诊治与预防提供了新思路。

中医强调整体观念和辨证施治，注重病因的多样性和个体差异性，通过望、闻、问、切等综合方法来分析疾病的根本原因；而西医则着重于疾病的生物学机制和病理学变化。中西医结合可以充分利用 2 种医学体系的优势，在病因分析上更全面、准确。

（二）诊断方法

中医通过望、闻、问、切的方法进行辨证，注重细致入微的病情观察和患者的主观感受，能够提供更加个性化的诊断。西医则依靠现代医学技术，如实验室检查、影像学检查等，对疾病进行客观评估。中西医结合能够综合两者的优点，提供更加精准的诊断。

（三）治疗方式

慢性病病因复杂、多病共存、症状多样的特点决定了其在治疗过程中需要遵循个性化的治疗思路，应针对不同个体的身体健康状态，制订相应的健康管理模式，才能有效达到延缓慢性病病情发展及降低慢性病致残率和致死率的目的。中医健康管理的思维突破了现代医学中无差别化管理方式的局限，主张从天、地、人 3 个维度出发，在整体上对个人的健康状态进行有效评估，制订个性化干预方案，从而实现真正意义上的个体化健康管理，这也是中医“三因制宜”理论的具体体现。有学者为 150 名高血压病患者进行体质辨识，按照不同的体质类型给予患者不同的养生保健方法指导，结果显示患者血压水平相比只服用降压药时效果更为理想，血压达标率升高，并降低了并发症出现概率。《素问・六元正纪大论》中曾记载到“用寒远寒，用凉远凉，用温远温，用热远热，食宜同法”。中医自古至今讲究“因时制宜”，慢性病病情的发生、发展与气候变化具有十分密切的联系，有学者从二十四节气理论与六气理论为切入点来阐述慢性阻塞性肺疾病随气候变化的规律，从而来指导慢性阻塞性肺疾病的中医慢性病管理。

中医治疗注重整体调理，通过中药、针灸、推拿等治疗方法调节人体内外环境，促进自身康复能力的提升。西医则主要采用药物、手术等治疗方法来抑制病情发展或改善症状。中西医结合可以根据患者的具体情况，综合运用多种治疗方法，提高治疗效果。

（四）健康管理

《素问・四气调神大论》曰：“圣人不治已病治未病，不治已乱治未乱，此之谓也。”未患病之前，通过合理调整饮食起居和加强体育锻炼等途径提高免疫力，可以从根源上减少慢性病的发病率，这与慢性病管理特点中注重预防的理念相契合。中医学作为我国的瑰宝，早在几千年前在《黄帝内经》中就提出了“法于阴阳，和于术数，食饮有节，起居有常”的养生之道，这说明中医健康管理的意识早已萌芽。

中医注重平衡和预防，通过调整饮食、锻炼、作息等生活习惯来达到健康管理的目的；西医则注重疾病的早期发现和干预。中西医结合在健康管理上的应用包括中医的养生保健和西医的定期体检，可以更全面地关注个体的整体健康状况。

慢性病具有只可控制、不能治愈的特征，是一种终生性疾病，需要长期、全面的治疗与管理。中西医健康管理迎合时代的发展要求，将中医传统的四诊疗法与现代健康管理的理念、模式、技术相融合，提供信息采集、风险评估、预防干预等相关服务，从而对人体生命的全过程进行动态、全面的管理。

四、中医适宜技术在慢性病管理中的应用

（一）优势

中医适宜技术在慢性病管理中的应用有多方面的优势。首先，中医适宜技术注重个体化治疗，根据患者的具体情况制订个性化方案。这与传统西医治疗方式有所不同，更加符合患者的需求。其次，中医适宜技术强调整体观念，将人体视为一个有机整体，通过调节身心平衡来达到治疗效果。这种综合性的治疗方式能够有效地改善患者的生活质量。最后，中医适宜技术还注重预防和康复，在治疗过程中强调疾病预防和自我调节能力培养，使患者能够更好地掌握自己的健康。

在具体应用方面，中医适宜技术可以通过针灸、推拿、中药等措施对慢性病进行干预。例如，在高血压管理中，针灸可以通过刺激穴位，调节血压和心血管功能，起到降压的作用；在糖尿病管理中，中药可以通过改善胰岛功能，调节血糖水平，帮助患者控制血糖。此外，中医适宜技术还可以结合运动、饮食等方面进行综合治疗，提高患者的整体康复效果。

（二）常用技术

1.耳穴贴压治疗技术

以失眠为例，医师可选择神门、心、交感、肝、脾、内分泌等穴，将患者耳郭消毒后，用王不留行籽贴压一侧耳部相应穴位，可单耳、双耳交替进行；可以指导患者每天按压3～5次，每次5分钟，由轻到重，直至耳郭微有酸、胀、热、痛感。交代患者注意保持耳部皮肤的干燥，防止胶布过敏。5天为1个疗程，共2个疗程。

2.中药离子导入治疗技术

以腰背痛、颈肩痛为例，医师将理疗电极片置于患者疼痛明显处，采用中频治疗仪进行中药离子导入治疗。每天1次，每次25分钟，1周为1个疗程。

3.刮痧联合拔罐治疗技术

以肩周炎为例，可先刮痧再拔罐。

（1）刮痧：天柱至胸椎、肩井至肩峰、魄户、膏肓、天宗、膈关一带，以及肩贞、中府，重点刮拭三角肌压痛点，加刮曲池至外关穴。先在刮痧部位涂精油，后用刮痧板从上往下、由内而外循经刮拭，每个部位刮拭15～20次。

（2）拔罐：采用留罐和走罐2种方法，取穴肩痛点、天宗、肩贞、肩髃，留罐10分钟，走罐沿着经络走至皮肤潮红或出现痧点为止，期间注意询问、观察患者以防烫伤，注意保暖。

4.穴位贴敷治疗技术

以便秘或腹泻为例，医师取神阙穴，操作时患者取仰卧位，将脐部暴露并注意保暖，使用0.9%氯化钠注射液清洁后进行中药贴敷，遵医嘱将自制中药药粉用介质调制后均匀涂抹在穴位贴上，将敷贴贴于神阙穴上。一般贴4～6小时取下，根据患者便秘或腹泻缓解情况增加敷贴次数。

5.中药泡洗治疗技术

以糖尿病、高血压和肿瘤等慢性病为例，医师将自制中药加入3 000 mL水中，药液温度保持在42 ℃左右，浸泡药液以泡过足踝为度，最好至足三里穴，早上与睡前泡20分/次，1～2次/天，1周为1个疗程，持续4个疗程。

6.腕踝针治疗技术

腕踝针是从腕部和踝部取相应点进行皮下针刺来治疗疾病的1种针刺疗法。本疗法是把病症表现的部位归纳在身体两侧腕踝部的6个纵区，在两侧的腕部和踝部各定6个进针点，以横膈为界，按区选点进行治疗。腕踝针具有疏通经络，调和脏腑功能的作用。

腕踝针治疗首先应明确病变部位，确定进针点和针刺方向。以高血压、各种疼痛为例，医师常规消毒后，用三指持针柄，使针体与皮肤呈30°，用拇指轻捻针柄，使针尖快速通过皮肤。针尖通过皮肤后，即将针放平，这时针尖会挑起皮肤，皮肤表面出现0.2 cm左右的皮丘，将针体贴近皮肤表面，循纵的直线方向沿皮下进针，针刺进皮下的长度一般为0.35 cm，要求不出现酸、麻、胀、痛等感觉，把针体留在皮下组织的浅层，留针30分钟。慢性病或疼痛较重时，可以适当延长留针时间。一般病例每2天1次，10天为1个疗程。急性病例每天1次。

据统计，耳穴贴压治疗失眠的有效率为81.83％，中药离子导入治疗腰背痛、颈肩痛的有效率为89.51％，拔罐结合刮痧治疗肩周炎的有效率为99.32％，穴位贴敷治疗便秘的有效率为90.11％，腕踝针治疗癌性疼痛的有效率为88.17％，中药泡洗治疗糖尿病周围神经病变的有效率为73.40％。

总之，中医适宜技术在慢性病管理中具有较好的应用效果。

（三）挑战

1.人员素质

由于中医适宜技术的特殊性，中医适宜技术需要专业人士进行操作和指导，这对相关人员的素质要求较高。所以医院开展规范化中医护理培训。

（1）院外培训：选派骨干护士参加中医理论学习并获得结业证书。

（2）院内培训：举办院内中医护理系列规范化培训，包括中医护理理论和操作技能学习。每周组织1次集中理论授课，内容为中医基础理论、辨证分型、慢性病中医护理方案、中医养生、中医护理适宜技术介绍等。每月组织1次理论考核与操作技能培训，内容为耳穴贴压、中药离子导入、刮痧、拔罐、穴位贴敷、腕踝针、中药泡洗等中医适宜技术。

2.公众认知

中医适宜技术在公众认知方面仍存在一定的局限性，很多人对于其认可度不高。因此，在推广过程中需要加大宣传力度，提高公众对于中医适宜技术的了解和接受程度。

中医护理适宜技术具有“简、便、效、廉”等特点，在中医慢性病管理中应用广泛，逐渐得到患者及广大群众的认可。目前，临床不仅将这些中医护理技术应用于常见疾病的预防保健和治疗中，还在不断探索以将其应用于疑难病症的治疗中。如何将传统中医适宜技术与现代化科技相融合将是今后的研究方向，期待在临床应用和理论研究方面取得更多的突破和进展。

总之，中医适宜技术在慢性病管理中具有重要的应用价值。通过个体化、整体化和预防康复等方式进行干预，能够有效地改善慢性病患者的生活质量，并减轻家庭和社会的负担。但在推广和应用中医适宜技术时，需要注重专业人士的培养和公众意识的提高，以实现更好的治疗效果。

五、中西医结合慢性病管理模式

慢性病管理是任重而道远的，有学者提出了整合型卫生服务理念。整合型卫生服务理念是指通过调整卫生系统的组合方式、卫生资源配置方式等，在不增加或少增加卫生总投入的前提下，提高卫生系统的整体服务效率和服务质量。整合型卫生服务理念一经提出，便受到研究者和卫生决策者们广泛的热议与推崇。对中国而言，面对日益庞大的慢性病患者群体、低效的慢性病管理服务及一系列由慢性病导致的社会资源的消耗和损失，需要新型的慢性病管理模式。

慢性病一体化管理就是基于整合型卫生服务理念而提出的一种慢性病管理框架。陈至柔等以 Valentijn 等的 Rainbow 模型为基础，结合一体化医疗卫生服务体系，对其进行了微调和改良（图 1-1）。

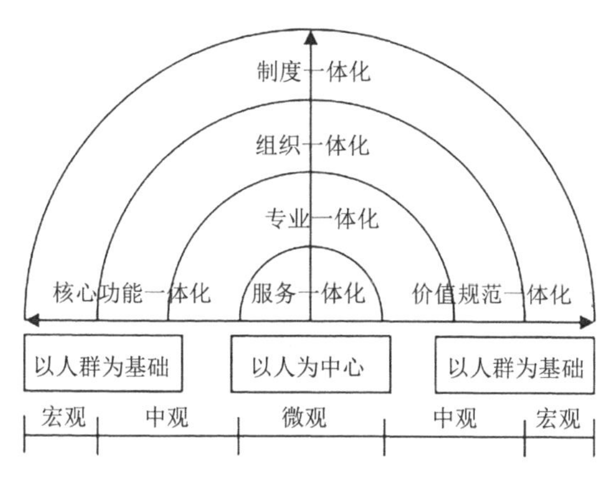

图 1-1　改良后的 Rainbow 模型

依据改良后的 Rainbow 模型，形成了慢性病一体化纵向管理流程（图 1-2）。在此一体化管理模式下，慢性病管理形成了闭环管理。中西医结合诊疗在此框架下可以在各个阶段发挥作用。

六、中西医结合慢性病管理内容及应用

（一）管理内容

慢性病管理是一种系统性的健康护理方法，旨在帮助患者管理慢性病并提高生活质量。中西医结合下慢性病管理主要体现在病情评估、诊疗方案制订、治疗方案实施、随访和再评估这几个方面。

1.病情评估

传统模式下医护人员将对患者进行全面评估，包括病史、家族史、生活方式、症状等方面。通过体格检查、实验室检查和其他相关检查，收集患者的生理指标数据，如血压、血糖、血脂等。综合评估患者的病情严重程度、风险因素和并发症情况。中西医结合在慢性病管理中进行病情评估可以综合应用中西医 2 种医学理论和方法，从而更全面地了解患者的病情。中西医结合病情评估步骤如下。

（1）中医病史询问：医师详细询问患者的病史，包括发病时间、病程、症状表现等。根据中医的辨证施治理论，重点关注患者的体质特征、舌苔、脉象等。

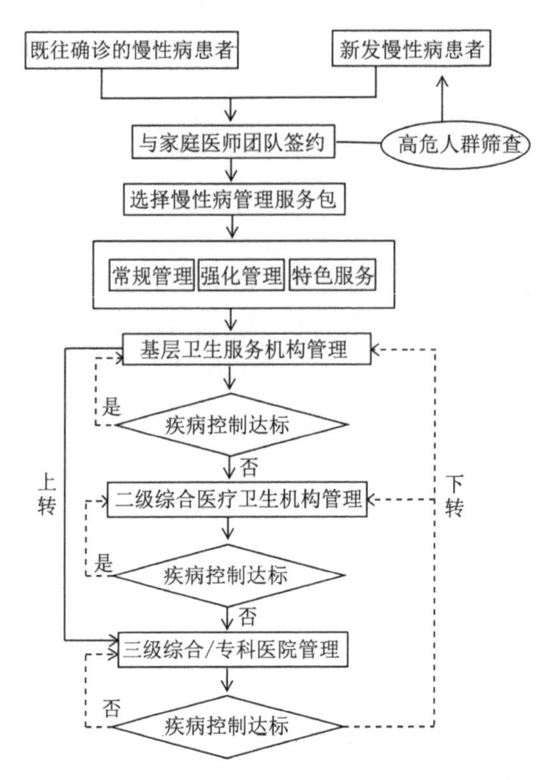

图 1-2 慢性病一体化纵向管理流程

(2)西医体格检查:医师进行常规的体格检查,包括血压测量、听诊心肺部、触诊腹部等。检查结果会显示有关患者身体功能、器官功能及可能存在的并发症等信息。

(3)中医四诊观察:医师观察患者的面色、舌苔、舌体、脉象等中医四诊要素。通过四诊观察,医师可以获取患者的气血状况、阴阳平衡、脏腑功能等方面的信息。

(4)西医辅助检查:医师根据具体情况,选择必要的西医辅助检查项目,包括血液检查、尿液分析、心电图等,以获取患者更精确的生理指标数据。

(5)中医辨证施治:医师将根据中医辨证施治理论,综合患者的病史、体格检查和四诊观察等结果,进行辨证施治。辨证施治包括中药、针灸、推拿按摩等中医疗法,旨在调整患者的阴阳平衡和气血运行。

(6)西医诊断和治疗建议:结合西医的诊断标准和治疗指南,医师对患者进行西医诊断,并提供相应的治疗建议,包括药物治疗、手术治疗、康复计划等西医疗法。

医师通过中西医结合方法对患者进行病情评估,可以充分考虑中医和西医 2 个视角,为患者提供更全面和个性化的诊断和治疗方案。这种综合评估的方法有助于提高慢性病管理的效果,更好地满足患者的需求和期望。

2.诊疗方案制订

传统模式下根据病情评估结果,医护人员将制订个性化的诊疗方案,包括药物治疗、手术治疗、康复计划、营养指导等多种方法。同时,还要考虑患者的心理和社会因素,以患者能够接受和遵循的程度。中西医结合在制订诊疗方案时,会综合考虑中医和西医的理论和方法,以达到更全面、个性化的治疗效果。中西医结合制订诊疗方案步骤如下。

(1)中医辨证施治:医师会根据患者的中医四诊观察结果,进行中医辨证。辨证是中医诊断和治疗的核心,通过辨别患者体质、脏腑功能失调等情况,确定病因和病机。

(2)西医诊断和评估:医师根据患者的病史、体格检查和实验室检查等现代医学手段,进行西医诊断和评估。西医诊断侧重于疾病的病理变化、病因和病理生理过程等方面的分析。

(3)综合诊断:医师将中医辨证和西医诊断相结合,进行综合诊断。通过综合诊断,可以更好地了解患者的病情、病因等,并确定治疗方向。

(4)制订治疗方案:医师根据综合诊断结果,制订个性化的治疗方案,包括中西医药物治疗、针灸、推拿按摩、康复训练等多种治疗方法。

(5)营养和生活方式指导:中西医结合的治疗方案还会考虑患者的营养需求和生活方式调整。医师提供相应的饮食指导、运动建议和心理支持,以促进患者康复和病情管理。

3.治疗方案实施

以往医护人员与患者一起执行制订的治疗方案。患者可能需要定期服药、接受康复训练、调整饮食习惯等。医护人员将提供指导和支持,确保患者正确理解治疗计划并遵守。新模式下中西医结合治疗方案的实施是一个综合性的过程,需要医师和患者共同合作。中西医结合治疗方案的实施步骤如下。

(1)药物治疗:根据诊断结果和病情评估,医师会开具中西医药物处方。中药治疗常采用中药汤剂、颗粒剂等形式,根据中医辨证施治原则进行配方。西药治疗则根据西医诊断和治疗指南,使用合适的药物进行治疗。

(2)针灸和推拿按摩:医师根据患者的病情和需要,应用针灸、推拿按摩等中医疗法。针灸通过刺激穴位,调节气血运行,促进身体的自然平衡。推拿按摩则通过手法按摩,舒缓肌肉疼痛,促进血液循环。

(3)康复训练:医师根据患者情况,建议患者进行康复训练,以改善身体功能和提高生活质量。康复训练包括物理治疗、运动疗法、呼吸训练等,应根据患者具体情况进行选择。

(4)饮食调理和营养补充:医师给予患者合理的饮食建议,帮助调整饮食习惯。根据中医辨证施治原则,推荐适合患者食用的食物和药膳,以满足患者身体的营养需求。在需要的情况下,医师还会建议患者进行营养补充,如维生素、电解质等。

(5)心理支持和健康教育:慢性病管理不仅关注患者身体健康,也注重患者的心理健康。医师应提供心理支持和健康教育,帮助患者应对疾病带来的压力和焦虑,并通过培养健康的生活方式,提高患者自我管理能力。

4.随访和再评估

随访可以通过面对面的门诊探讨、电话咨询或在线交流等方式进行。医护人员会关注患者的病情变化、用药效果、生活质量等,并及时调整治疗方案。再评估是指定期评估患者的病情和治疗效果。医护人员将根据再次评估结果,确定是否需要调整治疗方案。并且,再评估也有助于监测患者的疾病进展情况和并发症的风险。慢性病管理是一个循环的过程,通过逐步评估、制订个性化的诊疗方案、实施治疗、随访和再次评估,可以更好地控制慢性病,减少复发和并发症的风险,并提高患者的生活质量。医护人员在整个过程中起到重要的指导和支持作用,以确保患者得到全面的管理和关怀。

(1)随访:随访是中西医结合治疗过程中的重要环节,通过定期随访可以评估患者的疗效和病情变化,及时调整治疗方案。中西医结合的随访内容和步骤如下,①定期复诊:医师会安排患者定期复诊,以跟踪病情发展和治疗效果。复诊时间间隔根据患者的具体情况而定,通常为数周至数月。②详细询问病情:在每次随访中,医师会询问患者关于症状的变化、药物使用情况、不良反应等。医师还会关注患者的身体状况、精神状态以及生活质量的改善情况。③体格检查:医师会进行常规的体格检查,包括测量血压、触诊腹部、听诊心肺等。检查结果将提供有关患者身体功能、器官功能以及可能存在的并发症等信息。④中医四诊观察:医师会观察患者的面色、舌苔、舌体、脉象等中医四诊要素。通过四诊观察,医师可以了解患者的气血状况、阴阳平衡、脏腑功能等方面的变化。⑤实验室检查:随访时,医师可能会根据需要进行实验室检查,以获取更精确的生理指标数据。这可能包括血液检查、尿液分析、心电图等,用于评估病情进展和治疗效果。⑥调整治疗方案:根据随访结果和患者的反馈,医师可能会对治疗方案进行调整。调整可能包括改变药物剂量、增减中西医疗法的使用频率或组合等。⑦教育与指导:在随访期间,医师会向患者提供健康教育和行为指导,帮助他们正确使用药物、养成良好的生活习惯等。医师还会关注患者的营养摄入、体重管理、心理健康等问题,并给予相应的建议。⑧监测和预警:随访期间,医师会密切监测患者的病情,并提前预警可能出现的并发症或其他不良反应。医师会与患者建立密切的沟通渠道,以便在需要时及时调整治疗方案。

通过定期随访,中西医结合可以持续评估患者的病情和治疗效果,及时调整治疗方案,确保患者得到最佳的个性化治疗。同时,随访也为患者提供了机会表达自己的困扰和需求,增强患者对治疗的信心和配合度。

(2)再评估:随访后的再评估是为了进一步了解患者的病情发展和治疗效果,以及是否需要调整治疗方案。①重新综合诊断:再评估需要详细询问病情、体格检查、中医四诊观察、实验室检查等,后重新综合诊断。医师将根据再评估的结果,重新综合中医和西医的诊断信息。这有助于确定患者当前的病因、病机和治疗方向,为后续治疗提供依据。②调整治疗方案:根据再评估的结果和重新综合的诊断,医师可能会对治疗方案进行调整。调整可能包括改变药物剂量、增减中西医疗法的使用频率或组合等。③继续随访与监测:在再评估后,医师会安排继续的随访,并继续监测患者的病情和治疗效果。

随访期间,医师将持续关注患者的状态,及时调整治疗方案,以达到最佳效果。再评估的目的是为了不断优化治疗方案,同时也为患者提供了机会表达自己的病情变化和需求。医师将根据再评估结果,与患者共同制订适合其个体情况的治疗计划,以提高疗效并改善患者的生活质量。

(二)应用

以肥胖症为例,肥胖是指机体总脂肪含量过多和/或局部脂肪含量增多及分布异常,是由遗传和环境等因素共同作用而导致的慢性代谢性疾病。目前,我国居民超重及肥胖问题不断凸显。《中国居民营养与慢性病状况报告(2020)年》显示,城乡各年龄组居民超重及肥胖率持续上升,成年居民超重或肥胖已超过总人口50%。在我国几千年的历史文献记载中,亦不乏体重管理、治未病的思想,以及维持体重平衡、维护身体健康的方法,早在《黄帝内经》中就已提出“五谷为养,五果为助,五畜为益,五菜为充”的膳食原则。

采用中西医结合方法进行患者管理的具体过程和效果如下。

1.评估与诊断

(1)西医角度:通过BMI、腰围、腹围等指标评估患者体重情况,并排除其他可能引起肥胖的器质性疾病。

(2)中医角度:运用中医四诊法(望、闻、问、切)全面了解患者体质特点、脏腑功能及舌脉状况,以确定体质类型和病机。超重及肥胖的临床辨证分型具体可分为脾虚湿阻型、胃肠实热型、肝郁气滞型、脾肾阳虚型 4 种。

2.制订治疗计划

(1)西医角度:根据患者的体重情况和相关健康风险,制订个性化的饮食、运动和行为改变计划。

(2)中医角度:结合患者的体质类型和病机,制订针对性的中药处方或针灸调理方案,以调节脾胃功能、减少湿气、平衡气血等。①脾虚湿阻证。治法:健脾益气,渗利水湿。推荐处方:参苓白术散。组方及剂量:参照《中医方剂大辞典》。②胃肠实热证。治法:清泄胃热,通腑泄浊。推荐处方:佩连麻黄汤。③肝郁气滞证。治法:疏肝解郁,行气化痰。推荐处方:逍遥散。组方及剂量:参照《中医方剂大辞典》。④脾肾阳虚证。治法:补益脾肾,温阳利水。推荐处方:真武汤加减。组方及剂量:参照《中医方剂大辞典》。还包括针灸相关疗法。

3.实施治疗方案

(1)饮食管理。①西医角度:推荐合理的饮食结构,限制高热量和高脂肪食物的摄入,并增加蔬果、全谷物和蛋白质的摄入。目前主要有 3 种类型:在目标摄入量基础上按一定比例递减(减少 30%～50%),在目标摄入量基础上每天减少 2 093.4 kJ 左右,每天供能 4 186.8～6 280.2 kJ。②中医角度:根据患者的体质类型,调整饮食习惯,例如平和体质多吃清淡食物,湿热体质避免辛辣油腻食品。对于超重及肥胖人群,建议使用辨证施膳方案。辨证施膳是指综合患者的体质、中医辨证、季节时令、地理环境等因素而确定相应的食疗方案。如痰湿体质应少吃肥、甜、油、黏(腻)的食物,宜选用健脾助运、祛湿化痰的食物;湿热体质应少吃温热辛辣、助阳温补之品,宜选用清热祛湿的食物。

(2)运动干预。①西医角度:制订适宜的运动计划,建议患者进行有氧运动、力量训练和柔韧性训练,以提高能量消耗和促进脂肪燃烧。对于正在进行减重治疗的超重或肥胖患者,推荐指定抗阻训练以帮助保留无脂体重的同时促进减脂,目标应为每周 2～3 次抗阻训练。②中医角度:根据患者的体质特点,推荐适合的运动方式,如太极拳、气功等,以调节脏腑功能和气血循环。在超重及肥胖的人群中,推荐采用中医运动疗法(八段锦、易筋经)进行体重管理。

(3)行为改变。①西医角度:通过心理咨询和行为干预,帮助患者建立良好的生活习惯和自我管理能力,包括控制饮食、控制压力、改善睡眠等。对于超重及肥胖人群,推荐使用行为干预方案。行为干预方案包括自我监督(食物摄取、运动、体重)、目标设定、教育(碰面、小组聚会、远程技术)、解决问题策略、刺激控制、行为约束、减少压力、当需要时心理评估、咨询和治疗、调整认识法、动机性访谈、运用社会支持。②中医角度:通过针灸、推拿等手段,调整患者的情绪和精神状态,增强自我控制力和克制力。对于超重及肥胖人群,建议使用中医心理调适方案。“正念干预”是中医心理调适的一种。在减重过程中,“正念干预”强调调动全身与心灵一起参与,唤醒肥胖者在简单的吃喝、运动中形成自我察觉,找到快乐的途径。减重者可以在减重过程中尝试忘记自己因肥胖产生的自卑、逃避、自暴自弃等心理问题,理清自己与食物的关系,从而克服对食物的过度欲望,改变饮食、生活习惯,帮助减肥,逐渐获得快乐、自信。

4.效果评估

(1)西医角度:通过监测 BMI、体脂率、血压、血糖、血脂等指标的变化,评估患者管理效果。

(2)中医角度:通过观察舌脉变化、体质特点改善以及身体症状减轻等,评估患者管理效果。

七、中西医结合慢性病管理的发展

（一）挑战

我国慢性病管理发展存在诸多挑战，主要有以下几方面。

1.意识淡薄

慢性病患者健康教育力度不足，削弱了“管理推力”，没有对慢性病患者灌输“早预防、早发现、早诊断”的健康理念，仍然通过“治病为主，预防为辅”等传统的医疗卫生服务理念进行健康服务，属于典型被动式的医疗卫生服务模式，导致人民群众的自我健康管理意识淡薄。

2.人员数量与质量不足

专业医务人员的数量紧缺，分散了“管理合力”。目前部分地区卫生服务人员的学历、专业技能及经验等均与国家对高质量初级卫生保健服务的要求存在明显的差距，而中西医结合需要培养具备中西医知识和技术的医师，应加强相关培训和认可制度。

3.文化差异

中西医结合需要克服中西医学文化差异，包括理论基础、诊断方法和治疗方式等方面的差异。

4.证据不足

目前对于中西医结合治疗慢性病的证据仍然有限，缺乏大规模、高质量的随机对照试验数据支持。

5.技术标准化

中西医结合涉及多种治疗手段和技术，如何统一标准、确保质量和安全性是一个挑战。

（二）措施

1.个性化医疗

随着技术的进步，中西医结合慢性病管理将更加注重个体化治疗和健康管理。通过基因检测、大数据分析等手段，可以实现更加精准的诊断和治疗方案。

2.互联网与远程医疗

互联网和远程医疗技术将为中西医结合慢性病管理带来更多机遇。患者可以通过在线咨询、远程监护等方式获得更便捷的医疗服务，并实时获取健康管理建议。

3.教育和培训

为了满足中西医结合慢性病管理的需求，需要加强相关从业人员的教育和培训。这包括提高医师和药师的中医知识水平，以及培养专门从事中西医结合治疗的人才。

4.国际交流与合作

中西医结合慢性病管理在国际范围内也呈现出发展的趋势。各国之间可以进行经验交流、共同研究，并形成相应的国际规范。

5.制订指南和政策

相关部门和组织可能会制订更多的指南和政策，推动中西医结合在慢性病管理中的应用和发展。

6.整合健康信息技术

借助健康信息技术，如电子病历、远程监测和人工智能等，可以提高中西医结合下慢性病管理的效率和质量。

7.多学科合作与共享

中西医结合需要不同学科的医师和专家之间的紧密合作和知识共享，以促进综合性治疗方

案的发展。

八、中西医结合在慢性病管理中的重要性

总体而言，中西医结合虽然在慢性病管理中具有巨大的潜力，但仍然面临一些挑战。通过持续的科学研究、制订相关政策和指南、整合健康信息技术及加强多学科合作与共享，中西医结合在未来有望得到更广泛的应用和发展。

中西医结合在慢性病管理中的重要性是不言而喻的。慢性病通常是复杂的疾病，每个人的病情和身体状况都有所不同。中西医结合能够综合运用中医的辨证施治和西医的准确诊断技术，为患者提供全面的治疗方案。中医注重防治疾病的根本原因，强调平衡和调节身体功能，而西医则侧重于疾病的确切诊断和药物治疗，结合 2 种医学方法可以提高治疗效果。中西医结合能够根据患者的具体情况，制订个性化的治疗计划。中医通过辨证施治来调整患者的体质和脏腑功能，西医通过精确的检查和药物治疗来控制病情，这种个性化的综合治疗更符合患者的需求。中西医结合注重疾病的预防和健康管理，而不仅仅是治疗已经出现的症状。中医通过调整体内的阴阳平衡、气血流通等来维护身体的健康。西医则通过定期的体检和药物控制来预防并管理慢性病，结合 2 种医学方法可以更好地保持身体的健康状态。中西医结合为患者提供了更广泛的治疗选择。有些患者可能对西医药物治疗产生不良反应或无效，此时中医可以提供替代方案。同时，一些慢性病如糖尿病、高血压等需要长期治疗，结合 2 种医学方法可以减少西药的使用量，降低药物依赖性。

综上所述，中西医结合在慢性病管理中具有重要作用，它能够综合运用中西医的治疗方法，制订个性化的治疗计划，强调预防和健康管理，并为患者提供更广泛的治疗选择。这种综合的医疗模式有助于提高治疗效果和患者的生活质量。

（张　鹏　李中峰　刘　玉　徐　欣）

第五节　慢性病护理

一、慢性病护理的定义

慢性病与常见病、多发病、生活方式有着密切关系，具有“一因多果、一果多因、多因多果、互为因果”的特点。慢性病发病率高，但知晓率、治愈率、控制率均较低，其并发症发病率高、致残率高、死亡率高，病因、病情复杂并且是终生性疾病，预防和治疗难以明确界线，需要长期的护理。慢性病护理是指针对慢性病患者治疗与康复过程中提供全周期、全方位、照顾式的护理方式，除了治疗与康复过程中的常规护理外，还包含了患者生理、心理上和社会性的护理。

二、慢性病护理的现状

让部分慢性病患者得到相关的医疗服务，但从整个国家人口老龄化的发展趋势及人民对美好生活的希望上来看，目前形式是完全不足以满足的。随着科技的发展、人类疾病谱的改变，慢性病发病率呈上升趋势，慢性患者数在明显增加，对这些慢性病护理是长期的任务，需要医院、社区及家庭多方位的护理。同时,拓展纵深领域发展,包括专科单病种的康复护理、专业评估、全科医师及专科护理的指导、资源整合及精细化的运营管理加以技术支撑。

三、慢性病护理的作用

(一)辅助及指导慢性病管理

慢性病具有病程长、病因复杂、健康损害的特点,不仅同时会有几个器官、系统的健康问题,往往还伴有全身心的健康问题。患者在反复住院过程中,健康情况逐渐恶化,最终不治。二、三级医院的护理工作重点在于协助医师控制慢性病的危急症状,了解导致病情加重的因素,指导患者和家属尽可能避免危险因素;社区卫生服务中心的护理工作重点在于为家庭护理提供自我保健的援助,建立慢性病患者电子健康档案,做好相关记录,如普查记录、患者管理记录、高危人群管理记录、患者回访记录、年度管理效果评估记录等。

(二)关注患者生理、心理、社会的整体性

对患者进行心理疏导,通过交谈、沟通使患者从心理上接受慢性病,只有接受、正视自己的疾病才能进行后续的管理。由于检查出疾病,有些人会出现紧张、恐惧等不良情绪。因此对他们给予心理健康指导,帮助他们进行心理调节以取得心理平衡是非常重要的。

要让他们认识到慢性病并不可怕,要以开放的心态来接受它,在战略上藐视它,在战术上重视它,以良好的心态对待它。让他们了解慢性病并不是绝症,只要有良好的慢性病管理方法,通过生活方式改变和药物治疗是可以有较好生活质量的。在对患者进行心理疏导的同时,也应该让患者了解慢性病的特点,劝导患者治疗需要持之以恒。慢性病随着迁延的病程、其他组织器官的累及,需要投入大量并且持久的社会支持和经济费用,由此带来的心理健康问题、经济问题、家庭照护问题等需要医护人员高度重视。应该了解患者出院后的家庭照顾情况,提供可能的家庭照顾知识和技能培训,给予患者和家属心理支持,帮助患者回归社会。

(三)使患者了解自身疾病

对于慢性病患者的健康教育除了心理教育以外,还应该让患者了解自己的疾病。通过加强慢性病患者对慢性病的认识,使其改善不良的生活方式和行为,降低疾病危险因素水平,减少慢性病的发病率和死亡率,提高生活质量,并且要达到掌握一定的健康文化能力。健康文化能力指的是个体能够获得,处理和明白基本的健康信息和为做健康决定所需要的服务的程度。对于慢性病患者,期望他对自身所患的慢性病达到较高的健康文化能力。为达到这个目的,可以采用图文并茂的方式提高患者的理解力;使健康保健的资料适应大众的文化水平;采用易懂的非医学术语来进行医学信息的沟通;增加患者的依从性,而最主要的是提高健康保健的效果。这就需要健康管理者长期的一个教育工作。总之让患者了解“合理膳食、适量运动、戒烟限酒、心理平衡”都能帮助慢性病患者促进健康。

(四)对患者进行健康教育

健康教育是慢性病门诊中的一项主要内容,也是控制慢性病流行的重要措施之一。慢性病患者的健康教育要因人而异、因病而异,根据不同的特点采取对症教育。做好这项工作的关键是提高医护人员的健康教育意识和技能,要求医护人员不仅要掌握慢性病医学知识,且要掌握心理学、伦理学和社会学等相关学科的知识。通过理论讲课、声像和图片教学等多种形式的学习,提高医护人员的专业知识和健康教育技能,从而保障患者健康教育的有效实施。在健康教育工作中,提高医护人员的教育能力和业务水平,在对患者的教育中至关重要。只有在业务理论知识方

面不断加强，才能及时、全面地做好患者的健康教育工作，才能准确解答患者提出的一系列问题，才能正确指导患者的康复。要增强人们的健康意识；要求各医疗单位在内部公共场所定期向就医患者及家属出宣传板、设健康咨询，针对不同人群进行卫生防病及健康知识教育。

（五）指导慢性病患者自我管理的技巧

慢性病自我管理是指用自我管理方法来控制慢性病。对于慢性病患者，要调动患者的积极性，使其能够自觉进行健康计划，并且教会患者自我监测、自我管理。在健康教育的基础上，慢性病患者有了一定的健康文化能力，就可以教会患者根据自己的病情适时、实时调控。例如，糖尿病的患者通过健康教育已经了解糖尿病的基础知识和治疗控制要求，以及饮食治疗的具体措施和体育锻炼的要求，会正确使用血糖仪，针对每次餐后血糖的波动情况，教育患者适当调整饮食的比例。对于慢性心力衰竭的患者，教会他们使用利尿剂及补钾药物的注意事项，就可以避免低钾的发生，从而获得更好的治疗效果。

1.患者解决问题的技巧

慢性病所致问题的解决，不可能一下就解决完成，应分阶段以短期实现任务为目标，一步步解决，逐渐达到最好。如出现问题，应学会从别人那里寻求帮助及走出困境的技巧，具体步骤：①找出问题（最困难和最重要的步骤）；②列出解决问题的办法；③选一种方法尝试；④评价结果；⑤用另一种方法代替第一个无效的方法，继续尝试；⑥利用其他资源，如请求朋友、家人、卫生专业人员的帮助；⑦接受现实或解决问题。

2.患者交流的技巧

当患有慢性病后，良好的交流变得更为重要。患者要让医护人员真正了解自己，让家人、朋友理解和帮助他，需要尽可能地从别人那里获取资源、寻求帮助。因此，患者需学习和掌握必要的交流技巧。交流是相互的，若在表达自己的感觉或请求帮助时感到不舒服，别人也会有这样的感觉。因此，每次与人交谈时，需要以理解对方、真诚相待作为交流的基础。

3.患者设定目标和制订行动计划的技巧

这是自我管理最为重要的技能之一。目标是指在未来 3～6 个月中想要完成的事情。如①将血压控制在 18.7/12.0 kPa(140/90 mmHg)以下；②学会打太极拳；③养成每天喝水 6～8 杯水的习惯。可以利用以下方法：①决定想要做的事情及拟达到的目标；②分解目标，寻找可行的方法和途径；③着手制订一些短期行动计划，并与自己签订合约或协议；④执行行动计划；⑤检验行动计划执行结果；⑥必要时做些改变；⑦给自己一些奖励。尤其要注意，行动计划一定要非常具体，不能泛泛而谈，要具体到做什么、做多少、什么时候做、一周做几次、完成这个计划的自信心有多少。

四、慢性病护理的服务形式

（一）家庭护理

目前慢性病发病率在增高，且许多慢性病患者多为老年人，他们由于各种原因不能住在医院里。这部分人需要家庭护理，他们在疾病、生理、心理及社会生活方面有广泛需求，尤其是老年人的自身平衡受到疾病、社会、心理、文化及环境因素的影响，其健康状况或很快恶化或改善。护理者应能对患者的现状及行为进行综合性评价，这就需要护理者具备多学科的知识。如果家庭护理者没有专业护理知识，会对护理者心理、被照料者身体造成二次伤害。

（二）康复护理

脑卒中、外伤残疾后的功能锻炼、骨折的修复等越来越引起人们的重视，康复护理与家庭健康保健有一个共同的目标——使患者学会独立和自护。二者均是在对患者照顾的前提下，培养患者的独立性，增长其自我照顾的能力。

(三)社区护理

社区护理集医疗、预防、保健、康复于一体，面向各种人群及家庭，建立社区护理网络对慢性病康复有积极意义。社区护理是人群健康需要的产物，一些慢性患者、晚期癌症患者、伤残康复期患者及院内急性患者经治疗病情稳定后，均可在家中由社区保健(护理)人员提供治疗和护理，由此减轻家属的负担。社区护理主要是筛查所辖区的慢性病患者，进行卫生宣教、家庭访视，提供必要的治疗、护理等。

(四)互联网＋慢性病护理

通过“互联网＋健康医疗”的智能监测设置与智能诊断系统等了解患者的情况，及时发现病情变化，并通过智能护理指导与远程护理查房并安排有资质的专业护理人员上门服务等形式，完成患者的护理目标。“互联网＋慢性护理”可为患者大大节省医疗费用开支，为医疗护理机构及患者家属减轻负担。

借助大数据、云计算、物联网和移动通信等信息技术的快速发展，大力推进护理信息化建设，积极优化护理流程，创新护理服务模式，提高护理效率和管理效能。推动护理领域生活性服务业态创新，改进服务流程，积极发展智慧健康护理等新型业态。市场上“互联网＋慢性病管理”应成为良性、可持续发展的生态圈，改变以往重销售、忽略服务、专业技能(如护理)等问题。

医院要充分利用信息技术，创新护理服务模式，为患者提供全流程、无缝隙、专业便利的智慧护理服务。对住院患者全面实施责任制整体护理，为患者提供高质量护理服务。“互联网＋慢性病护理”解决了出院患者与护理服务“最后一千米”的问题，让医院医师下达院内或院外医嘱、护理人员制定离院随访计划、护理服务，安排必要时的双向转诊。

尽管“互联网＋健康医疗”前景广阔，但由于患者缺乏相应的专业知识，对各项身体指标也无法进行准确的测量与反馈，线上问诊容易误导医师；现在真正精准的可穿戴设备并不多且标准不一，应用受到一定的限制。对于慢性病患者来说，疾病诊断、给出治疗方案与确保患者坚持治疗是 2 个不同的业务，目前还缺乏良好机制，但如能引入慢性病护理加以巩固，让护理人员监督治疗方案的落实，可以取得更好的效果。因而，广泛宣传应用慢性病护理使多方共同参与的课题。

(五)病期护理

(1)心理护理护士应耐心地听取患者叙述不适、疏泄郁闷，并及时给予心理抚慰，使患者认识到即使目前不能彻底治愈，但只要掌握发病规律、与医务人员密切配合、坚持治疗、适当锻炼、参加力所能及的社会活动，可保持适当的健康水平。

(2)应尽力满足患者因疾病而引起的需求。对需长期卧床的患者，应积极帮助他们完成护理计划，包括营养、用药、活动、消除不适和防止病情反复等措施；对能起床活动的患者，应鼓励他们离床活动，以调节机体功能，并根据疾病所引起的需求调整护理计划。

(3)对病情缓解的患者，应为他们创造重归社会和家庭的条件，维持个人基本需要应有的正常活动状态，以不感劳累为限度。同时应帮助患者在饮食、休息、用药、锻炼等方面进行自我调节，以增强体质、预防复发，达到长期缓解。

(4)指导患者自我护理的技巧，有计划地进行健康教育，使患者熟悉自身疾病的发生、发展过程，知晓如何自我护理、减轻病痛、避免诱发因素及预防并发症与病情反复。

(瞿慧丽)

第二章 常见慢性病的管理特点

第一节 心血管系统慢性病管理特点

一、概述

心血管疾病是心脏和血管的疾病统称，泛指由于高脂血症、血液黏稠、动脉粥样硬化、高血压等所导致的心脏和血管疾病。心血管慢性病主要包括高血压、冠状动脉粥样硬化、慢性心力衰竭、心肌病等疾病。

二、流行病学

《中国心血管健康与疾病报告 2022》指出中国心血管疾病患病率处于持续上升阶段，推算心血管疾病现患人数 3.3 亿，其中高血压 2.45 亿。心血管疾病目前已成为威胁我国人民生命和健康的重大公共卫生问题之一。心血管疾病有随年龄增长而增加的趋势，55 岁以上为心血管疾病死亡高危年龄段。但是近年来，我国高血压发病存在年龄提前现象，大学生中经常有高血压现象。心脑血管疾病在不同性别的人群中分布不同。近年来，我国的多项研究显示，男性心脑血管疾病死亡率均高于女性。心血管疾病发病还与职业相关，从事脑力劳动，尤其是精神高度紧张人群和每天运动较少人群，其心血管疾病发病率要高于其他人群。

三、危险因素

（一）年龄和性别

动脉硬化是导致心血管疾病发病的一项重要因素，其形成是一个逐渐进展的过程。随着年龄的增高，冠状动脉粥样硬化性心脏病发病率随之增高。对于女性，由于雌激素保护作用，其发病率较男性低，但是更年期后，冠状动脉粥样硬化性心脏病发病率则与男性相近。

（二）超重和肥胖

肥胖对全身的各个系统均产生影响，对心脑血管的损伤更为常见。肥胖引起的脂质代谢紊乱极易引起动脉粥样硬化，肥胖患者高血压的危险性远远高于标准体重者。

（三）遗传

冠状动脉粥样硬化性心脏病存在一定的家族聚集性。有冠状动脉粥样硬化性心脏病家族史的人群,其家族的冠状动脉粥样硬化性心脏病死亡率高于一般人群。遗传性高胆固醇血症患者中的血清胆固醇往往较高,是导致冠状动脉粥样硬化性心脏病发生的一个重要因素。此外,在脑卒中人群中的研究也显示出一定的家族性。

(四)高血压

高血压是发生心脑血管疾病的主要危险因素之一。患者患高血压年龄越早,患冠状动脉粥样硬化性心脏病危险性越大。国内外多项研究显示,脑卒中的发病风险随血压增高而提高,尤其是血压波动较大的高血压患者更易死于脑卒中。

(五)糖尿病

冠状动脉粥样硬化性心脏病是糖尿病患者最常见和最危险的并发症。糖尿病患者中发生冠状动脉粥样硬化性心脏病的概率是正常人的 2 倍以上,且具有发病早、病变范围广、不易治疗的特点。此外,高脂蛋白血症和心脏病均影响心脑血管疾病的发生。不良的心脏功能能直接或间接引起脑卒中的发生。

(六)吸烟

吸烟与心脑血管疾病的发生存在剂量-反应关系。某地区随访研究显示,大量吸烟的男性发生心脑血管疾病的危险性几乎是非吸烟人群的 3 倍。

(七)饮酒

大量饮酒的人,发生冠状动脉粥样硬化性心脏病的可能性很高。在动脉硬化基础上,大量饮酒伴随情绪激动,往往可导致脑卒中。

(八)其他因素

某些社会心理因素,如易发脾气、遇事急躁也易引起血压升高。气象因素对心脑血管疾病的影响也不可忽视。有研究显示,冷空气活动对血管、心肌和心脏等心血管系统的影响是多层次、多途径的综合性影响。

四、管理措施

(一)饮食管理

平衡膳食能够满足人体正常生理活动的营养需要而且可以促进健康、预防疾病。如果膳食结构不合理,会通过对心血管疾病危险因素(如血压升高、血脂异常、体重增加、血糖升高等)的作用,影响心血管疾病的发生和发展。

1.限制钠盐摄入

流行病学干预研究提供了大量钠盐摄入与血压水平正相关的证据。在我国人群中开展的盐敏感性遗传流行病学协作研究,通过低盐、高盐和高盐补钾阶段各 7 天的干预研究表明,老年人、女性、血压偏高、代谢综合征患者对膳食中钠盐的摄入量更为敏感。减少膳食钠盐的摄入不仅可预防高血压,也是降低心血管疾病发病和死亡风险的重要手段。我国居民食盐摄入量的 70%～80%来源于家庭烹制食物,约 20%来自市场上销售的含盐加工食品。日常生活中应注意烹饪时少放盐,控制烹调时和餐桌上的用盐量,逐渐降到世界卫生组织(钠盐 5 g/d)或中国营养学会(钠盐 6 g/d)的推荐量。另外,我国成年人膳食钾摄入不足、钠钾比偏高。可多食用富含钾的食物以增加钾的摄入量,尤其是新鲜的蔬菜和水果、菌类、山药、马铃薯等。建议还可以选择“低钠盐”,以达到限盐补钾的双重作用。

2.食物多样和能量平衡

合理的膳食习惯有助于预防心血管疾病，应注意日常饮食中食物品种的多样性，多吃蔬菜水果、奶类、大豆等，适量吃动物性食物，控制盐、油、糖的摄入量。保持平衡膳食结构，有助于预防心血管疾病发病。我国 9.3 万人队列随访发现，保持 5 个膳食习惯（蔬菜水果≥500 g/d、鱼≥200 g/w、豆制品≥125 g/d、红肉＜75 g/d、每月茶≥50 g）中任意 2 个及以上，可预防成年人 5.1％的心血管疾病发病。

（二）运动管理

缺乏身体活动已成为我国心血管疾病死亡和疾病负担的主要危险因素之一。我国九省市调查显示，18～60 岁居民身体活动量呈明显下降趋势，其中职业相关身体活动下降最为明显，同时体育锻炼水平也处于较低水平。

成年人身体活动的基本目标是增加运动、减少久坐。对习惯久坐的成年人来说，即使少量的中度或高强度身体活动也能带来健康获益。医护人员或运动专家可以指导个人根据自身情况设置合适的身体活动水平（身体活动强度、时间和频率），告知不活动的危害，建议适当的活动类型，最好能与日常生活方式相结合（如徒步、骑自行车等），以便于能坚持长期进行。推荐成年人每天进行至少 30 分钟中等强度的身体活动，每周进行 5 天（每周至少 150 分钟）；每天进行 15 分钟，每周 5 天高强度的身体活动（每周至少 75 分钟）；或两者的组合，每阶段的运动至少持续 10 分钟。65 岁及以上老年人，如因健康状况不能达到所推荐的身体活动水平，应尽可能在身体条件允许的情况下适度进行身体活动，仍能带来健康获益。老年人的身体活动方式，除有氧运动和力量锻炼外还应注意平衡性训练，预防跌倒的发生。另外，对于慢性病患者或残疾人，应在医护人员或运动专家指导下，根据身体状况坚持进行身体活动，避免久坐不动。

（三）控制吸烟

我国目前有 3.16 亿人吸烟，男性吸烟率高达 52.1％，吸烟率居高不下。同时我国有 7.4 亿人受二手烟危害，其中儿童约 1.8 亿。国内外研究均表明，吸烟增加冠状动脉粥样硬化性心脏病、脑卒中等心血管疾病发病和死亡风险，呈剂量反应关系。被动吸烟也可增加心血管疾病风险。我国面临的控烟形势严峻。另外，我国有 3.1％的人使用过电子烟，0.5％仍在使用。世界卫生组织指出，电子烟同样危害公共健康，不得向非吸烟者和青少年推广，应最大程度减少电子烟的使用所致的健康危害，并避免被动吸入电子烟的烟雾。戒烟可使冠状动脉粥样硬化性心脏病、脑卒中发病风险及男性全因死亡风险降低，不吸烟或戒烟可在成年人中减少 3.6％的心血管疾病发病，戒烟时间越长获益越多，且即使 50 岁以后开始戒烟仍然降低吸烟者 38％的烟草相关疾病的死亡风险。

控烟是人群慢性病防治的有效措施之一。首先，应从预防青少年吸烟做起，大力开展宣传教育，使其深刻认识烟草对健康的危害。其次，发挥医疗服务机构的主导作用，督导吸烟者戒烟，提高其戒烟意愿，强化戒烟信心和决心，掌握戒烟方法，必要时进行药物治疗和随访。同时，还需要获得吸烟者家属及朋友的配合，防止复吸。最后，政府应制订有效的控烟法规，加大宣传和执法力度，全面控烟，减少被动吸烟，为公众创造良好的无烟环境。

（四）限制饮酒

我国 15 岁及以上居民饮酒率 34.3％，男性远高于女性，居民饮酒率和饮酒量呈上升趋势。饮酒与心血管疾病之间的关系复杂。研究提示，适量饮酒可减轻动脉粥样硬化和减少心血管事件发生。但饮酒过多可使血压升高、增加脑卒中发病和死亡风险。世界卫生组织提出安全饮酒限度为男性每天≤40 g 酒精，女性≤20 g 酒精。中国营养学会根据中国人的饮酒习惯和体质特点提出每天饮酒的酒精摄入量是成年男性≤25 g，成年女性≤15 g。

(五)监测和管理血压

高血压是导致心血管疾病发生和死亡的重要危险因素。近几十年来，我国人群高血压患病率持续增长。目前我国高血压患者已＞2.7 亿，估算由高血压带来的直接经济负担超 2 104 亿元。如果血压保持在理想水平[＜16.0/10.7 kPa(120/80 mmHg)]，可以预防我国成年人 44.1%的心血管疾病发病。积极采取措施防控血压升高和高血压意义重大。生活方式干预是预防成年人血压升高以及治疗成人轻度高血压的有效手段。对于血压水平＞17.3/10.7 kPa(130/80 mmHg)的个体，建议生活方式干预。生活方式干预包括减少钠盐摄入，食盐摄入量应＜6 g/d；控制体重、增加身体活动，通过规律运动和限制总热量摄入，以控制腰围男性＜90 cm 或女性＜85 cm，或 BMI ＜24.0 kg/m^2；戒烟限酒；保持心理平衡、减轻精神压力。高血压伴同型半胱氨酸升高者多吃新鲜蔬菜水果，必要时补充叶酸。

(六)监测和控制血脂

血脂异常的主要危害是增加心血管疾病的发病风险。血脂紊乱与多个危险因素交互作用决定了个体的心血管疾病总体风险。在心血管疾病的一级预防中，根据个体心血管疾病发病危险程度决定治疗措施及血脂的干预目标，制订出个体化的综合治疗决策，从而最大程度降低患者心血管疾病总体危险。总胆固醇和低密度脂蛋白胆固醇与心血管疾病风险呈正相关，降低低密度脂蛋白胆固醇可显著降低心血管疾病的风险，并具有剂量反应关系。

血脂异常明显受饮食、生活方式的影响，因此控制饮食和改善生活方式是治疗血脂异常的基础措施，并应长期坚持才能获得良好的临床获益。主要干预措施包括改善生活方式、合理膳食，控制总能量摄入，合理选择各种营养素，控制体重，戒烟限酒，坚持规律的中等及以上强度的运动。

(七)血糖的监测和管理

近 30 多年来，随着人口老龄化与生活方式的变化。我国队列研究显示，如果 35 岁以上成年人保持空腹血糖＜5.6 mmol/L(100 mg/dL)可减少 8.0%的心血管疾病发病。开展血糖监测和综合干预管理，防控血糖升高，对心血管疾病的一级预防十分重要。

持续的饮食控制和运动是预防和控制糖尿病的基本措施，应贯穿糖尿病治疗的始终。饮食控制，包括对患者进行个体化营养评估、制订相应营养干预计划，并在一定时期内实施及监测。运动锻炼在糖尿病患者的综合管理中占重要地位。运动锻炼有助于控制血糖，减少心血管疾病危险因素，减轻体重。戒烟有助于改善代谢指标、降低血压和清蛋白尿，对糖尿病高危人群一级预防效果显著。患者日常生活方式和自我管理能力是糖尿病控制与否的关键之一。

血糖监测有助于评估糖尿病患者糖代谢紊乱的程度，制订合理的降糖方案，反映降糖治疗的效果并指导治疗方案的调整。糖化血红蛋白已作为评估长期血糖控制状况的金标准，也是临床决定是否需要调整治疗方案的重要依据。在开始治疗阶段建议每 3 个月检测 1 次，一旦达到治疗目标可每 6 个月检查 1 次。

(孙世萍)

第二节 呼吸系统慢性病管理特点

一、概述

我国呼吸系统慢性病主要包括慢性阻塞性肺疾病、支气管哮喘等疾病，这些疾病的特点是病程长、病情反复、治疗难度大，需要长期的治疗和管理。患者长期面临咳嗽、胸闷、憋喘等不适症状，严重影响其生活质量，甚至会使患者出现焦虑、抑郁等心理障碍。

二、流行病学

据全球疾病负担最新数据显示，中国呼吸系统慢性病患病人数为 9 365.50 万，肺癌 100.55 万，结核 41 440.51 万。中国呼吸系统慢性病（不含肺癌和结核）的患病人数和患病率均呈现上升趋势，患病人数从 6 956.33 万增至 9 365.50 万，增加 34.63%，患病率从 6.12%上升至 6.85%，经年龄标化后的患病率有所下降。呼吸系统慢性病患病人群以中老年人为主。2016 年全球疾病负担数据显示，中国呼吸系统慢性病患病率在 45 岁之前处于较低水平，45 岁之后开始升高，各年龄段男性患病率高于女性。其中，90～94 岁男性患病率为 43.40%，女性患病率为 20.67%，男性是女性的 2.1 倍。

呼吸系统慢性病是中国主要死因之一。根据全国调查结果显示，呼吸系统慢性病（不含肺癌和结核）导致的死亡占总死亡的 15.81%，为第 3 位死因。根据全球疾病负担数据，中国呼吸系统慢性病死亡率为 67.02/10 万，肺癌 43.20/10 万，结核 2.93/10 万。呼吸系统慢性病死亡人数高达 91.61 万，肺癌和结核分别为 59.06 万和 4.01 万，若将肺癌和结核计入，则死亡人数高达 154.68 万。

随着社会经济的发展和医疗条件的改善，呼吸系统慢性病死亡人数从 132.14 万降至 91.61 万，下降 30.67%，年龄标化死亡率显著下降，肺癌死亡人数从 26.79 万增至 59.06 万，结核从 17.85 万降至 4.01 万。呼吸系统慢性病死亡率随年龄增长而上升。60 岁之前死亡率较低，60 岁之后持续上升，此年龄分布特征在男性和女性均有体现，且男性死亡率高于女性.

三、危险因素

（一）烟草暴露

烟草暴露包括吸烟与被动吸烟。烟草产生的烟雾害处很大，它可以使喉部黏膜的纤毛运动变慢，甚至停止，这样黏膜就会出现水肿和出血。然后，上皮组织会渐渐增生、变厚、鳞状化。久而久之，原先的小病会演化成癌变。由于喉癌出现在喉咙处，所以即使肿瘤的体积再小，也会令患者出现声音嘶哑的症状和喉部异物感。烟雾被吸入肺后，产生酵素，使肺泡壁受损，失去弹性，膨胀、破裂，形成肺气肿；烟雾黏附在咽、喉、气管、支气管黏膜表面，积存过多、时间过久可诱发细胞异常增生，形成癌症。

吸烟者造成的危害还不仅如此，吸烟者直接吸入呼吸道和肺内的烟雾只占 10%左右，约 90%的烟雾弥散在吸烟者周围的空间，会造成对环境空气质量的污染，并强迫不吸烟者进行被动吸烟，而被动吸烟对婴幼儿、青少年及妇女的危害尤为严重。对儿童来说，被动吸烟可以引起呼吸系统疾病，并且影响正常的生长发育；对孕妇来说，被动吸烟会导致死胎、流产等。

（二）环境污染

大气中污染物会对呼吸道产生刺激，引起咳嗽等症状，造成慢性呼吸道疾病。臭氧、$PM_{2.5}$、二氧化氮、氯气、二氧化硫等污染物均可通过对气道黏膜的损伤，使纤毛清除能力减弱，损伤气道上皮防御功能，促进黏液分泌，易引发细菌感染，对呼吸系统产生慢性或急性损害。长时间吸入二氧化硫，会导致呼吸道炎症、支气管炎、肺气肿等；空气中臭氧浓度升高时，会引发支气管哮喘疾病；美国癌症协会综合多项研究认为，空气中颗粒物质每增加 0.01 mg/m^2，总死亡率、肺源性心脏病、癌症死亡率分别增加 4%、6%、8%。空气中污染物对慢性阻塞性肺疾病具有短暂滞后或直接危害效应，造成患者入院风险或急性恶化风险增加，并随其浓度下降发病率逐渐下降；空气中二氧化氮暴露浓度每增加 10 $\mu g/m^2$，健康人群患呼吸系统疾病（特别是慢性阻塞性肺疾病）风险将增加1.94 倍。我国平均每年呼吸系统疾病诊疗费较高，造成很大的经济损失。室内空气质量大体反映室外空气的质量，但室内臭氧水平远低于室外，因为臭氧会以很快的速度与室内的加热设备反应产生一氧化碳，这是急性一氧化碳中毒发生的主要原因之一，已引起人们的重视；但是长期处于室内低浓度一氧化碳中毒的发生率常被低估。头痛、不适及流感样症状是长期一氧化碳中毒的典型表现，当离开一氧化碳环境后，这些症状将完全消失。吸烟者由于耐受长期一氧化碳血红蛋白升高，常不出现这些症状。用燃气的炊具、炉茶壶都会产生一氧化氮，产生量取决于废气的排出量。燃气炊具由于经常不与烟囱和管道直接相连而将废气排入厨房，是室内二氧化氮的主要来源。烹饪时厨房内的二氧化氮浓度可上升至 400 ppb 以上，远超过室外浓度。当支气管哮喘患者处于二氧化氮浓度为 300 ppb 的环境中，轻度的气道刺激反应即可出现；在非支气管哮喘患者，二氧化氮浓度为 1 000 ppb 时才会出现刺激反应，即二氧化氮浓度与支气管哮喘发作之间存在一定的相关性。

（三）年龄

随着科学和医学技术的突飞猛进，人类寿命延长的速度也迅速加快呼吸系统疾病如慢性阻塞性肺疾病、肺癌均随年龄的增加，其患病率亦随之上升；由于老年的机体免疫功能低下，且易引起吸入性肺炎，即使各种新抗生素相继问世，肺部感染仍居老年感染疾病之首位，常为引起死亡的直接因素。

（四）肥胖

脂肪组织沉积在腹部和胸部，导致肺容量减少，胸壁和肺顺应性降低，肺的静态弹性回缩压增加。中心性肥胖限制了膈肌的运动，胸壁扩张，尤其是仰卧位。除了胸壁的顺应性降低，肺本身的顺应性也降低，因为压缩的肺容积导致双肺底肺不张和小气道闭合，肺部僵硬增加。肺容积减少最大的是呼气储备量。肺总量在肥胖患者中受影响相对较小，在呼气储备量降低的情况下，吸气量增加反映了这一点。在严重肥胖的情况下，小气道关闭，呼气储备量处于最低临界值时，肺总量和吸气量都开始下降。肺容量减少伴小气道关闭有效地增加维持通气所需的呼吸功。

颈部肥胖对阻塞性睡眠呼吸暂停综合征发生有重要作用，独立于 BMI。研究显示颈围这一人体测量变量与阻塞性睡眠呼吸暂停综合征相关最密切。颈部脂肪增加导致咽腔内压力增加，造成上呼吸道阻塞和塌陷。腹部肥胖和肺容积减少也会降低上呼吸道纵向牵引力，引发上呼吸道塌陷。

（五）患者自身

由于呼吸器官具有巨大生理功能的储备能力，平时只需 1/20 肺呼吸功能便能维持正常生

活，故肺的病理变化，临床上常不能如实反映；呼吸系统疾病的咳嗽、咳痰、咯血、胸痛、气急等症状缺乏特异性，常被人们及临床医师误为感冒、气管炎，而对重症肺炎、肺结核或肺癌等疾病延误了诊断；或因反复呼吸道感染，待发展到肺气肿、肺源性心脏病，发生呼吸衰竭才被重视，但为时已晚，其病理和生理功能已难以逆转。

（六）年龄

随着年龄的增长，人呼吸肌力量以及胸廓、肺顺应性均降低，则导致作为人呼吸贮备能力的补吸气量、补呼气量相应降低，残气量及功能残气量增加，肺活量降低，最大通气量及肺泡通气量明显减少。年龄对呼吸力学的影响主要表现为用力呼气量下降。老年人呼吸膜最大有效交换面积比年轻人小，且氧气在肺内的弥散受年龄影响，加之老年人心排血量降低，血流分布不均匀严重，肺最大通气量减小，且肺各个区通气量不均匀，老年肺组织弹性减弱以及毛细血管中血液流速减小，胸膜腔内压增大，用力呼吸可能导致毛细血管断流，使得肺通气量和肺血流量的比值失调和气在肺部不均匀扩大，致老年人肺内氧气弥散功能减弱。

四、管理措施

（一）饮食管理

慢性呼吸系统疾病患者营养干预目标是增加体重和去脂体重，以获得肺功能改善；在慢性呼吸系统疾病恶化期间可能需要额外的个体化建议，营养需求可能会相应增加；推荐营养不良的慢性呼吸系统疾病患者达到每天 125.6 kJ/kg 能量和 1.2 g/kg 蛋白质的饮食管理目标。

推荐使用含有必需氨基酸或构建机体蛋白质所必需的支链氨基酸及其代谢物的补充剂亮氨酸可以有效刺激骨骼肌的合成代谢。富含维生素 D 和亮氨酸的乳清蛋白营养补充剂与改善功能能力（坐-站试验）和四肢肌肉质量有关。活性亮氨酸代谢物 β-羟基-β-甲基丁酸盐可以防止卧床期间去脂体重丢失。除了锻炼外，口服 β-羟基-β-甲基丁酸盐或必需氨基酸制剂，可能改善慢性呼吸系统疾病患者身体成分、骨密度、肌肉力量、日常生活能力和生活质量。

推荐饮食中添加抗氧化剂。动植物体内都有复杂的抗氧化剂系统，如谷胱甘肽、维生素 C、维生素 A、维生素 E 和各种抗氧化酶系等；推荐患者每天至少摄入 1 500 g 水果和蔬菜，为他们提供必要的维生素和矿物质、纤维和植物营养素的良好来源。

推荐补充含有维生素 D 的营养补充剂，若患者在慢性阻塞性肺疾病急性加重期存在维生素 D 缺乏（＜25 nmol/L），可通过口服维生素 D 800～1 000 mg/d，或增加阳光暴露补充维生素 D；肺动脉高压伴维生素 D 缺乏症患者应酌情维生素 D_3 或维生素 D。大剂量补充维生素 D 可增加呼吸肌力和最大运动耐力。结合维生素 D 和呼吸康复的干预措施可有效改善股四头肌力量和 6 分钟步行距离，降低慢性阻塞性肺疾病及严重支气管哮喘恶化的风险和医疗负担。给慢性阻塞性肺疾病患者服用亮氨酸和维生素 D 复合营养补充剂后，体重和去脂体重显著高于未服用组，接受治疗的患者在营养状况、吸气肌力和体力活动方面都有改善。肺动脉高压伴维生素 D 缺乏症患者每周补充 50 U 维生素 D_3，每天补充镁 200 mg、锌 8 mg、维生素 D 400 U，可显著提高血清维生素 D 水平，改善右心室大小和右心功能。

（二）心理管理

对所有慢性呼吸系统疾病患者尤其是计划进行呼吸康复患者进行心理状态的评估和干预，推荐常规进行患者教育、设计个性化的自我管理计划和动机性访谈；对合并心理疾病的患者，推荐专科医师进行心理干预及药物干预，心理干预包括认知行为治疗、正念减压法、放松疗法、催眠疗法、积极身心运动疗法等。

对于慢性呼吸系统疾病患者，需考虑的主要心理因素包括缺乏对患者的指导；治疗动机下降；社会角色边缘化；不适应的认知方式；合并精神心理疾病(尤其是焦虑症和抑郁症)。慢性呼吸系统疾病患者焦虑、抑郁的发生率为36%、40%，急性加重期为53%、43%，焦虑、抑郁降低患者治疗的依从性，增加患者的负性生活体验。因此，应对这一类患者尤其是计划进行呼吸康复的患者进行心理状态的评估和干预。若患者在治疗或康复过程中反复出现依从性不佳，出现明显的焦虑、抑郁症状或行为异常如自伤行为，应推荐至精神科或临床心理科就诊。有效的干预措施包括认知行为治疗、正念减压法、放松疗法、催眠疗法及积极身心运动疗法等，其中认知行为治疗在慢性呼吸系统疾病中研究较多。针对患者不同心理变化的阶段，以上方法可单独或者联合使用。

(三)辅助器械的使用

使用步行自行车，可改善慢性阻塞性肺疾病患者运动能力。部分间质性肺疾病患者可能受益于步行自行车的使用，并显示出改善生活质量的趋势，但是对运动能力无影响。使用轮式助行器，对中、晚期慢性阻塞性肺疾病以及功能性运动能力较差的患者可提高功能性运动能力，可以提高他们的户外步行距离和时间。选定的慢性阻塞性肺疾病患者使用轮式助行器可增加其每天步数。使用支持性助行器，如前臂支撑助行器，在慢性阻塞性肺疾病急性加重期间可改善其日常生活能力。

(四)呼吸康复技术

1.有氧运动训练

有氧运动训练适用于各种慢性呼吸系统疾病人群；对于慢性呼吸系统疾病患者，推荐的运动频率为每周最少3次；对于慢性呼吸系统疾病患者，训练强度与疾病严重程度高度相关，对于不同患者应基于评估进行个性化的强度；对于慢性呼吸系统疾病患者，推荐的运动时间为每天20～60分钟的持续运动或间歇运动，持续4～12周；对于慢性呼吸系统疾病患者，推荐的运动方式主要为步行，因为步行是日常生活中最高频率的体力活动。恒定功率自行车训练可作为一种替代选择；有氧运动训练中指血氧饱和度应始终≥88%，如果患者运动中血氧饱和度＜88%或下降＞4%，应停止训练，并补充氧疗。

2.抗阻力量训练

抗阻力量训练适用于各种慢性呼吸系统疾病人群；对于慢性呼吸系统疾病患者，推荐的运动频率为至少2次/周或隔天1次；对于慢性呼吸系统疾病患者，训练强度与疾病严重程度高度相关，对于不同患者应进行评估制订个性化的强度；对于慢性呼吸系统疾病患者，推荐的运动频次为1～3组/天，8～10次/组；对于慢性呼吸系统疾病患者，推荐的运动方式主要为哑铃或者弹力带。抗阻力量训练应避免患者屏气。

3.体位引流

体位引流可以通过使患者处于特定的体位，利用重力来帮助支气管分泌物从气道内排出。同时，改善分泌物所在的特定区域的通气，利用该区域通气量的增加来帮助分泌物的清除。体位引流在支气管扩张和其他肺部疾病患者中已被证明是清除分泌物的有效方法。体位引流有增加食管反流的风险，建议在进食2小时后进行。体位引流会对颅内压、心排血量和活动性出血产生影响，建议采取头低位时，应对体位引流的治疗性体位进行改良。

4.手法治疗

推荐对慢性呼吸系统疾病患者进行手法治疗，但不建议作为慢性呼吸系统疾病的基础治疗。手法治疗的可能机制是通过手法在胸壁产生一定的振动波，并通过胸壁向肺部传送。振动波可以帮助气道分泌物从支气管壁松动、促进纤毛运动和引起刺激咳嗽。徒手手法治疗结合体位引流可能会更有效。徒手手法治疗的疗效更依赖于其治疗过程中所产生的治疗频率而不是强度。徒手手法治疗，需要由治疗人员提供，不利于慢性呼吸系统疾病患者进行长期的自我管理，现在已经被更多的气道廓清技术所替代，不作为常规治疗。

5.主动循环呼吸治疗

主动循环呼吸治疗利用胸廓扩张运动期间，塌陷区域的肺泡重新通气，并通过肺泡旁路通气增加了肺泡间气体的流动，降低了通气的不均匀性；同时在呼气相，通过高肺容量位的压力提高了呼气流速来帮助气道分泌物的清除。主动循环呼吸治疗已经被证明在肺囊性纤维化和其他肺部疾病患者中能有效帮助气道分泌物清除。但主动循环呼吸治疗依赖于呼气流速和患者的注意力，可能很难在加重期间进行。

6.自主引流治疗

自主引流治疗利用不断叠加的潮气量，改善肺泡旁路通气，使肺泡内的气体重新通向被阻塞的区域，调节呼气气流，并在不引起气道动态塌陷的情况下最大化呼气气流速度。但自主引流治疗依赖于呼气流速和患者的注意力，可能很难在加重期间进行。

7.吸气肌训练

推荐对存在吸气肌力减弱的慢性呼吸系统疾病患者进行吸气肌训练。吸气肌训练是适用于多数慢性呼吸系统疾病患者的一种有效的独立干预手段，其主要目的是提高吸气肌的收缩力、耐力和速度。吸气肌训练已被证明，可以作为多维呼吸康复训练计划的一个环节，为呼吸困难和运动不耐受患者以及因害怕运动性呼吸困难而避免活动的患者提供一种过渡到有氧和抗阻训练的替代性治疗。有报道在经过吸气肌训练后慢性阻塞性肺疾病患者肋间外肌Ⅰ型纤维所占比例和Ⅱ型纤维的大小增加，呼吸困难症状、夜间缺氧时间减少，同时运动能力也有所改善。除了运动训练之外，介入吸气肌训练比单独的运动训练更能改善运动的能力。根据系统回顾与荟萃分析，吸气肌训练可以提高吸气肌力量和耐力，功能性运动能力和生活质量，同时也降低了呼吸困难程度。吸气肌训练适用于各种吸气肌力量减弱的慢性呼吸系统疾病人群；慢性呼吸系统疾病患者的推荐运动频率为每周至少 4 次，训练起始强度为 30%，每周递增 5%，推荐的运动时间为每天 30 分钟的间歇训练，可辅助使用阈值型呼吸训练器或者抗阻型呼吸训练器；但吸气肌训练应避免患者出现呼吸肌疲劳。

（吴　静　张　扬）

第三节　消化系统慢性病管理特点

一、概述

消化系统由消化管及消化腺两大部分组成。消化管包括口腔、咽、食管、胃、小肠（十二指肠、空肠、回肠)和大肠(盲肠、阑尾、结肠、直肠、肛管)等。临床上常将口腔到十二指肠的这一段称为上消化道,空肠以下的部分称为下消化道。消化腺有小消化腺和大消化腺 2 种。小消化腺散在于消化道各部的管壁内,大消化腺有 3 对唾液腺(腮腺、下颌下腺、舌下腺)、肝脏和胰腺,它们均借助导管,将分泌物排入消化管内。现代人由于快节奏的生活和较大的工作压力,大部分人的消化道处于亚健康状态。消化道疾病的发病率随着社会经济的高速发展和人们生活方式的不良变化在逐年增加。消化道疾病作为一种慢性病,是由许多因素(如遗传、环境、饮食、药物、细菌感染以及吸烟、过度酗酒等)长期共同作用导致的结果,且呈现年轻化趋势。

二、流行病学

根据临床流行病学调查结果表明,幽门螺杆菌感染跟年龄、性别关系不大,有家属集聚现象,消化性溃疡患者阳性率极高;而常见消化系统疾病发生在 20~60 岁人群,糜烂性胃炎发病率高与临床诊断标准关系密切,消化性溃疡以 20~58 岁青壮年人群为主,占比 71%,反流性食管炎、肝、胆疾病消化多集中在 30~65 岁人群,这可能是现在人们工作压力大,较为劳累且饮食不规律、休息较晚、作息不固定等因素导致的。

三、危险因素

(一)水质污染

水被化学性污染引起的卫生问题,主要是机体长期暴露于有害化学物质所致的慢性中毒和远期危害,主要是消化系统疾病。污染水源的主要化学物质有汞、砷、铬、酚、氰化物、硝酸盐、多氯联苯及农药等。氰化物易被皮肤、消化道吸收,经口摄入的氰化物,在胃酸的作用下形成氰氢酸进入血液。其毒作用机制主要是由于游离的氰离子与细胞色素氧化酶中的 Fe^{3+} 结合,形成氰化高铁细胞色素氧化酶,使细胞色素氧化酶失去传递电子的能力,导致呼吸链中断,细胞内氧化代谢过程受阻,造成组织细胞内窒息。

铬化合物的毒性以六价铬为最大,经口摄入含铬量很高的水可引起口腔炎、胃肠道烧灼,并出现恶心、呕吐、腹痛、腹泻、便血,常伴有头痛、头晕、烦躁不安、呼吸急促、肌肉痉挛、口唇指甲青紫等表现。此外,氯仿、三氯甲烷、一溴二氯甲烷等可引起人和动物的肝硬化、肝肾坏死、肝肾及肠道肿瘤。

(二)幽门螺杆菌感染

幽门螺杆菌感染可诱发急性胃炎,但由于急性胃炎持续时间短暂,急性胃炎和慢性活动性胃炎患者胃黏膜中均有中性粒细胞浸润,因此临床上很难做出急性幽门螺杆菌胃炎的诊断。幽门螺杆菌感染后机体难以自发清除,如不经过治疗,往往造成终生感染,即长期存在慢性活动性胃炎。慢性活动性胃炎可在部分患者中产生消化不良症状;以胃窦胃炎为主者中部分可发生十二指肠溃疡;在幽门螺杆菌毒力因素、遗传因素和环境因素共同作用下,部分患者可发生胃黏膜萎缩/肠化生,并在此基础上少部分患者发生胃溃疡,极少部分(<1%)患者发生胃癌。

幽门螺杆菌感染是人类最常见的慢性感染,其感染可导致不同结局,从无症状的慢性活动性胃炎、消化不良、消化性溃疡直至胃恶性肿瘤。幽门螺杆菌在人群中的感染率很高,目前我国人群中的感染率仍然在 40%~60%,造成很大的疾病负担。合理处理幽门螺杆菌感染及其相关疾病对降低疾病负担有很重要的作用。

(三)肝炎病毒感染

肝炎病毒感染主要为乙型,丙型和丁型肝炎病毒的感染,通常经过慢性肝炎阶段演变而来,急性或亚急性肝炎如有大量肝细胞坏死和肝纤维化可以直接演变为肝硬化,乙型和丙型或丁型肝炎病毒的重叠感染可加速发展至肝硬化。

(四)吸烟、饮酒

1.胃肠道

喝酒对胃部的伤害是很大的,除了酒精进入胃肠道之后会诱发胃十二指肠黏膜损伤及相关性的胃病之外,酒精中含有大量的乙醇,会破坏胃十二指肠黏膜,从而导致胃十二指肠黏膜变薄,甚至出现破损,严重者甚至会出现胃溃疡和胃出血等情况。

2.肝脏

研究表明,烟草中含有的多种有毒物质可损害肝脏功能,抑制肝细胞再生和修复,从而会加速肝纤维化、肝硬化甚至肝癌的发生,早期可能仅表现为转氨酶等肝功能测值的轻微升高。而酒的主要成分是乙醇,乙醇进入肝细胞后氧化为乙醛,后者具有肝毒性和致癌性,体内过量积聚乙醛会对肝脏造成严重危害。饮酒可导致酒精性脂肪肝、酒精性肝炎、酒精性肝硬化等多种慢性肝病,并且能够增强乙型肝炎病毒、丙型肝炎病毒等诱发原发性肝癌的可能。

(五)不良饮食习惯

饮食结构中,脂肪、碳水化合物摄入比例不合理也可能会引发消化系统疾病如碳水化合物和食盐摄入过量可腐蚀胃黏膜,破坏胃黏膜屏障。进食习惯进食时速度过快、食物温度过高导致食管反复损伤。长期食用过热食物或饮料,可能会经常烫伤口腔和食管黏膜,而这些对食管的反复刺激、损伤,会引起食管黏膜的慢性炎症反应。暴饮暴食、三餐不定等不良进食习惯也会造成食管黏膜的理化刺激、机械性胃黏膜损伤、胃液分泌紊乱等。

(六)年龄

老年人各个器官及各项身体功能的老化,影响营养的摄入及吸收。老年人牙齿脱落、咀嚼肌萎缩,普遍存在不同程度的咀嚼困难。研究表明,存在咀嚼困难的老年人营养不良的发生率明显高于咀嚼功能正常的老年人。同时,随着机体的老化,老年人食欲会逐渐下降,主要表现为嗅觉和味觉敏感性的下降,导致老年人群品尝食物和享受食物的乐趣和能力降低,使老人的食物摄入量不容易满足需求。

(七)心理因素

社会竞争、工作压力、紧张的生活节奏等都可能引起消化系统的功能紊乱。不良的心理刺激不仅影响胃肠运动功能,还影响消化腺的分泌。例如,有的人在愤怒时,可使唾液分泌减少而出现口干,这时如果进食有可能影响食物吞咽。另外,有人观察到,咽喉部的异物阻塞感与愤怒和焦虑情绪有关。实验研究发现,在愤怒和焦虑时,胃肠黏膜出现充血变红,胃肠蠕动加快,胃酸分泌大大增加,可诱发或加重胃肠溃疡,有时还发生胃肠痉挛,引起腹痛。人如果过分悲伤、失望和恐惧时,消化液分泌抑制,可出现厌食,恶心、甚至呕吐。精神性呕吐就是心理因素对胃肠功能影响的结果。另外,忧虑、沮丧的情绪可使十二指肠-结肠反射受到抑制,因而缺少肠道蠕动,引起便秘的发生。

不良的心理因素不仅影响消化系统的功能,甚至可导致某些消化器官疾病的发生,并影响其过程。临床上常见到一些消化系统疾病发生和发展往往在心理情绪变化之后，有些患者的病情已经好转或痊愈，但由于不良的心理刺激又可使病情恶化。

四、管理措施

（一）胃肠道损伤患者饮食管理

1.能量

适宜的能量摄入以维持适宜体重，一般 104.7～146.4 kJ/(kg·d)，三大产能营养素配比合理。

2.蛋白质

蛋白质可促进溃疡愈合；但蛋白质消化产物具有增加胃酸分泌作用，要避免摄入过多。蛋白质的供应与健康人基本一致，每天的摄入量占总能量的 10%～15%。可选择易消化的蛋白质食品，如豆腐、瘦肉、鸡肉、鱼肉、鸡蛋、牛奶等。

3.脂肪

脂肪有抑制胃酸的作用，但又有刺激缩胆囊素分泌、导致胃排空延缓和胆汁反流的作用。患者脂肪摄入量应适量。脂肪产能占每天的摄入量占总能量的 20%～25%。

4.碳水化合物

碳水化合物对胃酸的分泌没有明显的作用，但是患者能量的主要来源。但是过多单糖和双糖可刺激胃酸分泌。碳水化合物产能占总能量的 55%～60%。少选用含单、双糖的食物。

5.矿物质

患者宜摄入充足的来源于天然食物的矿物质。患者服用镁、铝制剂抗酸药时，能影响磷的吸收，应提供富含磷的食物。服用 H_2 受体阻滞剂如西咪替丁、雷尼替丁等时，可减少铁的吸收，故还应提供富含铁的食物。过多的钠会增加胃酸的分泌，患者每天食盐摄入应控制在 3～5 g。若患者出现贫血症状，可直接服用铁剂。

6.维生素

富含维生素 A、B 族维生素和维生素 C 的食物有助于修复受损的胃黏膜和促进溃疡愈合。患者宜摄入足量的来源于天然食物的维生素。

7.水

水的需要量与健康人基本一致，应保证每天饮水约 1 200 mL。同时要减少摄入含咖啡因的食物，不应饮酒。

8.膳食纤维

膳食纤维在口腔中被充分咀嚼后可刺激唾液的分泌，可对胃黏膜起保护作用，有助于溃疡愈合。因而，患者膳食纤维需求量与健康人基本一致，每天 20～35 g。但在消化性溃疡病发作期应减少膳食纤维摄入量。

（二）肝损伤患者饮食管理

1.肝功能损害较轻、无并发症者

应给予“三高三适量”的膳食，即高能量、高蛋白、高维生素，适量的脂肪、碳水化合物与矿物质。

（1）充足的能量：具体用量根据患者的自然情况、病情及营养状态而定，可按 125.6～

146.5 kJ/(kg·d)来供给。

(2)充足的蛋白质:可按 1.2～1.5 g/(kg·d)左右来供给,具体用量依据患者的营养状态以及机体对膳食蛋白质的耐受性而定。为避免或纠正低蛋白血症、腹水,促进受损肝细胞的修复与再生,每天蛋白质供给量不应<60 g,其中优质蛋白质宜占总蛋白的 40%以上。

(3)适宜的脂肪:肝硬化患者肝功能减退,胆汁合成减少,对脂肪的消化与吸收能力减退。若脂肪摄入过多,超过肝脏的代谢能力,则会沉积于肝内,使肝功能进一步下降。因此,脂肪的摄入不宜过多,以 0.7～0.8/(kg·d)为宜,其来源以富含长链甘油三酯的植物油为主。为了快速提供机体所需能量,同时又不刺激胰液和胆盐的分泌,避免脂肪肝的发生,可用少量中链甘油三酯代替长链甘油三酯,但不宜过多,以免酮体产生增加,加重肝脏负担。

(4)适宜的碳水化合物:每天推荐摄入量为 350～500 g。足够的碳水化合物能增加肝糖原储备,防止毒素对肝细胞的损害,起到保肝解毒的功效。同时,能纠正因肝功能受损可能发生的低血糖反应,并且具有节约蛋白质的作用。

(5)适宜的矿物质:肝硬化时往往伴有不同程度的电解质代谢紊乱,应根据患者的具体情况,注意钾、锌、铁、镁等矿物质的补充。

(6)充足的维生素:维生素直接参与肝脏的生化代谢过程,能起到保护肝细胞、增强机体抵抗力及促进肝细胞再生的作用。肝硬化患者常有维生素的缺乏,其中以维生素 B_1、维生素 B_6、维生素 B_{12}、叶酸、维生素 A、维生素 D、维生素 K 等较为明显,在实施营养治疗过程中应多选用富含多种维生素的食物。

(7)钠盐与水:有水肿或腹水时要适当限制钠盐和水的摄入,根据水肿的程度分别采用低盐或无盐膳食。

(8)少量多餐,注意食物种类与烹调方法的选择:除正常的一日三餐外,可增加 2～3 次加餐。应选择易消化、少刺激、产气少、无公害的食品。在烹调加工时注意食物的感官性状并采用烩、炖等易于消化的烹调方法。

2.肝功能严重受损者

(1)充足的能量:摄入足够的能量有助于改善患者的营养状态、起到节约蛋白质的作用并能减少体内氨的产生。

(2)适当限制蛋白质的摄入:肝功衰竭时,肝脏不能及时清除体内蛋白质分解产生的氨,导致血氨升高,引发肝性脑病。为减轻患者的中毒症状,应限制蛋白质的摄入,每天蛋白质的摄入量应限制在 50～55 g。同时应注意蛋白质的食物来源,避免食用含芳香族氨基酸丰富的食物(如带皮的鸡肉、猪肉、牛肉、羊肉等).增加支链氨基酸的摄入(如牛奶、黄豆、红枣等)。

(3)限制脂肪的摄入:每天适宜摄入量为 40～50 g,占总能量的 20%～25%。如为胆汁淤积性肝硬化,应采用低脂、低胆固醇膳食。

(4)充足的碳水化合物:肝功能严重受损者,机体能量的主要来源为碳水化合物,宜占总能量的 70%左右。如食欲差,主食的摄取不足,可适当补充一些甜食,必要时选用一些肝病专用型肠内营养制剂。

(5)充足的维生素:如膳食摄入不足可通过复合维生素制剂予以补充。

(殷晓轩　徐　烨)

第四节　内分泌系统慢性病管理特点

一、概述

内分泌疾病通常指因内分泌腺功能亢进或低下导致的激素过多或缺乏而引起的疾病，内分泌慢性病包括糖尿病、甲状腺疾病、骨质疏松症、高尿酸血症及痛风等。激素本身的效应、激素与激素之间的相互影响、激素与其他系统的调节共同维持机体各器官组织的生理功能。，因此内分泌慢性病易导致全身系统出现疾病。

二、流行病学

由于内分泌失调，28.2%的中青年女性出现面部黄褐斑、雀斑，27.5%～31%的女性患子宫肌瘤等妇科疾病。儿童性早熟、矮小症等小儿内分泌疾病发病率正日益提高。糖尿病是内分泌代谢科最多见的疾病，我国糖尿病发病率超11%，糖尿病患者约1.2亿人。甲状腺疾病在我国发病人数超2亿。高达10%～15%的不孕不育发生率中有很大一部分是由于内分泌失调引起。

三、危险因素

(一)心理因素

工作不愉快、工作开展不顺利、工作能力不被认可、感到生活没意思、遇到不愉快的事情会长时间不开心、对生活现状不满意等会导致心理应激和情绪激惹，可刺激人体内交感神经兴奋，使内分泌发生变化。自卑、敏感、抑郁可使大脑皮质处于抑制状态，降低内分泌系统功能。

(二)社会因素

现代社会生活的复杂化、多变性及错综复杂的各种关系，对人们工作、生活的稳定性产生了巨大影响，压力无处不在，紧张已经成为现代人的共同特征，例如社会竞争激烈及工作、学习负担过重和生活压力过大；社会人际关系复杂、上下级或同事之间关系紧张；遭遇生活事件，如离婚、丧偶、失业，或涉及法律纠纷、经济负担过重；机械化、公式化的生活、工作和学习占去人们的大部分时间，使得人们之间的情感交流变得越来越少，由此而导致的焦虑、紧张、愤怒、过度自私、冷漠等心理因素得不到有效的控制和疏导，从而影响人体的神经体液调节和内分泌调节，进而造成机体各系统的功能失调。

(三)生活习惯及行为因素

随着现代化进程的加速，社会竞争日益激烈，择业艰难、工作繁重及生活节奏的加快，使人们的负荷越来越重，生活不规律，休息和睡眠不好，极易发生疲劳，而疲劳是目前危害健康的一个重要因素。此外，长期吸烟、过量饮酒、长时间伏案工作、缺乏体育锻炼、乱用保健品及吸毒等不健康的生活方式，也是导致内分泌的重要因素。

四、管理措施

(一)监测相关功能

内分泌疾病确诊后,嘱患者在积极配合治疗的基础上,定期入院复查。通过对内分泌功能指标变化的评估,预测其疾病风险,改善患者的生活质量。持续监测血糖波动,内分泌疾病患者如垂体功能异常或甲状腺功能异常等,诱发糖代谢机制紊乱,糖代谢紊乱状态持续存在,最终转化为糖尿病。为了避免糖尿病的形成,可指导内分泌疾病患者按照每周≥2 次的频率,定期监测血糖指标,以掌握近期糖代谢状况。如发现血糖指标异常升高,提示近期病情控制不佳,需严格遵循内分泌疾病的膳食管理要求,并合理使用药物进行治疗。

(二)饮食管理

首先,要保证用膳者必需的能量和各种营养素,从量上要求膳食中各种营养素和能量应能保证满足用膳者的要求。

其次,摄取的食物应保持各种营养素之间的平衡,从质上要求膳食中的各种营养素之间应保持平衡,以充分发挥各种营养素的功能,保证人体处在良好的健康状态。应该保证产能营养素供能比例的平衡;与能量代谢有关的 B 族维生素和能量消耗之间的平衡;必需氨基酸之间的比例合适;饱和脂肪酸与不饱和脂肪酸之间的平衡;钙与磷平衡;微量元素之间等方面的平衡。

(三)运动管理

运动能从根本上增强人体各器官、系统的功能,提高人体的免疫力,调整人们的心理状态,提高人们机体的适应能力,从而达到增强体质,增进机体健康的目的。运动的形式一般可以分成有氧运动,肌肉力量锻炼和柔韧性运动。建议多做有氧运动,有氧运动的特点是强度低、有节奏、持续时间长。常见的有氧运动项目有步行、快走、慢跑、滑冰、游泳、骑自行车、打太极拳、跳健身舞、跳绳、做韵律操、球类运动如篮球、足球等。

(四)心理管理

患者对内分泌疾病缺乏认识,自律行为较差,对疾病的管理知识缺乏,对疾病未予足够的重视。平时因工作原因,导致日常生活极不规律,易导致患者不能积极配合治疗与激素的监控。应使患者保持情绪基本稳定;情绪状态能够以积极状态为主导;能够调控自己情绪的变化;对人身安全、生活稳定等有基本的安全感;保持与现实环境接触,能够面对和接受现实,积极应对现实;能够正确面对并克服困难、挫折。①心理疏导疗法:护士要注意倾听患者的顾虑,有针对性地解释,以患者交谈时要注意语气温和,要注意分担患者的痛苦,消除顾虑和不必要的悲观,帮助患者树立战胜疾病的信心。②认知疗法:纠正患者对内分泌疾病的错误认识,患者一般均有不同在程度的知识缺乏,护理人员要主动向患者解释有关问题,恰当地说明病情,介绍内分泌疾病知识,内分泌疾病并非不治之症,解除其精神压力,克服心理失衡状态,增加患者自我调控能力。③行为矫正疗法:保证充足的睡眠,戒烟,限酒,睡前避免看情节起伏、恐惧的电视节目,保持和平的心境入睡,并进行行为强化,行为塑造疗法等。

(五)控制吸烟、限制饮酒

吸烟危害健康是不争的医学结论。目前,关于吸烟危害健康的新的科学证据仍不断地被揭示出来。控制吸烟,包括防止吸烟和促使吸烟者戒烟。值得注意的是,二手烟暴露没有所谓安全水平,而且即使短时间暴露于二手烟之中也会对人体的健康造成危害。

根据过量饮酒对健康的损害和适量饮酒可能的健康效益,中国营养学会建议,中国居民适量饮酒的建议值：成年男性一天饮用酒的酒精量≤25 g，相当于啤酒750 mL、葡萄酒250 mL、高度白酒50 g、38度白酒75 g。成年女性一天的酒精量≤15 g，相当于啤酒450 mL、葡萄酒150 mL或38度白酒50 g。

（李衍记）

第五节 恶性肿瘤管理特点

一、概述

肿瘤是机体在各种致瘤因素作用下，局部组织的细胞在基因水平上失去对其生长的正常调控导致异常增生与分化而形成的新生物。癌是指起源于上皮组织的恶性肿瘤，是恶性肿瘤最常见的一类。据世界卫生组织估计，全世界每年新发癌症患者＞800万，平均死于癌症的人数每年＞500万。有关数据显示，我国居民恶性肿瘤死亡率比20世纪70年代中期增加了83.1%。

二、流行病学

近年来，恶性肿瘤的发病率和死亡率逐年上升，我国发病率和死亡率较高的恶性肿瘤是胃癌、食管癌、肝癌、宫颈癌、肺癌等。恶性肿瘤的发生一般存在比较明显的地区分布特点，这与肿瘤的致病因素的地区差异有关。世界上工业发达的地区，肺癌的发病率和死亡率都较高。胃癌在我国占重要比重，一般认为与环境和饮食习惯有关。食管癌在我国个别地区比较常见。

恶性肿瘤在任何年龄段均会发生，但是不同年龄段高发的恶性肿瘤不同。一般来说，5岁以下儿童，好发白血病、各种母细胞瘤等；青壮年易高发肝癌、白血病等；中老年人则易出现肺癌、胃癌、食管癌、肝癌等。乳腺癌则易在青春发育期和更年期2个时间段出现高峰。在20～60岁，女性的宫颈癌、乳腺癌发病率明显上升。当然，种族、职业等因素均会影响恶性肿瘤的发生与发展。迄今为止，国际上公认的人类职业致癌物或工业生产过程超过40种，例如煤焦油、砷化合物引起的皮肤癌，联苯胺引起的膀胱癌，铝生产过程易引发肺癌等。

三、危险因素

（一）环境因素

1.化学因素

多环芳香烃类化合物、亚硝胺类和植物毒素等，可诱发肺癌、皮肤癌、膀胱癌、肝癌、胃癌和食管癌等。调查研究显示，空气中苯并芘浓度高的地区，肺癌死亡率较高。

2.物理因素

电离辐射，如X线可引起皮肤癌、白血病等，紫外线长期照射可引起皮肤癌，石棉纤维与肺癌的发生有关，滑石粉的存在与胃癌有关等。日本广岛和长崎原子弹爆炸后的幸存者中，白血病的发病率明显升高。

3.生物因素

DNA病毒，如人类疱疹病毒4型与鼻咽癌有关，乙型肝炎病毒与肝癌有关，人乳头瘤病毒的感染与宫颈癌的发生有关。RNA 病毒，如 T 细胞白血病/淋巴瘤的发生与 T 细胞白血病/淋巴瘤病毒有关。此外，某些细菌与恶性肿瘤有关，如幽门螺杆菌感染与胃癌发生有关。

(二)生活行为因素

1.吸烟

现已明确肺癌的发病与吸烟有关。吸烟者肺癌死亡率＞85/10 万，正常者约为 14/10 万。若吸烟同时接触其他粉尘类，如石棉、镉等，肺癌发病率更高。多项病例对照研究、队列研究证实，吸烟与肺癌之间存在剂量-反应关系，吸烟年龄越早，数量越多，发生肺癌风险越大，戒烟后发生肺癌的危险度可逐渐下降。

2.饮酒

饮酒与恶性肿瘤的关系没有完全证实，但是多种研究均提示，饮酒与恶性肿瘤之间存在一定的联系，例如口腔癌、喉癌、肝癌等。

3.药物

某些药物可引起肿瘤发生，如长期不正确使用氯霉素可能会导致再生障碍性贫血和白血病，长期使用睾酮可诱发肝癌，长期使用己烯雌酚可诱发阴道癌、子宫内膜癌等。

4.遗传

遗传因素大多是增加了机体发生肿瘤的倾向性和对致癌因子的易感性，如结肠息肉病、乳腺癌、胃癌等。

5.其他因素

如免疫和内分泌的作用。先天性或后天性免疫缺陷易发生恶性肿瘤，但大多数恶性肿瘤发生于免疫功能“正常”的人群，主要原因在于肿瘤能逃脱免疫系统的监视并破坏机体免疫系统。雌激素和催乳素与乳腺癌有关，生长激素可以刺激癌的发展。

四、管理措施

(一)警惕癌症信号

由于癌症早期症状不明显，很容易被忽视，一旦发现可能已经到了中晚期，就错过了最佳治疗时机。因此要随时关注身体发生的变化信号，如发现自己有如下不适或相关症状应及时就诊。

(1)身体任何部位有可触及的肿块。

(2)疣或黑痣明显变化，如颜色加深、迅速增长、瘙痒、脱毛、渗液、溃烂及出血。

(3)持续性消化不良、食欲减退、上腹闷胀。

(4)吞咽食物时有哽噎、疼痛感受、胸骨后闷胀不适、食管内有异物感。

(5)耳鸣、听力减退、鼻塞、咳出的鼻咽分泌物带血。

(6)月经期不正常的大出血，有经期外或绝经后不规律阴道出血，接触性出血。

(7)持续性声音嘶哑、干咳、痰中带血。

(8)原因不明的大便带血及黏液或腹泻、便秘交替，原因不明的血尿。

(9)久治不愈的伤口、溃疡。

(10)原因不明的体重下降。

(二)饮食管理

营养障碍是癌症患者最主要的问题，改善饮食营养的供给可以增强癌症患者的抵抗能力，有助于癌症患者的治疗与康复。因此，饮食调整在癌症患者的日常保健中至关重要。

(1)首选易消化吸收的蛋白质食物,如牛奶、鸡蛋、鱼类、豆制品等,可提高机体抗癌能力。

(2)适量进食糖类,补充热量。接受大剂量放射治疗的患者,其体内的糖代谢会遭到破坏,导致血液中乳酸增多,同时还会出现胰岛素功能不足,所以补充葡萄糖的效果较好,另外宜多吃蜂蜜、米、面、马铃薯等含糖丰富的食物以补充热量。

(3)适量食用具有抗癌功效的食物,如黑木耳、大蒜、海藻、甲鱼、蘑菇及蜂皇浆等。

(4)新鲜蔬菜、水果中含有丰富的维生素 A 和维生素 C,特别是十字花科类蔬菜富含许多生物活性物质,在一定程度上可以帮助阻止细胞恶变和扩散,起到增加上皮细胞稳定性的作用;维生素 C 还可防止放射损伤的一般症状,并可使白细胞计数上升;动物内脏中的维生素 E 能促进细胞分裂,延迟细胞衰老;豆类、瘦肉、牛奶等食物中富含的 B 族维生素,可促进患者食欲,减轻放射治疗引起的症状。

(5)注意饮食多样化,促进患者食欲;烹调食物多采用蒸、煮、炖的方法,忌食油炸食物或其他难消化的食品,禁饮酒。

(6)肿瘤手术后引起咀嚼、吞咽、消化吸收困难及特殊营养素缺乏者,可根据情况给予不同饮食及补充所缺乏的营养素,必要时给予医用食品,如均衡营养制剂或要素饮食,以增加患者抵抗力。

(三)运动管理

康复体育锻炼必须由简到繁、由易到难、由轻微运动逐渐加大运动量,根据自己的承受能力逐步增加,使自己能适应日常生活需求。适当的体力活动能够增进食欲,而且对恢复体力及睡眠均有好处。

(四)心理管理

研究表明,癌症患者家属的恐惧和顾虑非常容易传播给患者,患者对家属的表情、态度以及举止都非常敏感。因此,作为患者家属的第一个要求便是要在患者面前镇静自若,努力给患者创造一个良好的养病环境及有力的精神支持。

患者家属要了解一些癌症的基本知识,如癌症不是传染病,也并非不治之症,只要坚持正规治疗,疗效往往是很好的。当癌症患者出现痛苦、心情抑郁时,要在心理上安慰、体贴,在生活上给予细心照料。当患者在放、化学治疗期间出现食欲减退、恶心、呕吐时,家属应尽量做些平时喜欢吃而又富于营养的食物,以增强体质。家属还应协助医护人员观察患者的病情变化,如出现白细胞计数减少、抵抗力下降时,家属要劝阻患者少去公共场所,避免交叉感染,加重病情。恶心、呕吐时,家属应尽量做些平时喜欢吃而又富于营养的食物,以增强体质。

(张莉莉)

第三章 高 血 压

第一节 概 述

一、定义

高血压是以血压升高为主要临床表现的心血管综合征。高血压常与其他心血管疾病危险因素共存，是重要的心脑血管疾病危险因素，可损伤重要脏器，如心、脑、肾的结构和功能，最终导致这些器官的功能衰竭。

人群中血压呈连续性正态分布，正常血压和高血压的划分无明确界线，高血压的标准是根据临床及流行病学资料界定的。高血压定义为未使用降压药物的情况下诊室收缩压≥18.7 kPa (140 mmHg)和/或舒张压≥12.0 kPa(90 mmHg)。根据血压升高水平，进一步将高血压分为1～3级。

二、流行病学

高血压患病率和发病率在不同国家、地区或种族之间有差别，工业化国家较发展中国家高，美国黑人约为白人的2倍。高血压患病率、发病率及血压水平随年龄增加而升高。高血压在老年人较为常见，尤以单纯收缩期高血压为多。我国高血压患病率呈明显上升趋势，然而，我国人群高血压知晓率、治疗率和控制率，依然很低。我国高血压患病率和流行存在地区、城乡和民族差别，随年龄增长而升高。北方高于南方，华北和东北属于高发区；沿海高于内地；城市高于农村；高原少数民族地区患病率较高。男、女性高血压总体患病率差别不大，青年期男性略高于女性，中年后女性稍高于男性。

（孙世萍）

第二节 病因病机

一、中医病因病机

根据高血压的临床表现，中医学主要是通过眩晕、头痛来认识其病因病机的，常见病因有以下几方面：①情志失调，高血压中的情志失调常见过度恼怒、长期忧思及恐惧紧张和情绪波动等，这些因素一旦破坏人体的阴阳平衡，使脏腑气血功能失调，就会导致本病的发生。②饮食不节，饥饱失常，损伤脾胃，脾虚失运，酿生痰浊，上蒙清窍，及过食膏粱肥厚之品，体内痰热内盛，上冲清窍，导致本病发生。③久病过劳，久病和过劳可伤及人体正气，阳平衡失调，脏腑功能紊乱，发生本病。④先天禀赋异常，人体先天禀赋主要取决于父母之素质，即父母素质之偏盛偏衰可影响后代。父母因阴阳平衡失调而患高血压，使其子女易患高血压。

在上述病因的作用下，机体的阴阳平衡失调，脏腑、经络、气血功能紊乱，出现本虚标实之证，实指风、火、痰；虚指气、血、阴、阳之虚。病变脏腑以肝、脾、肾为重点，三者之中又以肝为主。临床表现在头窍，形成了以头晕头痛为主要表现的高血压。其主要病机如下。

（一）肝火上炎

素体阳盛阴衰之人，阴阳平衡失其常度，阴亏于下，阳亢于上；长期精神紧张或忧思郁怒，使肝失调达，肝气郁结，气郁化火伤阴，肝阴耗伤，风阳易动，上扰头目而出现眩晕、头痛。临床伴见目赤口苦，烦躁易怒，舌质红苔黄腻，脉弦数。

（二）痰湿内阻

饮食不节，肥甘厚味太过，损伤脾胃，或忧思劳倦伤脾，以致脾虚，健运失职，聚湿生痰；或肝气郁结，气郁湿滞生痰。痰湿中阻，或兼内生之风火作祟，则表现头痛、脘闷、眩晕欲仆等。临床伴见头重如蒙，头胀昏晕，胸闷脘胀，恶心，呕吐痰涎，苔白腻，脉弦滑。

（三）瘀血内阻

中医学认为“初病在经，久病入络”“初病在气，久病入血”“气病累血，血病则累气”。高血压患者随病程的延续，病情进一步发展，殃及血分，使血行不畅，终致瘀血阻络。临床伴见眩晕，耳鸣，面唇紫黯，舌质紫黯有瘀点或瘀斑，苔白，脉弦涩或细涩。

（四）阴虚阳亢

素体阳盛阴衰之人，阴阳平衡失其常度，阴亏于下，阳亢于上；长期精神紧张或忧思郁怒，使肝失调达，肝气郁结，气郁化火伤阴，肝阴耗伤，风阳易动，上扰头目而出现眩晕、头痛。临床伴见目赤口苦，烦躁易怒，舌质红苔黄腻，脉弦数。

（五）肾精不足

多因病久不愈，阴阳俱损而致。在高血压患者中多见阴损及阳，最终阴阳两虚。临床伴见眼花，耳鸣，腰膝酸软，遗精阳痿，肢冷麻木，夜尿频数或少尿水肿，舌质淡紫，苔白，脉沉弦细。

（六）气血两虚

肝藏血，肾藏精，肾阴不足常可导致肝阴不足，肝阴不足亦可致肾阴不足。肝肾阴虚，不能收敛阳气，阳气亢逆上冲，而出现眩晕、头痛。临床伴见眩晕耳鸣，遇劳、恼怒则加重，腰膝酸软，肢麻震颤，或颜面潮红，失眠多梦，舌红苔黄，脉弦细数。

（七）冲任失调

冲任二脉调蓄人体脏腑经络气血功能失常，引起阴阳失衡或气机不畅，临床伴见眩晕耳鸣，月经周期紊乱，时寒时热，烦躁不安。

二、西医发病机制与病理

（一）发病机制

高血压的病因为多因素，尤其是环境因素和遗传因素交互作用，在高血压发生、发展中有着举足轻重的地位。迄今为止，高血压的发病机制有不少假说得到了一些实验室和临床材料的支持，但至今尚无完整统一认识。首先，高血压的个体性很强，不同个体之间不是同质性疾病，不同个体间的病因也不尽相同；其次，高血压病程长、进展慢，在整个疾病过程中，不同危险因素充当着不同的角色。故高血压现被称为多环节、多因素、多阶段、个体差异性较大的一种疾病。目前本病较为主流的发病学说为多种后天危险因素加上一定的遗传因素综合作用的结果，涉及神经-体液、肾和血管等系统在内的多种机制。

1.遗传因素

高血压的发病具有明显的家族集中性。研究表明，双亲均为高血压患者的正常血压子女，年幼时血浆中的儿茶酚胺浓度明显高于无高血压家族史的同龄人。待成年后，有阳性家族史的子女高血压患病率高达 46%。约 60%高血压患者有高血压家族史。目前认为高血压的遗传可能存在主要基因显性遗传和多基因关联遗传 2 种方式。在遗传表型上，不仅高血压发生率体现遗传，而且在血压高度、并发症发生及其他有关因素如肥胖等也有遗传性。研究表明，高血压发病病因 60%来自基因的作用，40%来自环境影响，是遗传与环境因素共同作用的结果。

新近研究发现，高血压的发病还与一些基因突变有关，目前已对高血压相关的 150 种基因进行相关研究，包括了血压调节相关的激素及神经调节系统等诸多方面。目前确定与高血压有关的基因：1 号染色体位于 1p36.1 的*ECE1* 基因，以及 1q42-q43 的*AGT* 基因，2 号染色体 2p25-p24，3 号染色体位于 3q21-q25 的*AGTR1* 基因，以及 3p14.1-q12.3，4 号染色体位于 4p16.3 的*ADD1* 基因，7 号染色体位于 7q22.1 的*CYP3A5* 基因和位于 7q36 的*NOS3* 基因，12 号染色体位于 12p13 的*GNB3* 基因，17 号染色体位于 17cen-q11de 的*NOS* 基因，18 号染色体位于 18q21 的*MEX3C* 基因，20 号染色体位于 20q13 的*PTGIS* 基因。但目前高血压遗传分析所得结果复杂，结论不一致，有些结果不能重复。因此，很难判定哪一个特异基因与高血压发生发展有确切关联。

2.神经与体液机制

(1)交感神经系统活性增强：舒血管神经纤维和交感缩血管神经纤维共同作用影响血管张力，是目前已知的血管张力调节机制之一，其中，以交感缩血管神经纤维为主。神经中枢功能在各种原因作用下发生改变，导致神经递质浓度与活性增强，主要为肾素-血管紧张素-醛固酮系统相关的激素及儿茶酚胺，使交感神经过度兴奋，通过血管、心脏、肾和肾上腺髓质引起血压升高。

交感缩血管神经纤维末梢释放的神经递质为去甲肾上腺素。去甲肾上腺素主要作用于血管平滑肌细胞膜上的 α 受体和 β 受体，同时心肌细胞膜上的 β_1 受体也受其支配。去甲肾上腺素与 α 受体结合的亲和力较 β 受体大，故交感缩血管神经纤维兴奋时主要表现为缩血管效应。而β_1受体兴奋，则对心肌产生正性肌力，正性传导的作用，心率加快，心肌收缩力增强，心排血量增加，血压上升。此外，交感节后神经元内还含有神经肽 Y 等神经肽类物质，多数肽类物质与去甲肾上腺素共存，且常与去甲肾上腺素共同释放，神经肽 Y 对血管平滑肌的调节作用主要表现：①直接收缩血管作用，值得注意的是，该收缩作用不受肾上腺素能阻断剂拮抗；②抑制其他物质的舒张血管作用，其作用强度与浓度呈正相关；③促进血管平滑肌增殖，增加外周阻力。

肾脏交感神经分布丰富，神经轴突经肾神经到达肾脏，支配肾脏入球和出球小动脉、球旁细胞及肾小管上皮细胞。交感神经兴奋时肾脏可发生如下变化：①通过兴奋肾脏血管的 α 受体，使肾脏血流量减少。由于受体分布密度不同，入球小动脉收缩程度强于出球小动脉，引起肾小球毛细血管血浆流量减少，毛细血管血压下降，肾小球滤过率下降。②通过激活球旁细胞的 β 受体，使球旁细胞释放肾素，继发引起血管紧张素与醛固酮水平上升，使水钠潴留增多，体液容量增加，血压升高。支配肾上腺髓质的交感神经兴奋,肾上腺髓质释放肾上腺素和去甲肾上腺素增多,通过上述机制血压升高。

在高血压患者中,长期交感神经兴奋性上升被认为是高血压的始动因素。早期高血压患者交感神经活性增强会引起心排血量上升,小动脉及微动脉收缩增强,动脉血管管壁增厚、管腔变小、总外周阻力上升,血压持续上升。此后,血压升高可以逐渐摆脱对交感神经兴奋性的依赖,主要是下列因素维持高血压:①结构性强化作用,即长时间的高血压灌注可致使血管平滑肌细胞增生和肥大,管壁变厚,管腔狭窄,总外周阻力增高。同时,交感神经系统促进血管平滑肌细胞生长,增加血管阻力和对血管收缩刺激的反应,导致高血压。②肾脏的作用。交感神经活动增强使得肾动脉收缩,血压增高本身可以造成肾动脉肥厚、管腔狭窄,结果减少肾血流量,只有在更高的血压作用下才能维持正常肾血流量。③后负荷的增加和交感神经的营养作用使得心肌变得肥厚。④动脉压力感受器的重调也与血压的升高有关。重调是指血压在长期缓慢升高的情况下,压力感受器的感受阈值可以上调,并在新的血压水平上发挥调节作用。正常血压时的感受阈值称为压力感受器反射对动脉血压的调定点。高血压患者的调定点比正常人高,即高血压患者的压力感受器在较高水平上发挥作用,使动脉血压维持在较高水平。交感神经不仅对血压起到了短期调控作用,而且在血压长期控制中也具有重要作用。

(2)肾素-血管紧张素-醛固酮系统的激活:肾素-血管紧张素-醛固酮系统包含一系列可相互作用并具有血管活性的物质,在调节血压、维持水电解质平衡等方面具有重要影响。无论是肾素-血管紧张素-醛固酮系统环路的相互作用,还是后续因素的异常引起系统调节失调都可以导致血压调节和水电解质代谢紊乱,这在高血压发病机制中具有重要作用。

经典的肾素-血管紧张素-醛固酮系统包括肾素、血管紧张素和醛固酮。肾素是肾小球入球小动脉壁的球旁细胞合成和分泌的一种蛋白酶。当肾动脉灌注压或 NaCl 负荷降低时,肾脏合成与分泌更多肾素。肾素水解血管紧张素原生成十肽结构的血管紧张素Ⅰ,十肽血管紧张素Ⅰ通过肺循环,在血管紧张素转化酶作用下去除 2 个氨基酸转变成八肽结构的血管紧张素Ⅱ,后者通过氨基肽酶的作用脱去一个氨基酸残基,最终成为一种七肽结构的血管紧张素Ⅲ。血管紧张素Ⅰ无明显生理作用,其主要功能是转化成血管紧张素Ⅱ。血管紧张素Ⅲ与血管紧张素Ⅱ有相似的生物效应,但其缩血管效应仅为血管紧张素Ⅱ的 10%~20%,而刺激肾上腺皮质球状带细胞合成和释放醛固酮的作用则较强。血管紧张素Ⅱ对高血压的产生起直接作用,其机制:①收缩全身微动脉,导致外周血管阻力增大,同时收缩静脉,使回心血量增多,从而使心排血量增加,两方面共同作用促使动脉血压升高。②通过交感神经末梢突触前膜的正反馈,促使去甲肾上腺素分泌增加,增加交感神经的心血管效应。③刺激肾上腺皮质球状带细胞合成与释放醛固酮,醛固酮促进远端小管和集合管重吸收 Na^{+},保钠、保水作用增强,细胞外液量增加,最终使血压升高。④通过作用于脑的某些特殊区域,如第四脑室,增强交感缩血管活动,从而使外周血管阻力增大,导致血压升高。血管紧张素Ⅱ可增加血管升压素和肾上腺皮质激素的释放量,并引起动物觅水和饮水行为。这些都使血压升高。

交感神经系统和肾素-血管紧张素-醛固酮系统通过不同途径均具有收缩血管的作用,引起外周阻力增加,是高血压发病的主要机制。许多证据表明,有 2 种不同类型的血管收缩均与肾功能异常相关。一种为肾素型血管收缩,表现为肾脏合成与分泌过多的肾素,导致血管紧张素Ⅱ增加,引起小动脉收缩、外周阻力增加。另一种血管收缩与钠-血容量有关,其特点为肾素水平低,肾对钠排泄功能降低,促使钠潴留,血容量增加,从而引起动脉收缩,外周血管阻力增加。

肾素-血管紧张素-醛固酮系统在维持体液平衡与血压调节中起到重要作用。当肾动脉灌注压或 NaCl 负荷降低时，肾素-血管紧张素-醛固酮系统激活，引起水、钠潴留，升高动脉血压。当血压及流经肾小管的钠恢复正常，肾素分泌停止，以此维持体液平衡和调节血压。血压的升高最初是以肾素型缩血管作用为主，随后被钠-血容量作用机制所取代。

体内除循环系统中的肾素-血管紧张素-醛固酮系统外，在血管壁、心脏、脑、肾及肾上腺等组织器官中还存在相对独立的局部肾素-血管紧张素-醛固酮系统。这些局部的肾素-血管紧张素-醛固酮系统在各个器官的功能调节中均发挥各自的作用，在血管中的肾素-血管紧张素-醛固酮系统不但参与血管平衡正常舒缩活动的调节，而且在高血压的发病机制中也具有重要的作用。除维持血管阻力外，血管局部产生的血管紧张素Ⅱ对血管顺应性也起一定的调节作用。

循环血液中的肾素-血管紧张素-醛固酮系统与组织中的肾素-血管紧张素-醛固酮系统对心血管疾病发生发展起着重要的作用。血管紧张素Ⅱ促进血管肥厚的发生，当高血压发展时，血管壁增厚，血管对缩血管物质的反应增大，血管张力升高。当肾素-血管紧张素-醛固酮系统激活引起心肌肥厚，外周血管床阻力也增加，并会降低抗高血压药物的疗效。脑、肾等重要器官的血管肥厚病变，引起血压升高，组织供血减少，表现为这些重要器官的结构改变和功能异常。肾素-血管紧张素-醛固酮系统抑制剂对减缓或逆转心脏和血管肥厚具有明显的治疗作用。

3.肾脏机制

大量证据显示，肾脏因素对高血压的发生发展起着至关重要的作用，主要通过肾小球滤过率减低和肾单位数目减少、肾集合管的钠重吸收增强和肾缺血 3 个途径。

(1)肾小球滤过率减低和肾单位数目减少：研究证实，高血压与肾脏疾病密切相关。动物肾摘除或受到损伤后会快速地发生高血压。人的肾小球滤过率轻度下降，肾功能轻度受损后，其发生高血压的概率也会显著增加。肾小球滤过率下降造成的高血压通常表现为水钠潴留和血容量扩张。正常状况下，肾小管钠重吸收减少会由肾小球滤过率轻度下降进行代偿。除非肾小球滤过受损严重，失代偿，才会发生水钠潴留和容量扩张。在肾小球滤过率下降引起的高血压患者中，肾小球滤过率下降往往伴有肾小管功能损伤，两者共同作用更易发生水钠潴留和容量扩张。在这些患者中，造成血压升高的可能机制为肾交感神经系统兴奋、缩血管物质分泌增加及舒血管物质生成减少。

20 世纪 80 年代，英国流行病学家发现低出生体重儿更容易患冠状动脉粥样硬化性心脏病、高血压、脑卒中和糖尿病，提出“成人疾病胎儿起源学说”(也称“胎儿编程”)。有学者提出了一个假设，高血压是由于肾单位数目减少所致。肾移植供体随访研究发现肾供体人群在切除一侧肾后高血压发生率并不会明显增加。至今，低肾单位数目导致高血压的机制尚不清楚。因此，肾单位数目减少可能并不是导致血压升高的直接原因，而是一个危险因素。肾单位数目减少使得肾微血管更易受损，肾间质更易发生炎症浸润。

(2)肾集合管的钠重吸收增强：正常生理状况下，肾存在广泛的调节机制，用以调节钠的分泌。但是最终的调节环节是集合管。钠分泌的变化越靠近近端肾小管，越有可能被肾自身的调节机制所代偿。如果钠分泌异常发生于集合管部位，则肾自身调节可能最差。醛固酮直接作用于肾脏钠通道，增加肾集合管上皮细胞对钠的重吸收。在几种罕见的遗传性高血压中可发现与肾集合管上皮细胞钠通道相关的遗传缺陷，包括导致醛固酮水平增多的相关基因突变(如糖皮质激素可抑制性醛固酮增多症)、可导致集合管盐皮质激素受体介导增强的相关基因突变(如表观盐皮质激素增多症)和可导致集合管上皮细胞受醛固酮调节的钠通道表达上调的相关基因突变，这些基因突变均会导致集合管上皮细胞钠重吸收增加，造成高血压。有关这一基因机制的另一佐证就是发现调节肾集合管上皮细胞钠通道的 G 蛋白多态性与高血压密切相关。G 蛋白多态性在近赤道人群中更为常见，随着纬度增加而呈现下降趋势。

（3）肾缺血：近年来，高血压发病率呈逐年升高趋势，可能与后天获得性肾脏疾病有关，表现为肾脏钠分泌功能受损、肾小动脉收缩等。肾血管收缩机制主要通过氧化应激、血栓、一氧化氮缺乏和血管紧张素Ⅱ等因素介导。造成肾血管收缩的病因有很多，包括交感神经系统过度激活、肾素-血管紧张素-醛固酮系统激活、内皮细胞功能障碍、低血钾和肾毒性药物造成的肾功能损害等。在肾脏疾病早期阶段，只表现为轻度肾血管缺血和炎症，未见明显肾功能异常。发展到高血压阶段，上述肾外和肾内机制共同作用，发挥生理代偿机制，通过升高血压代偿肾缺血与钠分泌减少，最终消除肾缺血，使肾分泌钠的能力恢复正常，表现为盐敏感性高血压。如果这种代偿机制反复发生，肾内肾素-血管紧张素-醛固酮系统激活，内源性缩血管物质增多，血管舒张物质释放减少，可导致肾小动脉发生血管重塑，造成肾小血管疾病，血压升高。

与肾血管损害交织在一起的还有炎症细胞（如 T 细胞和巨噬细胞）向肾间质的浸润。这些细胞能释放氧化剂和血管紧张素Ⅱ，参与高血压的发生发展。

4.血管的反应性增强和血管重塑

（1）血管的反应性增强：与正常血压人群相比，高血压患者表现为对去甲肾上腺素的血管收缩反应更为显著。在正常人群，循环系统中去甲肾上腺素水平升高会使去甲肾上腺素受体水平下调。但是，这种反馈调节机制在高血压人群中不明显，这导致血管对去甲肾上腺素敏感性增加，外周血管阻力增加，血压上升。与血压正常且无高血压家族史的人群相比，高血压人群的血压正常后裔对去甲肾上腺素的反应性也出现增强现象。这提示血管对去甲肾上腺素的反应性增强可能与遗传有关。另外，作用于交感神经中枢的药物、α 和 β 受体拮抗剂药物对治疗高血压都有很好的效果，间接证实了在高血压中交感神经系统兴奋性增加。

（2）血管重塑：高血压患者中，外周血管阻力增加，表现为血管结构改变，小动脉功能障碍。血管重塑不仅增加外周血管阻力，造成高血压，也与靶器官受损联系在一起。随着年龄增长，收缩压和脉压相应增加，这主要是因为大的传输动脉血管壁变硬，动脉弹性下降，周围动脉回波传导速度加快。胶原沉积、平滑肌细胞增生、血管壁增厚、动脉中层弹性纤维断裂与分割等因素可造成这些大血管发生动脉硬化。

在老龄单纯收缩期高血压人群中，由于年龄增长与长期高血压，内皮细胞功能发生障碍，与上述因素共同作用，加重动脉僵硬度。其他影响内皮细胞功能、降低动脉顺应性的因素还包括雌激素缺乏、高盐饮食、吸烟、糖尿病和高同型半胱氨酸血症。

一般而言，大动脉发生结构性的改变主要包括粥样斑块形成、管壁增厚及纤维化，其形成过程较长，内皮细胞功能障碍发生在此之前。大动脉弹性功能减退是血管病变的后期表现，一般发生在长期内皮细胞功能障碍引起的粥样斑块形成、胶原增多、弹力纤维断裂等结构性改变之后。与大动脉不同，一氧化氮生物活性对小动脉的舒张和张力起重要调控作用，内皮细胞功能障碍先于结构性改变出现，之后逐渐出现小动脉重塑、壁/腔比值增大及血流储备减少。因此，动脉内皮细胞功能障碍的早期表现是小动脉弹性减退。

大动脉硬度增加会使脉搏波传导速度增快，造成脉压增大，这在老年高血压患者中较为常见。血液自左心室射出后形成脉搏波，脉搏波自心脏传导外周血管。脉搏波传导的速度取决于传输动脉的弹性和硬度，血管树的任何一点都会有反射脉搏波的作用力，并将该作用力传导回主

动脉和左心室。脉搏波反射时间取决于血管弹性和传输血管的长度。在年轻人中，脉搏波速率约为 5 m/s，相对较小。反射回传的脉搏波在主动脉瓣关闭后才到达主动脉根部和左心室。因此，舒张压会较高，冠状动脉灌注会很好。在老年人中，如果是单纯收缩期高血压患者，其脉搏波速率会达到 20 m/s。以这一速度，反射回传的脉搏波会在主动脉瓣关闭之前到达，显著增加了收缩压和左心室后负荷。这就解释了为什么老年人会出现收缩压升高、脉压加大和舒张压变小的现象。

5.胰岛素抵抗

胰岛素抵抗是指机体对内源性或外源性胰岛素反应性下降的异常状态。50%左右的高血压存在有不同程度的胰岛素抵抗，常表现为高胰岛素血症。高胰岛素血症在合并有肥胖、高甘油三酯血症、高血压及糖耐量减退的患者中最为明显。胰岛素抵抗导致血压升高的机制可能是胰岛素水平升高影响 Na^{+}/K^{+}-ATP 酶和其他离子泵活性，导致胞内 Na^{+}、Ca^{2+} 浓度升高，并使交感神经活性增加，促进肾小管对水、钠重吸收，增强血压对盐的敏感性，减少内皮细胞产生一氧化氮，刺激生长因子分泌，以及增加内皮素分泌等。

6.钠过多

人群的血压水平及高血压患病率与钠平均摄入量呈正相关，与钾盐摄入呈负相关，膳食钠/钾比值与高血压的相关性更强。限制钠摄入可减低高血压，提高降压药物疗效。值得关注的是，高血压患者对限盐反应并不一致。一部分高血压患者对限盐反应敏感，限盐可以显著降低其血压，而另外一部分患者对限盐并不敏感。因此，高血压可以分为盐敏感型和非盐敏感型。钠过多引起高血压的发病机制：①钠潴留使细胞外液量增多，导致心排血量增多。②小动脉的含水量增高，导致外周阻力增高。③细胞内外钠浓度比值发生变化，从而使小动脉张力增加。

体内钠过多除与摄入增加有关外，肾脏排钠障碍也是重要原因。正常人在血压上升时肾脏排钠排水增加，血压得以恢复正常，这称为压力-利尿钠现象。本病患者在血压上升时肾脏不能排除体内多余的钠和水分，致使血压持续上升。除了肾本身先天和后天的结构和功能异常可能影响这一过程外，许多神经-体液因子如抗利尿激素、醛固酮、肾素、心房肽、前列腺素等对此也有影响。

7.精神、神经因素

流行病学显示，长期处于应激或精神紧张状态，从事注意力高度集中的工作、受噪声或不良视觉刺激者容易患高血压。在各种不良因素刺激下，如紧张、焦虑、烦躁等情绪变化，交感神经活动增强，舒缩血管中枢传出的冲动以缩血管为主，引起小动脉收缩，外周阻力增加，导致血压升高。

神经系统可根据人体需求和环境刺激来调节心血管舒缩功能，包括血压快速、精确调节，同时，对慢性长期的血压水平也有影响。与副交感神经相比，交感神经系统及其相关的神经-体液因子主要通过对外周血管和心脏的作用影响着高血压的发生发展。交感神经的中枢作用部位主要在延髓，并接受其他高级神经中枢调控。延髓的心血管运动中枢整合来自压力感受器、化学感受器及下丘脑和其他高级中枢的传入信号，完成并不断调节这一控制，而大脑皮质可根据人情绪变化、运动与否等通过对血压中枢的调控来影响血压，如各类感受器传入的缩血管信号增强或各级中枢发出的缩血管冲动增加或阻力血管对神经介质反应过度时均有可能产生高血压。

8.其他

前列腺素系统与肾素-血管紧张素-醛固酮系统密切相关，有人认为具有扩血管作用的前列腺素 A 或 E 的合成不足可能与高血压的产生有关。血管紧张素转化酶可以促进激肽降解，从而使其扩血管作用消失，导致血压升高。很多观察性研究发现，尿酸增高与高血压之间存在着相关性，在新诊断的高血压伴高尿酸血症的患者中，应用黄嘌呤氧化酶抑制药别嘌醇可有效降低血压。近年来，升压素、内皮素等肽类物质与高血压的关系也引起人们注意，但至今尚未发现它们之间有明确因果联系。缺少运动、肥胖、吸烟、过度饮酒和睡眠呼吸暂停等因素也易致高血压。

(二)病理

1.年龄

从血流动力学角度，血压主要决定于心排血量和体循环外周血管阻力，平均动脉血压＝心排血量×总外周血管阻力。随年龄增加常可呈现不同血流动力学特征。

(1)年轻人：血流动力学主要改变为心排血量增加和主动脉硬化，体现了交感神经系统的过度激活，一般发生于男性。

(2)中年人：主要表现为舒张压增高，伴或不伴收缩压增高。单纯舒张期高血压常见于中年男性，伴随体重增加。血流动力学主要特点为外周血管阻力增加而心排血量并不增加。

(3)老年人：单纯收缩期高血压是最常见的类型。流行病学显示人群收缩压随年龄增长而增高，而舒张压增长至 55 岁后逐渐下降。脉压的增加提示中心动脉的硬化及外周动脉回波速度的增快导致收缩压增加。单纯收缩期高血压常见于老年和妇女，也是舒张性心力衰竭的主要危险因素之一。

2.器官

心脏和血管是高血压病理作用的主要靶器官，早期可无明显病理改变。长期高血压引起的心脏改变主要是左心室肥厚和扩大；而全身小动脉病变则主要是壁/腔比值增加和管腔内径缩小，导致重要靶器官如心、脑、肾组织缺血。长期高血压及其伴随危险因素可导致动脉粥样硬化的形成及发展。目前，认为血管内皮功能障碍是高血压最早期和最重要的血管损害。

(1)心脏：长期压力负荷增高，儿茶酚胺与血管紧张素Ⅱ等生长因子都可刺激心肌细胞肥大和间质纤维化引起左心室肥厚和扩张，称为高血压性心脏病。左心室肥厚可以使冠状动脉血流储备下降，特别是在氧耗量增加时，导致心内膜下心肌缺血。高血压性心脏病常可合并冠状动脉粥样硬化和微血管病变。

(2)脑：长期高血压使脑血管发生缺血与变性，形成微动脉瘤，一旦破裂可发生脑出血。高血压促使脑动脉粥样硬化，粥样斑块破裂可并发脑血栓形成。脑小动脉闭塞性病变，引起针尖样小范围梗死病灶，称为腔隙性脑梗死。高血压的脑血管病变部位，特别容易发生在大脑中动脉的豆纹动脉、基底动脉的旁正中动脉和小脑齿状核动脉。这些血管直接来自压力较高的大动脉，血管细长而且垂直穿透，容易形成微动脉瘤或闭塞性病变。因此脑卒中通常累及壳核、丘脑、尾状核、内囊等部位。

(3)肾脏：长期持续高血压使肾小球内囊压力升高，肾小球纤维化、萎缩，肾动脉硬化，导致肾实质缺血和肾单位不断减少。慢性肾衰竭是长期高血压的严重后果之一，尤其在合并糖尿病时。恶性高血压时，入球小动脉及小叶间动脉发生增殖性内膜炎及纤维素样坏死，可在短期内出现肾衰竭。

(4)视网膜：视网膜小动脉早期发生痉挛，随着病程进展出现硬化。血压急骤升高可引起视网膜渗出和出血。眼底检查有助于对高血压严重程度的了解，目前采用 Keith-Wagener 眼底分

级法：Ⅰ级标准为视网膜动脉变细、反光增强；Ⅱ级标准为视网膜动脉狭窄、动静脉交叉压迫；Ⅲ级标准为在上述病变基础上有眼底出血及棉絮状渗出；Ⅳ级标准为上述基础上又出现视盘水肿。

（孙世萍）

第三节　诊　断

一、临床表现

（一）症状

大多数起病缓慢，缺乏特殊临床表现，导致诊断延迟，仅在测量血压时或发生心、脑、肾等并发症时才被发现。常见症状有头晕、头痛、颈项板紧、疲劳、心悸等，也可出现视力模糊、鼻出血等较重症状，典型的高血压头痛在血压下降后即可消失。高血压患者可以同时合并其他原因的头痛，往往与血压水平无关，例如精神焦虑性头痛、偏头痛、青光眼等。如果突然发生严重头晕与眩晕，要注意可能是脑血管病或者降压过度、直立性低血压。高血压患者还可以出现受累器官的症状，如胸闷、气短、心绞痛、多尿等。另外，有些症状可能是降压药的不良反应所致。

（二）体征

高血压体征一般较少。外周血管搏动、血管杂音、心脏杂音等是重点检查的项目。应重视的是颈部、背部两侧肋脊角、上腹部脐两侧、腰部肋脊处的血管杂音，较常见。心脏听诊可有主动脉瓣区第二心音亢进、收缩期杂音或收缩早期喀喇音。有些体征常提示继发性高血压可能，例如腰部肿块提示多囊肾或嗜铬细胞瘤；股动脉搏动延迟出现或缺如，下肢血压明显低于上肢，提示主动脉缩窄；向心性肥胖、紫纹与多毛，提示皮质醇增多症。

二、血压测量

（一）方式

（1）诊室血压：基层医疗机构作为临床诊断的依据。

（2）家庭血压：作为患者自我管理主要手段。

（3）动态血压监测：有条件的基层医疗卫生机构可采用，作为辅助诊断及调整药物治疗的依据。

（二）准备工作

1.仪器

常用血压测量仪器有台式水银柱血压计、上臂式电子血压计、动态血压仪。

2.测量

规范测量“三注意”，即安静放松、三点一线、读数精准。

（1）安静放松：测量前心情放松，去除紧张因素（排空膀胱），安静休息至少 5 分钟；测量时保持安静，不动不说话。

（2）三点一线：取坐位，双脚平放于地面，上臂及血压计与心脏处于同一水平线上；袖带绑缚于被测量者上臂，袖带下缘应在肘上 2.5 cm，松紧合适，可插入 1～2 指为宜。台式水银柱血压计测量时,听诊器胸件置于肱动脉波动最明显处,勿绑缚于袖带内。

(3)读数精准:电子血压计直接读取记录所显示的收缩压和舒张压数值;水银柱血压计,放气过程中听到的第一音和消失音分别为收缩压和舒张压,读取对应的水银柱凸面顶端刻度值,以0、2、4、6、8结尾,如142/94 mmHg(18.9/12.5 kPa)。避免粗略读为尾数0或5的血压值,如140/90 mmHg(18.7/12.0 kPa)。

3.注意

首诊测量双上臂血压,以后通常测量读数较高的一侧。若双侧测量值差异>2.7 kPa(20 mmHg),应转诊以排除继发性高血压。

确诊期间的血压测量,需间隔1~2分钟重复测量,取2次读数的平均值记录;若收缩压或舒张压的2次读数相差0.7 kPa(5 mmHg)以上,应测量第3次,取读数最接近的2次的平均值记录。

(三)正常血压及其波动

成年人正常血压水平因年龄、性别不同而变化。随着年龄的增加,收缩压逐渐上升,而舒张压的上升则持续到50~59岁,60岁之后逐渐下降。青年时同龄男性收缩压略高于女性,而中老年期则女性偏高;同龄男性舒张压在60岁之前偏高,之后则略低于女性。

正常血压受多种因素影响而波动。运动、进食、情绪激动、大便、吸烟、喝咖啡或茶等因素均可使血压升高,安静休息可使血压降低。血压有昼夜节律性,一天中的血压波动的变化趋势呈现"两峰一谷"的"长柄勺型",晨起6:00~10:00血压水平最高,下午16:00~18:00出现第2个高峰,夜间血压水平降低。血压还随季节的变化而波动,冬季天气寒冷,血压水平偏高,夏季则偏低。

三、诊断标准

(一)典型高血压

高血压诊断标准见表3-1,典型高血压以诊室血压测量结果为主要诊断依据。

表3-1　高血压诊断标准

单位:kPa(mmHg)

分类		收缩压		舒张压
诊室血压测量		≥18.7(140)	和/或	≥12.0(90)
动态血压监测				
	白天	≥17.3(130)	和/或	≥11.3(85)
	夜间	≥16.0(120)	和/或	≥9.3(70)
	24小时	≥17.3(130)	和/或	≥10.7(80)
家庭自测血压		≥18.0(135)	和/或	≥11.3(85)

首诊发现收缩压≥18.7 kPa(140 mmHg)和/或舒张压≥12.0 kPa(90 mmHg),建议在4周内复查2次,非同日3次测量均达到上述诊断界值,即可确诊。

如果首诊收缩压≥24.0 kPa(180 mmHg)和/或舒张压≥14.7 kPa(110 mmHg),伴有急性症状者建议立即心内科就诊;无明显症状者,排除其他可能的诱因,并安静休息后复测仍达此标准,即可确诊,建议立即给予药物治疗。

(二)特殊高血压

收缩压≥18.7 kPa(140 mmHg)和舒张压<12.0 kPa(90 mmHg)诊断为单纯性收缩期高血压。

白大衣高血压是指反复出现的诊室血压升高,而诊室外的动态血压监测或家庭自测血压正常。诊断不确定或怀疑“白大衣高血压”,有条件的可结合动态血压监测或家庭自测血压辅助诊断,无条件的,建议心内科就诊。

注意鉴别伴有紧急或危重情况、怀疑继发性高血压等需心内科就诊的情况。

四、评估

(一)血压水平

目前我国采用正常血压[收缩压<16.0 kPa(120 mmHg)和舒张压<10.7 kPa(80 mmHg)]、正常高值[收缩压 16.0~18.5 kPa(120~139 mmHg)和/或舒张压 10.7~11.9 kPa(80~89 mmHg)]和高血压[收缩压≥18.7 kPa(140 mmHg)和/或舒张压≥12.00 kPa(90 mmHg)]进行血压水平分类,而收缩压≥18.7 kPa(140 mmHg)和舒张压<12.0 kPa(90 mmHg)为单纯收缩期高血压(表 3-2)。以上分类适用于 18 岁以上任何年龄的成年人。

表 3-2　血压水平分类和定义

单位:kPa(mmHg)

分类		收缩压		舒张压
正常血压		<16.00(120)	和	<80
正常高值血压		16.0~18.5(120~139)	和/或	10.7~11.9(80~89)
高血压		≥18.7(140)	和/或	≥12.0(90)
	1 级高血压(轻度)	18.7~21.2(140~159)	和/或	12.0~13.2(90~99)
	2 级高血压(中度)	21.3~23.9(160~179)	和/或	13.3~14.5(100~109)
	3 级高血压(重度)	≥24.0(180)	和/或	≥14.7(110)
单纯收缩期高血压		≥18.7(140)	和	<12.0(90)

注:当收缩压和舒张压分属于不同分级时,以较高的级别作为标准。以上标准适用于任何年龄的成年男性和女性。

(二)心血管危险评估

1.高血压患者心血管危险分层评估

目的是评估心血管疾病发病风险、靶器官损害及并存的临床情况,是确定高血压治疗策略的基础。初诊及以后每年建议评估 1 次。

评估内容包括病史、体格检查及辅助检查。

(1)病史:既往是否有糖尿病、脑卒中、冠状动脉粥样硬化性心脏病、心力衰竭、肾脏疾病、外周动脉粥样硬化病等合并症;高血压、糖尿病、血脂异常及早发心血管疾病家族史;吸烟、饮酒史。

(2)体格检查:血压、心率、心律、身高、体重、腰围、确认有无下肢水肿等。

(3)辅助检查:血常规、尿常规、生化(肌酐、尿酸、谷丙转氨酶、血钾、血糖、血脂)、心电图(识别有无左室肥厚、心肌梗死、心律失常等)。有条件者可选做动态血压监测、超声心动图检查、颈动脉超声检查、尿清蛋白/肌酐检测、胸部 X 线检查、眼底检查等。高血压患者心血管危险分层标准见表 3-3。

表 3-3 高血压患者心血管危险分层标准

其他危险因素和病史	高血压		
	1 级	2 级	3 级
无	低危	中危	高危
1～2 个其他危险因素	中危	中危	很高危
≥3 个其他危险因素或靶器官损害	高危	高危	很高危
临床并发症或合并糖尿病	很高危	很高危	很高危

2.高血压患者心血管预后评估

高血压患者心血管预后评估见表 3-4。

表 3-4 影响高血压患者心血管预后的重要因素

心血管危险因素	靶器官损害	伴随临床疾病
高血压(1～3 级)	左心室肥厚	脑血管病:脑出血、缺血性脑卒中、短暂性脑缺血发作
年龄>55(男性),>65(女性)	心电图:Sokolow(SV1+RV5)>38 mV 或 Cornell(RaVL+SV3)>2 440 mV · ms	心脏疾病:心肌梗死、心绞痛、冠状动脉血运重建、慢性心力衰竭
吸烟	超声心动图 LVMI 男性≥125 g/m^2、女性≥120 g/m^2	肾脏疾病:糖尿病肾病、肾功能受损[血肌酐升高:男性肌酐水平≥132.6 μmol/L(1.5 mg/dL)或女性肌酐水平≥123.8 μmol/L(1.4 mg/dL),尿蛋白≥300 mg/24 h]
糖耐量受损和/或空腹血糖受损	颈动脉超声 IMT≥0.9 mm 或动脉粥样硬化斑块	外周血管疾病
血脂异常:总胆固醇≥5.7 mmol/L(220 mg/dL)或低密度脂蛋白胆固醇>3.3 mmol/L(130 mg/dL)高密度脂蛋白胆固醇<1.0 mmol/L(40 mg/dL)	颈-股动脉脉搏波速度≥12 m/s	视网膜病变:出血或渗血,视盘水肿
早发心血管疾病家族史(一级亲属发病年龄:男性<55 岁、女性<65 岁)	踝/臂血压指数<0.9	糖尿病
腹型肥胖(腰围男性≥90 cm 女性≥85 cm 或肥胖 BMI≥28 kg/m^2)	肾小球滤过率降低,肾小球滤过率<60 mL/(min · 1.73 m^2)或血肌酐轻度升高:男性肌酐水平为 115.0～132.6 μmol/L(1.3～1.5 mg/dL)、女性肌酐水平为 106.1～123.8 μmol/L(1.2～1.4 mg/dL)	
血同型半胱氨酸升高(≥10 μmol/L)	尿微量清蛋白 30～300 mg/24 h 或清蛋白/肌酐≥30 mg/g	

注:LVMI,左心室重量指数;IMT,颈动脉内膜中层厚度;BMI,体重指数。

(蒲华清 房新梅)

第四节　治疗与预防

一、治疗

(一)治疗原则

治疗高血压的主要目的是降低心脑血管并发症的发生和死亡风险，因此高血压治疗三原则为达标、平稳、综合管理。

1.降压达标

降压达标是首要的，不论采用何种治疗，将血压控制在目标值以下是根本。

2.平稳降压

其次应平稳降压。告知患者长期坚持生活方式干预和药物治疗，保持血压长期平稳至关重要；此外，长效制剂有利于每天血压的平稳控制，对减少心血管并发症有益，推荐使用。

3.综合管理

最后对高血压患者应进行综合干预管理。选择降压药物时应综合考虑其伴随合并症情况，对于已患心血管疾病患者及具有某些危险因素的患者，应考虑给予抗血小板及调脂治疗，以降低心血管疾病再发及死亡风险。

(二)降压目标

高血压目前尚无根治方法，临床证据表明收缩压下降 1.3～2.7 kPa(10～20 mmHg)或舒张压下降 0.7～0.8 kPa(5～6 mmHg)，3～5 年脑卒中、冠状动脉粥样硬化性心脏病与心脑血管病死亡率事件分别减少 38%、16%与 20%，心力衰竭死亡率事件减少 50%以上，高危患者获益更为明显。降压治疗的最终目的是减少高血压患者心脑血管病的发生率和死亡率。

高血压患者的降压目标是收缩压<18.7 kPa(140 mmHg)和舒张压<12.0 kPa(90 mmHg)。糖尿病、慢性肾脏病、心力衰竭或病情稳定的冠状动脉粥样硬化性心脏病合并高血压患者，血压控制目标为收缩压/舒张压<17.3/10.7 kPa(130/80 mmHg)。年龄≥80 岁且未合并糖尿病或慢性肾脏疾病的患者，降压目标为收缩压<20.0 kPa(150 mmHg)和舒张压<12.0 kPa(90 mmHg)；如果能够耐受可将至 18.7 kPa(140 mmHg)以下。应尽早将患者血压降低到上述目标血压水平，但并非越快越好。

(三)生活方式干预

对确诊高血压的患者，应立即启动并长期坚持生活方式干预，即健康生活方式六部曲(限盐减重多运动，戒烟限酒心态平)。一些生活方式干预方法(表 3-5)，不但可明显降低血压，也可预防心血管疾病，如戒烟、减轻体重、适度运动等，应大力提倡。

根据患者具体情况，与患者共同讨论需要改善的生活方式，制订最终目标，每次随访根据改善情况设定近期的具体目标，为患者提供咨询、鼓励其坚持。为提高可行性，可根据患者意愿，每次有针对性地选择 1～2 项需改善的生活方式，持续督促、追踪。

表 3-5　生活方式干预目标及降压效果

内容	目标	收缩压下降范围
减少钠盐摄入	每人每天食盐摄入量≤1 啤酒瓶盖(6 g);注意隐性盐的摄入	0.3～1.1 kPa(2～8 mmHg)
减轻体重	BMI＜24 kg/m^2,腰围＜90 cm(男),＜85 cm(女)	每减重 10 kg 下降 0.7～2.7 kPa(5～20 mmHg)
规律运动	中等强度运动,每次 30 分钟,每周 5～7 次	0.5～1.2 kPa(4～9 mmHg)
戒烟	科学戒烟,避免被动吸烟	/
限制饮酒	每天饮酒量限制:白酒＜50 g(1 两)、葡萄酒＜100 g(2 两)、啤酒＜250 g(半斤),女性减半	0.3～0.5 kPa(2～4 mmHg)
心理平衡	减轻精神压力,保持平衡心理	/

(四)西医治疗

1.启动药物治疗时机

所有高血压患者一旦诊断,建议在生活方式干预的同时立即启动药物治疗。仅收缩压＜21.3 kPa(160 mmHg)、舒张压＜13.3 kPa(100 mmHg)且未合并冠状动脉粥样硬化性心脏病、心力衰竭、脑卒中、外周动脉粥样硬化病、肾脏疾病或糖尿病的高血压患者,医师可根据病情及患者意愿暂缓给药,采用单纯生活方式干预最多 3 个月,若仍未达标,再启动药物治疗。

2.降压药物种类

尽量选用证据明确、可改善预后的五大类降压药物,即血管紧张素转换酶抑制剂、血管紧张素Ⅱ受体拮抗剂、β 受体拮抗剂、钙通道阻滞剂和利尿剂。

(1)血管紧张素转换酶抑制剂:降压作用主要通过抑制循环和组织血管紧张素Ⅰ转换酶,使血管紧张素受体(angiotensin receptor,AT)Ⅱ生成减少,同时抑制激肽酶使缓激肽降解减少。降压起效缓慢,3～4 周时达最大作用,限制钠盐摄入或联合使用利尿剂可使起效迅速和作用增强。血管紧张素转换酶抑制剂具有改善胰岛素抵抗和减少尿蛋白作用,对肥胖、糖尿病和心脏、肾脏靶器官受损的高血压患者具有相对较好的疗效,特别适用于伴有心力衰竭、心肌梗死、心房颤动、蛋白尿、糖耐量减退或糖尿病肾病的高血压患者。不良反应主要是刺激性干咳和血管性水肿。干咳发生率 10%～20%,可能与体内缓激肽增多有关,停用后可消失。高血钾症、妊娠妇女和双侧肾动脉狭窄患者禁用。血肌酐＞265.2 μmol/L(3 mg/dL)患者使用时需谨慎,应定期监测血肌酐及血钾水平。

(2)血管紧张素Ⅱ受体拮抗剂:降压作用主要通过阻滞组织 ATⅡ受体亚型 AT_1 更充分有效地阻断 ATⅡ的血管收缩、水钠潴留与重构作用。近年来的研究表明,阻滞 AT_1 负反馈引起 ATⅡ增加,可激活另一受体亚型 AT_2 能进一步拮抗 AT_1 的生物学效应。降压作用起效缓慢,但持久而平稳。低盐饮食或与利尿剂联合使用能明显增强疗效。多数血管紧张素Ⅱ受体拮抗剂随剂量增大降压作用增强,治疗剂量窗较宽。最大的特点是直接与药物有关的不良反应较少,一般不引起刺激性干咳,持续治疗依从性高。治疗对象和禁忌证与血管紧张素转换酶抑制剂相同。

(3)β 受体拮抗剂:有选择性($β_1$)、非选择性($β_1$ 与 $β_2$)和兼有 α 受体拮抗 3 类。β 受体拮抗剂可通过抑制中枢和周围肾素-血管紧张素-醛固酮系统,抑制心肌收缩力和减慢心率发挥降压作用。降压起效较强而且迅速,不同 β 受体拮抗剂降压作用持续时间不同。适用于不同程度高血压患者,尤其是心率较快的中、青年患者或合并心绞痛和慢性心力衰竭者,对老年高血压疗效相对较差。各种β受体拮抗剂的药理学和药代动力学情况相差较大，临床上治疗高血压宜使用选择性β受体拮抗剂或者兼有α受体拮抗作用的β受体拮抗剂，达到能有效减慢心率的较高剂量。β受体拮抗剂不仅降低静息血压，而且能抑制体力应激和运动状态下血压急剧升高。使用的主要障碍是心动过缓和一些影响生活质量的不良反应，较高剂量治疗时突然停药可导致撤药综合征。虽然糖尿病不是使用β受体拮抗剂的禁忌证，但它增加胰岛素抵抗，还可能掩盖和延长低血糖反应，使用时应加以注意。不良反应主要有心动过缓、乏力、四肢发冷。β受体拮抗剂对心肌收缩力、窦房结及房室结功能均有抑制作用，并可增加呼吸道阻力。急性心力衰竭、病态窦房结综合征、房室传导阻滞患者禁用。

(4)钙通道阻滞剂：根据药物核心分子结构和作用于L型钙通道不同的亚单位，钙通道阻滞剂分为二氢吡啶类和非二氢吡啶类，前者以硝苯地平为代表，后者有维拉帕米和地尔硫䓬。根据药物作用持续时间，钙通道阻滞剂又可分为短效和长效。长效包括长半衰期药物，例如氨氯地平、左旋氨氯地平；脂溶性膜控型药物，例如拉西地平和乐卡地平；缓释或控释制剂，例如非洛地平缓释片、硝苯地平控释片。降压作用主要通过阻滞电压依赖L型钙通道减少细胞外钙离子进入血管平滑肌细胞内，减弱兴奋-收缩偶联，降低阻力血管的收缩反应。钙通道阻滞剂还能减轻ATⅡ和α_1肾上腺素能受体的缩血管效应，减少肾小管钠重吸收。钙通道阻滞剂降压起效迅速，降压疗效和幅度相对较强，疗效的个体差异性较小，与其他类型降压药物联合治疗能明显增强降压作用。钙通道阻滞剂对血脂、血糖等无明显影响，服药依从性较好。相对于其他降压药物，钙通道阻滞剂还具有以下优势：对老年患者有较好降压疗效；高钠摄入和非甾体抗炎药不影响降压疗效；对嗜酒患者也有显著降压作用；可用于合并糖尿病、冠状动脉粥样硬化性心脏病或外周血管病患者；长期治疗还具有抗动脉粥样硬化作用。主要缺点是开始治疗时有反射性交感活性增强，引起心率增快、面部潮红、头痛、下肢水肿等，尤其使用短效制剂时。非二氢吡啶类抑制心肌收缩和传导功能，不宜在心力衰竭、窦房结功能低下或心脏传导阻滞患者中应用。

(5)利尿剂：有噻嗪类、袢利尿剂和保钾利尿剂3类。噻嗪类使用最多，常用的有氢氯噻嗪。降压作用主要通过排钠，减少细胞外容量，降低外周血管阻力。降压起效较平稳、缓慢，持续时间相对较长，作用持久。适用于轻、中度高血压，对单纯收缩期高血压、盐敏感性高血压、合并肥胖或糖尿病、更年期女性、合并心力衰竭和老年人高血压有较强的降压效应。利尿剂可增强其他降压药的疗效。主要不良反应是低血钾症和影响血脂、血糖、血尿酸代谢，往往发生在大剂量时，因此推荐使用小剂量。其他还包括乏力、尿量增多等，痛风患者禁用。保钾利尿剂可引起高血钾，不可与血管紧张素转换酶抑制剂、血管紧张素Ⅱ受体拮抗剂合用，肾功能不全者慎用。袢利尿剂主要用于合并肾功能不全的高血压患者。

(6)复方：近年来由上述五大类药物组合而成的固定剂量复方制剂，由于服用方便，易于长期坚持，已成为高血压治疗的新模式，推荐使用。其他有明确降压效果的药物，包括复方利血平片、复方利血平氨苯蝶啶片等根据患者情况仍可使用。

3.降压药物应用原则

降压药物应用基本原则使用降压药物应遵循以下4项原则，即小剂量开始、优先选择长效制剂、联合用药及个体化。

(1)小剂量开始：初始治疗时通常应采用较小的有效治疗剂量，根据需要逐步增加剂量。

(2)优先选择长效制剂：尽可能使用每天给药1次而有持续24小时降压作用的长效药物，从而有效控制夜间血压与晨峰血压，更有效预防心脑血管并发症。如使用中、短效制剂，则需给药每天2～3次，以达到平稳控制血压的目的。

(3)联合用药：可增加降压效果又不增加不良反应，在低剂量单药治疗效果不满意时，可以采用2种或2种以上降压药物联合治疗。事实上，2级以上高血压为达到目标血压常需联合治疗。对血压≥21.3/13.3 kPa(160/100 mmHg)或高于目标血压1.3/2.7 kPa(20/10 mmHg)或高危及以上患者，起始即可采用小剂量2种药物联合治疗或用固定复方制剂。

(4)个体化：根据患者具体情况、药物有效性和耐受性，兼顾患者经济条件及个人意愿，选择适合患者的降压药物。

4.药物治疗方案

根据患者是否存在合并症及血压水平，选择合适的药物，优选长效药物。除心力衰竭及直立性低血压风险较大的高龄初始用药患者建议从小剂量开始外，其他高血压患者可从常用起始剂量开始。

(1)无合并症的高血压药物治疗方案。①第1步，收缩压＜21.3 kPa(160 mmHg)且舒张压＜13.3 kPa(100 mmHg)：单药起始，可选择钙通道阻滞剂、血管紧张素转换酶抑制剂、血管紧张素Ⅱ受体拮抗剂或β受体拮抗剂。β受体拮抗剂尤其适用于心率偏快者。起始剂量观察2～4周，未达标者加量、更换药物或直接联合使用2种药物，每调整1次观察2～4周。收缩压≥21.3 kPa(160 mmHg)和/或舒张压≥13.3 kPa(100 mmHg)：推荐2种药物联合使用，如钙通道阻滞剂＋血管紧张素转换酶抑制剂/血管紧张素Ⅱ受体拮抗剂、血管紧张素转换酶抑制剂/血管紧张素Ⅱ受体拮抗剂＋利尿剂、钙通道阻滞剂＋利尿剂、钙通道阻滞剂＋β受体拮抗剂，或者选用相应的固定剂量复方制剂。未达标则采用如上方法增加剂量或更换方案，每调整1次治疗观察2～4周。②第2步：上述2种药联合方案血压仍未达标，加用第3种药物，可选钙通道阻滞剂＋血管紧张素转换酶抑制剂/血管紧张素Ⅱ受体拮抗剂＋利尿剂或钙通道阻滞剂＋血管紧张素转换酶抑制剂/血管紧张素Ⅱ受体拮抗剂＋β受体拮抗剂。③第3步：3种药物足量，观察2～4周仍未达标，可直接心内科就诊；也可钙通道阻滞剂、血管紧张素转换酶抑制剂、血管紧张素Ⅱ受体拮抗剂、β受体拮抗剂、利尿剂4类药物合用，2～4周仍未达标再心内科就诊。

(2)有合并症的高血压药物治疗方案。①合并心肌梗死：首选血管紧张素转换酶抑制剂/血管紧张素Ⅱ受体拮抗剂＋β受体拮抗剂，小剂量联用，避免出现低血压。若未达标可加量，仍未达标加用长效钙通道阻滞剂或利尿剂(包括螺内酯)。②合并心绞痛：可选择β受体拮抗剂、血管紧张素转换酶抑制剂/血管紧张素Ⅱ受体拮抗剂或钙通道阻滞剂，可联用，仍未达标加用利尿剂。③合并心力衰竭：血管紧张素转换酶抑制剂/血管紧张素Ⅱ受体拮抗剂＋β受体拮抗剂，小剂量联用，合并水钠潴留时加用利尿剂，一般选择袢利尿剂，并补钾，可加螺内酯，仍未控制可加钙通道阻滞剂(限氨氯地平、非洛地平)。合并心力衰竭患者起始联用血管紧张素转换酶抑制剂/血管紧张素Ⅱ受体拮抗剂和β受体拮抗剂，主要用于改善预后，应注意血压偏低者起始剂量宜小，缓慢加量。④合并脑卒中：可选择钙通道阻滞剂、血管紧张素转换酶抑制剂/血管紧张素Ⅱ受体拮抗剂、利尿剂，未达标者可联合使用。⑤合并糖尿病：首选血管紧张素转换酶抑制剂/血管紧张素Ⅱ受体拮抗剂，未达标者加用钙通道阻滞剂或利尿剂。⑥合并慢性肾脏疾病：首选血管紧张素转换酶抑制剂/血管紧张素Ⅱ受体拮抗剂，未达标者加用钙通道阻滞剂或利尿剂。肌酐水平首次超出正常范围，建议降压治疗方案由心内科医师指导决定。⑦合并外周动脉粥样硬化病：初始选择钙通道阻滞剂、血管紧张素转换酶抑制剂/血管紧张素Ⅱ受体拮抗剂、利尿剂或β受体拮抗剂均可，单药未达标可联合用药，同“无合并症高血压药物治疗方案”。但慎用非选择性β受体拮抗剂

如普萘洛尔。

(五)中医治疗

1.肝火亢盛证

症状:头晕头痛,目眩,口干口苦,面红目赤或目涩,心烦易怒,性情急躁,夜难寐,舌质红,苔黄或燥,脉象弦数。

治法:清肝泻火,佐以柔肝。

方剂:龙胆泻肝汤加减。

药物:龙胆草、菊花、桑叶、黄芩、栀子、夏枯草、白芍、生地黄、牡丹皮、钩藤、苦丁茶、柴胡、木通。

2.肝阳上亢证

症状:平素见头晕头痛,耳鸣目眩,烦躁不安,颜面潮红,目涩,少寐多梦,或腰膝酸软,甚则仆倒,震颤,舌红苔黄,脉弦数。

治法:平肝潜阳。

方剂:天麻钩藤饮加减。

药物:天麻、钩藤、川牛膝、桑寄生、茯苓、牡蛎、生地黄、菊花、山茱萸、石决明(先煎)。

3.痰浊中阻证

症状:头重,眩晕或昏蒙,耳鸣,胸闷恶心,食欲缺乏,食少多寐,困倦乏力,肢体困重,手足麻木,呕吐痰涎,舌淡苔腻,脉弦滑。

治法:燥湿祛痰。

方剂:半夏白术天麻汤或温胆汤加减。

药物:法半夏、白术、天麻、陈皮、茯苓、枳实、竹茹、石菖蒲、蔓荆子。

4.瘀血内阻证

症状:头痛眩晕,头痛经久不愈,固定不移,耳鸣,面唇发绀,胸痹心痛,四肢麻木,舌质紫黯,有瘀点或瘀斑,舌下脉络黯黑,脉涩。

治法:行气活血,化瘀通络。

方剂:血府逐瘀汤加减。

药物:桃仁、红花、赤芍药、当归、枳壳、桔梗、生地黄、柴胡、牛膝、益母草、甘草。

5.阴阳两虚证

症状:眩晕头痛,耳鸣,心悸气短,畏寒怕冷,手足心热,面容憔悴,耳轮干枯,腰膝酸软,舌淡苔白而干,脉沉细无力或细数而弱。

治法:阴阳双补。

方剂:金匮肾气丸合二仙汤加减。

药物:熟地黄、山药、山茱萸、泽泻、牡丹皮、桂枝、仙茅、淫羊藿、巴戟天、远志。

(六)特殊类型高血压的处理

1.老年高血压

我国流行病学调查显示,60 岁以上人群高血压患病率为 49%。老年人容易合并多种临床疾病,并发症较多,其高血压的特点是收缩压增高、舒张压下降,脉压增大;血压波动性大,容易出现直立性低血压及餐后低血压;血压昼夜节律异常、白大衣高血压和假性高血压相对常见。老年高血压患者的血压应降至 20.0/12.0 kPa(150/90 mmHg)以下,如能耐受可降至 18.7/12.0 kPa

(140/90 mmHg)以下。对于 80 岁以上高龄老年人降压的目标值为<20.0/12.0 kPa(150/90 mmHg)。老年高血压降压治疗应强调收缩压达标,同时应避免过度降低血压;在能耐受降压治疗前提下,逐步降压达标,应避免过快降压。钙通道阻滞剂、血管紧张素转换酶抑制剂、血管紧张素Ⅱ受体拮抗剂、利尿剂或β受体拮抗剂都可以考虑选用。

2.儿童青少年高血压

儿童青少年高血压以原发性高血压为主,表现为轻、中度血压升高,通常没有明显的临床症状,与肥胖密切相关,近一半儿童高血压患者可发展为成人高血压,左心室肥厚是最常见的靶器官受累。儿童青少年血压明显升高者多为继发性高血压,肾性高血压是首位病因。目前国际上统一采用 P_{90}、P_{95}、P_{99} 作为诊断正常高值血压、高血压和严重高血压界值。未合并靶器官损害的儿童与青少年高血压应将血压降至 P_{95} 以下;合并肾脏疾病、糖尿病或出现高血压靶器官损害时,应将血压降至 P_{90} 以下。绝大多数儿童与青少年高血压患者通过非药物治疗即可达到血压控制目标。但如果生活方式治疗无效,出现高血压临床症状、靶器官损害,合并糖尿病、继发性高血压等情况应考虑药物治疗。血管紧张素转换酶抑制剂或血管紧张素Ⅱ受体拮抗剂和钙通道阻滞剂在标准剂量下较少发生不良反应,通常作为首选的儿科抗高血压药物;利尿剂通常作为二线抗高血压药物或与其他类型药物联合使用;其他种类药物如α受体拮抗剂和β受体拮抗剂,因为不良反应的限制多用于儿童青少年严重高血压患者的联合用药。

3.顽固性高血压

顽固性高血压或难治性高血压是指尽管使用了 3 种以上合适剂量降压药联合治疗(一般应该包括利尿剂),血压仍未能达到目标水平。使用 4 种或 4 种以上降压药物血压达标也应考虑为顽固性高血压。对于顽固性高血压,部分患者存在遗传学和药物遗传学方面的因素,多数患者还应该寻找原因,针对具体原因进行治疗,常见原因如下。

(1)假性难治性高血压:由于血压测量错误、白大衣现象或治疗依从性差等导致。血压测量错误包括袖带大小不合适,如上臂围粗大者使用了普通袖带、袖带置于有弹性阻力的衣服(毛线衣)外面、放气速度过快、听诊器置于袖带内、在听诊器上向下压力较大。假性难治性高血压可发生在广泛动脉粥样硬化和钙化的老年人,测量肱动脉血压时需要比硬化的动脉腔内压更高的袖带压力方能阻断血流。以下情况应怀疑假性高血压:血压明显升高而无靶器官损害,降压治疗后在无血压过度下降时产生明显的头晕、乏力等低血压症状,肱动脉处有钙化证据,肱动脉血压高于下肢动脉血压,重度单纯收缩期高血压。

(2)生活方式未获得有效改善:如体重、食盐摄入未得到有效控制,过量饮酒、未戒烟等导致血压难以控制。

(3)降压治疗方案不合理:采用了对某些患者有明显不良反应的降压药,导致无法增加剂量提高疗效和依从性;在多种药物联合方案中未包括利尿剂(包括醛固酮拮抗剂)。

(4)其他药物干扰降压作用:同时服用干扰降压作用的药物是血压难以控制的一个较隐蔽的原因。非甾体抗炎药引起水、钠潴留,增强对升压激素的血管收缩反应,可抵消除钙通道阻滞剂以外各种降压药的作用。肾上腺素受体激动药具有激动α肾上腺素活性作用,例如某些滴鼻液、抑制食欲的减肥药,长期使用可升高血压或干扰降压药物作用。三环类抗抑郁药阻止交感神经末梢摄取利血平、可乐定等降压药。环孢素可以刺激内皮素释放,增加肾血管阻力,减少水钠排泄。重组人促红细胞生成素可直接作用于血管,升高外周血管阻力。口服避孕药和糖皮质激素也可拮抗降压药的作用。

(5)容量超负荷:饮食钠摄入过多抵消降压药作用。肥胖、糖尿病、肾脏损害和慢性肾功能不全时通常有容量超负荷。在一些联合治疗依然未能控制血压的患者中,常发现未使用利尿剂,或者利尿剂的选择和剂量不合理。可以采用短期强化利尿治疗试验来判断,联合服用长作用的噻嗪类利尿剂和短作用的袢利尿剂观察治疗效应。

(6)胰岛素抵抗:胰岛素抵抗是肥胖和糖尿病患者发生顽固性高血压的主要原因。在降压药治疗基础上联合使用胰岛素增敏剂,可以明显改善血压控制。肥胖者减轻体重 5 kg 就可显著降低血压或减少降压药数量。

(7)继发性高血压:睡眠呼吸暂停低通气综合征、肾动脉狭窄和原发性醛固酮增多症是最常见的原因。

顽固性高血压的处理应该建立在对上述可能原因评估的基础上,进行有效生活方式干预,合理制订降压方案,排除继发性高血压,增加患者依从性,大多数患者血压可以得到控制。经皮肾动脉去交感神经消融治疗也初步显示出有效性和安全性。

4.高血压急症和亚急症

高血压急症是指原发性或继发性高血压患者,在某些诱因作用下,血压突然和明显升高[一般>24.0/16.0 kPa(180/120 mmHg)],伴有进行性心、脑、肾等重要靶器官功能不全的表现。高血压急症包括高血压脑病、颅内出血(脑出血和蛛网膜下腔出血)、脑梗死、急性心力衰竭、急性冠状动脉综合征(不稳定型心绞痛、急性非 ST 段抬高和 ST 段抬高心肌梗死)、主动脉夹层、子痫、急性肾小球肾炎、胶原血管病所致肾危象、嗜铬细胞瘤危象及围术期严重高血压等。少数患者病情急骤发展,舒张压持续≥17.3 kPa(130 mmHg),并有头痛,视力模糊,眼底出血、渗出和视盘水肿,肾脏损害突出,持续蛋白尿、血尿与管型尿,称为恶性高血压。

高血压亚急症是指血压明显升高但不伴严重临床症状及进行性靶器官损害。患者可以有血压明显升高造成的症状,如头痛、胸闷、鼻出血和烦躁不安等。血压升高的程度不是区别高血压急症与亚急症的标准,区别两者的唯一标准是有无新近发生的急性进行性靶器官损害,血压水平的高低与靶器官损害的程度也并非呈正比。

及时正确处理高血压急症十分重要,可在短时间内使病情缓解,预防进行性或不可逆性靶器官损害,降低死亡率。高血压急症和亚急症降压治疗的紧迫程度不同,前者需要迅速降低血压,采用静脉途径给药;后者需要在 24～48 小时降低血压,可使用快速起效的口服降压药。

(1)治疗原则。①及时降低血压:对于高血压急症选择适宜有效的降压药物,静脉滴注给药,同时监测血压。如果情况允许,及早开始口服降压药治疗。②控制性降压:高血压急症时短时间内血压急骤下降,有可能使重要器官的血流注明显减少,应采取逐步控制性降压。一般情况下,初始阶段(数分钟到 1 小时)血压控制的目标为平均动脉压的降低幅度不超过治疗前水平的 25%;在随后的 2～6 小时将血压降至较安全水平,一般为 21.3/13.3(160/100 mmHg)左右;如果可耐受,临床情况稳定,在随后 24～48 小时逐步降至正常水平。如果降压后发现有重要器官缺血表现,血压降低幅度应更小。在随后的 1～2 周,再将血压逐步降到正常水平。③合理选择降压药:处理高血压急症的药物,要求起效迅速,短时间内达到最大作用;作用持续时间短,停药后作用消失较快;不良反应较小。另外,最好在降压过程中不明显影响心率、心排血量和脑血流量。④避免使用的药物:应注意有些降压药不适宜用于高血压急症,会导致患者出现不良反应。利血平肌内注射的降压作用起效较慢,如果短时间内反复注射可导致难以预测的蓄积效应,发生严重低血压,引起明显嗜睡反应,干扰对神志的判断。治疗开始时,也不宜使用强力的利尿药,除非有心力衰竭或明显的体液容量负荷过重，因为多数高血压急症时交感神经系统和肾素-血管紧张素-醛固酮系统过度激活，外周血管阻力明显升高，体内循环血容量减少，强力利尿存在风险。

(2)降压药选择与应用。①硝普钠：可直接同时扩张静脉和动脉，降低前、后负荷。开始以10 μg/min静脉注射，逐渐增加剂量以达到降压作用，一般临床常用最大剂量为200 μg/min。使用硝普钠必须密切监测血压，根据血压水平仔细调节滴注速率。停止滴注后，作用仅维持3～5分钟，可用于各种高血压急症。在通常剂量下，硝普钠不良反应轻微，有恶心、呕吐、肌肉颤动；但是硝普钠在体内红细胞中代谢产生氰化物，长期或大剂量使用可能发生硫氰酸中毒，尤其肾功能损害者更容易发生。②硝酸甘油：扩张静脉和选择性扩张冠状动脉与大动脉，降低动脉压作用不及硝普钠。开始时以5～10 μg/min速率静脉注射。降压起效迅速，停药后数分钟作用消失，可用至100～200 μg/min。硝酸甘油主要用于高血压急症伴急性心力衰竭或急性冠状动脉综合征。不良反应有心动过速、面部潮红，头痛和呕吐等。③尼卡地平：二氢吡啶类钙通道阻滞剂，作用迅速，持续时间较短，降压同时改善脑血流量。开始时从0.5 μg/(kg·min)静脉滴注，可逐步增加剂量到10 μg/(kg·min)。主要用于高血压急症合并急性脑血管病或其他高血压急症。不良反应有心动过速、面部潮红等。④拉贝洛尔：兼有α受体拮抗作用的β受体拮抗剂，起效较迅速(5～10分钟)，持续时间较长(3～6小时)。开始时缓慢静脉注射20～100 mg，以0.5～2 mg/min速率静脉滴注，总剂量≤300 mg。拉贝洛尔主要用于高血压急症合并妊娠或肾功能不全患者。不良反应有头晕、直立性低血压、心脏传导阻滞等。

二、预防

(一)筛查高危人群

1.健康信息收集

收集内容包括既往史(冠状动脉粥样硬化性心脏病、糖尿病慢性肾脏病、脑卒中、高血压等)、家族史、饮食情况、运动能力、心理状态、睡眠情况、是否吸烟等。

2.健康体检

(1)血压监测：血压、静息心率。

(2)体格检查：身高、体重、BMI、腰围、臀围、腰臀比。

(3)实验室检查：总胆固醇、高密度脂蛋白胆固醇、低密度脂蛋白胆固醇、甘油三酯、血糖、尿常规。

3.人群筛选

(1)健康人群。①血压：<16.0/10.7 kPa(120/80 mmHg)。②血脂：总胆固醇<5.2 mmol/L、甘油三酯<1.7 mmol/L、高密度脂蛋白胆固醇≥1.0 mmol/L、低密度脂蛋白胆固醇<3.4 mmol/L。③正常体重：18.5 kg/m^2≤BMI<24.0 kg/m^2。④饮酒：每天饮用酒精量，男性≤25 g，女性≤15 g。⑤吸烟：无吸烟史。

(2)高血压高危人群：具有以下危险因素之一者未来发展成高血压的风险显著增加。①高血压前期，收缩压16.0～18.5 kPa(120～139 mmHg)和/或舒张压10.7～11.9 kPa(80～89 mmHg)。②年龄≥45岁。③超重和肥胖，BMI≥24 kg/m^2或中心性肥胖：男性腰围≥90 cm，女性腰围≥85 cm。④高血压家族史。⑤高盐饮食。⑥长期大量饮酒。⑦吸烟(含被动吸烟)。⑧缺乏体力活动。⑨长期精神紧张。

4.定期检查频率

(1)健康人群:每年测量血压1～2次,实验室检查至少1次。

(2)高血压高危人群:每3～6个月1次测量血压,每年至少1次实验室检查。

(二)营养干预

1.个体评估

(1)体重评估:正常体重指BMI在18.5～23.9 kg/m^2,<18.5 kg/m^2为体重过低,24.0～28.0 kg/m^2为超重,≥28.0 kg/m^2为肥胖。此外,男性腰围≥90 cm、女性腰围≥85 cm为中心性肥胖。对于超重或肥胖者,首先应积极采取增加运动、减少能量摄入等生活方式干预,将BMI降至正常范围,特别是要减少腹部脂肪。对于体重过低者,提示存在营养不足,需要保证能量和营养素的摄入。

(2)饮食评估:①根据个体的年龄、性别、运动量,确定每天能量摄入范围。②评估个体是否有不规律进餐、酗酒等不良饮食行为。③评估个体的口味偏好、调味品使用习惯和高盐食物选择情况。

2.干预方法

(1)平衡膳食:以平衡膳食为原则安排每天餐食,坚持食物多样化,提倡"五谷为养,五果为助,五畜为益,五菜为充,气味合而服之,以补精益气"的膳食配伍原则,以此指导饮食有节,不可暴饮暴食,避免五味偏嗜。

(2)严格限制高盐食物摄入:减少食盐摄入量,每天<5.0 g。对于高血压前期人群,应更为严格,减少酱油、味精、腐乳等含盐量高的调味品的使用,选择葱、姜、蒜、花椒等调味品。少吃或不吃腌熏食物及其制品,减少食盐含量高的饼干、面包等加工食品的摄入。

(3)控制高脂肪食物摄入:每天烹调用油量应控制在20～30 g,不食用煎炸食物,控制食用饱和脂肪和胆固醇含量高的畜肉类食物及制品。伴有血脂异常者,平均每天摄入的饱和脂肪供能占总能量的比例≤10%,胆固醇摄入量<300 mg。

(4)控制精制糖摄入:添加糖的摄入量每天<50 g,最好控制在<25 g。少喝、不喝含糖饮料,减少食用添加大量精制糖的甜点。伴有血糖异常者,应同时遵循糖尿病患者膳食指导原则,特别注意选择低血糖生成指数的食物。

(5)限制饮酒:以酒精量计算,成人每天最大摄入酒精量,男性<25 g,女性<15 g。不同类型酒的酒精含量见表3-6。

表3-6　不同类型酒的酒精含量

种类	15 g酒精	25 g酒精
啤酒	450mL	750mL
葡萄酒	150mL	250mL
38%酒精度的白酒	50mL	75mL
53%酒精度的高度白酒	30mL	50mL

(6)增加食用全谷物和杂豆类食物:全谷物指全麦粉、小米、玉米、燕麦、荞麦等。杂豆指大豆以外的红豆、绿豆、芸豆、花豆等。每天主食中应有1/4～1/3为全谷物。

(7)多吃蔬菜、水果。每餐食物中,蔬菜重量应占到约1/2。土豆、藕等蔬菜的碳水化合物含量高,能量也较高,食用时应相应减少主食量。水果的营养成分与蔬菜有差异,不能相互替代。

首选新鲜应季水果，控制含糖量高的水果。

(8)食用适量的鱼、畜禽肉和蛋类等动物性食物：动物性食物富含优质蛋白，适量摄入对维持血压平稳有重要作用。平均每天摄入总量为120～200 g，分散在各餐中食用。优先选择鱼和禽肉类食物，少吃肥肉、烟熏和腌制肉制品。食用鸡蛋时不应丢弃蛋黄。对于合并血脂异常或冠状动脉粥样硬化性心脏病和脑血管疾病的患者，每周食用蛋黄1～2个。

(9)科学饮水：成年人每天饮水量应≥1.5 L，根据生理状况、环境温湿度、运动以及摄入食物状况进行调整。提倡饮用白开水或淡茶水，鼓励多次少量饮用。

(10)食物的烹调方式应注意减少营养损失：食物需酌情减少刀工处理和加热时间、控制加热温度，建议采用以水或蒸汽传热的低温烹调、短时间加热的方式，减少营养损失。

(三)运动干预

1.干预原则

高血压易患人群常存在多种健康危险因素，运动干预方案的原则是通过积极、有计划的锻炼，增加能量消耗和基础代谢，增进心肺功能，降低血压和血糖，改善血脂异常，控制体重等，从而有效预防高血压和心脑血管病事件的发生。

2.个体评估

运动干预前要充分考虑各个危险因素和伴发疾病的情况，咨询医师、医疗保健人员、运动指导师等，进行体质测定和运动前医学检查(表3-7)，以免因运动诱发心血管事件等，充分保障运动安全。

表3-7 运动前医学检查

项目	内容/方法
医疗史	患病史、住院史和治疗史(尤其是心脑血管疾病)；用药史、过敏史；家族史；目前症状；运动、神经等系统中影响运动的因素
运动习惯	既往3个月和1周内运动天数、每次运动时间、运动类型，每天工作的体力活动情况
体格检查	血压、心率；必要时做心电图检查、血生化检查、超声心动图检查、外周血管超声检查、神经功能检查、肺功能检查
体质测试	体重、体重指数、腰围、体脂率、心肺耐力(运动心肺试验、6分钟步行试验)、肌肉力量、柔韧性、平衡能力

对于血压升高、血脂异常、高血糖、超重和肥胖或者心肺耐力较低的个体，需要进行临床运动测试。临床运动测试指在心电图监控下的最大强度运动测试，在有条件的临床实验室可进行运动平板或功率自行车测试。实验室检查以外，可以采取场地测试的方法，成年人采用6分钟步行试验。

3.干预方案

高血压易患人群的运动干预方案与一般健康成人的方案在内容和结构上基本一致，主要包括有氧运动、肌肉力量与耐力练习、柔韧练习等，主要区别在于运动起始负荷、持续时间、运动强度不同，重点强调运动的安全性和有效性。

(1)中等强度运动是目前研究证据最多、最充分的有效强度，对于身体素质好、有运动习惯的人也鼓励进行较大强度的活动。每周至少150分钟中等强度或75分钟较大强度的身体活动量可增进心肺功能，降低血压、血糖，调节血脂。可采取短时间多次累积的方式进行运动，鼓励有条件者增加每次活动的持续时间。研究显示每次30分钟中等强度活动可有效降低血压和心脑血管病事件。

(2)血脂异常、超重和肥胖人群的运动推荐：逐渐增加运动时间，达到每天 50～60 分钟的运动量，每周≥5 天。每周或每天运动量可通过多个短时间累计完成，并提高日常生活中的身体活动如步行通勤。每天 60～90 分钟的运动锻炼是减重、调脂的必要运动量。每周 2～3 天的肌肉力量练习可增加能量消耗和基础代谢，有利于进一步控制血脂和体重。

(3)老年人运动推荐：应根据身体情况确定身体活动水平，可选用 2 分钟原地高抬腿测试有氧能力，30 秒坐站测试运动能力和腿部力量。老年人的运动可以和日常活动相结合。神经肌肉控制练习，包括平衡、协调、步态和本体感觉等控制技能的练习，这对老年人尤为重要。如闭眼单脚站、太极拳、气功、舞蹈等。推荐每周 2～3 次，每天 20～30 分钟。

(4)慢性病患者运动推荐：不能每周做 150 分钟中等强度有氧运动时，应尽可能地进行身体活动，可进行太极拳、八段锦等和缓的中医养生运动，锻炼身体平衡、协调、步态和本体感觉等，但患者多体质较弱且伴有多种疾病，应适度休息，不宜过度劳累。

4.活动注意事项

(1)减少久坐等静态行为，每静坐 1 小时就应进行短时间站立或身体活动，以减少静坐少动对健康的不良影响。

(2)低起始强度，对于无规律运动习惯、体力活动不足的人群，建议从低强度活动开始，随着运动时间延长和耐受性提高，可适当增加运动时间和强度，避免由于运动不规律或不能适应的剧烈运动造成肌肉骨骼损伤和心血管意外事件等。

(3)使用适当的运动装备和器材以及选择安全的环境。

(4)高血压易患人群的运动监控、运动终止指征、运动后调整和恢复参考一般健康人群的运动指导原则。

(四)心理干预

1.干预原则

心理干预应以预防为主，应常规对高血压易患人群进行心理健康知识宣教，促进健康生活方式与行为，增强心理健康意识。有抑郁和焦虑症状者，应进行专业心理咨询和心理治疗。

2.个体评估

高血压易患人群需要重点关注的心理因素包括生活事件、个性特征、情绪因素、认知和行为方式、不良生活方式等。长期精神紧张、焦虑、抑郁状态增加高血压的患病风险。抑郁自评量表和焦虑自评量表客观、可靠、便于操作，且可通过评分区分有、无和轻、中、重度抑郁与焦虑。如果自评有问题则需咨询专业的心理医师。

3.干预方法

(1)心理健康教育：包括心理健康知识宣教、健康行为养成和积极应对方式培养等。养成良好的生活方式，做到工作有张有弛，生活规律、有节奏。合理饮食，戒烟限酒，充足睡眠，适度运动等。增强心理健康意识，学会调控情绪及合理安全的宣泄，增强个体心理耐受及抗挫折能力。

(2)心理保健技巧：学习和掌握适宜的减压与放松技巧。①运动锻炼：根据自身情况、循序渐进，从事有益身心健康的规律性有氧运动。②艺术减压法：主动参加、学习音乐、绘画等艺术活动，可有效缓解心理压力。③渐进性肌肉放松训练：从头到脚依次体验身体各部分肌肉紧张和松弛的感觉差异，循序渐进训练全身放松，直至能自如地放松全身肌肉，达到全身心放松的效果。

(3)中医情志调适：中医认为肝主情志，若情绪激动，怒则气上，则亢阳更盛，加重头痛、眩晕等症状，严重者可致脑血管意外等严重并发症。因此，应指导患者控制急躁情绪，移情易性，可通过听轻音乐、看书读报、闭目养神等方法调适情绪。思虑伤脾，脾虚生痰，高血压患者，尤其是脑力工作者，应当避免思虑过度，多与人沟通，培养乐观的性格，以调畅气机，精神愉快则气血和畅、营卫流通，苦闷、忧郁等不良情绪则导致气血瘀滞。

(4)心理治疗：必要时求助心理医师进行心理治疗。①支持疗法：提供心理支持，对个体当前的问题给予指导、鼓励和安慰，以消除心理问题和情绪困扰。②认知疗法：心理应激事件对个体的影响很大程度上取决于个体对事件的认知，通过改变个人认知过程及认知观念可改变不良情绪和行为。③行为矫正技术：首先应提高个体对疾病行为原因、结果和治疗的意识，继而通过训练帮助个体学会用健康行为代替不健康行为，并对健康行为不断奖励强化。④生物反馈技术：借助仪器将人体内各器官系统心理生理过程中不易察觉的肌电、皮肤电、皮肤温度、心率、血压和脑电等信号记录并放大，转换为人们能理解的信息或借助仪器可显示的信号(即信息反馈)，训练人们认识和体验这些信号活动变化，学会有意识地控制自身的心理生理活动，达到调整机体功能和防病治病的目的。

(五)戒烟干预

烟草中所含的剧毒物质尼古丁能刺激心脏和肾上腺释放大量的儿茶酚胺，使心跳加快、血管收缩、血压升高。有学者研究发现，吸一支普通的香烟可使收缩压升高1.3～4.0 kPa(10～30 mmHg)，长期大量地吸烟(每天吸30～40支香烟)可引起小动脉持续性收缩，久而久之，导致小动脉壁的平滑肌变性，血管内膜渐渐增厚，形成小动脉硬化。吸烟对血脂代谢也有影响，能使血总胆固醇、低密度脂蛋白胆固醇水平升高，高密度脂蛋白胆固醇水平下降，因此，吸烟患者的动脉粥样硬化进程加快，容易发生急进型恶性高血压、蛛网膜下腔出血、冠状动脉粥样硬化性心脏病、心肌梗死等。因此，高血压高危患者应当戒掉吸烟。

(朱明建　阚丽丽)

第五节　预后与护理

一、预后

(一)随访管理

1.未达标患者

(1)随访频率：每2～4周，直至血压达标。

(2)随访内容：体格检查(血压、心率、心律)，生活方式评估及建议，服药情况，调整治疗。

2.已达标患者

(1)随访频率：每3个月1次。

(2)随访内容：有无再住院的新发合并症，体格检查(血压、心率、心律，超重或肥胖者应监测体重及腰围)，生活方式评估及建议，了解服药情况，必要时调整治疗。

3.年度评估

除上述每3个月随访事项外，还需再次测量体重、腰围，并进行必要的辅助检查，同初诊评

估，即血常规检查、尿常规检查、生化(肌酐、尿酸、谷丙转氨酶、血钾、血糖、血脂)检查、心电图检查。有条件者可选做动态血压监测、超声心动图检查、颈动脉超声检查、尿清蛋白/肌酐检测、胸部X线检查、眼底检查等。

(二)营养干预

1.个体评估

对高血压患者需要进行体重、饮食以及临床合并症评估。体重评估和饮食评估的内容可参照高血压预防的营养指导。合并症评估包括冠状动脉粥样硬化性心脏病、脑卒中、糖尿病、肾脏疾病、痛风等。

2.干预方案

遵循平衡膳食的理念，高血压患者的膳食指导原则和干预方法可参照高血压易患人群的营养指导。高血压患者应戒酒。对于有合并症的高血压患者，还需遵循以下膳食指导原则。

(1)高血压合并缺血性脑卒中患者:更严格地控制食盐摄入，建议每天食盐的摄入量<3.0 g。

(2)高血压合并肾脏疾病患者:更严格地控制食盐摄入，要求每天食盐的摄入量3.0 g，不吃咸肉、咸菜等含盐高的菜品或腌制品。不吃辛辣调味品及咖啡、浓茶等刺激食物。需限制蛋白质摄入，每天膳食中蛋白质供给量为每千克体重0.6～0.8 g，并且50%～70%蛋白质来自于优质蛋白类食物，首先保证鱼虾、瘦肉、禽蛋、奶类和豆制品等。可选择麦淀粉、低蛋白大米或低蛋白米粉、藕粉、粉皮或薯类作为碳水化合物的主要来源。限制脂肪摄入，特别是肥肉、动物内脏等动物性脂肪含量高的食物。限制钾、磷摄入。每天磷摄入量<1 000 mg，减少食用可乐、加工食品等；钾摄入量<2 000 mg，选择西兰花、西葫芦、绿豆芽、冬瓜、大白菜、柿子椒、卷心菜、椰菜花、黄瓜、茄子等钾含量低的蔬菜。

(3)高血压合并糖尿病患者:选择低血糖生成指数的全谷类食物，不吃含精制糖的食物。

(4)高血压合并痛风患者:限制高嘌呤动物性食物，避免食用肝脏、肾脏等动物内脏，贝类、牡蛎、虾蟹等带甲壳的海产品，以及浓肉汤和肉汁等。对于急性痛风发作、药物控制不佳或慢性痛风性关节炎的患者，应戒酒，并禁用含酒精饮料。建议摄入脱脂或低脂乳类及其制品、蛋类以及足量的新鲜蔬菜，鼓励选择低血糖生成指数的全谷类食物，充足饮水。

3.中医食疗

(1)鲜玉米须100 g，白糖适量。玉米须洗净切碎，加水600 mL，小火煎煮至300 mL，用纱布过滤取汁，入白糖调味服用。每天1剂，代茶分次饮用。具有利水、降压等功效，适用于各型高血压。

(2)白菊花10 g、鲜山药50 g、粳米100 g、蜂蜜30 g。粳米洗净后与去皮切片的山药一起煮粥，将成时，调入菊花至粥成，稍凉时和入蜂蜜服用。每天1剂，分2次服用。具有清风明目、补虚降压等功效，适用于各型高血压。

(3)枸杞子30 g、红枣15枚、粳米100 g，一起加水煮成粥，稍凉时加入蜂蜜调匀服用。每天1剂，分早晚2次服用。具有滋补肝肾、降压明目等功效，适用于肝肾阴虚型高血压。

(4)灵芝粉、蜂蜜各30 g，三七粉5 g。灵芝粉加水后用小火煨煮30分钟，趁热调入三七粉、蜂蜜，调匀即成。每天1剂，分早晚2次服用。具有益气除烦、活血化瘀、降压等功效，适用于老年性高血压合并心虚血瘀型冠状动脉粥样硬化性心脏病。

(5)干罗布麻叶15 g、绿茶3 g，一起用沸水冲泡，加盖焖15分钟即可。每天1剂，代茶饮用，冲淡为止。具有平肝潜阳、强心利尿等功效，适用于肝火上炎，肝阳上亢型高血压。

(三)运动干预

1.干预原则

高血压患者常伴有多种健康危险因素或慢性病,有一定的运动风险,运动干预方案的制订需重点强调安全性、有效性和运动监控,即选择适合当前健康水平和健康目标的体育活动类型,通过循序渐进的运动获得健康益处。

2.个体评估

高血压患者的运动前医学检查可参考"第三章第四节"的运动干预的个体评估。对于未控制的3级高血压患者,必须由临床医师进行评估并服用降压药物之后才可开始训练计划。

3.干预方案

(1)快走(≥5 km/h)、走跑结合(跑步成分<10分钟)、骑自行车、广场舞、球类运动等有氧运动,每周7天都可运动,至少每周3～4次,中等强度(达到40%～60%心率储备),可选择1次持续30～60分钟的运动时间;也可采取短时间多次累积的方式,每次至少10分钟,每天累计30～60分钟。

(2)举重、哑铃、器械、俯卧撑、平板支撑等抗阻运动每周2～3天(同1组肌群间歇时间至少48小时),在保持正确姿势且没有疲劳感的情况下,一个人1次能举起的最大重量的60%～80%即,至少1组,每组重复8～12次。

(3)对所有肌肉、肌腱单元进行系列的牵伸,如瑜伽、太极拳等,每周至少2次,最好每天练习,拉伸到拉紧或稍微不适状态(出现微微酸痛感),静力性拉伸,每次保持10～30秒,重复2～4次,每天累计至少10分钟。

(4)中医降压按摩操:每天早晚各1次,每次约20分钟。①准备活动:取坐位,双臂自然下垂,身体保持正直,全身放松,两眼轻闭,均匀呼吸。②搓手运眼养睛明:将两手掌互相擦热,拳起四指,贴与眼上,持续1分钟。以左右示指第2节内侧面轮刮眼眶一圈,从印堂穴开始,到太阳穴为止,下面从内眼角起至外眼角止,先上后下轮刮一圈,反复20次。并用大拇指按揉太阳穴的位置,力度适中。③十指梳头活经络:两手手指分开成爪形,朝前、后、左、右梳理头部,各15次,四指并拢,从前额正中开始,沿发际线经太阳穴,向后推至耳后的风池穴10～15次;呼气时两手放松,向身体两侧用力甩下;如此反复12次。④千斤单点百会穴:首先右手中指点按头顶正中的百会穴49下,同时紧缩前后阴;后左手掌在下,右手掌覆左手背上(女子相反),双手劳宫穴重叠对准百会穴,顺时针半悬空轻摩百会9或21圈,换手逆时针轻摩百会9或21圈;最后用右手指掌轻拍百会穴108下。⑤耳前项后健脑肾:将手掌正面竖着盖贴在耳部,分别向耳的正后方及正前方揉擦49次,用力适中至耳部发热为宜。抬起右手,拇指在前,示指、中指、无名指、小指在后,由上到下、由轻到重在颈部拿捏3～5遍。然后抬起另一只手,用同样方法做1遍。用左手拿捏右侧颈肩部3～5遍,再用右手拿捏左侧颈肩部3～5遍。双手拇指揉风池穴,半分钟后感觉到酸胀感为止。⑥上肢四穴调气血:前臂屈曲90度,置于腹前,掌心向里,另一手大拇指置于曲池穴,前后拨动,左右交替,各16次,力度适中,以穴位部酸胀为度。掌心倾斜45度,大拇指按在内关穴前后拨动,左右交替,各16次;拇、示指相对按揉合谷、劳宫穴,配合呼吸,持续1～3分钟。⑦足心拇指常点揉:以一手握足趾使足背屈,另一手拇指置涌泉穴,旋转指揉1～3分钟,左右交替,至足心发热,有酸胀感。⑧足跟内外向上循:将小腿抬起盘放于另一腿上,四指屈曲,置于足跟部循小腿内侧(足少阴肾经)及小腿外侧(足阳明胃经)自下向上做螺旋状摩擦,来回反复5次。重点按揉太溪、昆仑、足三里、丰隆穴等,以产生酸麻胀感为佳。⑨肝胆两经时压敲:敲足厥阴肝经,由

曲泉穴沿小腿内侧向下经三阴交、中封等穴，敲至太冲穴处。敲足少阳胆经，由阳陵泉处沿小腿外侧经外丘，敲至悬钟穴处。最后沿着足厥阴肝经、足少阳胆经的循行路线，由上而下地用手掌柔和地按摩5次以上。

4.注意事项

高血压患者的运动干预，需重点强调运动安全和运动监控。

(1)高血压患者不需要进行较大强度(≥60%心率储备)的有氧运动，中等强度的有氧运动(40%～60%心率储备)可取得最佳风险收益比。

(2)降压药物，如β受体阻滞剂、钙通道阻滞剂以及血管扩张剂，会引起运动后血压突然下降，需要延长整理活动时间并密切观察。

(3)运动方案时效与调整，运动3周后可增加运动时间和强度，或评估是否继续运动，或是调整下一阶段的训练。

(4)跟踪和复诊，运动初期以及运动一段时间后随访患者运动后的情况，复诊血压情况。

5.运动康复中急性事件的预防和处理

(1)高血压患者急性心肌梗死的预防与处理：结合患者经历，描述急性事件发生时的症状，回顾心脏病发作时常见的征兆，以进行症状识别。教导患者如出现心脏病发作的征兆或体征应采取以下步骤：停止正在从事的事情，立即坐下或平躺；如症状在1～2分钟无缓解，如有硝酸甘油应舌下含服1片；如不适症状在3～5分钟无缓解或加重，舌下再含服硝酸甘油1片，继续等待5分钟，必要时再放硝酸甘油1片。如果症状无缓解或无硝酸甘油，应马上呼救，自己或在他人帮助下拨打求救电话，需紧急转运至最近医院的急诊中心，不可自行驾车。

(2)高血压合并糖尿病患者的常见运动风险及预防：低血糖是糖尿病患者进行运动面临的最严重问题。运动后可能会发生急性血糖下降，即使在高血糖阶段也会发生，症状包括颤抖、虚弱、异常出汗、焦虑、口和手发麻、神经质，神经性低血糖症状包括头痛、视力障碍、反应迟钝、遗忘、昏迷。需要注意的是，低血糖可能会在运动后12小时出现。患者应注意避免运动时间过晚，否则会加重夜晚低血糖发生的风险。运动时可携带一些糖。注意避免空腹锻炼，建议在餐后1小时开始运动，避免在胰岛素作用处于高峰期时进行运动，以防止胰岛素吸收过快而引起低血糖反应。一些药物可掩盖或加重运动后的低血糖反应，如β受体拮抗剂、华法林、钙通道阻滞剂和利尿剂等。剧烈运动还可加重退行性关节、视网膜病变以及外周神经病变。外周神经病变的患者由于触觉以及对冷、热及其他刺激的缺失，需注意双手及双脚的保护，避免受伤。

(3)高血压合并冠状动脉粥样硬化性心脏病或经皮冠状动脉介入治疗术后患者的运动风险及预防指导：不完全血运重建的经皮冠状动脉介入治疗术后患者，运动诱发心肌缺血的风险增加，如心绞痛、心肌梗死。应评估此类患者支架置入部位再发生狭窄的可能性。发生心绞痛的患者应注意监测症状发生的频率、持续时间、诱因以及相关的运动强度。需注意中高强度抗阻运动比有氧运动更容易使血压升高。保障康复现场有检测和复苏设备，包括除颤仪及相关药物。强调运动前热身及运动后放松的重要性。

(四)心理干预

1.高血压患者心理平衡处方

正视现实生活，正确对待自己和别人，大度为怀。处理好家庭和同事间的关系。避免负性情绪，保持乐观和积极向上的态度。寻找适合自己的心理调适方法，如旅行、运动、找朋友倾诉、养宠物等。增强心理承受力，培养应对心理压力的能力。心理咨询是减轻精神压力的科学方法，必要时进行心理咨询。避免和干预心理危机。

2.心理与行为干预

患者可进行放松深呼吸训练，保持站姿或坐姿，注意力集中在腹部肚脐下方，用鼻孔慢慢吸气，想象空气从口腔沿着气管逐渐抵达腹部，腹部随着吸气不断增加、慢慢地鼓起来，吸足气后稍微停顿 2～3 秒，呼气时想象空气逐渐从口腔或鼻腔缓慢、平稳流出而非突然呼出。重复上述步骤，每次 3～5 分钟。坚持每天练习 3～5 次，开始可以每次练习 1～2 分钟，逐渐增加至 3～5 分钟。熟练后也可增加到 10～15 分钟，每天早、晚各 1 次。可进行认知行为治疗，这是一种由专业心理治疗师操作的结构、短程、认知取向的心理治疗方法，主要针对抑郁、焦虑症等不合理认知所致的心理问题，或躯体疾病伴发的抑郁、焦虑问题，通过改变患者对己、对人或对事的看法与态度改变心理问题。可进行正念减压疗法，这是一种由心理治疗师协助慢性病患者通过正念练习处理压力、疼痛、焦虑和抑郁情绪的治疗方法，可有效降低压力、焦虑、抑郁，改善个体生活质量。该疗法为一套结构化连续 8 周（每周 2 小时）的个体或团体训练课程，包含正念冥想、温和瑜伽和身体扫描技巧训练，以及每天居家练习。

3.药物干预

对于高血压伴焦虑、抑郁状态者，可联合应用抗高血压和抗焦虑、抑郁药物。

（1）抗焦虑治疗：临床以苯二氮䓬类抗焦虑药物最为常用，如地西泮、劳拉西泮、奥沙西泮、阿普唑仑、氯硝西泮等。非苯二氮䓬类抗焦虑药物也常用于缓解高血压等躯体疾病伴发的焦虑情绪，如丁螺环酮、坦度螺酮、氟哌噻吨美利曲辛片等。

（2）抗抑郁治疗：常用的有选择性 5-羟色胺再摄取抑制剂，如氟西汀、帕罗西汀、舍曲林、氟伏沙明、西酞普兰、艾司西酞普兰等。疗效欠佳者，也可试用去甲肾上腺素和特异性 5-羟色胺抗抑郁药物。

二、护理

根据高血压常规护理，患者对高血压的认知，心理状态，身体健康状态实施护理措施，医护人员追踪患者的服药情况，观察血压的波动，良好的控制血压，提高患者的生活质量。

（一）一般护理

询问患者是否建立健康档案，对社区建立健康档案的患者，了解患者的健康信息。对患者的既往史，身体心理及社会状态进行评估，协助患者完成常规检查：检测血压、体重、血常规、尿常规、肾功能、血糖、血脂、血钾、心电图、心脏超声、动态血压。

（二）饮食护理

合理饮食，减少动物脂肪的摄入量，限盐＜5 g/d。多食水果、蔬菜，减少食物中饱和脂肪酸的含量和脂肪总量，保持大便通畅，必要时使用缓泻剂。肥胖患者控制体重。

（三）运动护理

根据年龄、身体状况、经济条件选择运动的种类、强度、频度和运动时间。对于中、重度高血压患者不宜选择过于强烈的运动，运动频度 3～5 次/周，每次持续 30～50 分钟，运动中注意血压变化，如有不适应及时休息。血压持续升高或出现头晕、头痛、恶心、呕吐等症状时及时就医。

（四）心理护理

告知患者高血压的危险因素，焦虑和情绪激动都是高血压的危险因素，要对患者积极进行心理疏导，缓解紧张、激动的情绪，减少患者因知识缺乏造成恐惧，引起血压的波动，必要时请心理

医师治疗。

(五)用药指导

(1)遵医嘱给予降压药物,向患者讲解降压药的剂量,不良反应,用药期间,嘱患者不得自行增减和撤换药物,必须坚持长期服药,即使血压已降至正常,也应服用维持量,终生服药。

(2)告知患者某些降压药可能导致直立性低血压,改变体位时动作要缓慢,以免发生意外;当出现头晕、眼花、恶心、眩晕时,应立即平卧,以增加回心血量,改善脑部血液供应。

(3)注意观察药物不良反应:如排钾利尿剂和保钾利尿剂,主要不良反应是低钾血症和影响血脂、血糖、血尿酸代谢;保钾利尿剂,则可引起高血钾。β受体拮抗剂的主要不良反应是心动过缓、传导阻滞、低血压。当心率<50次/分,应停止给药。钙通道阻滞剂的主要不良反应是心率增快、面部潮红、头痛和下肢水肿等;血管紧张素转换酶抑制药的主要不良反应是刺激性干咳和血管性水肿,停用后可消失。

(六)病情观察

(1)绝对卧床休息,取半卧位或抬高床头30°,安抚情绪,避免搬动、不良刺激和不必要的活动、避免用力呼吸和用力排便。

(2)监测生命体征,严密观察神志、瞳孔、血压、心率、心律、呼吸频率。

(3)保持呼吸通畅,吸氧2~3 L/min。

(4)迅速建立静脉通道,遵医嘱使用降压药,严格按剂量调节滴速,监测血压,防止血压骤降,降压不宜过快过低,避免发生脑供血不足和肾血流量下降,如出现心悸、头痛、出汗、烦躁不安、胸骨后疼痛,应立即停止用药。

(5)脑水肿患者使用甘露醇静脉治疗时,全速放开,并防止药液外渗。⑥对躁动患者进行护理约束,防止坠床,抽搐患者注意防止唇舌咬伤。

(七)健康教育

教会患者正确自测血压方法,告诉患者定时间,定体位,取坐位,测量前30分钟内无剧烈活动,测量前5分钟绝对安静休息。在院期间,患者血压得到了有效的控制。出院后,高血压患者需要社区或随访医护人员给予连续护理,可以督促患者按时服药,长期服药,不能擅自停药,随意增减药物的剂量。教会患者自测血压,告知患者测量血压的注意事项,定期检测血压。出院后分别于第1、3、6、12个月门诊复查,不适随时复诊。

(刘秀岑)

第四章 慢性阻塞性肺疾病

第一节 概 述

一、定义

慢性阻塞性肺疾病是一种异质性肺部状况，以慢性呼吸道症状（呼吸困难、咳嗽、咳痰）为特征，是由于气道（支气管炎，细支气管炎）和/或肺泡（肺气肿）的异常所导致持续性（常为进展性）气流阻塞。慢性阻塞性肺疾病在呼吸系统疾病致死亡原因中居首位。我国慢性阻塞性肺疾病的总患病人数已达1亿，且很多患者在确诊时肺功能已极低，严重影响生活质量，给家庭、社会带来了沉重的精神压力和经济负担。就目前来说，对于慢性阻塞性肺疾病患者，我们需要积极降低疾病带来的致死致残率，减少急性加重次数、提高生活质量，降低肺功能下降程度，减轻社会的医疗负担。

慢性阻塞性肺疾病患者的管理一直以来是个难题，基于全球发病率高，我国40岁以上发病率也位居前列。患者基数大，对慢性阻塞性肺疾病的了解不足，规范管理的难度加大，目前通过医院-社区-个人的管理模式，在充分利用医疗资源的同时，也提高了患者的积极性，而且进行西医及中医结合治疗的管理下，可以提高临床疗效，同时提高患者的依从性，形成良性循环，控制症状并延长生存期。

二、流行病学

中国成人肺部健康研究调查结果显示，我国20岁及以上成人慢性阻塞性肺疾病患病率为8.6%，40岁以上人群患病率高达13.7%，估算我国患者数近1亿。不同地域，慢性阻塞性肺疾病的发病率有很大差异，诊断标准不同、诊断方式不同也影响发病率评估。在基层，肺功能检查并未完全普及，对于慢性阻塞性肺疾病诊断缺乏可靠的依据。另外，单纯诊断为“慢性支气管炎”和“肺气肿”的患者大部分存在“诊断不足”或“诊断过度”的问题。诊断不足是指诊断为慢性支气管炎和肺气肿的患者中有很大部分符合慢性阻塞性肺疾病诊断标准但并未予以诊断，诊断过度是指支气管哮喘、支气管扩张症、心功能不全等其他可引起呼吸困难的疾病被误诊为慢性支气管炎、肺气肿或慢性阻塞性肺疾病。

（李红霞）

第二节 病因病机

一、中医病因病机

中医学中并无“慢性阻塞性肺疾病”这一病名，根据其症状表现来看，常归属于中医所述“肺胀”“喘证”等疾病的范畴。六淫之邪侵犯肺系，日久病邪不去，邪居于肺，外闭皮毛，内遏肺气，肺气不得宣畅，气机壅滞，上逆作喘。湿邪侵及肺系，易致病情缠绵难愈或反复发作，湿邪侵及人体可根据体质的不同或从寒化或从热化。日久肺气损伤，子盗母气，出现肺脾气虚。也可累及肾脏，形成肺脾肾三脏虚弱。饮食不当，恣食生冷、肥甘，或嗜酒伤中，脾失健运，痰浊内生，上阻肺气，肃降失常，发为喘促。情志失调，情志不遂，忧思气结，肝失调达，气失疏泄，肺气痹阻，或郁怒伤肝，肝气上逆于肺，肺气不得肃降，升多降少，气逆而喘。劳欲久病，肺系久病，咳伤肺气，或久病脾气虚弱，肺失充养，肺之气阴不足，以致气失所主而喘促。若久病迁延，由肺及肾，或劳欲伤肾，精气内夺，肺之气阴亏耗，不能下荫于肾，肾之真元伤损，根本不固，则气失摄纳，上出于肺，出多入少，逆气上奔为喘。

上述均为慢性阻塞性肺疾病的病因，而慢性阻塞性肺疾病基本病机多属本虚标实，急性期以邪实为患，稳定期以本虚为主。因肺虚而气失所主，则少气不足以息而发为喘证。脾为肺之母，肺主气而脾益气，肺所主之气来源于脾，脾运的强弱就决定了肺气的盛衰，肺气不足亦多与脾气虚弱有关，脾失健运，水湿内聚生痰，上阻气道，则咳、痰、喘的症状进一步加重。肺主气，司呼吸，肾主纳气，久病肺虚及肾，致金不生水，由肺及肾，肾气必虚，肾气亏虚，肾失摄纳，则致阴阳不相顺接而致气逆于上发为本病。肺朝百脉主治节，心主行血，肺气治理调节心血的运行，宗气贯心肺而行呼吸，而心肾相互既济，心阳根于命门之火，肺肾虚损，久病均可伤及于心，使心气、心阳衰竭，甚则可出现喘脱等危候。故本虚多源于肺、脾、肾三脏虚损。

本病虽以肺、脾、肾等脏器虚损为本，但主要病理因素为痰浊、水饮、血瘀。因外邪犯肺，肺宣降失常，致肺气上逆，可出现咳嗽、咳痰、气喘等症状。肺宣降失职，水液运行不畅，津液不布，聚而生痰；同时，脾主运化，肺病日久伤脾，脾气亏虚，故水谷精微运化失常，也可导致痰液内生，致痰阻于肺，出现咳、痰、喘等症。肺朝百脉，主治节，痰浊壅肺，气机阻滞，肺朝百脉功能失司，可致血瘀。除痰浊、水饮、血瘀的病理因素外，还有医者认为风邪在慢性阻塞性肺疾病发病过程中起重要作用，因风为百病之长，易兼夹他邪，如风寒、风热、风湿、风燥等，而肺为娇脏，为呼吸之门户，外邪侵袭，首先犯肺，常因风邪引动而出现急性加重。故本病常因痰浊、水饮、血瘀等侵袭而发病，为本虚标实的疾病，急性期以邪实为患，稳定期以本虚为主，正虚与邪实每多互为因果，故虚实诸候常夹杂出现，致病情反复，最终转化为肺气胀满，不能敛降，出现咳喘、气促等症。

二、西医发病机制与病理

(一)发病机制

尽管慢性阻塞性肺疾病气道炎症放大的作用机制尚不明确，但可以肯定的是，部分归咎于基因因素。氧化应激和肺组织蛋白酶过度表达，可能会进一步加重肺部炎症反应。戒烟后肺部炎

 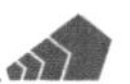

症持续存在的机制尚不清楚，其中自身免疫和肺部微生物迁移可能发挥一定作用。同时，炎症反应可发生于多种慢性合并症。慢性阻塞性肺疾病肺实质的特征性病理变化为肺气肿，但发病机制很复杂，至今尚未完全明确，涉及炎症反应、氧化应激、蛋白酶-抗蛋白酶失衡、细胞凋亡和遗传等多种因素。

1.氧化应激

大量研究表明，吸烟者和吸烟的慢性阻塞性肺疾病患者体内存在氧化应激。氧化应激可能是慢性阻塞性肺疾病的一个重要的放大机制，氧化应激的生物标志物（如过氧化氢、8-异前列腺素）在患者呼气、痰和全身循环中皆升高，尤其在急性加重时升高更显著。实际上，呼气时的膜脂质过氧化物并非只是代表肺部和气道的氧化应激产物，而是反映了全身氧化应激的水平。这些氧化剂都是由香烟烟雾和其他吸入性颗粒激活炎症细胞（如巨噬细胞和中性粒细胞等）所产生的，故抗氧化物对肺的防御机制至关重要。慢性阻塞性肺疾病患者也存在内源性抗氧化物减少的现象，这源于转录因子 Nrf2 水平降低，其中 Nrf2 在许多抗氧化基因中发挥重要作用。总之，虽然目前氧化-抗氧化失衡在慢性阻塞性肺疾病发病机制中的作用得到了重视，但其调节基因表达的机制和信号传导途径尚需进一步了解。

2.蛋白酶-抗蛋白酶失衡

蛋白酶水解对肺组织有损伤破坏作用，而抗蛋白酶对蛋白酶具有抑制作用。正常情况下，蛋白酶和抗蛋白酶维持平衡是保证肺组织正常结构免遭破坏的重要因素。业已证实，慢性阻塞性肺疾病患者体内存在蛋白酶和抗蛋白酶失衡的现象。慢性阻塞性肺疾病患者体内出现一些蛋白酶水平升高，这些蛋白酶来源于炎症细胞和上皮细胞。蛋白酶和抗蛋白酶失衡导致蛋白酶活性增强，蛋白酶可降解弹性纤维和其他细胞外基质成分。同时，还可发挥协助抗原呈递、刺激浆液和黏液的分泌、抑制凋亡细胞的清除、激活肿瘤坏死因子等病理生理功能，参与慢性阻塞性肺疾病的发生发展。弹性蛋白酶是肺实质的重要组成部分，由蛋白酶介导的弹性蛋白酶的破坏，是肺气肿发病的主要机制之一。

3.炎症细胞

慢性阻塞性肺疾病患者的外周气道、肺实质和肺血管巨噬细胞数量增加，同时激活中性粒细胞和淋巴细胞使其募集也增加。部分慢性阻塞性肺疾病患者可能存在嗜酸性粒细胞、辅助性 T 细胞 2 或 2 型固有淋巴细胞增多的情况，特别是支气管哮喘-慢性阻塞性肺疾病重叠患者。上述炎症细胞和上皮细胞以及其他结构细胞可释放一系列炎症介质，参与炎症反应。

4.炎症介质

炎症介质是由多种炎症细胞、上皮细胞和结构细胞所分泌并参加协调细胞交互作用的胞外信号传导蛋白，不但作用于邻近细胞，也可通过血流影响远处细胞。慢性阻塞性肺疾病患者体内各种炎症介质增加（包括蛋白酶、氧化物和毒性肽），继而从循环中（通过趋化因子）募集炎症细胞，放大炎症过程（通过促炎细胞因子），并诱导结构改变（如生长因子的参与）。与慢性阻塞性肺疾病发病有关的主要细胞因子是白细胞介素（interleukin，IL）-8、肿瘤坏死因子-α，主要的炎症介质是白三烯 B4。慢性阻塞性肺疾病患者痰白三烯 B4 浓度增高，这主要是源于巨噬细胞，它是一种强有力的中性粒细胞诱导剂，能够诱导中性粒细胞启动一系列炎症反应。

5.细支气管周围和间质纤维化

细支气管周围和间质纤维化见于慢性阻塞性肺疾病患者或无症状的吸烟者。在吸烟者或存在气道炎症的慢性阻塞性肺疾病患者中，发现生长因子过度表达，炎症反应可能会先于纤维化或气道壁反复损伤本身,并可能导致肌肉和纤维组织的过度产生。这可能促使小气道出现结构破坏和气流受限,或可早于肺气肿。

6.气道炎症

尽管慢性阻塞性肺疾病和支气管哮喘均为慢性呼吸道炎症性疾病,但 2 种疾病涉及不同的炎症细胞、炎症介质和细胞因子网络。慢性阻塞性肺疾病的气流阻塞通常呈进行加重且可能有部分逆转,而支气管哮喘则以不同程度的可逆性气流受限为特征。慢性阻塞性肺疾病和支气管哮喘气流受限的表现之所以不同,可能与两者气道炎症存在的差异有关。慢性阻塞性肺疾病气道炎症主要的效应细胞是中性粒细胞和 $CD8^+$ T 细胞,而支气管哮喘气道炎症则以嗜酸性粒细胞和 $CD4^+$ T 细胞为主。就参与炎症的细胞因子来说,慢性阻塞性肺疾病与支气管哮喘也有很大区别。不过,一些慢性阻塞性肺疾病患者具有与支气管哮喘相似的特点,呈现伴有嗜酸性粒细胞增加为主的气道炎症。

(二)病理

慢性阻塞性肺疾病特征性病理改变,包括黏液高分泌、纤毛功能失调、气流受限、肺过度充气、气体交换异常、肺动脉高压等。各种病理生理异常可以引起慢性阻塞性肺疾病相应的临床症状,包括慢性咳嗽、咳痰、呼吸困难,其中劳力性呼吸困难(活动后喘息)是慢性阻塞性肺疾病的标志性症状。气道炎症和外周小气道(直径<2 mm 的气道)狭窄会导致第 1 秒用力呼气量(forced expiratory volume in first second,FEV_1)下降,肺实质破坏可以导致肺气肿、气流受限以及肺通气和换气功能下降。

1.气流受限和过度充气

肺容量增加是慢性阻塞性肺疾病的典型特征之一。肺容量增加反映肺过度充气,气道炎症、纤维化和小气道黏液分泌增加等可导致 FEV_1 降低,并且致使 FEV_1 加速下降。外周小气道的气流受限会逐步引起呼气状态下气体潴留,最终导致肺过度充气。肺过度充气通常是指平静呼气末,肺容积超过正常的功能残气量。依据其发生机制,可将过度充气分成静态过度充气和动态过度充气。

静态肺过度充气主要与慢性阻塞性肺疾病肺的弹性回缩力降低有关。动态肺过度充气可发生于所有的慢性阻塞性肺疾病患者,是引起肺容量增加的最常见原因,也是慢性阻塞性肺疾病病理生理的核心部分。肺过度充气对慢性阻塞性肺疾病患者的呼吸动力机制产生很多不利影响,静态过度充气降低了吸气量,通常与运动时肺动态过度充气相关,从而加剧呼吸困难和活动受限的程度。这些因素加重了内源性呼吸肌的收缩功能障碍。现认为肺过度充气多发生于慢性阻塞性肺疾病的早期,是劳力性呼吸困难的主要机制。支气管扩张剂主要用于扩张外周气道,减少气体潴留,有助于减少肺容积、改善症状和运动能力。

2.气体交换功能障碍

气体交换功能异常导致低氧血症和高碳酸血症,在慢性阻塞性肺疾病发病机制中发挥重要作用。一般来说,O_2 和 CO_2 的交换能力随着病情进展而逐渐减弱。通气功能的减弱,也可能因为呼吸驱动能力减弱和/或无效腔通气增加。肺通气功能降低可导致 CO_2 潴留,这可能是由严重气流受限、肺过度充气和呼吸肌功能障碍共同所致。肺泡膨胀破裂,肺泡面积减少,引起通气功能异常和肺血管床减少,进一步加重通气/血流比例的异常。弥散功能减退和通气/血流比例失调是导致慢性阻塞性肺疾病低氧血症的重要因素。

3.黏液高分泌

黏液分泌腺增大和杯状细胞增多，引起黏液高分泌。黏液高分泌可以导致慢性咳痰和咳嗽，是慢性支气管炎的特征之一。目前，黏液高分泌归咎于杯状细胞数量增加和黏膜下腺体增大，主要是由香烟烟雾和其他有毒物质对气道慢性刺激所致。多种炎症介质和蛋白酶刺激，使黏液分泌过多，其中多数通过表皮生长因子受体的激活而发挥作用。但是，黏液高分泌不一定与气流限制有关。相反，并非全部有症状的慢性阻塞性肺疾病患者都呈现黏液高分泌状态。

4.肺动脉高压

肺动脉高压是多种原因所致的肺循环压力异常增高的病症，可由多种心、肺和肺血管疾病引起。慢性阻塞性肺疾病晚期常出现肺动脉高压，主要是因为缺氧引起肺动脉小血管功能性收缩，进而导致结构性改变，包括血管内膜增生以及平滑肌肥大和增生。慢性阻塞性肺疾病患者气道出现血管炎症反应、内皮细胞功能受损、肺气肿和毛细血管床减少，可能进一步促进肺循环压力升高。肺动脉高压是发生肺源性心脏病的必经过程。肺动脉高压可导致右心室肥大，最终引起右心功能衰竭。通过计算机断层扫描术(computed tomography，CT)扫描测量肺动脉直径，发现肺动脉直径与主动脉直径比值＞1 是慢性阻塞性肺疾病急性加重的独立危险因素，这表明肺血管因素在慢性阻塞性肺疾病症状及其急性加重中起着极为重要的作用。

5.急性加重

慢性阻塞性肺疾病按病程，可分为急性加重期和稳定期。急性加重期指短期内咳嗽、咳痰、气短和/或喘息加重，痰量增多，呈脓性或黏液脓性，可伴发热等症状；稳定期则指患者咳嗽、咳痰、喘息等症状稳定或较轻。慢性阻塞性肺疾病患者呼吸道症状加重，常由呼吸道感染(细菌和/或病毒)、环境污染或其他未知因素所诱发，其中细菌和/或病毒感染可导致慢性阻塞性肺疾病气道炎症加重。在慢性阻塞性肺疾病急性加重期，肺过度充气和气体潴留加剧，呼气流量减少，从而加重呼吸困难，常伴有通气/血流异常，导致患者缺氧加重。由于急性加重期气道炎症甚至系统性炎症加重，合并症可能会促使慢性阻塞性肺疾病的病情恶化，如肺炎、肺癌、肺栓塞、脑卒中、冠状动脉粥样硬化性心脏病、急性心力衰竭等。

6.全身症状

大多数慢性阻塞性肺疾病患者常伴有一种或多种合并症，包括肺部感染、肺癌、睡眠呼吸暂停综合征、支气管扩张症、心脑血管疾病、糖尿病和代谢综合征以及焦虑和抑郁症等，这些合并症对患者的健康状况和生存质量均产生重要影响。气流受限，尤其是肺过度充气和气道陷闭，可影响到气体交换乃至心功能。炎症介质的全身循环可能会导致骨骼肌功能障碍和恶病质，也可以引起或加重缺血性心脏病、心力衰竭、骨质疏松症、正细胞正色素性贫血、糖尿病和代谢综合征等合并症。

(许兰兰　李红霞)

第三节　诊　　断

一、病史

病史对于慢性阻塞性肺疾病诊断非常重要，尤其是早期诊断。因此，对每一位患者需仔细询问其病史，包括危险因素接触史、症状进展特点、既往急性加重及住院史、药物治疗情况、并发症、既往病史和家族史等。

（一）危险因素接触史

慢性阻塞性肺疾病的危险因素，包括吸烟史、职业粉尘接触史和环境危险因素。其中，最重要、最常见的危险因素是常年大量吸烟史。职业性因素，包括职业性烟尘、化学物质和尘埃的接触史。对于女性患者，还应询问被动吸烟、厨房烟熏及生物燃料接触史。

（二）症状进展模式

慢性阻塞性肺疾病发展通常呈进展模式，多数患者最初容易忽视，需认真询问患者的症状进展以确定其病程。

（三）急性加重史

急性加重发生的频率和诊治情况对患者的病情评估十分重要，上一年的急性加重次数对慢性阻塞性肺疾病患者未来发生急性加重的风险评估尤为重要。

（四）药物治疗情况

了解患者当前所使用的药物治疗情况及治疗反应，对于判断病情十分重要。并且，了解患者的药物使用技术，也可协助判断治疗效果。

（五）既往病史和并发症

了解患者有无过敏性疾病、儿童期反复呼吸道感染和其他呼吸系统疾病的既往史以及其他并发症、合并症，有助于鉴别诊断和判断疾病分期。

二、临床表现

（一）症状

1.主要症状

慢性阻塞性肺疾病的主要症状为慢性咳嗽、咳痰和/或呼吸困难，部分患者还有喘息、胸闷等其他症状。这些症状在气流受限出现前很多年已出现，但常被误认为是吸烟或其他环境因素影响的结果，而被患者忽视。慢性阻塞性肺疾病患者就诊时主要症状具体如下。

（1）咳嗽：慢性咳嗽是慢性阻塞性肺疾病的首发症状，开始咳嗽多为间歇性，逐渐可发展为持续性。慢性阻塞性肺疾病患者的咳嗽通常为全天性，晨起为重，白天较轻，夜间再次加重。少数慢性阻塞性肺疾病患者无明显咳嗽症状，在肺功能检查中却发现有气流受限的情况。

（2）咳痰：慢性阻塞性肺疾病患者通常有咳痰，痰液一般为白色黏液性或泡沫性。在急性加重伴有细菌感染时，痰量可增多，痰液性状可变为脓性。

（3）呼吸困难：劳力性呼吸困难是慢性阻塞性肺疾病的特征性症状，也是造成患者活动能力下降、生活质量下降的主要原因。典型的慢性阻塞性肺疾病呼吸困难是一种持续性或进行性的呼吸负荷增加，可伴有气短或喘息。与支气管哮喘的发作性呼吸困难不同，慢性阻塞性肺疾病患者的呼吸困难随着疾病的进展逐渐加重。疾病初期可表现为用力时（如上楼梯、重体力劳动）才出现气促，随着疾病进展，可逐渐出现在每天的日常活动（如穿衣、洗漱），甚至静息休息时均出现气促，从而导致自理能力下降，影响生活质量。

（4）其他：胸闷和喘憋也可见于慢性阻塞性肺疾病患者，多为活动后胸闷。另外，慢性阻塞性肺疾病患者还可能伴随其他非特异症状，如乏力、食欲缺乏、体重减轻、抑郁。出现这些症状时，需要与其他疾病相鉴别。

2.并发症症状

慢性阻塞性肺疾病常见并发症症状如下。

(1)右心功能不全：当慢性阻塞性肺疾病并发慢性肺源性心脏病失代偿时，可出现食欲缺乏、腹胀、下肢(或全身)水肿等体循环淤血相关的症状。

(2)呼吸衰竭：多见于重症慢性阻塞性肺疾病或急性加重的患者，由于通气功能严重受损而出现显著的低氧血症和二氧化碳潴留(Ⅱ型呼吸衰竭)，此时患者可有明显发绀和严重呼吸困难；当二氧化碳严重潴留，呼吸性酸中毒失代偿时，患者可出现行为怪异、谵妄、嗜睡甚至昏迷等肺性脑病的症状。

(3)自发性气胸：多表现为突然加重的呼吸困难、胸闷和/或胸痛，可伴有发绀等症状。

(二)体征

慢性阻塞性肺疾病的早期体征可不明显，随着疾病进展，体格检查可见以下体征。

1.视诊及触诊

胸廓前后径增大、剑突下胸骨下角(腹上角)增宽；呼吸变浅、呼吸频率增快、呼气时相延长、辅助呼吸肌(如斜角肌和胸锁乳突肌)参加呼吸运动，重症患者可见胸腹呼吸矛盾运动，部分患者在呼吸困难加重时采用缩唇呼吸方式和/或前倾体位；合并低氧血症时可见患者黏膜和皮肤发绀；触诊可有剑突下心脏抬举感等。

2.叩诊

胸部叩诊可呈过清音，心浊音界缩小，肺肝界降低，均系肺过度充气所致。

3.听诊

双肺呼吸音减低，呼气延长，可闻及干性啰音或哮鸣音和/或湿啰音；心音遥远，剑突下心音较清晰响亮。

此外，合并肺源性心脏病时患者可见下肢水肿、腹水和肝脏肿大并压痛等体征；合并肺性脑病时偶可引出神经系统病理体征。

三、辅助检查

(一)肺功能检查

肺功能检查是慢性阻塞性肺疾病诊断的必查项目。

慢性阻塞性肺疾病的诊断应以患者吸入支气管舒张剂后 FEV_1/用力肺活量(forced vital capacity，FVC)<0.7 为依据。如果支气管舒张剂后单次测量 FEV_1/FVC 比值为 0.6～0.8，建议 3 个月后再次复查肺功能以明确诊断。已确诊患者至少每年应进行 1 次肺功能检查并记录其动态变化，以评估气流受限的严重程度、肺功能下降速度和对治疗的反应，进而指导治疗。

(二)其他辅助检查

根据患者病情需要及医疗机构实际情况，恰当选择相应的检查项目，分为基本项目和推荐项目，见表 4-1。

四、诊断标准

慢性阻塞性肺疾病的诊断主要依据危险因素暴露史、症状、体征及肺功能检查等临床资料，并排除可引起类似症状和持续气流受限的其他疾病，综合分析确定。

(1)肺功能检查表现为持续气流受限是确诊慢性阻塞性肺疾病的必备条件，吸入支气管舒张剂

后 FEV_1/FVC<70%即明确存在持续的气流受限。如果支气管舒张剂后单次测量 FEV_1/FVC 比值为 60%~80%，建议 3 个月后再次复查肺功能以明确诊断。

表 4-1 辅助检查项目及说明

检查项目	详细说明
基本项目(必做项目)	
血常规	含嗜酸性粒细胞分类及计数。确定有无感染，有无贫血，合并其他血液疾病等
胸部 X 线检查	确定肺部并发症及与其他疾病鉴别
心电图检查	评估是否有肺源性心脏病、心律失常和缺血性心脏病
血氧饱和度	检测评估肺的氧合状态
推荐项目(二级或三级医院完成)	
动脉血气分析	判断酸碱平衡及有无呼吸衰竭及其类型
胸部 CT 检查	排除其他具有相似症状的呼吸系统疾病；有吸烟史或肿瘤家族史的患者，应每年做 1 次低剂量胸部 CT 筛查
超声心动图检查	评估心脏功能、测量心脏各房室大小，有无肺动脉高压
6 分钟步行试验	评估运动耐量、预测患者急性加重和死亡风险
痰培养	评估是否存在潜在病原菌

(2)肺总量、功能残气量和残气量增高，肺活量降低，表明肺过度充气，有参考价值。

(3)一氧化碳弥散量及其与肺泡通气量比值下降，对诊断有参考价值。

五、评估

慢性阻塞性肺疾病评估应包括气流受限程度评估、症状评估、急性加重风险评估、合并症评估等。全面评估患者病情有助于预测患者的未来不良事件风险并指导治疗。

(一)气流受限程度评估

气流受限程度评估见表 4-2。

表 4-2 慢性阻塞性肺疾病患者气流受限严重程度-肺功能分级

分级	严重程度	肺功能(基于使用支气管舒张剂后 FEV_1%)
GOLD 1 级	轻度	FEV_1%≥80%
GOLD 2 级	中度	50%≤FEV_1%<80%
GOLD 3 级	重度	30%≤FEV_1%<50%
GOLD 4 级	极重度	FEV_1%<30%

注：基本条件为使用支气管舒张剂后 FEV_1/FVC<0.7；FEV_1%＝FEV_1占预计值百分比，GOLD＝慢性阻塞性肺疾病全球倡议。

(二)症状评估

1.呼吸困难评估

通常使用改良版英国医学研究委员会呼吸困难等级进行评价。

(1)0 级：只有在剧烈活动时才感到呼吸困难。

(2)1 级：在平地快步行走或步行爬小坡时出现气短。

(3)2 级：由于气短，平地行走时比同龄人慢或者需要停下来休息。

(4)3 级：在平地行走 100 m 左右或数分钟后需要停下来喘气。

(5)4 级：因严重呼吸困难以至于不能离开家，或在穿衣服、脱衣服时出现呼吸困难。

2.综合评估

采用慢性阻塞性肺疾病评估测试(表 4-3)进行稳定期慢性阻塞性肺疾病患者的综合评估。治疗后按照不同病情分级随诊患者，稳定期患者至少每 3 个月接受 1 次慢性阻塞性肺疾病评估测试。

表 4-3　慢性阻塞性肺疾病评估测试

序号	程度(0 分)	评分(分)	程度(5 分)
1	我从不咳嗽	0、1、2、3、4、5	我总是咳嗽
2	我肺里一点痰都没有	0、1、2、3、4、5	我肺里有很多痰
3	我一点也没有胸闷的感觉	0、1、2、3、4、5	我有很重的胸闷的感觉
4	当我在爬坡或爬一层楼梯时并不感觉喘不过气来	0、1、2、3、4、5	当我在爬坡或爬一层楼梯时感觉非常喘不过气来
5	我在家里的任何活动都不受慢性阻塞性肺疾病的影响	0、1、2、3、4、5	我在家里的任何活动都很受慢性阻塞性肺疾病的影响
6	尽管我有肺病我还是有信心外出	0、1、2、3、4、5	因为我有肺病对于外出我完全没有信心
7	我睡得好	0、1、2、3、4、5	因为我有肺病我睡得不好
8	我精力旺盛	0、1、2、3、4、5	我一点精力都没有

(三)急性加重风险评估

患者在最近 14 天内出现呼吸困难和/或咳嗽、咳痰的恶化，同时可伴有呼吸急促和/或心动过速，通常与感染、污染物或其他诱因所致的肺部和全身炎症反应增加有关。

未来急性加重风险最主要的预测因素是上一年急性加重史，其他可参考症状、肺功能、血嗜酸性粒细胞计数等。确诊时应采集患者上一年的急性加重次数以评估未来急性加重风险。若上一年发生≥2 次中度急性加重或者≥1 次急性加重住院史，则评估为急性加重高风险人群。

(四)合并症的识别与评估

慢性阻塞性肺疾病合并症的评估应包括合并症的病种、严重程度、治疗情况及其效果。慢性阻塞性肺疾病常见的合并症有心血管疾病(包括缺血性心脏病、心力衰竭、心房颤动、高血压和外周血管疾病)、骨质疏松、焦虑和抑郁、肺癌、代谢综合征和糖尿病、胃食管反流病、支气管舒张和阻塞性睡眠呼吸暂停，其他包括牙周炎、贫血、红细胞增多症、衰弱等，可结合相关检查(表 4-4)进行诊断。

表 4-4　慢性阻塞性肺疾病合并症相关检查

检查项目	针对的合并症	检查频率
超声心动图检查	心血管疾病、肺动脉高压	1 次/年或按需
下肢深静脉超声检查	静脉血栓栓塞症	1 次/年或按需
血常规及生化(空腹血糖、血脂、血肌酐、尿酸等)检查	贫血、红细胞增多症、糖尿病、高脂血症、高尿酸血症	1 次/年或按需

续表

检查项目	针对的合并症	检查频率
D-二聚体	肺栓塞及静脉血栓栓塞症	必要时或按需
B 型尿钠肽	心功能不全	必要时或按需
心电图	心律失常、肺源性心脏病	1 次/年或按需
焦虑抑郁量表	焦虑抑郁	1 次/年
胸部 CT 检查或 X 线检查(优先选择胸部 CT 检查)	肺癌、支气管舒张、肺结核等	1 次/年或按需
动脉血气分析	呼吸衰竭	必要时或按需
骨密度测定	骨质疏松	必要时
Stop-Bang 问卷	阻塞性睡眠呼吸暂停	按需

(李红霞)

第四节　治疗与预防

一、治疗

(一)稳定期治疗

1.药物治疗

药物治疗是临床医师最常用的治疗方式,可以缓解慢性阻塞性肺疾病的症状、减少急性加重的频率和严重程度、改善健康状况和运动耐量。需要注意的是,至今为止,没有一种治疗慢性阻塞性肺疾病的药物,可以在临床研究中表现出长期延缓肺功能下降的作用。

(1)药物种类:支气管舒张剂是慢性阻塞性肺疾病基本治疗药物,常用吸入药物如下。

支气管扩张剂:支气管扩张剂可以使 FEV_1 升高或者改善其他肺功能参数,缓解呼吸困难症状,提高运动耐量。但是,雾化吸入或持续增加用药剂量对于稳定期的患者不一定有益,一般不推荐规律使用短效支气管扩张剂。①β_2受体激动剂:作用在于通过激活 β_2受体,进而增加环磷酸腺苷并功能性拮抗支气管收缩,使气道平滑肌舒张。β_2受体激动剂分为短效和长效。短效 β_2受体激动剂的支气管扩张效果一般维持 4～6 个小时,如沙丁胺醇、特布他林。长效 β_2受体激动剂的持续作用为 12 小时或者更长的时间,如沙美特罗、福莫特罗。不良反应:对于敏感患者,刺激 β_2肾上腺素受体能导致静息时窦性心动过速,并有潜在的致心律失常作用。使用大剂量 β_2受体激动剂的老年患者,可能会出现严重的躯体震颤;尤其是当慢性心力衰竭患者联合使用噻嗪类利尿剂时,可能会发生低钾血症。②抗胆碱能药物:阻断了在气道平滑肌上表达的毒蕈碱样乙酰胆碱受体 M_3的支气管收缩作用。抗胆碱能药物也分为短效和长效,短效抗胆碱药物如异丙托溴铵,长效抗胆碱药物,如噻托溴铵。荟萃分析的结果显示,短效的毒蕈碱样乙酰胆碱受体拮抗剂异丙托溴铵单独使用时,比短效 β_2受体激动剂在改善肺功能、健康状况上效果更好;长效抗胆碱药物治疗(噻托溴铵)比长效 β_2受体激动剂治疗能更好地降低急性加重频率。不良反应主要是口干、有苦的金属味,偶有前列腺症状的报道。有报道显示通过面罩给药能引起青光眼,可能是药物溶液直接作用于眼睛所致。③甲基黄嘌呤类：黄嘌呤衍生物的确切疗效仍然存在争议，茶碱是应用最广的甲基黄嘌呤。有证据表明对于稳定期的慢性阻塞性肺疾病患者，与安慰剂比较，茶碱具有中度支气管扩张作用；与单用沙美特罗相比，沙美特罗联合茶碱对改善 FEV_1 和呼吸困难症状的效果更明显；不过，低剂量茶碱可以减少急性加重的发作的证据是有限且矛盾的。不良反应：茶碱的毒性为剂量依赖性，其治疗窗很窄，作用剂量接近中毒剂量。不良反应包括房性、室性心律失常（可致命）及惊厥。其他的不良反应包括头痛、失眠、恶心和胃灼热等，这些症状在血清茶碱浓度仍在治疗剂量范围内时就可以出现。稳定期慢性阻塞性肺疾病患者支气管扩张剂的使用，需遵循以下原则：支气管扩张剂是控制症状的核心，通常给基础量预防或减少症状；长效抗胆碱药物比长效 β_2 受体激动剂更有效地减少急性加重；β_2 受体激动剂与抗胆碱能药物联用在改善 FEV_1 和缓解症状方面，效果优于单药治疗。

糖皮质激素。①吸入性糖皮质激素：对于中度到极重度的慢性阻塞性肺疾病患者而言，联合吸入性糖皮质激素与长效 β_2 受体激动剂，在改善肺功能、健康状态和减少急性加重方面比单药更有效。在过去 1 年至少有 1 次急性加重史的患者中，对于降低急性加重频率，长效 β_2 受体激动剂/吸入性糖皮质激素固定剂量联合使用比长效 β_2 受体激动剂单独使用效果更好。吸入性糖皮质激素的使用可能导致口腔假丝酵母菌病、声音嘶哑、皮肤挫伤和肺炎发生率增加。其中，会增加肺炎风险的因素包括吸烟，年龄＞55 岁，先前有急性加重或肺炎病史，BMI＜25、改良版英国医学研究委员会呼吸困难等级评级较差和/或严重的气流受限等。②口服糖皮质激素：全身用糖皮质激素可以降低住院患者的急性加重或者急诊患者治疗的失败率和复发率，改善肺功能和呼吸困难，但在慢性阻塞性肺疾病稳定期治疗中并不适用。

磷酸二酯酶-4 抑制剂：磷酸二酯酶-4 抑制剂的主要作用是通过抑制细胞内的环磷酸腺苷的降解来减轻炎症。罗氟司特为口服药物，每天口服 1 次，无直接扩张支气管作用。对于存在慢性支气管炎、重度到极重度慢性阻塞性肺疾病、既往有急性加重病史的患者，罗氟司特治疗降低了需要糖皮质激素治疗的中、重度患者急性加重的发生率。不良反应：磷酸二酯酶-4 抑制剂不良反应多于治疗慢性阻塞性肺疾病的吸入药物，最常见的不良反应是腹泻、恶心、食欲下降、体重减轻、腹痛、睡眠障碍及头痛。建议治疗期间监测体重，低体重患者避免使用。抑郁患者应用罗氟司特治疗时也应谨慎。

抗生素：最近许多研究显示，规律使用一些抗生素可以降低急性加重的频率。与普通治疗相比，阿奇霉素（250 mg/d 或 500 mg 每周 3 次）或者红霉素（500 mg 每天 2 次）使用一年以上，对于易急性加重的患者能够更好地降低急性加重的风险。

（2）吸入装置：常用吸入装置如下。

干粉吸入剂装置：吸附着药物微粉的载体分装在胶囊或给药装置的储药室中，在吸气气流的作用下，药物微粉以气溶胶的形式被吸入肺内的制剂叫干粉吸入剂。干粉吸入剂有单剂量胶囊型及多剂量的储库型和囊泡型。不同类型、不同装置的干粉吸入剂装置形成气溶胶所需克服的吸气阻力不同，药物在小气道的沉积率和不同药物组分的沉积比例有明显差异。

加压定量吸入剂装置：是指将药物、辅料和抛射剂共同灌装在具有定量阀门的耐压容器中，通过揿压阀门，药物和抛射剂便以气溶胶形式喷出。其中，抛射剂提供形成和释放气溶胶所需的能量。①传统加压定量吸入剂装置：传统加压定量吸入剂装置分为溶液型和混悬型。含 2 种及以上药物的混悬型加压定量吸入剂装置由于各成分密度、粒径不一，在使用时可因每次振摇次数、强度、持续时间不同导致每次喷出的各种药物比例不恒定。②共悬浮技术的新型加压定量吸入剂装置：共悬浮技术是近年来发展起来的新型加压定量吸入剂装置递送技术。该装置采用共悬浮技术将表面多孔的磷脂小球载体(粒径约 3.0 μm)按处方比例吸附药物晶体后与抛射剂一起装入容器中，使用时释放出剂量和比例恒定的气溶胶。相比传统加压定量吸入剂装置，共悬浮技术输送的气溶胶中，各种药物的剂量和比例不受使用前装置振摇的次数、时间和强度以及吸气流速的影响，并将药物等比例地输出。共悬浮技术输出药物中微粒的比例为 61%～69%，肺部沉积率最高可达 48%。③加压定量吸入剂装置＋储雾罐：针对手口协调性差，揿压阀门时难以同步缓慢深吸气的患者，可将加压定量吸入剂装置连接装有单向阀的储雾罐使用。采用储雾罐的优点有避免手口不协调影响药物气溶胶的有效吸入；可多次吸药，提高药物的肺部沉积率；喷入储雾罐的气溶胶运动速度减慢，因惯性沉积在咽喉部沉积的药物减少；随着抛射剂和溶剂的挥发雾滴变小，且雾的致冷感消失。

软雾吸入剂装置：是一种独特的吸入制剂装置。相较于传统吸入剂，软雾吸入装置降低对患者吸气流速的要求，药量精准、剂量稳定且降低了对形成气溶胶所需能量的要求，可使药液形成“软雾”，释放出雾滴微细、运行速度慢、持续时间长的气溶胶，从而提高药物的可吸入时间和药物在肺部的沉积率。

雾化器：雾化器是一种特制的气溶胶发生装置，使药物溶液或混悬液形成气溶胶，供患者吸入并沉积于呼吸道和肺部以达到治疗疾病的目的，同时亦具有一定湿化稀释气道分泌物的作用。雾化装置往往用于急性住院患者，但也有用于严重呼吸困难和吸气能力微弱的患者家庭长期应用或按需应用。

慢性阻塞性肺疾病吸入装置的个体化选择(图 4-1)需要综合考虑患者的健康状态、使用装置的能力、最大吸气流速、手口协调操作能力、可及性、价格等各方面因素，其中以患者使用装置的能力、吸气流速和手口协调操作能力最为重要。

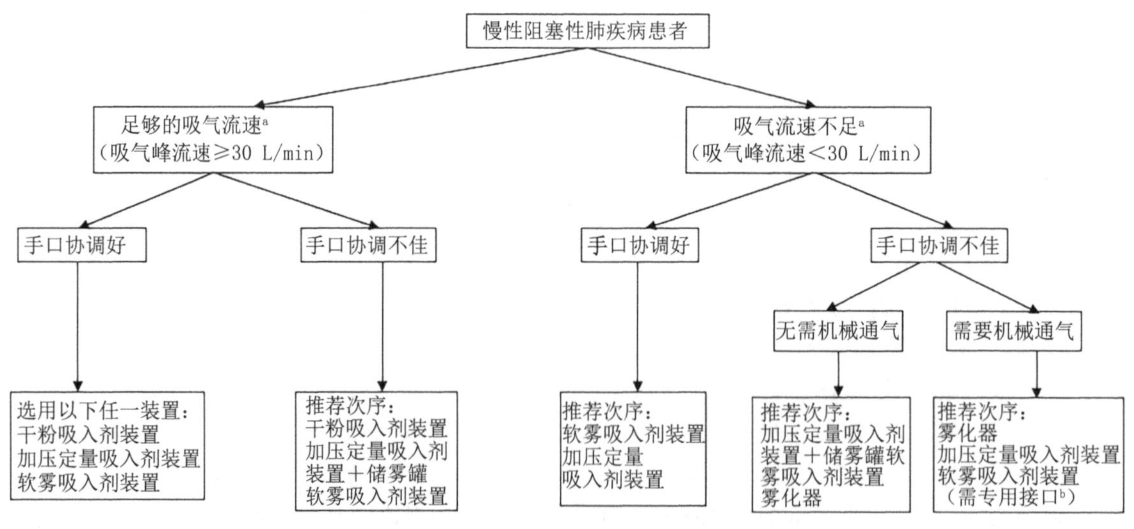

图 4-1 吸入装置的个体化选择路径

注：[a]可使用吸气流速测定器，一种模拟不同吸入装置内部阻力的手持设备检测患者的吸气峰流速；[b]如呼吸机管路无储雾罐结构，加压定量吸入剂装置和软雾吸入剂装置需通过储雾罐与呼吸机连接。

应用吸入药物治疗时，考虑到慢性阻塞性肺疾病患者存在黏液过度分泌，可能阻塞小气道，影响药物颗粒进入小气道效应部位。因此在吸入治疗前，可酌情进行气道廓清，有利于药物进入

效应部位。这种情况下，建议吸入药物前主动咳嗽，如有痰声，需要清除痰液后再吸入药物、避免吸入药物被痰液带出无法发挥药效。

(3)治疗药物方案：见图 4-2。

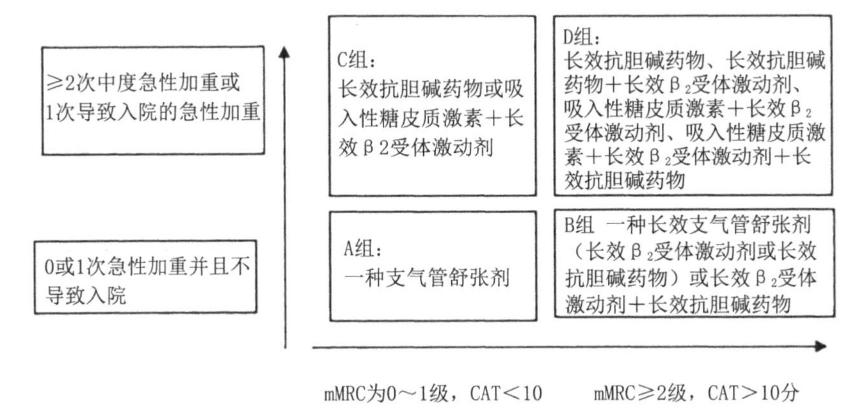

图 4-2 慢性阻塞性肺疾病稳定期初始治疗推荐

注：A 组患者，条件允许可推荐使用长效抗胆碱药物；B 组患者，若慢性阻塞性肺疾病评估测试＞20 分，推荐起始使用长效抗胆碱药物＋长效 β_2 受体激动剂联合治疗；D 组患者，若慢性阻塞性肺疾病评估测试＞20 分和血嗜酸性粒细胞＞300 个/μL，可考虑吸入性糖皮质激素＋长效 β_2 受体激动剂＋长效抗胆碱药物三联治疗，尤其是重度或以上气流受限者。mMRC：改良版英国医学研究委员会呼吸困难等级。CAT：慢性阻塞性肺疾病评估测试。

2.中医治疗

(1)肺气虚证。

症状：咳嗽或喘息、气短，动则加重，神疲，乏力，自汗，恶风，易感冒，舌质淡，苔白，脉沉细或细弱。

治法：补肺益气固卫。

方剂：人参胡桃汤合人参养肺丸加减。

药物：党参、黄芪、白术、核桃仁、百部、川贝母、杏仁、厚朴、紫苏子、地龙、陈皮、桔梗、炙甘草。

(2)肺脾气虚证。

症状：咳嗽或喘息、气短，动则加重；神疲、乏力或自汗，动则加重；恶风，易感冒；纳呆，食少；胃脘胀满、腹胀或便溏；舌体胖大或有齿痕，舌苔薄白或白腻，脉沉细、沉缓或细弱。

治法：补肺健脾，降气化痰。

方剂：六君子汤合黄芪补中汤加减。

药物：党参、黄芪、白术、茯苓、杏仁、川贝母、地龙、厚朴、紫菀、紫苏子、淫羊藿、陈皮、炙甘草。

(3)肺肾气虚证。

症状：喘息，气短，动则加重；乏力或自汗，动则加重；易感冒，恶风；腰膝酸软；耳鸣、头昏或面目虚浮；小便频数、夜尿多或咳而遗溺；舌质淡，舌苔白，脉沉细或细弱。

治法：补肾益肺，纳气定喘。

方剂：人参补肺饮加减。

药物：人参、黄芪、枸杞子、山茱萸、五味子、淫羊藿、浙贝母、紫苏子、赤芍、地龙、陈皮、炙甘草。

(4)肺肾气阴两虚证。

症状:喘息,气短,动则加重;干咳或少痰、咯痰不爽;乏力或自汗,动则加重;体虚,易感冒,腰膝酸软,耳鸣,头昏或头晕;盗汗,手足心热;舌质淡或红,舌苔薄少或花剥,脉沉细或细弱或细数。

治法:补肺滋肾,纳气定喘。

方剂:保元汤合人参补肺汤加减。

药物:人参、黄芪、黄精、熟地黄、枸杞子、麦冬、五味子、肉桂(后下),紫苏子、浙贝母、牡丹皮、地龙、百部、陈皮、炙甘草。

3.其他治疗

其他治疗是稳定期慢性阻塞性肺疾病治疗的重要组成部分,包括患者管理、呼吸康复治疗、家庭氧疗、家庭无创通气、疫苗、气道内介入、外科治疗等。

(1)呼吸康复治疗:呼吸康复是指在全面评估基础上,为患者提供个体化的综合干预措施,包括但不限于运动锻炼、教育和行为改变,目的是改善呼吸系统慢性病患者的生理及心理状况,并促进健康行为的长期保持。呼吸康复可减轻患者呼吸困难症状、提高运动耐力、改善生活质量、减轻焦虑和抑郁症状、减少急性加重后 4 周内的再住院风险。对于有呼吸困难症状的患者,呼吸康复应作为常规推荐。相对禁忌证包括不稳定心绞痛、严重的心律失常、心功能不全、未经控制的高血压等,或存在影响运动的神经肌肉疾病、关节病变、外周血管疾病等,或严重的认知功能或精神障碍等。规律的运动训练是呼吸康复的核心内容。

每个慢性阻塞性肺疾病患者的运动训练计划应根据全面评估结果、康复目标、康复场所以及可提供的仪器设备来决定。运动训练处方包括运动方式、频率、持续时间、运动强度和注意事项。

运动方式分为有氧训练、阻抗训练、平衡柔韧性训练、呼吸肌训练等。有氧训练又称耐力训练,指机体动用全身大肌群按照一定的负荷、维持长时间运动能力,常见的有氧运动包括快走、慢跑、游泳、打球等。阻抗训练又称力量训练,是指通过克服一定量的负荷来训练局部肌肉群的一种运动方式,阻抗训练方式通常包括器械训练和徒手训练,器械训练主要包括哑铃、弹力带、各种阻抗训练器械,徒手训练采用抗自身重力方式如深蹲、俯卧撑等;平衡柔韧训练可以提高患者柔韧性,对于预防运动损伤、扩大关节活动范围有重要作用,常见的柔韧训练包括太极拳、八段锦、瑜伽等;呼吸肌功能下降是导致慢性阻塞性肺疾病患者肺通气功能不足、气促的常见原因之一,呼吸训练主要包括缩唇呼吸、腹式呼吸及呼吸肌耐力训练。呼吸康复可以在医院、社区和居家等场所开展,如果康复的频次和强度一致,可以得到等效的结果。然而,考虑到实际情况,仍然推荐传统的医务人员监管的康复方案为首选。稳定期患者康复疗程至少 6 周,医务人员监督下至少每周 2 次。

急性加重住院期间何时开始康复尚有争议,有研究发现出院后 2 周内开始康复可以减少患者再住院和死亡。慢性阻塞性肺疾病患者常存在营养不良及心理障碍。通过营养干预可改善患者营养状况、总体重、运动能力和一般健康状况;心理干预可显著改善慢性阻塞性肺疾病患者焦虑抑郁症状,增加患者治疗依从性;健康教育可提高患者自我管理能力,并可改善预后。部分慢性阻塞性肺疾病患者在行走、穿鞋、穿衣、洗漱等日常活动中会感觉气短、呼吸费力,无法完成日常生活,通过居家康复节能指导如借助鞋拔子穿鞋、助行器行走,步行时控制吸呼比等可减少氧耗,减轻呼吸困难,可以减少患者日常生活对他人的依赖,提高生活质量。

(2)氧疗:慢性呼吸衰竭的患者进行长期氧疗可以提高静息状态下严重低氧血症患者的生存率,对血流动力学、血液学特征、运动能力、肺生理和精神状态都会产生有益的影响。长期氧疗一般经鼻导管吸入，流量 1.0～2.0 L/min，>15 h/d。接受长期氧疗的稳定期患者应有如下之一特征：①动脉血氧分压≤7.3 kPa(55 mmHg)或动脉血氧饱和度≤88%，伴或不伴有 3 周发生 2 次高碳酸血症的情况。②动脉血氧分压为 7.3～8.0 kPa(55～60 mmHg)，患者出现肺动脉高压，外周水肿（有充血性心力衰竭迹象），或红细胞增多症（红细胞压积>55%）。开始长期氧疗后，在 60～90 天，应对患者的疗效进行重新评估，以判断氧疗是否有效以及是否需要继续治疗。长期氧疗的目的是使患者在海平面水平，静息状态下，达到动脉血氧分压≥8.0 kPa(60 mmHg)和/或使动脉血氧饱和度达到 90%，以维持重要器官的功能，保证周围组织的氧气供应。同时也有新的研究证实，患者从运动训练中获益并不需要补充氧气来纠正动脉血氧饱和度降低。因此，对于慢性阻塞性肺疾病患者，他们在休息时动脉血氧饱和度正常，但在运动过程中出现动脉血氧饱和度下降，可以在没有补充氧气的地方提供运动训练计划，便于在社区开展肺康复计划。

(3)家庭无创通气：家庭无创正压通气治疗稳定期慢性阻塞性肺疾病患者经历过一段时间的争论，近期大样本临床对照研究证实，对于存在严重二氧化碳潴留[动脉血二氧化碳分压≥6.9 kPa(52 mmHg)，pH>7.30)]的重度或极重度慢性阻塞性肺疾病患者，家庭无创正压通气可以改善症状、降低住院需求和病死率；尤其适合于合并阻塞性睡眠障碍的患者。合理设置家庭无创正压通气的参数对疗效有显著的影响。采用降低二氧化碳水平[如动脉血二氧化碳分压降低基础水平的 20%，或者动脉血二氧化碳分压降低至 6.4 kPa(48 mmHg)]的参数设置标准，或采用“高强度”通气策略[吸气压滴定到 2.0～2.9 kPa(20～30 cmH_2O)]，可以提高疗效。

(4)疫苗接种：疫苗接种是预防相应病原体感染的有效治疗手段。流行性感冒（流感）疫苗接种可降低慢性阻塞性肺疾病患者的严重程度和病死率。23 价肺炎球菌多糖疫苗接种可降低 65 岁以下的慢性阻塞性肺疾病患者（FEV_1 占预计值%<40%或存在合并症）社区获得性肺炎的发病率。在慢性阻塞性肺疾病中，尤其是年龄>65 岁的患者，推荐每年接种流感疫苗和每 5 年接种肺炎球菌疫苗。①流感疫苗：研究已证实流感疫苗接种可降低慢性阻塞性肺疾病患者全因病死率，减少慢性阻塞性肺疾病急性加重。推荐慢性呼吸系统疾病患者优先接种，尤其是老年和重度慢性阻塞性肺疾病患者。②肺炎球菌疫苗：多项 RCT 研究显示，慢性阻塞性肺疾病患者接种肺炎球菌疫苗可以减少社区获得性肺炎的发病率，并且可以降低慢性阻塞性肺疾病急性加重。肺炎球菌疫苗包括 23 价肺炎球菌多糖疫苗和 13 价肺炎球菌多糖疫苗，推荐 60 岁及以上或存在有包括慢性阻塞性肺疾病在内的肺炎链球菌感染高危因素的人群接种 23 价肺炎球菌多糖疫苗。③百白破疫苗：对于从未接种百白破疫苗的慢性阻塞性肺疾病患者，建议补接种，以预防百日咳、白喉和破伤风的发生。

(5)介入治疗：慢性阻塞性肺疾病的内科介入治疗是基于外科肺减容术的原理和患者获益分析，为减少外科肺减容术相关并发症及病死率，而开展经支气管镜肺减容术。尽管各种经支气管镜肺减容术技术在形式上存在差别，但其目标均为减少肺容积，改善肺、胸壁和呼吸肌力学特征。目前在国际上应用最广且我国批准临床应用的是支气管内活瓣植入肺减容术。支气管内活瓣为一种单向活瓣，允许靶肺叶残存气体单向排出体外，从而造成肺不张，实现肺减容。多项随机对照研究显示，与标准内科治疗相比，支气管内活瓣植入肺减容术能改善肺功能、呼吸困难、运动能力和生活质量。该治疗成功的先决条件是靶肺叶无叶间旁路通气。异质性肺气肿患者较均质性肺气肿患者能获得更大的受益。该技术常见并发症包括气胸、瓣膜移位、慢性阻塞性肺疾病急性加重等，针对气胸并发症应积极规范处理。其他经支气管镜肺减容术技术有待更多循证医学证据的积累。探索不同经支气管镜肺减容术技术的最佳适应人群，评价长期有效性及对预后影响因素，是未来关注的重点问题。

(6)外科肺减容术：是指通过手术切除部分气肿的肺组织来治疗慢性阻塞性肺疾病的手段。外科肺减容术手术的适应证包括年龄<75岁，戒烟时间>6个月，经过最佳的内科药物治疗和康复治疗后仍有严重的呼吸困难，肺功能检查提示有明显的阻塞性通气功能障碍(FEV_1占预计值<45%)，肺弥散功能一氧化碳弥散量>20%，肺容量检查有气体潴留的证据(包括残气量占预计值>150%，肺总量占预计值>120%，残气量/肺总量>60%)，胸部CT检查提示存在过度通气的区域和相对正常的肺组织，经过康复锻炼后6分钟步行距离>140 m。远期效果来看，合理选择的患者，经过外科肺减容术可以改善患者氧合及呼吸困难症状，提高生活质量。外科肺减容术的禁忌证包括FEV_1占预计值<20%，一氧化碳弥散量占预计值<20%，均质性肺气肿等。

(二)急性加重期治疗

慢性阻塞性肺疾病急性加重诊断的主要依据是呼吸系统症状突然恶化且超出日常变异。慢性阻塞性肺疾病初诊时应确认有无急性加重史，已确诊患者应定期随访记录急性加重发生情况。慢性阻塞性肺疾病急性加重的治疗目标是最小化本次急性加重的影响，预防再次急性加重的发生。

1.药物治疗

(1)支气管舒张剂：是慢性阻塞性肺疾病急性加重的一线基础治疗，用于改善临床症状和肺功能；推荐优先选择单用短效β_2受体激动剂或联合短效抗胆碱药物吸入治疗。住院患者首选雾化吸入给药，而门诊家庭治疗可采用经储物罐吸入定量气雾剂的方法或家庭雾化治疗。需要使用机械通气的患者可以通过专用的接头连接定量气雾剂吸入药物，或者根据呼吸机的说明书使用雾化治疗。对于存在明显高碳酸血症的患者，需要注意压缩纯氧气体驱动的雾化吸入治疗时对CO_2潴留的影响，必要时可以在常规控制性氧疗前提下采用压缩空气驱动雾化治疗。近年来，快速起效的长效支气管舒张剂逐渐应用于临床，但其用于治疗慢性阻塞性肺疾病急性加重尚缺乏证据，目前建议在病情趋向稳定时恢复长效支气管舒张剂维持治疗。茶碱类药物不推荐作为一线的支气管舒张剂，但在β_2受体激动剂、抗胆碱能药物治疗24小时后，病情改善不佳时可考虑联合应用，但需要监测和避免不良反应。

(2)抗感染治疗。①抗菌治疗指征：下呼吸道细菌感染是慢性阻塞性肺疾病急性加重最常见的原因，占1/3～1/2。因此，对于所有慢性阻塞性肺疾病急性加重患者，均应评估感染相关的指标和是否有抗菌治疗的指征。对于具备抗菌药物应用指征的患者，抗菌治疗可以缩短恢复时间、降低早期复发风险、减少治疗失败风险和缩短住院时间。慢性阻塞性肺疾病急性加重抗菌治疗的临床指征为同时具备呼吸困难加重、痰量增加和脓性痰这3个主要症状。脓性痰是判断下呼吸道细菌负荷升高最敏感的指标，相应地，咳白痰或清痰的患者为细菌性急性加重的可能性较小。此外，是否需要住院治疗、既往急性加重和住院史以及发生并发症的风险也是评估抗菌治疗必要性的重要依据。无论门诊还是住院患者，C反应蛋白均有助于安全地降低抗菌药物的使用率，可作为是否启动抗菌治疗的参考。②抗菌治疗的药物选择：慢性阻塞性肺疾病急性加重的常见致病菌包括流感嗜血杆菌、卡他莫拉菌、肺炎链球菌、铜绿假单胞菌、肠杆菌科细菌；相对少见的病原体包括肺炎衣原体、肺炎支原体、军团菌、金黄色葡萄球菌等。初始经验性抗菌治疗应对患者进行分组和覆盖常见的致病原，存在铜绿假单胞菌危险因素和预后不良危险因素的患者推荐使用更广谱的抗菌药物方案。③抗菌药物治疗后评估及抗菌疗程：抗菌药物治疗3天后需要评估疗效。若呼吸困难改善和脓性痰减少则提示治疗反应好，推荐抗菌疗程为5～7天。若初始治疗反应不佳，在调整抗感染药物治疗前，应评估抗菌方案是否覆盖了潜在致病原；是否存在痰液清除障碍等影响感染控制的因素;反复检查感染的病原学,注意耐药菌或特殊病原体感染,尤其是已经较长时间使用广谱抗菌药物和/或近期反复全身应用糖皮质激素治疗的患者;评估是否存在未控制的合并症和/或并发症。

(3)糖皮质激素治疗:在中重度慢性阻塞性肺疾病急性加重患者中,全身使用糖皮质激素可改善 FEV_1、氧合状态和缩短康复及住院时间,推荐剂量为甲泼尼龙 40 mg/d,治疗 5 天,静脉应用与口服疗效相当。长时间使用糖皮质激素可导致患者出现肺炎及死亡的风险增加。血和痰的白细胞分类对于慢性阻塞性肺疾病急性加重的分型有一定意义,糖皮质激素对于血嗜酸性粒细胞计数较低(≤2%或 0.3×10^9/L)的急性加重患者治疗效果可能欠佳。与全身糖皮质激素相比,雾化吸入性糖皮质激素不良反应较小,可以替代或部分替代全身糖皮质激素。文献报道雾化吸入布地奈德(4～8 mg/d)与静脉应用甲泼尼龙(40 mg/d)在治疗慢性阻塞性肺疾病急性加重中的疗效相当,可作为慢性阻塞性肺疾病急性加重住院患者的起始治疗。因此,推荐在非危重患者中应用雾化吸入性糖皮质激素,建议在应用短效支气管舒张剂雾化治疗的基础上联合雾化吸入性糖皮质激素治疗。

2.中医治疗

(1)风寒袭肺证。

症状:咳嗽或喘息,咳痰白、清稀,发热,恶寒,无汗,肢体酸痛,鼻塞、流清涕,舌苔白,脉浮或浮紧。

治法:宣肺散寒,止咳平喘。

方剂:三拗汤合止嗽散加减。

药物:炙麻黄、杏仁、荆芥、紫苏叶、白前、百部、桔梗、枳壳、陈皮、炙甘草。

(2)外寒内饮证。

症状:咳嗽或喘息,痰白稀薄或兼泡沫、痰易咯出,喉中痰鸣,恶寒,无汗,鼻塞,流清涕,肢体酸痛,胸闷甚至气逆不能平卧,舌苔白滑,脉弦紧或浮弦紧。

治法:疏风散寒,温肺化饮。

方剂:小青龙汤合半夏厚朴汤加减。

药物:炙麻黄、桂枝、干姜、白芍、细辛、法半夏、五味子、紫苏子、杏仁、厚朴、炙甘草。

(3)痰热壅肺证。

症状:咳嗽或喘息、气急,痰多色黄或白黏,咯痰不爽,发热或口渴喜冷饮,大便干结,舌质红,舌苔黄或黄腻,脉数或滑数。

治法:清肺化痰,降逆平喘。

方剂:清气化痰丸合贝母瓜蒌散加减。

药物:全瓜蒌、清半夏、浙贝母、栀子、桑白皮、黄芩、杏仁、白头翁、鱼腥草、麦冬、陈皮。

(4)痰湿阻肺证。

症状:咳嗽或喘息、气短,痰多、白黏或呈泡沫状口黏腻,纳呆或食少,胃脘痞满,舌苔白腻,脉滑或弦滑。

治法:燥湿化痰,宣降肺气。

方剂:半夏厚朴汤合三子养亲汤加减。

药物:法半夏、厚朴、陈皮、薤白、茯苓、枳壳、芥子、紫苏子、莱菔子、豆蔻、生姜。

(5)痰蒙神窍证。

症状:神志恍惚、嗜睡、昏迷、谵妄,肢体瘛疭甚则抽搐,喘息气促,舌质淡或红,舌苔白腻或黄腻,脉滑或数。

治法:豁痰开窍。

方剂:涤痰汤加减。

药物:清半夏、天南星、天竺黄、茯苓、陈皮、枳实、丹参、人参、石菖蒲、细辛、生姜。

3.呼吸支持

(1)控制性氧疗:氧疗是慢性阻塞性肺疾病急性加重伴呼吸衰竭患者的基础治疗,氧流量调节应以改善患者的低氧血症、保证血氧饱和度 88%~92%为目标。血氧饱和度达到目标范围后,应及时进行动脉血气分析,以确定氧合满意且未引起 CO_2潴留和/或呼吸性酸中毒进一步加重。若氧疗后患者血氧饱和度未能上升至目标范围,应当积极寻找原因并进行相应处理。文丘里面罩较鼻导管更能精确且恒定地调节吸入氧浓度,且基本无 CO_2的重复吸入。

(2)经鼻高流量湿化氧疗:这是一种通过高流量鼻塞持续为患者提供可以调控并以相对恒定吸氧浓度(21%~100%)、温度(31~37 ℃)和湿度的高流量(8~80 L)吸入气体的治疗方式。与传统氧疗相比,经鼻高流量湿化氧疗供氧浓度更精确,加温湿化效果更好;初步的研究结果显示,高的气流对上呼吸道由“冲洗效应”而减少解剖无效腔,同时可以产生一定水平的呼气末正压[平均为 0.3 kPa(3 cmH_2O)],对慢性阻塞性肺疾病急性加重患者的呼吸困难有一定的改善作用,舒适性及耐受性优于常规的无创通气。在临床实践中主要应用于合并轻度呼吸衰竭的患者。禁忌证包括心跳呼吸骤停,需紧急气管插管有创机械通气;自主呼吸微弱、昏迷;严重的氧合功能异常[动脉血氧分压/氧合指数<13.3 kPa(100 mmHg)];中重度呼吸性酸中毒高碳酸血症(pH<7.30)。

(3)无创机械通气:是目前慢性阻塞性肺疾病急性加重合并Ⅱ型呼吸衰竭患者首选的呼吸支持方式,可改善患者呼吸性酸中毒,降低动脉血二氧化碳分压、呼吸频率、呼吸困难程度,缩短住院时间,减少病死率和气管插管率等;同时也能避免气管插管相关的附加损害,包括气道损伤、减低呼吸机相关性肺炎的发生及镇静剂的使用等。合理的操作是保证无创机械通气疗效、提高患者耐受性及依从性的重要因素,包括接口的合理选择,呼吸机与患者连接的舒适性、密封性和稳定性、操作流程和参数设置与调节等。无创机械通气的压力应从低水平逐渐升高,其具体压力设置应该参考患者难受程度、治疗后二氧化碳分压下降情况、患者的呼吸努力和人机同步等。

(4)有创通气:随着无创机械通气疗效的肯定,慢性阻塞性肺疾病急性加重患者对有创通气的需求越来越少。在积极的药物和无创通气治疗后,若患者的呼吸衰竭仍进行性恶化,出现危及生命的酸碱失衡和/或)意识改变时,宜启动有创机械通气治疗。在决定终末期慢性阻塞性肺疾病患者是否使用机械通气时,还需充分考虑到病情好转的可能性、患者本人及家属的意愿,以及是否具备重症监护设施。常用的通气模式包括辅助控制模式、同步间歇指令通气、压力支持通气和同步间歇指令通气与压力支持通气联合模式。由于慢性阻塞性肺疾病患者广泛存在内源性呼气末正压通气,导致吸气功耗增加和人机不协调,因此,可常规加用适度的外源性呼气末正压通气,压力一般不超过内源性呼气末正压通气的 80%。

二、预防

(一)筛查高危人群

符合以下 1 个及以上特征的人群属于慢性阻塞性肺疾病高危人群。

1.一般情况

(1)年龄≥35岁。

(2)营养状况较差,BMI较低或者维生素A缺乏。

2.呼吸系统相关症状或疾病

(1)呼吸困难:持续、劳力性、进行性加重。

(2)慢性咳嗽:可以间断、可以无痰、反复喘息。

(3)慢性咳痰:任何形式的慢性咳痰。

(4)反复下呼吸道感染。

(5)患有某些特定疾病,如支气管哮喘、变应性鼻炎、慢性支气管炎、肺气肿等。

3.危险因素史

(1)吸烟或长期接触"二手烟"污染。

(2)居住在空气污染严重地区,尤其是二氧化硫等有害气体污染的地区。

(3)长期从事接触粉尘、有毒有害化学气体、重金属颗粒等工作。

(4)居住在气候寒冷、潮湿地区。

4.慢性阻塞性肺疾病家族史和/或儿童时期因素

(1)直系亲属中有慢性阻塞性肺疾病家族史。

(2)胎儿时期肺发育不良。

(3)在婴幼儿时期反复患下呼吸道感染。

肺功能检查被称为慢性阻塞性肺疾病诊断的金标准,对慢性阻塞性肺疾病的诊断、严重度评价、疾病进展、预后及治疗反应等具有重要意义。建议慢性阻塞性肺疾病高危人群每年检查肺功能,以便早发现、早治疗。

(二)远离危险因素

1.戒烟干预

戒烟是防治慢性阻塞性肺疾病的关键措施,应该强烈鼓励和支持所有吸烟者戒烟。

(1)对于愿意戒烟的吸烟者采取"5A"戒烟干预方案。①询问(Ask)并记录所有就医者的吸烟情况。②建议(Advise)所有吸烟者必须戒烟。③评估(Assess)吸烟者的戒烟意愿。④提供戒烟帮助(Assist),向吸烟者提供实用的戒烟咨询,向吸烟者提供戒烟资料,介绍戒烟热线(全国专业戒烟热线400-808-5531,卫生热线12320),推荐有戒烟意愿的吸烟者使用戒烟药物。⑤安排(Arrange)随访:吸烟者开始戒烟后,应安排随访至少6个月,6个月内随访次数不宜<6次。随访的形式可以是要求戒烟者到戒烟门诊复诊或通过电话了解其戒烟情况。

(2)对于暂时没有戒烟意愿的吸烟者采取"5R"干预措施增强其戒烟动机。①相关(Relevance):使吸烟者认识到戒烟与其自身和家人的健康密切相关。②危害(Risk):使吸烟者认识到吸烟的严重健康危害。③益处(Rewards):使吸烟者充分认识到戒烟的健康益处。④障碍(Roadblocks):使吸烟者知晓和预估戒烟过程中可能会遇到的问题和障碍,并让他们了解现有的戒烟干预方法(如咨询和药物)可以帮助他们克服这些障碍。⑤反复(Repetition):反复对吸烟者进行上述戒烟动机干预。

2.控制职业性或环境污染

针对职业暴露,建议患者在条件许可时避免持续暴露于潜在的刺激物中,建议从事冶炼、筑路、农药喷洒,以及白灰、面粉、水泥、化工、石材等加工及采矿的工作者应加强职业防护,定期体检。有效的通风、无污染炉灶和类似的干预措施有助于减少燃料烟雾暴露。

3.厨房油烟及生物燃料

做饭时的油烟，是不吸烟女性发生慢性阻塞性肺疾病的重要原因之一。因此，做饭时建议使用无污染炉灶，提前3～5分钟开抽油烟机，做完饭晚关抽油烟机3～5分钟。另外，有些农村地区还在用柴草、庄稼秆、木头、动物粪便等生物燃料生火，其烟雾含有害成分碳氧化物、硫氧化物、氮氧化物等，也会刺激呼吸道并诱发慢性阻塞性肺疾病。建议加强厨房通风或使用清洁炉灶等，有助于减少生物燃料燃烧带来的长期危害。

4.避免呼吸道感染

呼吸道感染是慢性阻塞性肺疾病高危人群呼吸系统症状加重的一个重要因素。室内要保持空气清新，每天通风半小时以上。在严冬季节或气候突变时，要注意保暖，及时增减衣物，室内温度要保持相对稳定，冬季室内温度应在18～20 ℃为宜。另外，还要注意少去人口密集的公共场所，注意饮食均衡，适当坚持活动锻炼，增强体质。老年高危人群也可以注射流感疫苗或肺炎链球菌疫苗，减少因流感或肺炎链球菌感染导致呼吸系统症状加重。

(三)营养干预

对于慢性阻塞性肺疾病高危人群，应关注自己的营养状态，体重有无明显下降，饮食结构是否合理。饮食原则可以概括为二高一低，即高蛋白、高脂肪、低碳水化合物。降低碳水化合物摄入；减少饱和脂肪摄入，改善脂肪质量；增加蛋白质供给，尤其以优质蛋白为主；多摄入多种维生素、高纤维食物，摄入足够的水分。

(四)运动干预

慢性阻塞性肺疾病高危人群可以选择适宜的运动以增加活动量，提升免疫力及全身的耐力，对于改善心肺功能非常有帮助。运动方式可以选择散步、慢跑、太极拳、打球、游泳这类全身锻炼的活动。运动贵在坚持，运动锻炼后，心肺对日常活动的负荷能力增强，机体免疫力得到改善，个人生活质量得到提高。此外，慢性阻塞性肺疾病高危人群往往存在其他共存疾病，特别是心脑血管疾病和/或代谢性疾病，因此对于高危人群还需加强体重、血糖、血压和血脂等危险因素的控制。

(五)心理干预

宜保持平和的心态。可根据个人爱好，选择弹琴、下棋、书法、绘画、听音乐、阅读、旅游、种植花草等放松心情。

(韩梅丽　许兰兰)

第五节　预后与护理

一、预后

(一)随访管理

患者出院后1～4周随访时，应评价患者对家庭日常生活环境的适应能力，评估患者对治疗方案的理解程度，再次评价药物吸入技术及是否需要长期家庭氧疗，考查患者体力活动和日常活动的能力，了解患者的症状（如改良版英国医学研究委员会呼吸困难等级或慢性阻塞性肺疾病评估测试问卷）以及合并症的情况。

患者出院后 12～16 周应进行再次随访，除上述情况外，应进行肺功能（如 FEV_1）测定；此时再次评估血氧饱和度和血气分析有助于更准确地判断是否需要长期氧疗。对反复发生的急性加重需要经胸部 CT 检查判断是否存在支气管扩张或肺气肿，再次评价患者是否存在合并症，并给予相应治疗。

（二）戒烟干预

戒烟是所有吸烟慢性阻塞性肺疾病患者的关键干预措施。对于吸烟的慢性阻塞性肺疾病患者，医务人员应进行戒烟干预，且要做好戒烟的随访工作，随访至少 6 个月，6 个月内随访次数≥6 次，随访形式为要求患者到戒烟门诊复诊或通过电话了解戒烟情况。

（三）用药指导

稳定期慢性阻塞性肺疾病患者需要规律使用不同类型的支气管舒张剂、吸入性糖皮质激素等药物来控制气道炎症、松弛气道平滑肌、改善气流受限、缓解气促、增加运动耐力和降低急性加重的风险，与口服药物相比，吸入制剂的疗效和安全性更优，因此，临床中首选使用带有吸入装置的吸入药物进行治疗。慢性阻塞性肺疾病患者吸入装置的选择应该遵循个体化原则。化原则。要综合考虑患者的健康状态、使用装置的能力、最大吸气流速、手口协调操作能力、患者的学习领悟能力、装置价格、药物可及性等各个方面，其中以患者使用装置的能力、吸气流速和手口协调操作能力为最重要的影响因素。应对患者进行吸入装置使用的培训，如患者经过培训后仍无法正确手口配合，可考虑添加储雾罐。

慢性阻塞性肺疾病患者需要长期使用药物，包括支气管扩张剂，以及支气管扩张剂与吸入性糖皮质激素的各种联合吸入制剂等。此外，还有口服茶碱类药物，有慢性咳嗽、咳痰的患者可以口服黏液溶解剂。含有糖皮质激素类的吸入药物使用后需漱口，保持口腔清洁。慢性阻塞性肺疾病需长期用药，不得擅自停药、减量。

（四）家庭氧疗的指导

部分慢性阻塞性肺疾病患者需要长期吸氧以改善全身缺氧状态。但有很多患者误认为稳定期不需要吸氧、吸氧会上瘾。合并慢性呼吸衰竭的慢性阻塞性肺疾病患者进行长期氧疗可以提高静息状态下严重低氧血症患者的生存率，对血流动力学、血液学特征、运动能力、肺生理和精神状态都会产生有益的影响。对有长期家庭氧疗指征的患者建议长期进行家庭氧疗，一般经鼻导管吸入，流量 1.0～2.0 L/min，＞15 h/d，可以有效地减少发病次数，减轻发病的严重程度，改善全身缺氧的状态，有效改善头昏、口唇发绀等症状，且不会引起氧中毒。不过对于慢性阻塞性肺疾病患者而言，开始长期氧疗后，在 60～90 天，应对患者的疗效进行重新评估，以判断氧疗是否有效以及是否需要继续长期氧疗。

（五）排痰训练

饮水进食时动作需减慢，避免异物进入气管，引起肺部感染。在日常生活中，应做好排痰训练，将呼吸道分泌物及痰液排出体外。掌握正确的咳嗽方法很重要，正确的咳嗽方法是深吸一口气，稍微憋一下，然后快速用力咳出。家属可叩拍患者胸背部协助患者排痰，叩拍背部的手法为五指并拢，掌部呈空心，方向从背部由下往上，由外向内叩拍，用力应适中，不能太轻，太轻不能达到有效排痰的效果，也不能太重，应在患者感觉能承受范围内。若痰液太黏稠，可在专科医师指导下采用药物辅助排痰。咳出的痰液需集中消毒处理。

（六）呼吸功能训练和康复锻炼

（1）缩唇呼吸：呼吸时将嘴唇缩紧呈现为吹口哨状或鱼嘴样，将气体从口中缓慢呼出的时间控制在4～6秒，每分钟7～8次，每次锻炼的时间在10～20分钟。

（2）腹式呼吸：将左右手分别放在胸部及腹部肚脐，用鼻子慢慢吸气，腹部相应隆起，用嘴慢慢呼气，呼至腹部瘪尽为止。

（3）有氧运动：目前适合慢性阻塞性肺疾病患者的有氧运动有步行、太极拳，根据慢性阻塞性肺疾病稳定期患者的心肺功能综合评估情况来确定运动的强度和时间。

（七）饮食干预

营养不良会造成患者机体功能减弱，对患者肺功能造成不良影响。食物中的蛋白质、热能、维生素、水是慢性阻塞性肺疾病患者保障营养的关键。慢性阻塞性肺疾病患者饮食不宜过辣、过饱、过甜、过咸。选择富含蛋白质，易于消化的食物，即能保障热量、蛋白质等摄入，同时易于患者消化，保持大便通畅。蛋白质含量较高的食物有奶类、蛋类、鱼类等；维生素含量较高的有胡萝卜、西红柿等。避免油炸类、豆类、碳酸饮料类产气食物。除医师要求限制饮水量的患者外，其他慢性阻塞性肺疾病患者也需要正确饮水，饮用量8～10杯（1 000～1 500 mL），可利于患者排痰、避免便秘。进食前后需漱口，保持口腔通畅。

（八）心理干预

慢性阻塞性肺疾病患者或多或少都会有性情急躁、担忧或情绪低落的表现，所以心理干预很重要。家属要多与患者沟通，给予关心和照顾。要保持心情愉悦，中医认为肺在志为悲，悲伤肺，喜胜悲，所以心情愉快有利于恢复肺的生理功能。同时在笑的过程会涉及呼气和吸气，会让胸部肌肉得到拉伸，胸廓扩展，对肺部有疏气作用，可改善肺部气血。

二、护理

（一）一般护理

对社区建立健康档案的患者，护士要全面了解患者的既往健康信息。对所有患者应用呼吸科患者连续护理认知问卷对身体、心理及社会状况进行评估。协助患者完成必需的检查项目：动脉血气分析、血常规、尿常规、便常规、肝肾功能、红细胞沉降率、C反应蛋白、胸部CT检查。告知患者检查注意事项。根据患者的健康状况及检查结果，全面评估其病情程度。

密切观察患者每天后半夜和清晨的呼吸状态。慢性阻塞性肺疾病急性期让患者静卧休息，以恢复体力。持续时间24～48小时的患者，给靠背架半卧位，改善患者呼气，以减轻患者的呼吸困难程度。出汗较多者，协助家属每天为患者热水擦浴，病室设施及生活用品应简洁，尽量避免变应原如花草、地毯等，环境清洁、安静，减少尘螨滋生的机会。做好口腔护理、皮肤护理和大小便护理，每天床上擦浴1～2次，每2～3小时更换体位1次，注意保持床单整洁、干燥。

（二）饮食护理

多吃水果和蔬菜，可以吃肉、鱼、鸡蛋、牛奶、豆类、荞麦。吃饭时少说话，呼吸费力时吃得慢些。体重超重患者合理饮食，体重过轻要加强营养，少食多餐。

（三）心理护理

良好的心情将有利于患者积极面对疾病、增加治疗的依从性，并有利于建立良好的人际关系，这将更有利于疾病的恢复。向患者及家属介绍脑出血慢性阻塞性肺疾病的临床表现、病程、时间及预后，让家属与患者认识到负面情绪对疾病的影响，使患者积极配合治疗。指导患者及家

属掌握本病的康复治疗知识与自我护理方法,帮助分析和消除不利于疾病康复的因素,落实康复计划。鼓励患者树立信心,克服急于求成的心理,循序渐进,坚持锻炼。避免患者养成依赖心理。

(四)治疗指导

1.氧疗

一般氧流量为 2～4 L/min,伴有高碳酸血症者应低流量吸氧。

2.通畅呼吸道

痰液黏稠者可进行雾化吸入,指导患者有效咳嗽,协助翻身、拍背或体位引流,无效者吸痰,病情危重者建立人工气道。

3.吸入器的使用

医护人员演示吸入器的正确使用方法。

4.避免各种致病因素

避免各种致病因素特别是吸烟、环境污染、感冒等,避免粉尘、刺激性气体的吸入。注意保暖,改变不良的生活方式,有条件者改善生活环境。

5.预防感冒和慢支炎急性发作

遵医嘱合理用药,避免滥用药物。如呼吸困难、咳嗽、咳痰、发热等症状明显时,应该及时就诊。

6.制订呼吸运动训练计划

协助患者制订呼吸运动训练计划,指导患者呼吸功能训练法。腹式呼吸法:取立位、坐位或平卧位。初学时,半卧位容易掌握。半卧时两膝半屈,两手分别放于前胸部和上腹部,用鼻缓慢吸气时,腹部松弛(腹部手感向上抬起),胸部手在原位不动,抑制胸廓运动;呼气时,腹部收缩(腹部手感下降)。缩唇呼气法:呼气时腹部内陷,胸部前倾,将口缩小(呈吹口哨样),尽量将气呼出。吸气和呼气时间比为 1∶2 或 1∶3,尽量深吸慢呼,7～8 次/分,每次训练 10～20 分钟,训练 2 次/分。

(五)健康教育

(1)疾病知识指导:指导患者及家属了解本病的基本病因、主要危险因素和危害,告知患者及家属本病的早期症状和就诊时机,掌握本病的康复治疗知识与自我护理方法,帮助分析和消除不利于疾病康复的因素,落实康复计划。

(2)慢性阻塞性肺疾病控制:教会患者及家属监测慢性阻塞性肺疾病的办法及注意事项,指导患者坚持按医嘱服药,不要随意调节药物的种类及质量,不能随意停药。

(3)指导患者正确接受家庭氧疗,正确使用氧疗装置,向患者及家属说明长期家庭氧疗的必要性及益处,取得患者的积极配合。每天低流量吸氧 15 小时以上。

(4)指导患者及家属学会最基本的、切实可行的判断病情轻重的方法,如 6 分钟步行试验、登楼梯或峰流速测定。

(5)增强或调整患者的机体免疫力,减少慢性阻塞性肺疾病的急性加重,如接种肺炎疫苗和每年接种 1 次流感疫苗。

(6)患者出院后第 1、3、6、12 个月及每年需要门诊医师根据慢性阻塞性肺疾病控制测试问卷评分复查慢性阻塞性肺疾病控制情况,随时改进康复计划及训练重点。

(7)避免诱因:指导患者尽量避免引起慢性阻塞性肺疾病的各种因素,如保持情绪稳定和心态平衡,避免不良心理刺激。由随访护士追踪进行指导。

(刘秀岑)

第五章 支气管哮喘

第一节 概 述

一、定义

支气管哮喘是一种以气道慢性炎症为基本特征的异质性疾病，由多种细胞及细胞组分参与，包括结构细胞、功能细胞及其细胞因子等。临床表现为反复发作的喘息、气急、伴或不伴胸闷、咳嗽、多痰等症状，多在夜间和/或清晨发作，同时伴有气道高反应性和可逆的气流受限，随着病程的延长可发生气道重塑。在中医学中，支气管哮喘属“哮病”“喘证”“咳嗽”等范畴，是因素体亏虚，宿痰伏肺，遇感引触，痰阻气道，肺失肃降，痰气交阻，气道挛急而出现的发作性痰鸣气喘疾病。以喉中哮鸣有声，呼吸气促，甚至喘息不能平卧等为临床的基本特征。

二、流行病学

经过评估，支气管哮喘的总患病率为4.2%，这意味着中国成年人中约有4 570万支气管哮喘患者。男性患病率略高于女性，但没有显著差别；城市患病率略高，但城乡之间也没有显著差别。

支气管哮喘虽然通常被认为是一种儿童疾病，但无论吸烟状况如何，支气管哮喘的患病率都随年龄增长而增加。比如20～29岁的人群患病率为2.2%，30～39岁为2.9%，而40岁及以上的人群的患病率为5.4%，70岁及以上则高达7.4%。吸烟人群的支气管哮喘患病风险近乎翻倍，年龄标化患病率为5.8%，在从不吸烟者中为3.5%。近1/3的吸烟支气管哮喘患者有气流受限，这一比例高于从不吸烟支气管哮喘患者中的22.2%。肺功能气流受限的支气管哮喘患病率为1.1%，相当于每4个支气管哮喘患者中就有一人气流受限。

三、诊治现状

支气管哮喘是影响人们身心健康的重要疾病，治疗不及时、不规范，支气管哮喘可能致命，而规范化治疗，当今的治疗手段可使接近80%的支气管哮喘患者疾病得到非常好的控制，工作生活几乎不受疾病的影响。但是，我国支气管哮喘总体上控制现状仍不理想，控制率较低。很多支气管哮喘患者在确诊之前常常经历很长时间的误诊过程，被诊断为慢性支气管炎、咽炎等。错误的诊断导致治疗方案出现错误，不仅延误治疗，给患者造成身体上的痛苦，也给患者带来了精神上、心理上的痛苦，以及浪费了患者家庭在经济上的付出。

患者会经常使用抗生素，但抗生素对支气管哮喘是没有治疗作用的，只有合并细菌感染时，抗生素才会有效，可是反复使用抗生素容易造成细菌耐药。患者若出现支气管哮喘严重急性发作，救治不及时可能致命。控制不佳的支气管哮喘会影响患者的日常生活及工作，可出现活动受限，以致误工、误学，不仅使生命质量下降，而且带来经济上的负担及对家人的生活发生负面影响。支气管哮喘反复发作可导致慢性阻塞性肺疾病、肺气肿、肺源性心脏病、心功能衰竭、呼吸衰竭等并发症。

四、支气管哮喘分期

根据临床表现支气管哮喘可分为急性发作期、慢性持续期和临床缓解期。

1.急性发作期

急性发作期是指喘息、气促、咳嗽、胸闷等症状突然发生，或原有症状急剧加重，常有呼吸困难，以呼气流量降低为其特征，常因接触变应原、刺激物或呼吸道感染诱发。其程度轻重不一，病情加重，可在数小时或数天内出现，偶尔可在数分钟内即危及生命，故应对病情作出正确评估，以便给予及时有效的紧急治疗。

2.慢性持续期

慢性持续期是指每周均不同频度和/或不同程度地出现症状(喘息、气急、胸闷、咳嗽等)。

3.临床缓解期

临床缓解期是指经过治疗或未经治疗症状、体征消失，肺功能恢复到急性发作前水平，并维持3个月以上。

(李红霞)

第二节　病因病机

一、中医病因病机

本病的发生主要由于宿痰伏肺，复加外感(包括气候变化、变应原、环境或大气污染等因素)、饮食、情志、劳倦等诱因引触，以致痰阻气道，肺失宣肃，气道痉挛所致。此外，支气管哮喘多与患者特异性体质相关，每因吸入螨虫、油漆、花粉等异物和异常气味，或进食海腥发物等触发。

宿痰是形成本病的病理基础。究其痰的形成，是脏腑功能失调的病理产物，与肺、脾、肾三脏功能失调关系密切。肺主气，司呼吸，通调水道，为水之上源，若空气不洁，风、寒、燥、湿、热等六淫之邪侵袭，导致肺失宣肃，水道不通，聚湿生痰；脾主散津，运化水湿，若饮食不节，损伤脾胃；津液代谢失常，则酿湿成痰；肾主水，司二便，若先天不足，肾气素虚，或后天失养，肾气渐耗，均可导致津液气化失常，痰湿停聚。以上三脏功能失常，既是宿痰产生的原因，也是宿痰耗伤的结果。

支气管哮喘为反复发作性疾病，病情常迁延难愈，本病迁延日久，肺肾气虚，运血无力，或痰湿瘀阻，气机不畅，皆可导致气血瘀滞，形成本虚标实、正虚邪恋、痰湿气血错杂或互结、错综复杂

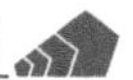

的病理过程，则是支气管哮喘难治的重要因素。患者可见喘促日久，气怯声低，动则喘甚，气不得续，喉中哮鸣，自汗畏风等症；本病迁延日久，肺肾气虚，血运无力，或痰湿瘀阻，气机不畅，皆可导致气血瘀滞，则舌淡暗或见瘀斑、脉细涩等征象。综上可见，支气管哮喘病机以肺肾气虚为病之本，痰瘀阻滞为病之标。病成之后，本虚标实相互作用形成恶性循环，病情缠绵，最终形成慢性病理损害。

二、西医发病机制与病理

（一）发病机制

支气管哮喘发病的危险因素包括宿主因素（遗传因素）和环境因素2个方面。遗传因素在很多患者身上都可以体现出来，比如绝大多数患者的亲人（有血缘关系、近三代人）当中，都可以追溯到有支气管哮喘（反复咳嗽、喘息）或其他过敏性疾病（变应性鼻炎、特应性皮炎）病史。大多数支气管哮喘患者属于过敏体质，本身可能伴有变应性鼻炎和/特应性皮炎，或者对常见的经空气传播的变应原（螨虫、花粉、宠物、霉菌等）、某些食物（坚果、牛奶、花生、海鲜类等）、药物易出现变态反应等。支气管哮喘的发病机制目前还不完全清楚，包括变态反应、慢性气道炎症、气道高反应性、气道神经调节失常、遗传机制、呼吸道病毒感染、神经信号转导机制和气道重构及其相互作用等。

1.慢性气道炎症

慢性气道炎症是支气管哮喘的重要病理特征，通常支气管哮喘症状缓解后仍然持续存在。

（1）当变应原进入机体后，被抗原提呈细胞内吞，处理抗原并与主要组织相容性复合体Ⅱ类分子相结合，并被T细胞受体所识别，进而激活辅助性T细胞亚群，并使之释放细胞因子，可使B淋巴细胞克隆增殖为分泌免疫球蛋白的浆细胞，IL-4还可促使免疫球蛋白类别转换使B细胞分泌特异性免疫球蛋白E。由B细胞分泌的特异性免疫球蛋白E可借助于肥大细胞和嗜碱性粒细胞表面的高亲和力受体和在中性粒细胞、巨噬细胞和自然杀伤细胞表面的低亲和力免疫球蛋白E受体，固定在细胞表面，使细胞处于“致敏状态”。当再次接触同种变应原，就会引起异染性细胞释放多种介质和细胞因子。这些介质会引起气道平滑肌痉挛，黏膜微血管通透性增加，气道黏膜水肿、充血，黏液分泌亢进，并诱发气道高反应性。在上述过程中所分泌的细胞因子IL-3、IL-5和黏附分子、趋化因子等，使嗜酸性粒细胞分化、激活，延长其寿命并浸润于气道。这些炎症介质损伤气道上皮细胞分泌IL-25、IL-33等炎症因子，进一步促进辅助性T细胞2型免疫应答。激活的嗜酸性粒细胞会释放一些细胞因子和4种细胞毒蛋白质。嗜酸性粒细胞阳离子蛋白、嗜酸性粒细胞过氧化物酶和主要碱性蛋白能使气道上皮细胞脱落、坏死，暴露气道上皮的神经末梢，使其受损或易感，也能诱发气道高反应性以及气道重构。

（2）约20%的支气管哮喘发作与呼吸道病毒感染有关，病毒可能通过激活$CD8^{+}$ T淋巴细胞，进而招募嗜酸性粒细胞，引起支气管哮喘。此外，适量的抗原被递呈于T淋巴细胞，使其释放多种细胞因子，作用于嗜酸性粒细胞（与上述过程类同）诱发气道高反应性。

（3）细胞因子网络的形成及其作用。支气管哮喘气道炎症反应涉及炎症细胞、炎症介质和细胞因子的相互作用。细胞间的相互作用是维持这种炎症的重要基础，而介导细胞间的相互作用主要由2个免疫“通讯”系统来完成。①可溶性蛋白质分子（细胞因子和脂质类介质）；②白细胞表面受体与靶细胞表面分子（配体）之间的相互作用。这2个系统密切联系构成复杂的细胞因子网络，通过增强或诱导细胞间的作用或控制细胞对炎症介质的反应，实现细胞特异性和选择性地移到炎症反应部位。许多细胞因子在支气管哮喘的气道炎症中起重要作用，尤其是IL-5可能在控制嗜酸性粒细胞介导的气道炎症反应中起核心作用，IL-4在B细胞合成免疫球蛋白E的调节过程中起关键作用。但由于细胞因子网络错综复杂，所谓网络的“启动子”至今尚未能确定，因此进一步从细胞水平和分子水平研究细胞因子作用的调节机制，将对支气管哮喘的防治起到重大推动作用。

2.免疫与变态反应机制

当外源性变应原通过吸入、接触或食入途径进入机体，在T淋巴细胞协助下，使B淋巴细胞转化为浆细胞，产生免疫球蛋白E抗体。免疫球蛋白E黏附于支气管黏膜下肥大细胞和血液循环中的嗜碱性粒细胞表面的免疫球蛋白E受体上，使这些效应细胞致敏。当机体再次接触相同抗原时，抗原即以抗原桥联形式与效应细胞上的免疫球蛋白E结合，通过抗原-抗体相互作用，使肥大细胞和嗜碱性粒细胞脱颗粒。近年来还发现嗜酸性粒细胞、巨噬细胞、淋巴细胞和血小板上还存在第2类免疫球蛋白E受体。它虽属于低亲和力免疫球蛋白E受体，但在免疫球蛋白E与抗原存在的情况下，可使这些效应细胞直接地、特异性地参与变态反应及其炎症反应过程。

3.气道的神经-受体调节机制

神经异常发病机制，认为气道的炎症反应可影响神经和神经肽调控机制，而神经机制反过来又影响炎症反应。

(1)肾上腺素能神经-受体失衡机制。①β受体功能异常：在人类气道及肺组织内存在高密度的β受体，肺组织中β_2受体和β_1受体的比例为3∶1，但中央及外周气道平滑肌上全部为β_2受体。从大气道直到终末细支气管，且无论动物和人，β受体的密度随气道管径变小而逐渐增高，由此可见β受体激动剂是支气管和细支气管的强力扩张剂。β受体功能低下、β_2受体自身抗体的产生是支气管哮喘发病的一个重要环节。但支气管哮喘患者的β受体功能异常可能并非支气管哮喘病本身所固有，即不是原发的改变，而是继发性改变的结果。这种改变的可能原因为气道炎症引起β受体功能低下，长期应用β受体激动剂产生耐受性，以及产生β受体自身抗体。②α受体功能异常：与β受体相比较，肺内α受体分布相对少得多。α受体主要位于细支气管和黏膜下腺体，大气道很少有α受体。当α受体激活时可导致气道平滑肌痉挛。但α受体功能异常在支气管哮喘发病的重要性尚不清，有人认为该机制只有在β受体阻滞剂或有内毒素存在时才起作用。

(2)胆碱能神经-受体失衡机制：胆碱能神经系统是引起人类支气管痉挛和黏液分泌的主要神经，包括胆碱能神经(迷走神经)，神经递质乙酰胆碱和胆碱受体。从大气道到终末细支气管的气道平滑肌和黏液腺体内均有胆碱能神经分布，但随着气道变小，胆碱能神经纤维的分布也越来越稀疏，至终末细支气管只有极少的胆碱能神经纤维分布，而在肺泡壁则缺如。当胆碱能神经受刺激其末梢释放乙酰胆碱，后者与M受体结合引起气道痉挛和黏液分泌增加。其作用大小与胆碱能神经的分布相似，即胆碱能神经对大气道的作用显著大于对小气道的作用，同样抗胆碱药物对大、中气道的扩张作用亦明显大于对小气道的作用。支气管哮喘患者对吸入组胺和醋甲胆碱反应性显著增高，其刺激阈值明显低于正常人，提示可能存在一种胆碱能神经张力的增加，同时也可能意味着支气管哮喘患者的气道对内源性乙酰胆碱的反应性增高。近年来发现支气管哮喘患者体内M_1、M_3受体数量增加、功能亢进，而M_2受体数量减少、功能低下，故易导致大气管平滑肌收缩和黏液分泌亢进。

(3)非肾上腺素能非胆碱能神经功能失调与神经源性炎症：气道的自主神经系统除肾上腺素能和胆碱能神经系统外，尚存在第3类神经，即非肾上腺素能非胆碱能神经系统。非肾上腺素能非胆碱能神经系统又分为抑制性非肾上腺素能非胆碱能神经系统及兴奋性非肾上腺素能非胆碱能神经系统。非肾上腺素能非胆碱能神经系统与气道平滑肌功能，肺的生理功能及其调节有密切关系，其在支气管哮喘发病中的作用已日益受到重视。

4.遗传学机制

早在300多年前就提出支气管哮喘的家族集聚现象，即支气管哮喘患者及其家庭成员患过敏性疾病如支气管哮喘、变应性鼻炎、荨麻疹等较一般群体的患病率为高。随着基础医学和临床医学的不断发展和相互渗透，支气管哮喘的遗传学发病机制已日益受到重视。

(1)临床家系调查：双亲患支气管哮喘者其支气管哮喘的发病率为13%，而双亲无支气管哮喘者支气管哮喘的发病率为4%。支气管哮喘患者Ⅰ、Ⅱ、Ⅲ级亲属的支气管哮喘发病率均高于群体发病率。双生子研究发现，单卵双生子的支气管哮喘发病一致率为19%，而双卵双生子仅为4.8%。支气管对醋甲胆碱的反应有遗传特性。

(2)遗传标志。①免疫球蛋白E的免疫遗传控制：母体免疫球蛋白E不能透过胎盘，而脐血中免疫球蛋白E水平高者其日后发生过敏性疾病的机会增加，说明人体免疫球蛋白E反应性由遗传因子决定。基础免疫球蛋白E水平是特应性过敏体质的基础，体内免疫球蛋白E由免疫球蛋白E调节基因所控制。但在人群中免疫球蛋白E变异范围非常大，说明环境因素如肠道寄生虫感染与免疫球蛋白E变异密切相关。此外，总免疫球蛋白E水平还受吸烟、年龄、性别的影响。特异性免疫球蛋白E反应受免疫反应基因控制具有较高的抗原分子识别能力，控制主要组织相容性复合体与免疫反应基因之间有密切的连锁关系。在人类第6号染色体上人类白细胞抗原区域的DR位点也存在着决定对某种特异性抗原起反应的免疫反应基因，其遗传方式为常染色体显性遗传。如对蒿属花粉的反应与人类白细胞抗原-D2/DW2单倍体明显相关，同样对螨反应与人类白细胞抗原-D3有关。提示控制免疫球蛋白E对抗原起反应的免疫抑制基因存在于人类白细胞抗原区域，在支气管哮喘遗传机制中是一个重要的遗传因子。②易感基因：目前发现与支气管哮喘发病的易感基因有*11q13*、*5q31*、*14q*等。

(二)病理

1.炎症细胞浸润

在气道黏膜可见大量炎症细胞浸润，主要是嗜酸性粒细胞、淋巴细胞、肥大细胞/嗜碱性粒细胞、中性粒细胞、巨噬细胞。

2.上皮细胞破坏

气道上皮脱落，纤毛细胞损伤。气道上皮细胞呈激活状态，表现为细胞间黏附分子1、人类白细胞抗原-DR的膜标志表达增加，内皮素分泌增加，上皮细胞分泌的IL-25、IL-33以及胸腺基质淋巴生成素等关联哮喘先天免疫和适应性免疫应答。

3.基底膜变化

免疫组化显示基底膜有免疫球蛋白、纤维连接素、Ⅲ型和Ⅴ型胶原的沉着，因而导致基底膜增厚。

4.黏液腺肥大

哮喘患者的黏液腺体积较正常人肥大近2倍。

5.气道黏液栓形成

气道炎症使血管通透性增高，大量炎症渗出造成气道黏膜充血、水肿、渗出物阻塞、黏液滞留，形成黏液栓。

（许兰兰）

第三节 诊　断

一、病史

几乎所有的支气管哮喘患者的嘴息发作都有长期性、发作性(周期性)、反复性、自限性、可逆性的特点,因此,近年认为典型支气管哮喘发作3次以上有重要诊断意义。支气管哮喘的发病大多与季节和周围环境、变应原接触、饮食、职业、精神心理因素、运动或服用某种药物有密切关系。过敏性疾病的病史和家族性的支气管哮喘病史对支气管哮喘的诊断也很有参考意义。此外还应注意有无并存呼吸道感染及局部慢性病灶。

二、临床表现

(一)症状

1.典型症状

喘息和呼吸困难是支气管哮喘的典型症状。喘息的发作往往较突然;呼吸困难呈呼气性,表现为吸气时间短,呼气时间长,患者感到呼气费力,但有些患者感到呼气和吸气都费力。在变应原引起的急性支气管哮喘发作前,往往有鼻和眼结膜的卡他症状,如打喷嚏、流涕、眼痒、流泪等,同时出现干咳或胸闷。

咳嗽是支气管哮喘的常见症状,由气道的炎症和支气管痉挛引起。干咳也常是支气管哮喘发作的前兆,当支气管哮喘开始发作时,咳嗽、咳痰症状反而减轻,而以喘息为主。支气管哮喘发作接近尾声时,支气管痉挛和气道狭窄减轻,有大量气道分泌物需要排除时,咳嗽、咳痰可能加重,多为咳出大量的白色泡沫痰。支气管哮喘发作时,患者还可有胸闷和胸部发紧的感觉。如果支气管哮喘发作较重,胸闷症状也可能与呼吸肌过度疲劳和拉伤有关。

2.不典型症状

典型的支气管哮喘发作症状易于识别,但支气管哮喘病因复杂,其发作与机体的反应性,即遗传因素和特应性素质的个体差异,变应原和刺激物的质和量的不同均可导致支气管哮喘发作症状的千变万化。临床上还存在着无喘息症状、也无哮鸣音的不典型支气管哮喘,患者仅表现为反复咳嗽、胸闷或其他呼吸道症状。

(1)咳嗽变异性支气管哮喘:咳嗽作为唯一或主要症状,无喘息、气促等典型支气管哮喘的症状和体征。

(2)胸闷变异性支气管哮喘:胸闷作为唯一或主要症状,无喘息、气促等典型支气管哮喘的症状和体征。

(3)隐匿性支气管哮喘:指无反复发作喘息、气促、胸闷或咳嗽的表现,但长期存在气道反应性增高者。随访发现有14%～58%的无症状气道反应性增高者可发展为有症状的支气管哮喘。

(二)体征

发支气管哮喘的体征与支气管哮喘的发作有密切的关系,在支气管哮喘缓解期可无任何阳性体征。在支气管哮喘发作期,根据病情严重程度的不同可有不同的体征。

1.一般体征

支气管哮喘患者在发作时，精神一般比较紧张，呼吸加快、端坐呼吸，严重时可出现口唇和指（趾）发绀。

2.呼气延长和双肺哮鸣音

在胸部听诊时可听到呼气时间延长而吸气时间缩短，伴有双肺如笛声的高音调，称为哮鸣音，这是小气道梗阻的特征。两肺满布的哮鸣音在呼气时较明显，称呼气性哮鸣音。很多支气管哮喘患者在吸气和呼气都可闻及哮鸣音。单侧哮鸣音突然消失，要考虑发生自发性气胸的可能。在支气管哮喘严重发作、支气管发生极度狭窄、出现呼吸肌疲劳时，喘鸣音反而消失，称为寂静肺，是病情危重的表现。

3.肺过度膨胀特征

肺过度膨胀特征表现为胸腔的前、后径扩大，肋间隙增宽，叩诊呈过清音，肺、肝浊音界下降，心浊音界缩小。长期支气管哮喘的患者可有桶状胸，儿童可有鸡胸。

4.奇脉

重症支气管哮喘发作患者发生奇脉，是吸气期间收缩压下降幅度[一般≤1.3 kPa(10 mmHg)]增大的结果。这种吸气期收缩压下降的程度和气流受限的程度相关，它反映呼吸肌对胸腔压波动影响的程度。呼吸肌疲劳的患者不再产生较大的胸腔压波动，奇脉消失。严重的奇脉[≥3.3 kPa(25 mmHg)]是重症支气管哮喘的可靠指征。

5.呼吸肌疲劳的表现

患者可出现“三凹征”，吸气时由于肋间肌和胸锁乳突肌的收缩，胸骨上窝、锁骨上窝、肋间隙出现明显凹陷；还表现为反常呼吸，即吸气时下胸壁和腹壁向内收。

三、辅助检查

辅助检查对于支气管哮喘的诊断，特别是疑似支气管哮喘的患者诊断，病情评估、疗效评价、预后判断具有非常重要的价值，常用的辅助检查包括肺功能检查（通气功能检测、支气管激发试验、支气管舒张试验）、胸部 X 线/CT 检查、特异性变应原检测、诱导痰细胞分类检测、呼出气一氧化氮检测、动脉血气分析等。

（一）肺功能检查

肺功能检查有助于支气管哮喘的确诊，也是评估支气管哮喘严重程度的主要依据之一，主要包括通气功能检测、支气管激发试验、支气管舒张试验、最大呼气流量及其 24 小时最大呼气流量变异率测定等。

1.通气功能检测

支气管哮喘发作时呈阻塞性通气功能障碍的表现，FVC 正常或下降，FEV_1、1 秒率（FEV_1/FVC%）以及最大呼气流量均下降；残气量以及残气量与肺总量的比值会增加。在支气管哮喘缓解期，上述通气功能指标均可逐渐恢复正常或接近正常。

2.支气管激发试验

支气管激发试验用以测定气道反应性，常用的吸入激发剂为醋甲胆碱和组胺，观察指标包括 FEV_1、最大呼气流量等。吸入激发剂后，当 FEV_1 下降≥20%时所用激发剂的剂量达到了阳性判断值，即判断结果为“阳性”，提示存在气道高反应性。支气管激发试验适用于非支气管哮喘发作期、FEV_1 在正常预计值 70%以上的患者。该实验需要具备比较高的临床辅助条件，确保安全，必须严格掌握禁忌证。对于那些曾经有过致死性支气管哮喘发作或近3个月内曾因支气管哮喘发作并需机械通气治疗者、吸入激发剂后有明确的超敏反应者、FEV_1占预计值百分比<60%或成人肺功能的FEV_1<1 L者、不能解释的荨麻疹患者，应禁止进行支气管激发试验。

3.支气管舒张试验

支气管舒张试验用以检测气道阻塞的可逆性，常用的吸入支气管舒张剂有沙丁胺醇、特布他林、异丙托溴铵等。在吸入支气管舒张剂20分钟前和后重复测定肺通气功能，FEV_1较用药前改善率增加≥12%，并且其改善绝对值增加≥200 mL，则判断结果为支气管舒张试验阳性，提示气道阻塞完全可逆。对已知的支气管舒张剂出现变态反应者则禁用该类舒张剂；对严重心功能不全者慎用β_2受体激动剂；有青光眼和前列腺肥大排尿困难者慎用胆碱能受体拮抗剂；具有肺量计检查的其他禁忌证者也应禁止通过用力肺活量进行气道可逆性改变的评价。

4.最大呼气流量及其变异率测定

最大呼气流量又称最大呼气流量，是指用力肺活量测定过程中，呼气流量最快时的瞬间流速。支气管哮喘发作时，最大呼气流量下降。监测最大呼气流量日间变异率、周间变异率，有助于支气管哮喘的诊断和病情评估。若最大呼气流量平均每天昼夜变异率≥10%或最大呼气流量周变异率≥20%，提示存在可逆性的气道阻塞。因为最大呼气流量检测简单、易操作，故世界卫生组织在基本的慢性病管理中将其列为必做项目。同时，最大呼气流量还适用于支气管哮喘患者的长期自我管理，监测病情。

（二）胸部X线检查

支气管哮喘患者常常需要进行胸部X线检查，特别是初诊时。胸部X线检查除一般的胸部平片以外，有时还需要进行胸部CT检查，这些检查对支气管哮喘的诊断、鉴别诊断和估计支气管哮喘病情的严重度有帮助。

支气管哮喘患者的胸部X线表现并没有更多的特异性，常见为肺纹理增多，紊乱和肺气肿（或肺通气过度）征，有些患者可见肺大泡，有时可见气胸、纵隔气肿或肺动脉高压等并发症。但胸部X线检查在支气管哮喘的鉴别诊断方面应为基本，而且重要。胸部X线检查也是长期皮质激素治疗安全性的重要保障之一，特别对患有肺结核的患者，因此皮质激素治疗前和治疗过程的定期胸部X线检查极为重要。

（三）特异性变应原检测

1.免疫球蛋白E检测

很多因素会影响血清总免疫球蛋白E水平，可以使血清总免疫球蛋白E水平增高，如其他过敏性疾病，寄生虫、真菌、病毒感染，肿瘤和免疫性疾病等。血清总免疫球蛋白E没有正常值，其水平增高缺乏特异性，需要结合临床判断，但可以作为使用抗免疫球蛋白E单抗治疗选择剂量的依据。

变应原特异性免疫球蛋白E增高是诊断过敏性支气管哮喘的重要依据之一，其水平高低可以反映支气管哮喘患者过敏状态的严重程度。

2.变应原检测

变应原检测有体内皮肤变应原点刺试验及体外特异性免疫球蛋白E检测，通过检测可以明确患者的过敏因素，宣教患者尽量避免接触变应原，以及用于指导变应原特异性免疫疗法。

（四）呼出气一氧化氮检测

支气管哮喘是一种慢性气道炎症性疾病，是嗜酸性粒细胞参与为主的气道炎症。近年来，检测呼出气一氧化氮含量成为一种重要的反映气道炎症水平的手段，特别是嗜酸性粒细胞相关的炎症。我国健康儿童(15 岁以下，呼出气一氧化氮正常范围为 5～24 ppb，成人为 5～30 ppb。成人和 12 岁以上的儿童呼出气一氧化氮＞50 ppb，12 岁以下的儿童呼出气一氧化氮＞35 ppb，或随访中呼出气一氧化氮较基线水平上升＞20％，提示激素治疗反应性好；若成人和 12 岁以上儿童呼出气一氧化氮＜50 ppb，12 岁以下儿童呼出气一氧化氮＜35 ppb，但是治疗后呼出气一氧化氮较基线水平下降＞10 ppb，也提示其对激素治疗反应性好。

进食含硝酸盐的食物和药物、L-精氨酸，吸入 β 受体激动剂、特应质及病毒感染等，可使呼出气一氧化氮表达增加；吸烟、饮酒、激素应用、白三烯受体拮抗剂、肺功能检查、诱导痰检测、支气管激发试验以及奥马珠单抗等，可致呼出气一氧化氮表达降低。呼出气一氧化氮的高低可以提示诊断支气管哮喘可能性的大小，但不足以确诊或排除支气管哮喘。对于明确诊断的支气管哮喘患者，监测呼出气一氧化氮对指导治疗(特别是激素的应用)具有一定的价值，且动态观察的临床价值更大。

(五)诱导痰检测

大多数支气管哮喘患者诱导痰液中嗜酸性粒细胞计数增高(＞2.5％)，且与支气管哮喘症状相关。抗感染炎治疗后可使痰嗜酸性粒细胞计数降低，诱导痰嗜酸性粒细胞计数可作为评价支气管哮喘气道炎性指标之一，也是评估糖皮质激素治疗反应性的敏感指标。

部分支气管哮喘患者外周血嗜酸性粒细胞计数增高，可作为诱导痰嗜酸性粒细胞的替代指标，但是外周血嗜酸性粒细胞计数增高的具体计数值文献报告尚不统一，多数研究界定的参考值为≥300/μL 为增高，也有研究界定为≥150/μL 为增高。外周血嗜酸性粒细胞计数增高可以作为判定嗜酸性粒细胞为主的支气管哮喘临床表型，以及作为评估抗感染炎治疗是否有效的指标之一。

四、诊断标准

(一)典型支气管哮喘

1.症状和体征

(1)反复发作性喘息、气促，伴或不伴胸闷或咳嗽，夜间及晨间多发，常与接触变应原、冷空气、物理、化学性刺激以及上呼吸道感染、运动等有关。

(2)发作时及部分未控制的慢性持续性支气管哮喘，双肺可闻及散在或弥漫性哮鸣音，呼气相延长。

(3)上述症状和体征可经治疗缓解或自行缓解。

2.可变气流受限的客观检查

(1)支气管舒张试验阳性(吸入支气管舒张剂后，FEV_1 增加＞12％，且 FEV_1 绝对值增加＞200 mL)；或抗感染炎治疗 4 周后与基线值比较 FEV_1 增加＞12％，且 FEV_1 绝对值增加＞200 mL(排除呼吸道感染)。

(2)支气管激发试验阳性：一般应用吸入激发剂为醋甲胆碱或组胺，通常以吸入激发剂后 FEV_1 下降≥20％，判断结果为阳性，提示存在气道高反应性。

(3)最大呼气流量：平均每天昼夜变异率(至少连续 7 天每天最大呼气流量昼夜变异率之和/总天数 7)＞10％，或最大呼气流量周变异率{(2 周内最高最大呼气流量值-最低最大呼气流量值)/[(2 周内最高最大呼气流量值＋最低最大呼气流量)×1/2]×100％}＞20％。

符合上述症状和体征，同时具备气流受限客观检查中的任 1 条，并排除其他疾病所引起的喘息、气促、胸闷及咳嗽，可以诊断为支气管哮喘。

(二)不典型支气管哮喘

1.咳嗽变异性支气管哮喘

咳嗽作为唯一或主要症状，夜间为主，具有一定的季节性，无喘息、气急等典型支气管哮喘的症状和体征，但咳嗽剧烈时可伴有呼吸不畅、胸闷、呼吸困难等，同时具备可变气流受限的客观检查中任何1项者(支气管激发试验为主)，排除其他疾病引起的咳嗽者，可诊断为咳嗽变异性支气管哮喘。

2.胸闷变异性支气管哮喘

胸闷作为唯一或主要症状，可在活动后诱发，部分患者夜间发作较为频繁。无喘息、气急等典型支气管哮喘的症状和体征，同时具备可变气流受限的客观检查中任何1项者，排除其他疾病引起的胸闷者，可诊断为胸闷变异性支气管哮喘。

3.隐匿性支气管哮喘

无反复发作喘息、气急、胸闷或咳嗽的表现，但长期存在气道反应性增高者，可诊断为“隐匿性支气管哮喘”，有14%～58%的无症状气道高反应者可发展为有症状的支气管哮喘。

五、评估

(一)评估患者支气管哮喘分期

支气管哮喘发作时肺功能恶化以呼气流量降低为特征，通过比较最大呼气流量或FEV_1与发作前的变化可以量化支气管哮喘发作的严重程度。支气管哮喘发作前症状加重能敏感地提示急性发作的发生。

(二)评估患者是否有并发疾病

如变应性鼻炎、鼻窦炎、胃食管反流、肥胖、阻塞性睡眠呼吸暂停综合征、抑郁症和焦虑症等。

(三)评估支气管哮喘的触发因素

如职业、环境、气候变化、药物和运动等。

(四)评估患者的药物使用情况

评估药物吸入技术、长期用药的依从性、药物的不良反应，以及有无过量使用支气管舒张剂。

(五)评估患者的临床控制水平

支气管哮喘控制测试见表5-1，总分在20～25分可以认为哮喘控制良好，总分在16～19分代表哮喘控制不佳，而总分在5～15分代表哮喘控制很差。

表5-1 支气管哮喘控制测试

问题	1分	2分	3分	4分	5分
在过去4周内，在工作、学习或家中，有多少时候哮喘妨碍您进行日常活动	所有时间	大多数时候	有些时候	很少时候	没有
在过去4周内，您有多少次呼吸困难	每天不止1次	一天1次	每周3～6次	每周1～2次	完全没有
在过去4周内，因为哮喘症状(喘息、咳嗽、呼吸困难、胸闷或疼痛)，您有多少次在夜间醒来或早上比平时早醒	每周4晚及以上	每周2～3晚	每周1次	4周1～2次	没有

续表

问题	1分	2分	3分	4分	5分
在过去4周内，您有多少次使用急救药物治疗(如沙丁胺醇)	每天3次以上	每天1～2次	每周2～3次	每周1次或更少	没有
您如何评估过去4周内您的哮喘控制情况	没有控制	控制很差	有所控制	控制很好	完全控制

(六)评估患者支气管哮喘发作程度

支气管哮喘发作的程度轻重不一，病情发展的速度也有不同，可以在数小时或数天内出现，偶尔可在数分钟内危及生命。值得注意的是，重度支气管哮喘发作亦可见于轻度或控制良好的支气管哮喘患者。因此，识别具有支气管哮喘相关死亡高危因素的患者非常重要，这些患者出现急性发作时应当尽早至医院就诊。高危患者如下。

(1)曾经有过气管插管和机械通气濒于致死性支气管哮喘的病史。

(2)在过去1年中因为支气管哮喘发作而住院或急诊。

(3)正在使用或最近刚刚停用口服激素。

(4)目前未使用吸入激素。

(5)过分依赖短效β_2受体激动剂，特别是每月使用沙丁胺醇(或等效药物)>1支的患者。

(6)有心理疾病或社会心理问题，包括使用镇静剂。

(7)对支气管哮喘治疗依从性差。

(8)有食物过敏史。

(李红霞)

第四节　治疗与预防

一、治疗

(一)脱离变应原

如果能够明确引起支气管哮喘发作的变应原或其他非特异刺激因素，采取环境控制措施，尽可能减少暴露，是防治支气管哮喘最有效的方法。

(二)慢性持续期的治疗

1.治疗目标与原则

支气管哮喘治疗目标在于达到支气管哮喘症状的良好控制，维持正常的活动水平，同时尽可能减少急性发作和死亡、肺功能不可逆损害和药物相关不良反应的风险。经过适当的治疗和管理，绝大多数支气管哮喘患者能够达到这一目标。

支气管哮喘慢性持续期的治疗原则是以患者病情严重程度和控制水平为基础，选择相应的治疗方案。基于支气管哮喘控制水平的治疗策略已经得到大量循证医学证据的支持。应当为每例初诊患者制订书面的支气管哮喘防治计划，定期随访、监测，并根据患者控制水平及时调整治疗以达到并维持支气管哮喘控制。

2.西医治疗

(1)药物种类:治疗支气管哮喘的药物可以分为控制药物和缓解药物,以及重度支气管哮喘的附加治疗药物。①控制药物:需要每天使用并长时间维持的药物,这些药物主要通过抗炎作用使支气管哮喘维持临床控制,其中包括吸入性糖皮质激素、全身性激素、白三烯调节剂、长效β_2受体激动剂、缓释茶碱、甲磺司特、色甘酸钠等。②缓解药物:又称急救药物,这些药物在有症状时按需使用,通过迅速解除支气管痉挛从而缓解支气管哮喘症状,包括速效吸入和短效口服β_2受体激动剂、吸入性抗胆碱能药物、短效茶碱和全身性激素等。③重度支气管哮喘的附加治疗药物:主要为生物靶向药物,如抗免疫球蛋白E单抗、抗IL-5单抗、抗IL-5受体单抗和抗IL-4受体单抗等,其他还有大环内酯类药物等。

糖皮质激素:是最有效的控制支气管哮喘气道炎症的药物。慢性持续期支气管哮喘主要通过吸入和口服途径给药,吸入为首选途径。①吸入给药:吸入性糖皮质激素局部抗炎作用强,药物直接作用于呼吸道,所需剂量较小,全身性不良反应较少。吸入性糖皮质激素可有效控制气道炎症、降低气道高反应性、减轻支气管哮喘症状、改善肺功能、提高生活质量、减少支气管哮喘发作的频率和减轻发作时的严重程度,降低病死率。其他治疗药物和治疗方案如吸入性糖皮质激素＋长效β_2受体激动剂复合制剂,吸入性糖皮质激素＋福莫特罗复合制剂用于维持加缓解治疗方案,均可明显提高治疗效果。对那些需要使用大剂量吸入性糖皮质激素来控制症状或预防急性发作的患者,应当特别关注吸入性糖皮质激素相关的不良反应。吸入性糖皮质激素在口咽局部的不良反应包括声音嘶哑、咽部不适和念珠菌感染。吸药后应及时用清水含漱口咽部,选用干粉吸入剂或加用储雾器可减少上述不良反应。吸入性糖皮质激素全身不良反应的大小与药物剂量、药物的生物利用度、在肠道的吸收、肝脏首过代谢率及全身吸收药物的半衰期等因素有关。支气管哮喘患者长期吸入临床推荐剂量范围内的吸入性糖皮质激素是安全的,但长期高剂量吸入激素后也可出现全身不良反应,如骨质疏松、肾上腺皮质轴抑制及增加肺炎发生的危险等。吸入药物的疗效取决于肺内沉积率,而肺内沉积率受药物剂型、给药装置、吸入技术等多种因素影响。一般而言,干粉吸入装置肺内沉积率高于标准颗粒定量气雾剂,软雾气雾剂和超细颗粒气雾剂在细支气管及肺泡内沉积率高于干粉剂和标准颗粒定量气雾剂。②口服给药:对于大剂量吸入性糖皮质激素＋长效β_2受体激动剂仍不能控制的慢性重度持续性支气管哮喘,可以附加小剂量口服糖皮质激素维持治疗。一般使用半衰期较短的激素(如泼尼松等),推荐采用每天或隔天清晨顿服给药的方式,以减少外源性激素对下丘脑-垂体-肾上腺轴的抑制作用。泼尼松的每天最好维持剂量$\leqslant$10 mg,关于口服糖皮质激素维持治疗的疗程目前尚缺乏临床研究的证据。长期使用口服糖皮质激素可以引起骨质疏松症、高血压、糖尿病、下丘脑-垂体-肾上腺轴抑制、肥胖症、白内障、青光眼、皮肤变薄、肌无力等。对于伴有结核病、糖尿病、真菌感染、骨质疏松、青光眼、严重抑郁或消化性溃疡的支气管哮喘患者,应慎重给予全身激素,需要密切随访。

β_2受体激动剂:此类药物较多,可分为短效(维持时间4～6小时)、长效(维持时间10～12小时),以及超长效(维持时间24小时)β_2受体激动剂。长效制剂又可分为快速起效的长效β_2受体激动剂(如福莫特罗、茚达特罗、维兰特罗及奥达特罗等)和缓慢起效的长效β_2受体激动剂(如沙美特罗)。①短效β_2受体激动剂:常用药物如沙丁胺醇和特布他林等,有吸入给药、口服给药和注射给药3种途径。可供吸入的短效β_2受体激动剂包括气雾剂、干粉剂和雾化溶液等,能够迅速缓解支气管痉挛,通常在数分钟内起效,疗效可维持数小时,是缓解轻至中度支气管哮喘急性症状的首选药物,也可用于预防运动性支气管哮喘。这类药物应按需使用,不宜长期、单一、过量应用。

不良反应包括骨骼肌震颤、低血钾、心律失常等。目前认为当按需使用短效 β_2 受体激动剂时应同时联合吸入低剂量的吸入性糖皮质激素。口服给药包括沙丁胺醇、特布他林、丙卡特罗等，通常在服药后 15～30 分钟起效，疗效维持 4～8 小时。口服给药使用虽较方便，但心悸、骨骼肌震颤等不良反应比吸入给药时明显。缓释和控释剂型的平喘作用维持时间可达 8～12 小时，特布他林的前体药班布特罗作用时间可维持 24 小时，可减少用药次数，适用于有夜间支气管哮喘症状患者的治疗。注射给药虽然平喘作用较为迅速，但因全身不良反应的发生率较高，不推荐使用。②长效 β_2 受体激动剂：舒张支气管平滑肌的作用可维持 12 小时以上。目前在我国临床使用的吸入型长效 β_2 受体激动剂主要有沙美特罗和福莫特罗，以及超长效的茚达特罗、维兰特罗及奥达特罗等，可通过气雾剂、干粉剂等装置给药。福莫特罗起效最快，也可作为缓解药物按需使用。长期单独使用长效 β_2 受体激动剂有增加支气管哮喘死亡的风险，不推荐长期单独使用长效 β_2 受体激动剂治疗。③吸入性糖皮质激素＋长效 β_2 受体激动剂复合制剂：吸入性糖皮质激素＋长效 β_2 受体激动剂具有协同的抗炎和平喘作用，可获得相当于或优于加倍剂量吸入性糖皮质激素的疗效，并可增加患者的依从性、减少大剂量吸入性糖皮质激素的不良反应，尤其适合于中至重度慢性持续支气管哮喘患者的长期治疗，低剂量吸入性糖皮质激素＋福莫特罗复合制剂可作为按需使用药物，包括用于预防运动性支气管哮喘。目前在我国临床上应用的吸入性糖皮质激素＋长效 β_2 受体激动剂复合制剂有不同规格的丙酸氟替卡松-沙美特罗干粉剂、布地奈德-福莫特罗干粉剂、丙酸倍氯米松-福莫特罗气雾剂和糠酸氟替卡松-维兰特罗干粉剂等。

白三烯调节剂：包括白三烯受体拮抗剂和 5-脂氧合酶抑制剂，是吸入性糖皮质激素之外可单独应用的长期控制性药物之一，可作为轻度支气管哮喘的替代治疗药物和中重度支气管哮喘的联合用药。在我国主要使用白三烯受体拮抗剂。白三烯受体拮抗剂可减轻支气管哮喘症状、改善肺功能、减少支气管哮喘的恶化，但其抗炎作用不如吸入性糖皮质激素。白三烯受体拮抗剂服用方便，尤其适用于伴有变应性鼻炎、阿司匹林支气管哮喘、运动性支气管哮喘患者的治疗，该药物在我国临床应用已有 20 多年，总体是安全、有效的。但是，美国食品药品监督管理局发出警示，使用白三烯受体拮抗剂时要注意出现精神症状的不良反应。

茶碱：具有舒张支气管平滑肌及强心、利尿、兴奋呼吸中枢和呼吸肌等作用，低浓度茶碱具有一定的抗炎作用。研究结果显示，茶碱的代谢有种族差异性，中国人与美国人相比，血浆药物分布浓度高，总清除率低。因此，中国人给予较小剂量的茶碱即可起到治疗作用。国内研究结果证实，小剂量茶碱联合激素治疗支气管哮喘的作用与较高剂量激素疗法具有同等疗效，对下丘脑-垂体-肾上腺的抑制作用则较高剂量激素疗法弱。对使用吸入性糖皮质激素或吸入性糖皮质激素＋长效 β_2 受体激动剂仍未控制的支气管哮喘患者，可加用缓释茶碱维持治疗。由于茶碱价格低廉，在我国广泛使用。茶碱的不良反应有恶心、呕吐、心律失常、血压下降及多尿等，茶碱使用后血药浓度的个体差异大。多索茶碱的作用与氨茶碱相同，不良反应较轻。双羟丙茶碱的作用较弱，不良反应较少。

抗胆碱药物：吸入性抗胆碱药物，如短效抗胆碱药物异丙托溴铵和长效抗胆碱药物噻托溴铵，具有一定的支气管舒张作用，但较 β_2 受体激动剂弱，起效也较慢。抗胆碱药物可通过气雾剂、干粉剂和雾化溶液给药。本品与 β_2 受体激动剂联合应用具有互补作用。雾化吸入短效抗胆碱药物异丙托溴铵与短效 β_2 受体激动剂沙丁胺醇复合制剂是治疗支气管哮喘急性发作的常用药物。支气管哮喘治疗方案中的第 4 级和第 5 级患者在使用吸入性糖皮质激素＋长效 β_2 受体激动剂治疗基础上可以联合使用吸入长效抗胆碱药物。妊娠早期、患有青光眼、前列腺肥大的患者应慎用此类药物。吸入性糖皮质激素＋长效 β_2受体激动剂＋长效抗胆碱药物三联复合制剂(糠酸氟替卡松-维兰特罗-乌美溴铵干粉剂、布地奈德-福莫特罗-格隆溴铵气雾剂),都是在吸入性糖皮质激素＋长效 β_2受体激动剂复合制剂基础上再加上长效抗胆碱药物,重度支气管哮喘患者使用吸入的三联复合制剂更为方便。

甲磺司特:是一种选择性辅助性 T 细胞 2 细胞因子抑制剂,可抑制 IL-4、IL-5 的产生和免疫球蛋白 E 的合成,减少嗜酸性粒细胞浸润,减轻气道高反应性。该药为口服制剂,安全性好,适用于过敏性支气管哮喘患者的治疗。

生物靶向药物:已经上市的治疗支气管哮喘的生物靶向药物包括抗免疫球蛋白 E 单抗、抗 IL-5 单抗、抗 IL-5 受体单抗和抗 IL-4 受体单抗,这些药物主要用于重度支气管哮喘患者的治疗。

变应原特异性免疫疗法:通过皮下注射常见吸入变应原(如尘螨、豚草等)提取液,可减轻支气管哮喘症状和降低气道高反应性,适用于变应原明确,且在严格的环境控制和药物治疗后仍控制不良的支气管哮喘患者。变应原特异性免疫疗法存在变态反应的风险,应在医师指导下进行。舌下给药较皮下注射方便,变态反应发生率低,但其长期疗效尚待进一步验证。

其他治疗支气管哮喘药物:第二代抗组胺药物(H_1受体拮抗剂)如氯雷他定、阿司咪唑、氮卓斯汀、特非那定,其他口服抗变态反应药物如曲尼司特、瑞吡司特等,抗组胺药物在支气管哮喘治疗中作用较弱,主要用于伴有变应性鼻炎的支气管哮喘患者,不建议长期使用抗组胺药物。

(2)治疗方案:一旦确立了支气管哮喘的诊断,尽早开始规律的控制治疗对于取得最佳的疗效至关重要。对于成人支气管哮喘患者的初始治疗,应根据患者具体情况选择合适的级别,或在两相邻级别之间的建议选择高的级别,以保证初始治疗的成功率。

整个支气管哮喘治疗过程中需要连续对患者进行评估、调整并观察治疗反应。控制性药物的升降级应按照阶梯式方案选择。支气管哮喘控制维持 3 个月以上可以考虑降级治疗,以找到维持支气管哮喘控制的最低有效治疗级别。

第 1 级治疗:仅限用于偶有短暂的白天症状(每月＜2 次,每次持续数小时),没有夜间症状,无急性发作风险,肺功能正常的患者。①推荐治疗方案:按需低剂量吸入性糖皮质激素＋福莫特罗吸入剂。②其他治疗方案:吸入低剂量吸入性糖皮质激素和按需吸入短效 β_2受体激动剂。

第 2 级治疗:低剂量控制性药物加按需使用缓解药物。①推荐治疗方案:低剂量吸入性糖皮质激素加按需使用缓解药物。低剂量吸入性糖皮质激素＋福莫特罗按需使用可以作为第 2 级支气管哮喘治疗的首选方案之一,运动性支气管哮喘患者也可在运动前加用。②其他治疗方案:白三烯受体拮抗剂可用于不能够或不愿意接受吸入性糖皮质激素治疗、对吸入性糖皮质激素不良反应不能耐受,或合并变应性鼻炎、咳嗽变异性支气管哮喘、运动性支气管哮喘、阿司匹林以及药物诱发的支气管哮喘初始治疗,但其作用比吸入性糖皮质激素弱。对于单纯的季节性支气管哮喘(如对花粉过敏),可在症状出现时立即开始吸入性糖皮质激素治疗,持续到花粉季节结束后 4 周。

第 3 级治疗。①推荐治疗方案:低剂量吸入性糖皮质激素＋长效 β_2受体激动剂复合制剂作为维持治疗。低剂量吸入性糖皮质激素＋福莫特罗按需治疗或短效 β_2受体激动剂按需治疗。糠酸氟替卡松-维兰特罗可以 1 次/天吸入给药。在相同剂量的吸入性糖皮质激素基础上联合长效 β_2受体激动剂,能够更有效地控制症状、改善肺功能、减少急性发作的风险。②其他治疗方案:增加吸入性糖皮质激素至中等剂量,但疗效不如联合长效 β_2受体激动剂或低剂量吸入性糖皮质激素联合白三烯受体拮抗剂或缓释茶碱、甲磺司特。

第 4 级治疗。①推荐治疗方案：中等剂量吸入性糖皮质激素＋长效 β_2 受体激动剂维持治疗。②其他治疗方案：高剂量吸入性糖皮质激素加吸入噻托溴铵，在 6 岁以上支气管哮喘患者，联合噻托溴铵软雾剂吸入治疗，可以改善肺功能和延长需要口服激素治疗的急性发作出现时间。如果采用中等剂量吸入性糖皮质激素＋长效 β_2 受体激动剂控制不佳，可以考虑增加一种控制性药物，如白三烯受体拮抗剂、缓释茶碱、甲磺司特。高剂量吸入性糖皮质激素＋长效 β_2 受体激动剂，增加吸入性糖皮质激素剂量获益有限，而不良反应显著增加。

第 5 级治疗：推荐进行临床表型评估和考虑附加药物治疗。采用第 4 级治疗，且吸入技术正确，依从性良好，而仍有持续支气管哮喘症状或有急性发作的患者，需要转诊到支气管哮喘专科按重度支气管哮喘处理。第 5 级治疗考虑采用的选择，推荐治疗方案为高剂量吸入性糖皮质激素＋长效 β_2 受体激动剂，根据支气管哮喘临床表型评估再附加药物治疗，①抗胆碱能药物：能够进一步提高肺功能，改善支气管哮喘控制。②抗免疫球蛋白 E 单抗治疗：抗免疫球蛋白 E 单抗推荐用于第 4 级治疗仍不能控制的重度过敏性支气管哮喘。③生物标志物指导的治疗：对使用大剂量吸入性糖皮质激素或吸入性糖皮质激素＋长效 β_2 受体激动剂仍有症状持续、急性发作频繁的患者，可根据诱导痰和外周血嗜酸性粒细胞检查调整治疗，判断是否为嗜酸性粒细胞计数增高的支气管哮喘，可选用抗 IL-5 单抗、或抗 IL-5 受体单抗、或抗 IL-4 受体单抗治疗，这一治疗策略可减少支气管哮喘急性发作和降低吸入性糖皮质激素的剂量。呼出气一氧化氮与嗜酸性粒细胞气道炎症关系密切，部分研究结果表明，根据呼出气一氧化氮检查结果调整治疗能够降低支气管哮喘急性发作的风险，但仍需要更多临床试验的验证。④支气管热成形术：是经支气管镜射频消融气道平滑肌治疗支气管哮喘的技术，可以减少支气管哮喘患者的支气管平滑肌数量，降低支气管收缩能力和降低气道高反应性。对于第 4 级或以上治疗仍未控制的支气管哮喘是一种可以选择的方法，其长期疗效尚待观察。⑤加用阿奇霉素：（每周 3 次，超适应证使用），在中高剂量吸入性糖皮质激素＋长效 β_2 受体激动剂治疗下仍有持续支气管哮喘症状的患者，口服阿奇霉素治疗可减少支气管哮喘的急性发作和改善患者生活质量。但要注意药物的不良反应，如常见的腹泻、QT 间期延长、听力下降等。在开始治疗之前，有必要进行痰液检查以排除非典型结核分枝杆菌感染，阿奇霉素治疗也可能增加个体和群体的致病菌耐药概率，使用时需权衡利弊。⑥附加低剂量口服糖皮质激素：口服泼尼松≤10 mg/d 或其他等效剂量。对部分重度支气管哮喘有效，但有时出现不良反应。对预期使用＞3 个月的患者需要预防骨质疏松。

支气管哮喘治疗方案的调整策略主要是根据症状控制水平和风险因素水平（主要包括肺功能受损的程度和支气管哮喘急性发作史）等，按照支气管哮喘阶梯式治疗方案进行升级或降级调整，以获得良好的症状控制并减少急性发作的风险。各治疗级别方案中都应该按需使用缓解药物以迅速缓减症状，规律使用控制药物以维持症状的控制。多数患者数天内症状得到缓解，但完全控制往往需要 3～4 个月，而重症支气管哮喘和长期没有得到有效治疗者通常需更长时间。

治疗方案的实施过程是由患者支气管哮喘控制水平所驱动的一个循环，必须进行持续性的监测和评估来调整治疗方案以维持支气管哮喘控制，并逐步确定维持支气管哮喘控制所需的最低治疗级别，保证治疗的安全性，降低医疗成本。需要对支气管哮喘患者定期进行评估，随访频率取决于初始治疗级别、治疗的反应性和患者自我管理能力。通常起始治疗后每 24 周需复诊，以后每 1～3 个月随访 1 次，定期指导患者正确掌握药物吸入技术有助于支气管哮喘控制。

2.中医治疗

(1)肺虚证。

症状:气短声低,咳痰清稀色白,平素自汗,面色苍白,怕风,常易感冒,每因气候变化而诱发,发前喷嚏频作,鼻塞流清涕,舌淡苔白,脉细弱或虚大。

治法:补肺固卫。

方剂:玉屏风散。

药物:防风、黄芪、白术。

(2)脾虚证。

症状:平素痰多,倦怠无力,食少便溏,或食油腻易腹泻,每因饮食不当而引发,面色萎黄不华,舌质淡,苔薄腻或白滑,脉细软。

治法:健脾化痰。

方剂:六君子汤。

药物:党参、白术、茯苓、炙甘草、陈皮、半夏。

(3)肾虚证。

症状:平素短气息促,动则为甚,吸气不利,腰酸腿软,脑转耳鸣,劳累后哮喘易发,或畏寒肢冷,面色苍白,质胖嫩,脉象沉细。或颧红烦热,汗出黏手,舌红苔少,脉细数。

治法:补肾摄纳。

方剂:金匮肾气丸。

药物:地黄、山药、山茱萸、茯苓、牡丹皮、泽泻、桂枝、制附子。

(二)急性发作期的处理

支气管哮喘发作的治疗取决于支气管哮喘加重的严重程度以及对治疗的反应。治疗的目的在于尽快缓解症状、解除气流受限和改善低氧血症,同时还需要制订长期治疗方案以预防再次急性发作。

1.西医治疗

(1)轻中度支气管哮喘发作的处理。①自我处理:轻度和部分中度急性发作的支气管哮喘患者可以在家庭中进行自我处理。短效β_2受体激动剂是缓解支气管哮喘症状最有效的药物,患者可以根据病情轻重每次使用2～4喷,一般间隔3小时重复使用,直到症状缓解。在使用短效β_2受体激动剂时应该同时增加控制药物(如吸入性糖皮质激素)的剂量,增加的吸入性糖皮质激素剂量至少是基础使用剂量的两倍,最高剂量可用到2 000 μg/d二丙酸倍氯米松或等效剂量的其他吸入性糖皮质激素治疗。如果控制药物使用的是布地奈德-福莫特罗联合制剂,则可以直接增加吸入布地奈德-福莫特罗(160/4.5 μg规格)1～2吸,但该药物每天不要>8吸。口服激素的使用:若初始治疗和增加控制治疗3天后患者症状未完全缓解;或者症状迅速加重,最大呼气流量或FEV_1占预计值百分比<60%;或者患者既往有突发严重支气管哮喘急性发作史,应口服激素治疗,建议给予泼尼松0.5～1.0 mg/kg或等效剂量的其他口服激素治疗5～7天。后续处理:初始治疗1～2天自我评估治疗反应不佳,如支气管哮喘症状使日常活动受限或最大呼气流量下降>20%在2天以上,应及时到医院就诊,在医师指导下调整治疗。经过自我处理后,即使症状缓解的患者也建议到医院就诊,评估支气管哮喘控制状况和查寻发作原因,调整控制药物的使用,预防以后的支气管哮喘发作。②医院处理:若患者在家中自我处理后症状无明显缓解,或者症状持续加重,应立即至医院就诊。反复使用吸入性短效β_2受体激动剂是治疗急性发作最有效的方法,在第1小时可每20分钟吸入4～10喷,随后根据治疗反应,轻度急性发作可调整为每

3～4 小时吸入 2～4 喷，中度急性发作每 1～2 小时重复吸入 6～10 喷。对初始吸入短效 β_2受体激动剂反应良好，呼吸困难显著缓解，最大呼气流量占预计值％＞80％，且疗效维持 3～4 小时，通常不需要使用其他药物。也可以采用雾化吸入短效 β_2受体激动剂和短效抗胆碱药物雾化溶液，每 4～6 小时 1 次。口服激素治疗：对短效 β_2受体激动剂初始治疗反应不佳或在控制药物治疗基础上发生急性发作的患者，推荐使用泼尼松 0.5～1.0 mg/kg 或等效剂量的其他全身激素口服5～7 天。症状减轻后迅速减量或完全停药。雾化吸入激素：对全身使用激素有禁忌证的患者，如胃十二指肠溃疡、糖尿病等，可以给予激素雾化溶液吸入治疗，但雾化吸入激素与口服激素相比费用更贵。经以上处理后，需要严密观察和评估病情，当病情持续恶化可收入院治疗。病情好转、稳定者可以回家继续治疗。急性发作缓解后，应该积极地寻找导致急性发作的原因，检查患者用药的依从性，重新评估和调整控制治疗方案。

(2)中重度急性发作的处理：中重度急性发作的患者应该按照以上介绍的支气管哮喘发作的自我处理方法进行自我处理，同时尽快到医院就诊。

一般中重度急性发作的处理。①支气管舒张剂的应用：首选吸入短效 β_2受体激动剂治疗。给药方式可用压力定量气雾剂经储雾器给药或使用短效 β_2受体激动剂的雾化溶液经喷射雾化装置给药，这 2 种给药方法改善症状和肺功能的作用相似。初始治疗阶段，推荐间断(每 20 分钟)或连续雾化给药，随后根据需要间断给药(每 4 小时 1 次)。吸入型短效 β_2受体激动剂(如沙丁胺醇或特布他林)较口服和静脉给药起效更快、不良反应更少。对中重度支气管哮喘急性发作或经短效 β_2受体激动剂治疗效果不佳的患者可采用短效 β_2受体激动剂联合短效抗胆碱药物雾化溶液吸入治疗。重度患者还可以联合静脉滴注茶碱类药物治疗。一般氨茶碱每天剂量≤0.8 g，静脉滴注过程中要密切观察对心血管、胃肠道的不良反应。不推荐静脉推注氨茶碱。伴有过敏性休克和血管性水肿的支气管哮喘患者可以肌内注射肾上腺素治疗，但不推荐常规使用。②全身激素的应用：中重度支气管哮喘急性发作应尽早使用全身激素。口服激素吸收好，起效时间与静脉给药相近，推荐用法：泼尼松 0.5～1.0 mg/kg 或等效的其他激素。严重的急性发作患者或不宜口服激素的患者，可以静脉给药，推荐用法：甲泼尼龙 80～160 mg/d，或氢化可的松 400～1 000 mg/d 分次给药。地塞米松因半衰期较长，对肾上腺皮质功能抑制作用较强，一般不推荐使用。静脉和口服给药的序贯疗法可减少激素用量和不良反应，如静脉使用激素 2～3 天，继之以口服激素3～5 天。③氧疗：对有低氧血症(氧饱和度＜90％)和呼吸困难的患者可给予控制性氧疗，使患者的氧饱和度维持在 93％～95％。④其他：大多数支气管哮喘急性发作并非由细菌感染引起，应严格控制抗菌药物使用指征，除非有明确的细菌感染的证据，如发热、脓性痰及肺炎的影像学依据等。

急性重度和危重支气管哮喘的处理：急性重度和危重支气管哮喘患者经过上述药物治疗，若临床症状和肺功能无改善甚至继续恶化，应及时给予机械通气治疗，其指征主要包括意识改变、呼吸肌疲劳、动脉血二氧化碳分压≥6.0 kPa(45 mmHg)等。对部分患者可使用经鼻高流量氧疗、经鼻(面)罩无创机械通气治疗，若无改善则尽早行气管插管机械通气。药物处理同前所述。

(3)治疗评估和后续处理：经初始足量的支气管舒张剂和激素治疗后，如果病情继续恶化需要进行再评估，考虑是否需要转入重症监护室治疗。初始治疗症状显著改善，最大呼气流量或 FEV_1 占预计值％恢复到个人最佳值 60％以上者可回家继续治疗，最大呼气流量或 FEV_1 占预计值％为 40％～60％者应在监护下回到家庭或社区医院继续治疗。

严重的支气管哮喘急性发作意味着过去的控制治疗方案不能有效地控制支气管哮喘病情和预防支气管哮喘加重，或者是患者没有采用规范的控制治疗。患者缓解后出院时，应当检查患者治疗依从性是否良好、是否能正确使用吸入药物装置，找出急性发作的诱因，应当给患者制订详细的长期治疗计划，适当的指导和示范，并给予密切监护、长期随访。

2.中医治疗

(1)寒哮证：寒痰伏肺证。

症状：呼吸急促，喉中哮鸣有声，胸膈满闷如塞，咳不甚，痰少咯吐不爽，面色晦暗带青，口不渴，或渴喜热饮，天冷或受寒易发，形寒怕冷，舌苔白滑，脉弦紧或浮紧。

治法：温肺散寒，化痰平喘。

方剂：射干麻黄汤合小青龙汤。

药物：射干、麻黄、生姜、细辛、芍药、炙甘草、桂枝、五味子、半夏。

(2)热哮证：痰热塞肺证。

症状：气粗息涌，喉中哮鸣，胸高胁胀，咳呛阵作，咳痰色黄或白，黏浊稠厚，排吐不利，烦闷不安，汗出，面赤，口苦，口渴喜饮，舌质红，苔黄腻，脉弦滑或滑数。

治法：清热宣肺，化痰定喘。

方剂：定喘汤。

药物：麻黄、杏仁、桑白皮、黄芩、半夏、紫苏子、款冬花、白果、甘草。

(3)痰哮证：痰气壅实证。

症状：寒热俱不显著，喘咳胸满，但坐不得卧，痰涎塞盛，喉如电锯，咳痰黏腻难出，舌苔厚浊，脉滑实。

治法：涤痰，利气，平喘。

方剂：三子养亲汤。

药物：紫苏子、白芥子、莱菔子。

二、预防

(一)筛查高危人群

1.具有支气管哮喘家族史或合并过敏性疾病者

许多研究资料已证实，支气管哮喘具有家族聚集性，支气管哮喘患者与非支气管哮喘患者相比，其后代患病率明显增加；有研究发现，直系亲属中有支气管哮喘患者的人群发生支气管哮喘的风险是无支气管哮喘家族史人群的5.23倍。而过敏性疾病将使支气管哮喘患病危险性增加30%，研究表明14岁之前被确诊患有变应性鼻炎或湿疹的人群患支气管哮喘的概率明显高于没有变应性鼻炎或湿疹的人群。

2.肥胖者

肥胖可能是支气管哮喘发生的危险因素，研究发现随着BMI升高，支气管哮喘患病率呈线性增长。无论是男性还是女性，超重或肥胖均增加其患病风险；且BMI越高，支气管哮喘发生风险越大。同时，腹型肥胖可能也是支气管哮喘发生的独立危险因素，即大腰围也与支气管哮喘患病率增加有关；腹部多脂症的老年人患病率明显增高。

3.儿童时期呼吸道感染者

儿时患有呼吸道感染性疾病(如肺炎、气管炎、支气管炎、肺结核等)可能是支气管哮喘发生的危险因素。

4.非母乳喂养者

母乳喂养能够通过减少异种食物蛋白的摄入、调节胃肠道菌群，从而降低儿童支气管哮喘的发生率，故非母乳喂养的儿童患病率较高。

5.吸烟与被动吸烟者

香烟烟雾中有 7 000 多种化学物质，其中包括可吸入颗粒物、一氧化碳、尼古丁等。吸烟会增加患支气管哮喘的风险，还会增加与某些职业性致敏物质接触的人群患职业性支气管哮喘的风险。被动吸烟也使儿童和青年人群支气管哮喘和喘息发生率增加 20%以上。

(二)预防措施

1.远离变应原

吸入变应原是引起支气管哮喘的重要因素，我们应把控制和减少环境中的变应原作为预防支气管哮喘的主要措施。常见的变应原大致可以分为室尘、花粉、真菌、皮毛、纤维、昆虫、食物、药物等。

对室内尘土过敏的患者往往在卧室、图书室发病，而去室外则症状减轻或消失。对于这类患者，预防的重要场所是卧室，主要措施有以下几点：①卧室内家具应力求简单，移除易沉积尘土的家具，不宜使用呢绒原料制作的软椅、沙发和窗帘；②室内不要挂壁毯、字画和相框等以免积尘，地面避免使用地毯；③保持室内阳光充足，每天定时通风；④卧室内保持清洁，经常清扫；⑤患者本人应尽量避免做室内清扫、整理衣物等工作。

很多的患者对尘螨过敏，尘螨主要滋生在卧室内，包括卧具、沙发、地毯和窗帘等处。对尘螨的预防应该做到以下几点：①所有卧具应采用不透气或透气性差的套子密封；②所有可洗涤的卧具(如床罩、被套、毛巾被和枕巾等)应每隔 7～10 天用 55 ℃以上的热水烫洗 10～20 分钟以杀死尘螨；③难以洗涤的卧具应经常曝晒并拍打，将其中的尘螨、尘土和皮屑等拍打出来；④根据经济情况，所有卧具应每 1～3 年更换 1 次；⑤移除卧室中的地毯、沙发、呢绒和厚绒装饰品等；⑥将室内湿度控制在 50%以下以减少尘螨的繁殖；⑦适当使用杀螨剂。

对花粉过敏的患者应避免或尽可能少地接触花粉，在春、夏之交花粉多的季节，外出活动时最好躲开花草集中区域或戴上口罩，不要在潮湿的地区久留；在干热或有风的天气将门窗关闭，防止花粉飘入室内，诱发支气管哮喘。当然，如果在花粉飘散的季节，能暂时移居到没有或较少有致敏花粉的地区更为理想。

另外，对真菌过敏的患者应注意保持房间的干燥，避免物品霉变；对动物皮毛过敏的患者应避免饲养猫、狗、兔和飞禽等宠物。

对于部分患者来说，药物和食物可能是其发作的诱发因素，阿司匹林、心血管类药都可能诱发支气管哮喘发作，使用时一定要注意。患者还应注意合理饮食，应避免进食过甜或过咸的食物，避免可能诱发支气管哮喘的易过敏食物，如虾、蟹、牛奶、鸡蛋等。某些食物添加剂或调味剂也可能诱发支气管哮喘，应注意避免。

2.避免有害气体和干冷空气刺激

患者应避免接触有害气体和干冷空气，有害气体包括各种烟雾和烟尘(如香烟烟雾、煤烟、烹调产生的油烟、汽车废气)，还包括各种油漆、橡胶水、汽油、杀虫剂、农药、香水、香味化妆品、发胶、染发剂、樟脑、空气清新剂、除臭剂、爽身粉、煤气、液化气、沼气、腐败食物等散发出的气体等。

3.戒烟、戒酒

支气管哮喘患者应自觉戒烟、戒酒，同时注意避免吸入二手烟。

4.妊娠期注意避免支气管哮喘发作

妊娠前应该有效控制支气管哮喘病情，妊娠期间密切监测病情并定期复诊，以安全、顺利地度过妊娠期。

5.积极预防和治疗呼吸道感染

患者应重点防治呼吸道感染:在呼吸道病毒感染流行时,应尽量避免去公共场所;家人患有呼吸道感染时,应注意预防、隔离;在发生呼吸道感染时,应尽早采取有效的治疗措施,以免感染加重,要积极治疗和消除上呼吸道病灶,如副鼻窦炎、慢性扁桃体炎和鼻炎等;避免淋雨、过度劳累、受凉等刺激。

6.注意避免职业性诱发因素

部分患者可能为职业性支气管哮喘,引起职业性支气管哮喘的因素包括刺激性气体、化学物质、金属盐、工业有机尘和致敏性物质等。职业性支气管哮喘患者一旦明确诊断并确定职业性诱发因素后,应及时脱离工作环境。

7.避免剧烈运动

剧烈运动有可能导致支气管哮喘急性发作,所以患者应避免剧烈运动,包括大笑、大哭、大喊等过度换气的动作。

8.避免强烈精神刺激

过度兴奋、紧张或焦虑等会通过神经内分泌因素的变化诱发支气管哮喘,应避免强烈精神刺激、工作紧张和精神压力过大的状态。

(许兰兰　付翠平)

第五节　预后与护理

一、预后

(一)随访管理

该患者急性发作后,应2～4周随访1次,连续3个月病情控制平稳后,可改为1～3个月随访1次。具体随访内容包括症状、体征、最大呼气流量记录、支气管哮喘日记、吸入技术的掌握情况、支气管哮喘控制测试评分等。其中,支气管哮喘日记记录内容包括每天症状、每天2次最大呼气流量值和每4周1次的支气管哮喘控制测试。

(二)健康教育

(1)支气管哮喘治疗目标:通过长期规范治疗能够有效控制支气管哮喘。

(2)支气管哮喘的本质、发病机制。

(3)避免危险因素的方法:注意环境控制、避免接触变应原等触发因素、戒烟等。

(4)支气管哮喘长期治疗方法。

(5)药物吸入装置及使用方法。

(6)自我监测:如何测定、记录、解释支气管哮喘日记内容,包括症状评分、应用药物、最大呼气流量、支气管哮喘控制测试变化。

(7)支气管哮喘先兆、支气管哮喘发作征象和相应自我处理方法,何时就医。

(8)支气管哮喘治疗药物知识。

(9)如何根据自我监测结果判定控制水平，选择治疗。

(10)患者家属如何协助支气管哮喘患者做好支气管哮喘管理。

(11)心理因素在支气管哮喘发病中的作用。

(三)找到变应原并避免接触

尽量在日常生活中避免接触一切可能引发支气管哮喘的致敏因素及刺激因素，需平时注意观察自身支气管哮喘的发作特点及其与接触特定变应原的相关性，或者到医院进行变应原检测，找到相应的变应原。去除变应原，在支气管哮喘发作期可起到治疗作用，在缓解期可起到预防作用，有些患者去除变应原后支气管哮喘症状甚至可不治自愈。

(四)使用呼气峰流速仪监测病情

呼气峰流速仪是一种可检测呼气流速的小型仪器，通过检测呼气流速可反映当时气道的通畅程度。呼气峰流速仪之于支气管哮喘，正如血压计之于高血压，血糖检测仪之于糖尿病，具有重要意义。应用呼气峰流速仪在家中监测呼气流速峰值不仅简便易行，而且安全有效，是临床监测支气管哮喘严重程度的一种常用手段，可以帮助医师及患者客观地了解支气管哮喘的病情变化，尽早发现支气管哮喘病情恶化的迹象，帮助患者在出现支气管哮喘发作之前及时增加支气管哮喘用药或指导患者及时就医，以避免支气管哮喘的大发作。

(五)支气管哮喘控制测试

支气管哮喘控制测试(表 5-1)作为肺功能检测的补充，25 分为控制，20～24 分为部分控制，20 分以下为未控制，适用于患者自我评估支气管哮喘控制，患者可以在家庭或社区完成支气管哮喘控制水平的自我评估，有助于改进支气管哮喘控制水平并增进医患双向交流，提供了反复使用的客观指标，以便长期监测。连续监测提供可重复的客观指标，从而调整治疗，确定维持支气管哮喘控制所需的最低治疗级别，以便维持支气管哮喘控制，降低医疗成本。

(六)指导患者及时就诊

当近期日常生活中有以下情况时，需要考虑有支气管哮喘的可能，应建议患者及时就医进行相应的检查。

(1)接触了变应原，受到冷空气、物理或化学性刺激，以及上呼吸道感染、运动甚至月经或妊娠等之后有反复发作的喘息、气促、胸闷和/或咳嗽症状。

(2)当发生上述症状时，自己可以听到呼气哮鸣音(如拉风箱一样的“吱吱声”)。

(3)上述症状和体征常常在夜间和/或清晨发生或加剧，大多数患者可经适当的药物治疗得到控制或者自行缓解。

(4)呼气流速峰值位于黄区或红区。

(5)支气管哮喘控制测试问卷得分在 20 分以下。

(七)网络管理模式

随着时代的进步，支气管哮喘管理也从单纯的纸质版资料和面对面交流逐渐拓展到网络管理，但如何在网络及移动端(如手机)筛选规范、专业、可信的信息成为患者面临的一大挑战。

目前，可用于支气管哮喘管理的相关手机 APP 已有数千款之多，应提醒患者谨慎挑选。有些好的 APP 提供电子版支气管哮喘日记，内容除了包括传统纸质版支气管哮喘日记所包含的呼气流峰值记录、用药情况记录、症状描述、支气管哮喘控制测试评分外，还提供呼气峰流速曲线自动绘制、呼气流速峰值结果初步判读、用药提醒、支气管哮喘控制测试测试提醒、就诊提醒、医患沟通、支气管哮喘教育等各项功能，为支气管哮喘管理提供了更方便、快捷的新选择。

二、护理

(一)治疗相关方面

护士遵医嘱及时建立静脉通道,根据所用药物调整滴速,注意配伍禁忌,观察输液情况,每天量 2 000~3 000 mL,以 5%葡萄糖为主,1/3 为葡萄糖盐水。在输液中将所需药物加入。首先加入支气管扩张剂氨茶碱 0.25~0.5 g,本药系磷酸二酯抑制剂,可减慢环磷酸腺苷的水解速度,从而增加其在组织中的浓度,阻止变态反应介质释放,促进支气管平滑肌舒张,解除痉挛,纠正酸中毒,改善呼吸,控制感染。

(二)生活护理

(1)密切观察患者每天后半夜和清晨的呼吸状态。

(2)支气管哮喘发作时患者取端坐位。在支气管哮喘发作间歇期尽量让患者静卧休息,以恢复体力。持续时间 24~48 小时的患者,给靠背架半卧位,改善患者呼吸,以减轻患者的呼吸困难。

(3)汗多者,协助家属每天热水擦浴,病室设施及生活用品简洁,尽量避免变应原如花草、地毯等,环境清洁、安静,减少尘螨滋生的机会。

(4)做好口腔护理、皮肤护理和大小便护理,每天床上擦浴 1~2 次,每 2~3 小时更换体位 1 次,注意保持床单整洁、干燥。

(三)疾病相关护理

(1)协助患者寻找变应原:采用不同方式,了解患者的生活习惯、职业、工种,以寻找引起支气管哮喘发作的变应原,采取相应的防范措施。遵医嘱正确服舒张支气管平滑肌的药,包括曲尼司特等抗组胺药及糖皮质激素类药物如泼尼松、地塞米松等。

(2)建立健康生活方式:保证充足睡眠,适当运动,避免体力、脑力的过度劳累和突然用力过猛;养成定时排便的习惯,保持大便通畅,避免用力排便;戒烟酒。

(3)避免支气管哮喘的诱发因素:避免摄入引起过敏的食物,如鱼、虾、蟹、蛋类等;室内不种花草、不养宠物;经常打扫房间,清洗床上用品;在打扫和喷洒杀虫剂时,让患者离开现场等;尽可能控制、消除症状,预防复发。

(四)心理护理

指导患者及家属掌握本病的康复治疗知识与自我护理方法,帮助分析和消除不利于疾病康复的因素,落实康复计划。鼓励患者树立信心,克服急于求成的心理,循序渐进,坚持锻炼。

(五)健康教育

(1)疾病知识指导,指导患者及家属了解本病的基本病因、主要危险因素和危害,告知本病的早期症状和就诊时机,掌握本病的康复治疗知识与自我护理方法,帮助分析和消除不利于疾病康复的因素,落实康复计划。

(2)支气管哮喘控制,教会患者及家属监测支气管哮喘的办法及注意事项,指导患者坚持按医嘱服药,不要随意调节药物的种类及质量,不能随意停药。

(3)患者出院后第 1、3、6、12 个月及每年,需要门诊医师根据支气管哮喘控制测试问卷评分复查支气管哮喘控制情况随时改进康复计划及训练重点。

(4)避免诱因,指导患者尽量避免引起支气管哮喘的各种因素,如保持情绪稳定和心态平衡,避免不良心理刺激。由随访护士追踪进行指导。

(刘秀岑)

第六章 胃 炎

第一节 概 述

一、定义

胃炎是胃黏膜炎症的统称，为最常见的消化系统疾病之一。按病程划分，可分为急性胃炎和慢性胃炎。急性胃炎的病因明确，症状表现为上腹痛、腹胀、嗳气、食欲减退、恶心、呕吐等，最为常见的有急性单纯性胃炎和急性糜烂性胃炎；慢性胃炎的病因尚不明确，大多无明显症状和体征，一般仅见饭后。本书重点进行对慢性胃炎进行阐述。

二、流行病学

慢性胃炎是我国人群最常见的消化系统疾病，目前我国基于内镜诊断的慢性胃炎患病率接近 90％。幽门螺杆菌感染是慢性胃炎发生的主要病因，分析显示全球约 44.3％的人口感染幽门螺杆菌感染，其中高达 99.4％的幽门螺杆菌感染感染者会进一步发展为慢性活动性胃炎，即幽门螺杆菌感染相关性胃炎。我国幽门螺杆菌感染的感染率为 40.6％～55.8％，因此，慢性胃炎的患病率较高。

（孔祥建）

第二节 病因病机

一、中医病因病机

胃为五脏六腑之大源，主受纳腐熟水谷，上述各种原因，皆能引起胃受纳腐熟之功能失常，胃失和降，而发生疼痛。若寒客胃中，则气机受阻而痛。或暴饮多食，胃之受纳过量，纳谷不下，腐熟不及，食谷停滞而痛。或饮酒过度，嗜食肥甘辛辣之品，则易耗损胃阴，或过食生冷、寒凉药物，则易耗损中阳。日积月累，则胃之阴阳失调，而出现偏性，产生偏寒偏热或寒热错杂的胃痛症。

(一)饮食不节

胃主受纳，为水谷之海，因此不论任何原因所致的饮食不当，节制失度，均可招致胃病，其最主要的有以下几方面。

1.饥、饱过度

饮食之伤，首当饥饱，因为饥饱失时，可使脾胃升降失调，久之而致胃病，因为饥而不食，则可使精气竭，久之势必影响脾胃功能和身体健康。反之，饮食过饱，增加肠胃的负担，久之必致消化不良，出现脘腹胀满、嗳气食减、大便溏薄等症。

2.饮食不洁

不论是腐败变质的食物，还是细菌污染的饮食，都可损伤脾胃，导致运化失司，清浊混淆而发胃脘痛或吐泻，治之失时，治法欠宜，或屡有发生，必酿成慢性胃疾。

3.饮酒失度

酒为辛辣之品，性热而燥；胃为阳土，喜湿恶燥；燥热之邪，多伤胃阴，出现胃阴不足之症。

4.生冷伤胃

生冷者，指瓜果和冷饮等，因脾胃喜温恶凉，若过食生冷瓜果，最易伤脾胃之阳，影响脾胃的升降运化功能，出现脾胃虚寒之证。另外，生冷瓜果易被细菌污染，若消毒、洗涤不严，又是酿成胃肠病的媒介。

5.偏食偏嗜

五味偏嗜，可致脏气偏胜，气有偏胜，则使诸病丛生，说明要保障脾胃的功能正常，必须调和五味，不能有所偏食偏嗜。

(二)六淫之邪

六淫者，风、寒，暑、湿、燥、火也，六淫之邪都能内犯脾胃，令其功能紊乱而患病，在六淫之中，对脾胃危害最大的，以寒、燥和湿邪为甚。胃为中土，喜温恶寒，不论是寒冷之气，还是寒凉之物，都可使胃气受损而失降，引起食滞和胃脘痛。另外，就是“湿困脾土”的病证，湿邪的来源，分内外二因。脾为湿土，易和湿邪相感，湿为阴凝板滞之邪，一入于脾，必伤其阳，阳虚生寒，湿寒相合，形成寒湿困脾之证。再者就是燥邪，燥为阳热之邪，亦有内外二因，外燥内犯阳明，即出现阳明燥结之证；内燥实指胃阴不足，脾虚血少，出现的胃热阴虚之证。

(三)精神因素

精神因素，即中医学所指的内因七情。七情者，喜、怒、忧、思、悲、恐、惊也。在七情中，与脾胃关系最密切的是思、忧和怒，因为脾在志为思，劳思可伤脾，出现食纳呆滞不思饮食。肝在志为怒，大怒则伤肝，肝郁气滞，必犯脾胃，出现肝胃不和之证。肝气久郁，可化火耗伤胃阴，出现胃阴不足证，初病在经属气，久病入络属血，脉络受伤，气血失和，出现血瘀胃痛。

(四)劳逸失度

劳和逸能适度，是防病强身不可缺少的条件，但劳逸失度，又是致病之因。脾主肌肉，久坐伤肉，病在脾。劳思伤脾，前已述之。体劳过度，又失养息，必伤元气，元气生于脾胃，元气伤，脾胃之气也随之耗损。

(五)体质素虚

体虚不任邪，任何外邪，都会内犯人体，招致疾病，任何疾病，都必然影响脾胃的功能，使中气进一步不足。另外，中气不足，脾阳不振，升降失合，运化失常，必会出现脾胃虚寒或中气下陷的症状。

(六)浊毒内蕴

慢性胃炎发病原因多由于外感六淫、内伤七情、劳逸失度,加之饮食结构改变,膏粱厚味,煎炸炙烤等食品的增加,可损伤脾脏,导致脾失健运,水湿内生,初为湿盛,湿盛则浊凝,浊凝则为痰,湿浊痰郁久则化热,热极则生毒,毒寓于热,热由毒生,变由毒起,形成浊毒之邪。因此,浊毒内蕴为慢性胃炎的核心病机,也是慢性浅表性胃炎进一步向慢性萎缩性胃炎、肠上皮化生、异型增生发展演变的关键因素,贯穿于本病的始终,浊毒为病理产物又继发加重致病,损伤胃腑,导致胃黏膜萎缩、充血、水肿、肠化、异型增生等形成共性病理环节。

(七)脏腑相累

脏腑之间,在结构与生理功能上相互依存,互生互化,相互为助,在病理上亦相互影响,相互累及,而导致相关的脾胃病证。如肝气郁结,横克脾土,可致肝强脾弱,症见腹痛胁胀,嗳气纳呆;肝胆湿热可致脾胃气机受阻,出现胁腹胀痛,口苦纳呆。胆病少阳枢机不利,脾胃升降失常,则胃脘部痞满不适,不思饮食;胆火犯胃,则口苦咽干,呕吐呃逆。肺失宣肃,可影响脾胃运化水湿的功能,致痰饮内生,胃肠停痰留饮;肺气上逆,胃失和降,则出现呃逆、呕吐、嗳气、纳呆、脘痞等。肾气亏损,元气不济中州,胃气虚衰,可见食欲缺乏、呃逆、胃脘部胀满;肾阴亏损,胃津耗伤,虚火煎熬,则见呃逆、胃脘部疼痛、便秘等。至于伤寒表邪误治失治,由表及里,影响脾胃;五脏其他疾病失于调治或滥用药物以致脾胃受伤,升降失司而引发慢性胃炎者,也不少见。

二、西医发病机制与病理

(一)发病机制

胃炎的病因尚未完全明了,可能与以下因素有关。

1.感染因素

(1)幽门螺杆菌感染:2012 年上海共识就认为幽门螺杆菌感染是慢性活动性胃炎的主要病因。自 1983 年澳大利亚学者 Warren 和 Marshall 从胃炎患者胃黏膜中分离并培养出幽门螺杆菌以来,幽门螺杆菌与慢性胃炎、十二指肠疾病的关系日益受到人们的关注。幽门螺杆菌是一种呈轻度“S”形弯曲,微嗜氧,触酶阳性,具有尿素酶活性的革兰阴性杆菌。大量临床和实验研究表明,幽门螺杆菌是慢性胃炎的病原菌,是消化性溃疡和胃黏膜相关淋巴组织淋巴瘤的重要致病因子,也可能是胃癌的协同因子。

(2)其他细菌、病毒感染:近年有报道长期应用抑酸治疗的患者可引起非幽门螺杆菌以外的其他细菌感染,它对于胃体萎缩性胃炎是独立的危险因素,如有双重感染可以显著增加胃体萎缩性胃炎的危险性。另外,EB 病毒 DNA 在慢性萎缩性胃炎患者中检出率较高,而且 EB 病毒感染对于慢性萎缩性胃炎向胃痛发展起重要的作用。故 EB 病毒在慢性萎缩性胃炎的发病机制中也应引起关注。

2.神经内分泌及免疫因素

近来研究发现,持续的精神因素可致慢性胃炎。慢性胃炎与甲状腺病在免疫学方面有一定联系。恶性贫血与萎缩性胃炎患者,50%以上有甲状腺抗体,而患甲状腺疾病的患者也常有抗壁细胞抗体。慢性胃炎与内分泌的联系已得到公认,但原因尚不清楚。慢性胃炎特别是萎缩性胃炎的发生与自身免疫密切相关。各种有害因素造成胃黏膜损伤,致使胃腔内的抗原物质通过受损的胃黏膜屏障刺激机体免疫系统,引起机体的免疫反应而产生抗体,如抗壁细胞抗体和内因子抗体;另外,释放抗原并致敏免疫淋巴细胞引起免疫反应。然后,圆形细胞趋向抗原产生抗体,即抗壁细胞抗体。此类抗体在壁细胞内形成抗原—抗体复合物,使壁细胞受损,造成胃酸和内因子分泌减少或丧失,最后引起维生素 B_{12} 吸收不良,导致恶性贫血。

3.生活方式

目前国内外学者公认慢性胃炎的发生与生活方式、饮食习惯有很大的关系,如长期饮浓茶、烈酒、咖啡,食用过冷、过热、过于粗糙及刺激性食物,可导致胃黏膜的损伤。其中对于萎缩性胃炎的病因研究较多。我国目前研究较多集中在高盐、过热的食物对胃黏膜的影响,有报道长期过热、过咸饮食可引起大鼠胃黏膜上皮细胞凋亡和增殖及调控基因失控,导致慢性萎缩性胃炎的形成。

4.化学因素

化学因素是导致慢性胃炎的重要原因之一,临床多见。其中包括长期服用药物特别是非甾体抗炎药、烟草中的尼古丁及十二指肠液的反流(主要是胆汁反流)等因素长期对胃黏膜的损伤形成的慢性胃炎。

研究发现慢性胃炎患者由于各种原因引起胆汁反流,可能是一个重要的致病因素。十二指肠液中含有胆汁和胰液,胰液中的磷脂与胆汁和胰消化酶一起,能溶解黏液,并破坏胃黏膜屏障,促使 H^+ 及胃蛋白酶反弥散入黏膜,进一步引起损伤。由此引起的慢性胃炎主要在胃窦部。胃-空肠吻合术患者因胆汁反流而致胃炎者亦十分常见。消化性溃疡患者几乎均伴有慢性胃窦炎,可能与幽门括约肌功能失调有关。烟草中的尼古丁不仅能影响胃黏膜的血液循环而且能使幽门括约肌松弛,引起胆汁反流,故长期吸烟者可助长胆汁反流而造成胃窦炎。

关于非甾体抗炎药,如保泰松、阿司匹林、吲哚美辛、对氨水杨酸等药,可破坏胃黏膜表面的黏液层或抑制胃黏膜合成前列腺素,破坏胃黏膜屏障。非甾体抗炎药对整个胃肠道均有损害,严重的不良反应常见于胃及十二指肠,如恶心、呕吐、食欲缺乏、黏膜刺激、糜烂、溃疡甚至出血。据报道,在美国,每年因非甾体抗炎药致胃病住院的患者至少有 20 000 人,而每年因非甾体抗炎药致死率较高。非甾体抗炎药导致胃黏膜损伤的危险因素包括既往有消化性溃疡或并发症史,高龄,大剂量、联合服用非甾体抗炎药,同时服用抗凝剂或皮质类固醇等因素。

5.血管活性因子的改变及黏膜营养因子缺乏

目前血管活性因子研究比较多的有前列腺素 2、血浆内皮素、血管活性肠肽等。其中前列腺素 2 作为舒血管因子及胃黏膜保护剂被运用于临床。有研究发现血管活性肠肽在慢性萎缩性胃炎患者中明显减少,进而可以引起胃黏膜血流量(及胃黏膜上皮细胞内环磷酸腺苷含量的减少,从而干扰了正常胃黏膜上皮细胞的代谢并得到证实。有学者报道慢性萎缩性胃炎患者血浆内皮素水平升高,降钙素基因相关肽水平下降,说明血浆内皮素、降钙素基因相关肽在调节胃黏膜血流量及保持胃黏膜完整性方面的作用失调,导致环磷酸腺苷下降,最终导致胃黏膜萎缩、慢性萎缩性胃炎的发生。此外,慢性萎缩性胃炎的发病可能与营养因子水平低下有关。目前研究较多集中在促胃液素、表皮生长因子、生长激素、维生素等。其中促胃液素的主要生理作用为促进胃酸分泌,刺激胃蛋白酶和内因子分泌,还能使胃黏膜血流增加,对胃肠道黏膜产生直接或间接的营养作用。表皮生长因子通过与胃黏膜内表皮生长因子受体结合促使黏膜上皮增生,同时可增加胃黏膜黏液糖蛋白的合成和分泌,保护胃黏膜免受各种损伤因素的侵蚀和攻击,有利于黏膜的修复,还可以通过增加胃黏膜血流量、促进前列腺素 E 和巯基化合成、抑制胃酸分泌等方式起到保护作用。生长激素可与跨膜生长激素受体结合起到促进胃黏膜细胞增殖和生长、促进黏膜细胞蛋白质合成、减少蛋白质分解的作用,另外一些实验结果还显示应用生长激素可以刺激鼠胃黏

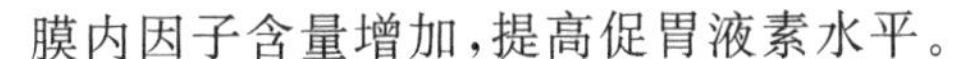

膜内因子含量增加,提高促胃液素水平。

6.遗传因素

在宿主的遗传基因方面近年来研究较多的如 IL-1β 基因和肿瘤坏死因子-α 基因,它们的基因表达产物 IL-1β、肿瘤坏死因子-α 均为酸抑制剂,亦为宿主对感染反应的关键介质。IL-1β 具有促炎症特性,有利于抵抗病原菌感染,抑制酸分泌,并具有细胞保护作用,促进损伤愈合和恢复黏膜完整性,对幽门螺杆菌感染的自然病程有深刻的影响。肿瘤坏死因子-α 在幽门螺杆菌感染进程中也是重要的保护性因素,当幽门螺杆菌感染时,活跃的炎症反应可使 IL-1β 和肿瘤坏死因子-Ⅱ分泌增加,有利于消除幽门螺杆菌感染,但伴随的酸分泌抑制可使细菌定植和感染扩展到胃体黏膜,广泛的胃体感染使酸分泌持续抑制,并导致腺体丢失和胃黏膜异型增生。

7.其他因素

多种慢性病如心力衰竭、肝硬化合并门脉高压等引起胃黏膜淤血缺氧。尿毒症时血尿素氮增高都可引起胃黏膜对刺激物耐受性降低,使其易于受损伤而致慢性胃炎的发生。糖尿病、甲状腺病、慢性肾上腺皮质功能减退和干燥综合征患者同时伴有萎缩性胃炎者亦较多见。

(二)病理

慢性胃炎的病理改变主要表现为炎性细胞浸润,白细胞游走,各种细胞的管型,腺体萎缩,纤维化及肠上皮化生等。以急性炎性细胞(中性粒细胞)浸润为主时称为急性胃炎,以慢性炎性细胞(单个核细胞,主要是淋巴细胞、浆细胞)浸润为主时称为慢性胃炎。当胃黏膜在慢性炎性细胞浸润同时见到急性炎性细胞浸润时称为慢性活动性胃炎。浅表性及萎缩性胃炎又有所不同,浅表性胃炎主要局限在胃黏膜的上 1/3,不影响腺体,肉眼可见黏膜充血水肿伴有渗出,见于胃窦,重者可见糜烂出血;而萎缩性胃炎的病理变化波及黏膜全层,主要病理变化是萎缩、减少,炎症蔓延广泛,大量腺体破坏,使整个胃黏膜萎缩变薄,称为胃萎缩。萎缩性胃炎有肠上皮化生,重者导致不典型增生,即所谓的癌前病变。各种病因所致的胃黏膜炎性反应称为胃炎。

(孔祥建　许兰兰)

第三节　诊　　断

一、临床表现

(一)症状

慢性胃炎缺乏特异性症状,而且症状的轻重与胃黏膜的病理变化也不一致。有的患者症状明显但胃黏膜却无明显炎症,有的患者症状较轻但胃镜检查显示有明显的炎症、糜烂甚至出血,也有一部分患者可无症状。临床上慢性胃炎较常见的症状主要有上腹痛、饱胀、嗳气、反酸、食欲缺乏、上消化道出血等。

1.上腹痛

上腹痛多发生于餐后,可能与所进食物刺激胃黏膜有关,随着胃内食物的消化和排空,上腹痛逐渐减轻。

2.饱胀

由于患者胃的容受性舒张功能障碍,虽进食不多,但仍觉得过饱,上腹胀满。

3.嗳气

由于消化不良,胃酸分泌过多,胃排空及蠕动功能减弱,使胃内气体逆流入食管,出现嗳气。

4.反酸

胃炎患者的胃酸分泌过多,加之幽门螺杆菌感染,使得胃酸经常通过食管反流入口腔,呈现反酸之症状。

5.食欲缺乏

由于胃黏膜炎症使排空及蠕动减弱,胃的消化功能降低,胃内食物滞留等,导致食欲缺乏。

6.上消化道出血

胃炎的炎性出血较多见,尤其是合并糜烂者。糜烂面可反复小量渗血,也可大出血而出现呕血或黑粪。

7.其他症状

除上述症状外,慢性胃炎还可有恶心、呕吐、乏力、头晕、腹泻等症状。慢性萎缩性胃炎还可出现贫血、脆甲、舌炎或舌乳头萎缩等。

(二)体征

慢性胃炎最常见的体征是上腹部轻度压痛,一般无肌紧张及反跳痛。多数患者舌苔厚腻,病史长者因长期饮食不佳而出现消瘦,部分糜烂、出血性胃炎患者可有贫血、黑便,少见呕血。

二、辅助检查

用于慢性胃炎的辅助检查较多,常用的有胃镜及活组织病理检查、幽门螺杆菌检查、胃液分析检查、钡餐检查以及自身免疫性胃炎的相关检查等。

(一)胃镜及活组织病理检查

胃镜检查并同时取活组织做组织学病理检查是诊断慢性胃炎最可靠的方法。胃镜下慢性非萎缩性胃炎可见红斑(点、片状或条状),黏膜粗糙不平、出血点或斑;慢性萎缩性胃炎可见黏膜呈颗粒状、黏膜血管显露、色泽灰暗、皱襞细小。胃镜下这 2 种胃炎皆可伴有糜烂、胆汁反流。由于胃镜所见与活组织病理检查的表现常不一致,因此诊断时应两者结合,在充分活检基础上以活组织病理学诊断为准。

(二)幽门螺杆菌检查

活组织病理检查时可同时检测幽门螺杆菌,并可在内镜检查时再多取 1 块活组织做快速尿素酶检查,以增加诊断的可靠性。

(三)胃液分析检查

通过胃液分析检查,测定基础胃液分泌量及增加组胺或五肽促胃液素后测定最大泌酸量和高峰泌酸量,以判断胃泌酸功能,有助于诊断及指导临床治疗。浅表性胃炎胃酸多正常,广泛而严重的萎缩性胃炎胃酸减少。

(四)钡餐检查

钡剂检查就是通过喝下不透 X 线的钡剂,让它“涂抹”于胃的黏膜上,通过 X 线透视或摄片,来间接反映胃黏膜上有无病变。X 线钡剂检查的优点是方便简单,无创伤,患者容易接受,但是由于它为间接征象,不能直接观察到胃黏膜表面情况,轻微病变及小的病灶不易发现,临床上需与胃镜等其他检查方法配合应用。

(五)自身免疫性胃炎的相关检查

怀疑为自身免疫性胃炎者,应检测血清壁细胞抗体和内因子抗体,如为该病,壁细胞抗体多为阳性;伴恶性贫血时内因子抗体多呈阳性。血清维生素 B_{12} 浓度测定及维生素 B_{12} 吸收试验有助于恶性贫血的诊断。当胃黏膜出现明显萎缩时,空腹血清促胃液素水平明显升高而胃液分析显示胃酸分泌缺乏(多灶萎缩性胃炎血清促胃液素正常或偏低、胃酸分泌正常或偏低)。

(六)胃液分析

测定基础胃液分泌量、最大泌酸量和高峰泌酸量可判断胃泌酸功能。非萎缩性胃炎胃酸分泌正常或增高;病变在胃窦的萎缩性胃炎,胃酸可正常或稍降低。正常胃内容物的 pH 为 1.3～1.8,如刺激后,最大分泌时的 pH＞6.0 则可诊断为真正胃酸缺乏。

(七)血清促胃液素 G17、胃蛋白酶原Ⅰ和Ⅱ测定

检测血清促胃液素 G17、胃蛋白酶原Ⅰ和Ⅱ有助于判断是否存在萎缩,以及萎缩的部位和程度。胃体萎缩者血清促胃液素 G17 水平显著升高,胃蛋白酶原Ⅰ和/或胃蛋白酶原Ⅰ/Ⅱ值下降;胃窦萎缩者 G17 水平下降,胃蛋白酶原Ⅰ和胃蛋白酶原Ⅰ/Ⅱ值正常;全胃萎缩时则两者均下降。

(八)内因子

内因子由壁细胞分泌,壁细胞减少内因子分泌也减少;正常分泌平均为 7 700 U/h,慢性萎缩性胃炎时可减少到 400～600 U/h。

四、诊断依据

由于慢性胃炎患者的体征多不明显,临床症状也无特异性,故仅靠其症状及体征做出慢性胃炎的诊断是不可靠的,确诊有赖胃镜检查,必要时还应进行活组织病理检查。同时,还必须排除溃疡病、胃癌、慢性肝病及慢性胆囊病。

(孔祥建)

第四节 治疗与预防

一、治疗

(一)一般治疗

慢性萎缩性胃炎患者,无论其病因如何,均应戒烟、忌酒,避免使用损害胃黏膜的药物,如非甾体抗炎药等,并应避免对胃黏膜有刺激性的食物和饮品,如过于酸、甜、咸、辛辣和过热、过冷食物及浓茶、咖啡等,饮食宜规律,少吃油炸、烟熏、腌制食物,不食腐烂变质的食物,多吃新鲜蔬菜和水果,所食食品要新鲜并富于营养,保证有足够的蛋白质、维生素(如维生素 C 和叶酸等)及铁质摄入,精神上乐观,生活要规律。

(二)西医治疗

1.药物种类

(1)降低胃酸的药物。①抗酸药:硫糖铝可防止各种损伤因子对胃黏膜的损害,常用剂型有片剂和混悬剂；铝碳酸镁治疗胆汁反流性胃炎的疗效确切，对胃镜证实非类固醇类抗炎药所致的胃肠道损害的风湿病患者在继续抗风湿治疗的同时服用铝碳酸镁疗效显著。②抑酸药：对于上腹部疼痛症状明显，或伴有黏膜糜烂或出血的患者应采用抑酸药进行治疗，通常能使腹痛症状明显缓解。抑酸药在减轻 H^+ 反弥散的同时，亦促进促胃液素释放，对胃黏膜的炎症修复起一定作用。根据抑酸药作用于胃壁细胞上的不同受体，可分为促胃液素受体拮抗剂、胆碱能受体拮抗剂、H_2受体拮抗剂。促胃液素受体拮抗剂、胆碱能受体拮抗剂的临床应用效果有限，不良反应较大，已遭淘汰。近年来质子泵抑制剂已被广泛应用于临床。H_2受体拮抗剂在缓解慢性胃炎症状、促进炎症愈合和减少复发方面均有明显疗效；质子泵抑制剂的抑酸作用强，可有效地预防非类固醇类抗炎药性胃黏膜损害；抗酸药可以迅速中和胃酸，快速缓解疼痛。

(2)胃黏膜保护剂：枸橼酸铋钾可形成保护性薄膜，有抗胃蛋白酶的作用，促进碳酸氢盐和黏液分泌，防止黏液糖蛋白被分解，增加胃黏膜屏障能力，可刺激内源性前列腺素的释放，还可杀灭幽门螺杆菌；前列腺素类似物可防止非类固醇类抗炎药引起的胃黏膜损害；替普瑞酮具有增加胃黏液及胃黏膜层糖蛋白合成、增加胃黏膜疏水层的磷脂含量和胃黏液层的疏水性、改善胃黏膜血流量、促进胃黏膜再生和促进内源性前列腺素合成等药理作用；L-谷氨酰胺薁磺酸钠为新型胃黏膜保护剂，具有促进前列腺素合成、营养胃黏膜和促进黏膜细胞增殖等药理作用；瑞巴派特具有增加前列腺素合成、促进表皮生长因子及其受体表达、抑制幽门螺杆菌黏附与化学趋化因子产生、抑制中性粒细胞激活、清除氧自由基等药理作用。

(3)根除幽门螺杆菌的药物：对有幽门螺杆菌感染的慢性胃炎患者应采用根除幽门螺杆菌治疗。根除方案的组成推荐铋剂＋质子泵抑制药＋2 种抗菌药组成的四联疗法。抗菌药的组成方案有 4 种，①阿莫西林＋克拉霉素；②阿莫西林＋左氧氟沙星；③阿莫西林＋呋喃唑酮；④四环素＋甲硝唑或呋喃唑酮。这 4 种抗菌药组成的方案中，3 种治疗失败后易产生耐药的抗菌药(甲硝唑、克拉霉素和左氧氟沙星)分在不同的方案中，仅不易耐药的阿莫西林和呋喃唑酮有重复。这些方案的优点是均有相对较高的根除率，任何 1 种方案治疗失败后不必行药敏试验，也可再选择 1 种方案治疗。方案③和④的疗效稳定且廉价，但潜在不良反应率可能稍高；方案①的不良反应率低，费用取决于选择的克拉霉素；方案②的费用和不良反应率取决于所选择的左氧氟沙星。上述 4 种方案均有较高的根除率，其他方面各有优缺点，难以划分一线和二线方案。具体操作可根据药品获得性、费用、潜在不良反应等因素综合考虑，选择其中的 1 种方案作为初次治疗。鉴于铋剂四联疗法延长疗程可在一定程度上提高疗效，推荐的疗程为 10 或 14 天，放弃 7 天。如初次治疗失败，可在剩余的方案中再选择 1 种方案进行补救治疗。如果经过上述 4 个四联方案中的 2 种方案治疗，疗程均为 10 或 14 天，失败后再次治疗时，失败的可能性很大。在这种情况下，需要再次评估根除治疗的风险-获益比。胃黏膜相关淋巴组织淋巴瘤、有并发症史的消化性溃疡、有胃癌危险的胃炎(严重全胃炎、以胃体为主的胃炎或严重萎缩性胃炎等)或胃癌家族史者，根除幽门螺杆菌的获益较大。方案的选择需由有经验的医师在全面评估已用药物、分析可能失败的原因的基础上精心设计。如有条件，可进行药敏试验，但作用可能有限。对青霉素过敏者的推荐方案为克拉霉素＋左氧氟沙星、克拉霉素＋呋喃唑酮、四环素＋甲硝唑或呋喃唑酮、克拉霉素＋甲硝唑。方案中抗菌药的剂量和用法同含阿莫西林的方案。需注意的是，对青霉素发生变态反应者初次治疗失败后抗菌药选择的余地小，应尽可能提高初次治疗的根除率。对铋剂有禁忌者或证实幽门螺杆菌耐药率仍较低的地区也可选用非铋剂方案，包括标准三联方案、序贯疗法或伴同疗法。

(4)促胃肠动力药:促胃肠动力药通过促进胃排空及增加胃近端张力而提高胃肠运动功能,可减少胆汁反流,缓解恶心、嗳气、腹胀等症状。这类药物包括甲氧氯普胺、多潘立酮及西沙必利等。

2.治疗方案

(1)对因治疗。①根除幽门螺杆菌:慢性非萎缩性胃炎的主要症状为消化不良,其症状应归属于功能性消化不良范畴。目前,国内外均推荐对幽门螺杆菌阳性的功能性消化不良行根除治疗。因此,有消化不良症状的幽门螺杆菌阳性慢性非萎缩性胃炎患者均应根除幽门螺杆菌。另外,如果伴有胃黏膜糜烂,也应该根除幽门螺杆菌。大量研究结果表明,根除幽门螺杆菌可使胃黏膜组织学得到改善;对预防消化性溃疡和胃癌等有重要意义;对改善或消除消化不良症状具有费用一疗效比优势。②保护胃黏膜:关于胃黏膜屏障功能的研究由来已久。至关重要的上皮屏障主要包括胃上皮细胞能抵御高浓度酸、胃上皮细胞之间紧密连接、免疫探及并限制潜在有害物质等作用,并且它们大约每 72 小时完全更新 1 次。这说明它起着关键作用。然而,当机体遇到有害因素强烈攻击时,仅依靠自身的防御修复能力是不够的,强化黏膜防卫能力,促进黏膜的修复是治疗胃黏膜损伤的重要环节之一。③抑制胆汁反流:促动力药如多潘立酮可防止或减少胆汁反流;胃黏膜保护药,特别是有结合胆酸作用的铝碳酸镁制剂,可增强胃黏膜屏障、结合胆酸,从而减轻或消除胆汁反流所致的胃黏膜损害。考来烯胺可络合反流至胃内的胆盐,防止胆汁酸破坏胃黏膜屏障,方法为每次 3～4 g,每天 3～4 次。

(2)对症处理:消化不良症状的治疗中,由于临床症状与慢性非萎缩性胃炎之间并不存在明确关系,因此,症状治疗事实上属于功能性消化不良的经验性治疗。慢性胃炎伴胆汁反流者可应用促动力药(如多潘立酮)和/或有结合胆酸作用的胃黏膜保护药(如铝碳酸镁制剂)。①有胃黏膜糜烂和/或以反酸、上腹痛等症状为主者,可根据病情或症状严重程度选用抗酸药、H_2受体拮抗药或质子泵抑制药。②促动力药,如多潘立酮、马来酸曲美布汀、莫沙必利、盐酸伊托必利,主要用于上腹饱胀、恶心或呕吐等为主要症状者。③胃黏膜保护药,如硫糖铝,瑞巴派特、替普瑞酮、吉法酯、依卡倍特,适用于有胆汁反流、胃黏膜损害和/或症状明显者。④抗抑郁药或抗焦虑治疗:可用于有明显精神因素的慢性胃炎伴消化不良症状患者,同时应予耐心解释或心理治疗。⑤助消化治疗:对于伴有腹胀、食欲缺乏等消化不良症而无明显上述胃灼热、反酸、上腹饥饿痛症状者,可选用含有胃酶、胰酶和肠酶等的复合酶制剂治疗。⑥其他对症治疗,包括解痉、止痛、止吐、改善贫血等。⑦对于贫血,若为缺铁,应补充铁剂。大细胞贫血者,根据维生素 B_{12}或叶酸缺乏分别给予补充。

(三)中医治疗

1.肝气犯胃证

症状:胃脘胀痛,胀甚于痛,或以胀为主,引及两胁、胸背、腹部,痛无定形,时作时止,攻窜移动,每因情绪变化诱发或加剧。胸闷、太息、嗳气,或有反酸、嘈杂、心烦易怒,口干口苦。舌苔白或薄黄,脉弦。

治法:疏肝和胃,理气止痛。

方剂:四逆散合香苏散加减。

药物:柴胡、枳壳、白芍、川芎、香附、青陈皮、紫苏梗、生甘草。

2.肝胃郁热证

症状:胃脘灼热,疼痛急迫,泛酸嘈杂,呕吐酸苦,心烦易怒,口干舌燥,大便秘结,小便黄。舌红苔黄，脉滑数。

治法：清肝利胆，和胃止痛。

方剂：大柴胡汤合左金丸加减。

药物：柴胡、黄芩、黄连、炒栀子、吴茱萸、牡丹皮、白芍、金钱草、连翘、枳实、生大黄。

3.瘀血阻滞证

症状：疼痛日久不愈，呈持续性或无规律可循，痛剧如刺如锥，痛处固定且拒按，或引及胸背，谷食俱减，食后疼痛更甚，大便秘结。舌质紫黯，有瘀点(斑)，脉弦、涩而细。

治法：活血化瘀，通络止痛。

方剂：下瘀血汤合失笑散加减。

药物：制大黄、桃仁、土鳖虫、炮姜、桂枝、炙乳香、炙没药、川楝子、生蒲黄(包)、五灵脂、延胡索。

4.脾胃虚寒证

症状：胃痛隐隐。饥则尤甚，可夜半痛醒，得食则缓，喜温喜按，四肢不温，局部有冷感，泛吐清水，或胃脘有振水声，神疲乏力，四肢不温，面色苍白、萎黄，大便溏薄。舌淡胖，苔白润，脉虚细、沉迟。

治法：建中通阳，温胃散寒。

方剂：理中汤合黄芪建中汤加减。

药物：黄芪、桂枝、白芍、炙甘草、干姜、大枣、党参、炒白术。

5.胃阴亏虚证

症状：胃痛隐隐，有灼热感，嘈杂似饥，食不知味，纳呆食少，干呕口渴，手足烦热，大便干燥。舌红少津，裂纹无苔，脉细数或弦细无力。

治法：养胃生津止痛。

方剂：沙参麦冬饮合芍药甘草汤加减。

药物：淡竹叶、沙参、麦冬、白芍、生甘草、玉竹叶青、山药、木瓜。

6.寒热夹杂证

症状：胃病日久不愈，时作时止，胃脘疼痛可因寒、热、饮食、气候、情绪各种因素诱发，无一定规律。伴见吐清涎或酸水，腹胀肠鸣，便溏久泄，食纳不佳等。舌质淡胖边有齿痕，舌苔薄黄而润，脉沉弦带数，或虚缓带数。或胃脘疼痛或腹胀腹痛，喜温按，但心烦，身热。心胸部扪之灼手。舌质红苔黄腻，脉沉，为热郁胸膈、寒结脘腹。

治法：辛开苦降，寒热并调。

方剂：半夏泻心汤加减。

药物：姜半夏、干姜、党参、黄连、黄芩、生甘草、生姜、大枣。

二、预防

(一)筛查高危人群

1.年龄

年龄>40岁。

2.家族史

直系亲属有慢性胃炎、胃癌等消化系统疾病。

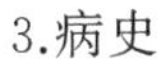

3.病史

幽门螺杆菌阳性、胃黏膜病变等消化系统病变。

4.不良生活习惯

(1)长期加班熬夜、晚餐不定时,导致胃部负荷大而引发疾病。

(2)烟酒无度,暴饮暴食,嗜好高盐、辛辣、生冷等食物。

(3)长期缺乏运动,胃肠蠕动、消化液分泌相应减少,就会出现食欲缺乏、消化不良、胃部饱胀等症状。

(4)经常出差、旅行的人,身体器官负荷大,作息和饮食规律紊乱,易导致肠胃不适。

(5)长期压抑烦闷的人也是胃炎高危人群。

(二)预防措施

1.日常生活

良好的生活规律是预防慢性胃炎的重要基础。生活无规律,起居不定时或过于劳累也是胃病发作的原因之一。不良生活习惯日积月累,会导致胃炎发生。良好的生活规律一是指规律的生活作息,二是指良好的生活习惯。长期混乱的节奏,可使胃酸分泌与调节功能紊乱,从而导致胃炎。因此,要合理安排生活和工作,做到每天按时睡觉,按时起床,按时用餐,养成有节奏、有规律的生活习惯,使生活顺从人体生物钟的节拍,不要因为工作、社交活动、家庭琐事或娱乐破坏正常的作息规律。可以根据自己的工作性质、生活习惯制订属于自己的作息时间表,尽量做到工作、休息、饮食、活动有一定规律。

2.调节情绪

情绪的好坏对人体有较大的影响,因此要保持愉快的心情。要注意情志的调养,消除过分的喜悦、愤怒、焦虑、悲伤、恐惧及惊吓等因素,做到天天都有好心情。

3.保证睡眠

睡眠是消除疲劳、恢复体力的主要形式,人在睡眠过程中可以继续分解、排泄体内积蓄的代谢产物,同时又能使体内获得充分的能源物质,从而消除全身疲劳。睡眠不足则胃的分泌和运动功能失调,消化能力下降,食欲减退。

4.合理饮食

合理饮食调养在慢性胃炎的预防中占有十分重要的地位,日常饮食要科学合理,注意饮食营养的均衡、全面,尤其要克服挑食、偏食、不按时进食等不良饮食习惯。要注意选取具有健脾益胃功能的食物,适当多吃维生素含量丰富及纤维多的新鲜蔬菜及水果。

5.坚持适当的运动锻炼

运动锻炼也是慢性胃炎的预防的一项基本内容,对消除腹胀脘痞等自觉症状大有好处。患者可根据自己的工作、身体条件选择适宜于自己的锻炼项目,并长期坚持锻炼,“三天打鱼,两天晒网”是不会取得应有效果的。

6.预防幽门螺杆菌感染

幽门螺杆菌主要通过人与人密切接触的口-口或粪-口传播,应提倡公筷及分餐制,减少感染幽门螺杆菌的机会。

(孔祥建　陈美红)

第五节　预后与护理

一、预后

(一)随访管理

对于活检病理中有中、重度萎缩并伴有中、重度肠化生或上皮内瘤变者要定期行胃镜、病理组织学检查和随访。一般认为中、重度慢性萎缩性胃炎有一定癌变率,慢性萎缩性胃炎尤其是伴有中、重度肠化生或上皮内瘤变者,要定期行内镜、病理组织学检查和随访。

活检不伴有肠化生或上皮内瘤变的慢性萎缩性胃炎患者可酌情内镜和病理随访,有中、重度萎缩并伴有肠化生的慢性萎缩性胃炎患者需1年左右随访1次。伴有低级别上皮内瘤变并证明此标本并非来于癌旁者,根据内镜和临床情况缩短至6个月左右随访1次;而高级别上皮内瘤变需立即确认。

(二)营养干预

1.养成良好的饮食习惯

每天的饮食应定时定量,三餐应按时进食,且不宜吃得过饱,正餐之间可少量加餐,但不宜过多,以免影响正餐。定时定量进餐有利于食物的消化和吸收。

2.饮食宜软、烂、易消化

食用的主食、蔬菜及鱼肉都要煮透、烧熟,甚至软烂,便于消化吸收,少吃粗糙和粗纤维多的食物。

3.注重营养平衡

日常食谱除忌食的之外,宜宽不宜窄,食物的种类尽可能多样,荤素搭配,稀稠结合,不要偏食,以保证各种营养素的摄入,满足机体需要。适当多吃新鲜且富含蛋白质、维生素的食物。各种食物均应新鲜,不宜存放过久,应适当多吃鱼虾、乳类、家禽、豆制品、蔬菜及水果,以增加蛋白质及维生素的摄入,既可增强体质,又能改善消化功能。

4.细嚼慢咽

细嚼慢咽能充分发挥牙齿的作用和促进唾液分泌,有助于消化,减轻胃的负担。

5.切忌暴饮暴食

暴饮暴食不仅增加胃部负担,而且容易引起急性胃扩张、急性胰腺炎,如原有溃疡病的,甚至可导致胃出血或胃穿孔。因此,每餐以八成饱为宜。

6.避免吃过冷、过热、过甜、过咸的食物

生冷的食物不仅不易消化和吸收,而且会促进胃酸分泌,并直接刺激炎症病灶;过热的食物可引起胃黏膜血管扩张,容易诱发出血或病变处糜烂;过甜的食物也容易使胃酸分泌增多,使病情加重;过咸的食物可损伤黏膜,不利于胃炎患者的康复。

7.避免服用对胃黏膜有刺激的药物

长期大量服用非甾体抗炎药如阿司匹林、吲哚美辛等可抑制胃黏膜前列腺素的合成,破坏黏膜屏障。

(三)运动干预

慢性胃炎患者的运动锻炼,需要根据自己的体质强弱和病情的轻重程度量力而行。总的要求是运动应当由静到动、从慢到快、从简单到复杂、从短时间到长时间。以上几个方面的强度要逐渐增加,直到适合自己锻炼的需要为止。运动要持之以恒,长期坚持。每次运动开始时应当做准备活动,运动结束后要做恢复活动。

1.运动方式

年龄较大、体质偏弱的患者,可以以散步、慢跑为主,或者打太极拳等。中青年及体质较好的,除了以上项目外,还可以骑自行车、游泳、做操、练气功等。总之,应根据自己的年龄、体力、兴趣爱好等具体情况,选择适宜的运动锻炼项目,最好在专科医师或体疗医师的指导下,了解注意事项后再进行锻炼,以求获得最佳锻炼效果,避免不良反应发生。

2.运动最佳时间

根据研究,同样的运动项目和运动强度,下午或晚上锻炼要比上午锻炼多消耗 20%的能量。因此,运动锻炼时间最好选择在下午或晚餐后 1 小时进行,运动实施的频率以每周 3～5 天较为合适。

3.运动后注意事项

运动结束后不要立即休息,应做一些小运动量的恢复性活动,待心率、呼吸平稳后再休息。运动时血液在外周血管较多,胃肠血管供血相对较少,在运动结束后立即进食,不管是食物,还是大量液体,都会增加胃肠道负担,应在休息片刻后,待呼吸、心率平稳,整个人平静后再进食为妥。

(四)心理干预

1.乐观对待,安心调养

乐观的精神状态对慢性胃炎的康复确有益处。一般情况下,患者常因病魔缠身而产生消极情绪,此时除了要积极有效地治疗疾病之外,还要使患者正确认识疾病,通过调养精神来培养乐观的情绪。慢性胃炎是临床常见病、多发病,通过适当的治疗和调养,一般是易于康复或痊愈的,慢性萎缩性胃炎的癌变率非常低,绝大多数预后是好的,不必过于忧虑和担心。

另外,医师和患者家属要随时观察患者的精神状态,做好患者的思想工作,及时消除其担忧和顾虑,让患者对疾病有正确的了解。对患者的一些要求,在不影响疾病治疗的前提下应尽量满足。部分患者由于病情反复,日久不愈,容易出现焦虑、急躁或失望心理,致使情绪不稳定,对这类患者在敦促其认真服药治疗的同时,还要关心体贴患者的痛苦,并采取适宜的方法劝慰和开导,调动患者的主观能动性,积极协助治疗。

有些慢性胃炎患者因病情需要需做特殊检查,如胃镜、活组织病理检查等。患者由于对检查方法不了解,容易产生畏惧和不安的心理,检查前后思想顾虑重重,不思饮食,夜不能寐,甚至最后拒绝检查等。对于这些患者,应及时给予解释,介绍检查对疾病治疗的作用,对身体有无伤害等,以解除患者的思想顾虑,使其与医师积极配合,及时接受必要的检查和治疗。

2.避开烦恼忧愁,保持心情舒畅

患者要避开烦恼和忧愁,保持心情舒畅,做到情绪稳定,首先应克服性格中易激动、易焦虑的缺点,做到心胸开阔,凡事不斤斤计较,要宽厚为怀,以乐观的心态去观察事物;其次,应努力创造一个宽松的工作环境及和睦的生活环境,主动与人交往,自觉审视自我,改正缺点,保持优点,培养广泛的兴趣,如阅读、看电视、听音乐、参与运动锻炼等,使生活充满乐趣;同时要不断提高自己的心理承受能力,避免过分喜悦、愤怒、焦虑、悲伤等,学会自我控制,做情绪的主人,努力提高自己的思想境界和修养,使自己能在突然出现的强烈刺激面前泰然处之,尽可能保持健康愉快的心情。

消除不良情绪的方法多种多样。如漫游在山水之间，登高临下，俯瞰大地，能使人胸襟开阔、豁达；而幽静恬谧的环境使人情绪安稳，心旷神怡。音乐歌舞也有感化人的神情的作用，如缓慢轻悠的旋律多具有宁心安神、消除紧张焦躁情绪、镇静催眠的功效，而节奏明快的旋律多具有开畅胸怀、舒解郁闷的作用。其他如赏花、养鱼、垂钓、赏画等，也是调畅情绪，使人保持心情舒畅的好方法，慢性胃炎患者可根据自己的具体情况适当选择，使气血流畅，生机活泼，从而有效地排除消沉、沮丧、悲忧等不良情绪的影响。

二、护理

（一）心理护理

讲解精神紧张不利于缓解症状，稳定情绪，树立信心。

（二）休息与体位

患者应注意休息，减少活动，因急性应激造成者应卧床休息。

（三）饮食护理

饮食应有规律。以少渣、高热量、高维生素、高蛋白质、易消化的温凉饮食为宜，避免刺激性食物，急性大出血或呕吐频繁时应禁食。

（四）用药指导

(1)禁用或慎用对胃黏膜有刺激的药物。

(2)抑制胃酸药物于饭前服用，抗生素类于饭后服用。

(3)讲解药物的作用、不良反应及服用注意事项。

（五）病情观察

患者出现腹痛、恶心、呕吐等症状时，注意观察腹痛的部位、性质、持续时间；呕吐物的颜色、性质及量，及时告知医师，做出相应处理。

（六）健康教育

1.疾病知识指导

(1)介绍本病的发生原因和预后，避免诱发因素。

(2)注意劳逸结合，保持心情愉快，避免过劳及餐后从事重体力活动。

(3)鼓励患者戒除烟酒。

(4)建立合理的饮食习惯和结构，如避免进食各种刺激性的食物和过冷、过酸、过辣、过硬、过咸、过甜及过分粗糙的食物，定时定量和细嚼慢咽等；注意饮食卫生。

2.康复指导

教育患者保持良好心理状态，平时生活要有规律，合理安排工作和休息时间，注意劳逸结合，积极配合治疗。向患者及家属介绍所服药物的作用、剂量、疗程及常见的不良反应等，指导患者遵医嘱按时服药，不能随便停药或减量，慎用或勿用非甾体抗炎药等损害胃黏膜的药物。

3.出院指导

根据患者的病因、具体情况进行指导，如避免使用对胃黏膜有刺激性的药物，必须使用时应同时服用制酸剂或胃黏膜保护剂。并指导患者避免诱发因素，介绍药物的不良反应，如有异常及时复诊，定期门诊检查。

（刘秀岑）

第七章 慢性病毒性肝炎

第一节 概 述

一、定义

病毒性肝病是由多种病毒引起肝脏病变的一类传染性疾病，病毒包括6种常见的肝炎病毒，即甲、乙、丙、丁、戊、庚型病毒，及其他种属病毒诱发肝脏损伤的，如EB病毒、巨细胞病毒等。病毒性肝病病程持续超过半年被定义为慢性，以上各类病毒中其中易出现慢性病程发展的主要有乙型、丙型和戊型肝炎。

二、分型

(一)慢性乙型病毒性肝炎

慢性乙型病毒性肝炎是指由乙型肝炎病毒引起的持续半年以上的肝脏炎症。

(二)慢性丙型病毒性肝炎

慢性丙型病毒性肝炎是一种RNA病毒。初次感染后，丙型肝炎病毒抗体和丙型肝炎病毒RNA阳性超过半年即可确诊。

(三)慢性戊型病毒性肝炎

慢性戊型病毒性肝炎也是一种小RNA病毒。戊型肝炎病毒引起的戊型肝炎一直被认为是一种急性自限性感染的过程，几乎不发展为慢性戊型肝炎。然而最近发现，器官移植、人类免疫缺陷病毒感染等免疫力低下的患者感染戊型肝炎病毒能够发展为慢性戊型肝炎。慢性戊型肝炎是指感染戊型肝炎病毒后，患者肝功能的指标持续异常>6个月，同时戊型肝炎病毒RNA可以在血清、粪便和/或肝穿刺活检肝组织中检测到持续阳性。

三、流行病学

(一)慢性乙型病毒性肝炎

乙型肝炎病毒感染呈世界性流行。据世界卫生组织报道，2019年全球一般人群乙型肝炎病毒表面抗原流行率为3.8%，约有150万例新发乙型肝炎病毒感染者，2.96亿例慢性感染者，82万例死于乙型肝炎病毒感染所致的肝衰竭、肝硬化或肝细胞癌等相关疾病。受到乙型肝炎病毒感染发生年龄等因素的影响，不同地区乙型肝炎病毒感染的流行强度差异较大。西太平洋地区为中流行区，2019 年一般人群乙型肝炎病毒表面抗原流行率为 5.9%，约有 14 万例新发乙型肝炎病毒感染者，1.16 亿例慢性感染者，47 万例死于乙型肝炎病毒感染相关并发症。据调查结果显示，我国 1～29 岁人群的乙型肝炎病毒表面抗原阳性率为 2.94%，5 岁以下儿童为 0.32%。

(二)慢性丙型病毒性肝炎

丙型肝炎病毒呈全球性流行，不同性别、年龄、种族人群均对丙型肝炎病毒易感。据世界卫生组织估计，全球有慢性丙型肝炎病毒感染者 7 100 万人，39.9 万人死于丙型肝炎病毒感染引起的肝硬化或肝细胞癌。2019 年全球有慢性丙型肝炎病毒感染者 5 800 万人，29 万人死于丙型肝炎病毒感染引起的肝硬化或肝细胞癌，2019 年全球新发感染者约 150 万人。

丙型肝炎病毒基因 1b 和 2a 型在我国较为常见，其中以 1b 型为主，约占 56.8%；其次为 2 型和 3 型，基因 4 型和 5 型非常少见，6 型相对较少。在西部和南部地区，基因 1 型比例低于全国平均比例，西部地区基因 2 型和 3 型比例高于全国平均比例，南部(包括香港和澳门地区)和西部地区基因 3 型和 6 型比例高于全国平均比例，特别是在重庆、贵州、四川和云南，基因 3 型比例 >5%；在基因 3 型中，基因 3b 亚型流行率超过基因 3a 亚型。混合基因型少见(约 2.1%)，多为基因 1 型混合 2 型。

(三)慢性戊型病毒性肝炎

据统计，感染戊型肝炎病毒的患者临床病例人数占感染戊型肝炎病毒的 15%左右，其中戊型肝炎发生死亡的人数约占 0.283%，大多数以急性戊型肝炎为主。长期以来人们一直认为戊型肝炎不形成慢性戊型肝炎，戊型肝炎临床表现多类似于甲型肝炎。近几年的研究发现，器官移植和人类免疫缺陷病毒感染等免疫缺陷患者感染戊型肝炎病毒后随着疾病持续进展，戊型肝炎迁延不愈逐步发展为慢性戊型肝炎，甚至进展为肝硬化。世界上公认戊型肝炎病毒主要有 4 种基因型，分别为基因 1 型、基因 2 型、基因 3 型及基因 4 型。通常情况下，引起暴发流行的是基因 1 型和基因 2 型，而基因 3 型和基因 4 型被认为是一种既能感染人，又可以感染部分动物的一种病毒，可在人与部分动物间传播，患者以散发最为多见。在老年人及有基础肝脏疾病的患者中主要流行的是基因 3 型，为动物源性的跨物种病原体，导致人畜共患病。它通常在机体免疫力下降的时候引起相应的感染，如在实体器官移植患者、干细胞移植患者、人类免疫缺陷病毒感染患者、接受化学治疗的血液病患者和接受免疫治疗的风湿病患者中，它可能导致小范围流行。基因 1 型和基因 2 型主要流行于无基础肝疾病的青壮年，非灵长类动物的感染几乎未曾发现，主要在人与人之间传染，为人类源性病毒。据国内外相关报道，器官移植的患者通常免疫力低下，在他们当中戊型肝炎病毒的患病率为 1%～2%，戊型肝炎病毒感染后，大约有 60%的患者会由急性转为慢性，通常表现在血液、粪便和肝活检样本中可以持续检测病毒阳性。器官移植患者合并慢性戊型肝炎的重要表现之一是从肝脏炎症到肝纤维化，最后形成肝硬化，时间一般≤3 年。慢性戊型肝炎在低流行区和高流行区的发病率是不相同的，患者在进行器官移植后，低免疫力的戊型肝炎患者在低流行区慢性戊型肝炎的发生率约 0.4%，在高流行区可达 1.9%。而在其他免疫缺陷患者中，急性戊型肝炎可随病情进展转化成慢性戊型肝炎，慢性戊型肝炎可以引起肝纤维化、肝硬化，甚至最终引起终末期肝病。

四、传播途径

(一)慢性乙型病毒性肝炎

乙型肝炎病毒经母婴、血液(包括皮肤和黏膜微小创伤)和性接触传播。在我国以母婴传播为主,占新发感染的40%~50%,多发生在围生期,通过乙型肝炎病毒阳性母亲的血液和/或体液传播。母亲的乙型肝炎病毒DNA水平与新生儿感染乙型肝炎病毒风险密切相关,母亲乙型肝炎病毒E抗原阳性、乙型肝炎病毒DNA水平高者更易发生母婴传播。

成人主要经血液和性接触传播,包括输注未经严格筛查和检测的血液和血制品、不规范的血液净化、不规范的有创操作(如注射、手术及口腔科诊疗操作等)和无防护的性行为等。乙型肝炎病毒也可经破损的皮肤或黏膜传播,如职业暴露、修足、文身、扎耳环孔、共用剃须刀和牙具等。

乙型肝炎病毒不经呼吸道和消化道传播。因此,日常学习、工作或生活接触,如在同一办公室工作(包括共用计算机等)、握手、拥抱、同住一宿舍、同一餐厅用餐和共用厕所等无血液暴露的接触,不会传染乙型肝炎病毒。流行病学和实验研究未发现乙型肝炎病毒能经吸血昆虫(蚊和臭虫等)传播。

(二)慢性丙型病毒性肝炎

丙型肝炎病毒主要经血液传播。我国自1993年对献血员筛查抗丙型肝炎病毒,2015年开始对抗丙型肝炎病毒阴性献血员筛查丙型肝炎病毒RNA,经输血和血制品传播已很少发生。目前就诊的患者中,大多有1993年以前接受输血或单采血浆回输血细胞的历史。因此1993年前最主要的传播途径包括经输血和血制品、单采血浆回输血细胞传播。现阶段的主要传播途径为如下。

(1)经破损的皮肤和黏膜传播:包括使用非一次性注射器和针头、未经严格消毒的牙科器械、内镜、侵袭性操作和针刺等;共用剃须刀、共用牙刷、修足、文身和穿耳环孔等也是丙型肝炎病毒潜在的经血传播方式;静脉药瘾共用注射器和不安全注射是目前新发感染最主要的传播方式。

(2)母婴传播:抗丙型肝炎病毒阳性母亲将丙型肝炎病毒传播给新生儿的危险性约2%,若母亲在分娩时丙型肝炎病毒RNA阳性,则传播的危险性可高达4%~7%;合并人类免疫缺陷病毒感染时,传播的危险性增至20%。阴道分娩相比剖宫产并不增加传播的危险性,丙型肝炎病毒RNA高载量可能增加传播的危险性。

(3)经性接触传播:与丙型肝炎病毒感染者性接触和有多个性伴侣者,感染丙型肝炎病毒的危险性较高。同时伴有其他性传播疾病,特别是感染人类免疫缺陷病毒者,感染丙型肝炎病毒的危险性更高。

(4)接受丙型肝炎病毒阳性的器官移植。

拥抱、打喷嚏、咳嗽、食物、饮水、共用餐具和水杯、无皮肤破损及其他血液暴露的接触一般不传播丙型肝炎病毒。

(三)慢性戊型病毒性肝炎

戊型肝炎病毒存在于潜伏末期及发病初期的患者粪便中,一般通过粪-口途径传播,有时未煮熟的肉食也可传播戊型肝炎病毒。戊型肝炎病毒分为4种基因型,其中基因3型易发生慢性肝炎倾向,尤其是在免疫缺陷或低下人群中。

(殷晓轩)

第二节　病因病机

一、中医病因病机

中医学认为慢性病毒性肝炎由湿热疫毒之邪内侵，当人体正气不足无力抗邪时发病，常因外感、情志、饮食、劳倦而诱发。

其病机特点是湿热疫毒隐伏血分，引发“湿热蕴结证”；湿阻气机则肝失疏泄、肝郁伤脾或湿热伤脾，可导致“肝郁脾虚证”；湿热疫毒郁久伤阴可导致“肝肾阴虚证”；久病“阴损及阳”或素体脾肾亏虚感受湿热疫毒导致“脾肾阳虚证”；久病致瘀，久病入络即可导致“瘀血阻络证”。本病的病位主要在肝，常多涉及脾、肾两脏及胆、胃、三焦等腑。病性属本虚标实，虚实夹杂。由于本病的病因、病机、病位、病性复杂多变，病情交错难愈，故应辨明“湿、热、瘀、毒之邪实与肝、脾、肾之正虚”两者之间的关系。由于慢性病毒性肝炎可以迁延数年甚或数十年，治疗时应注意以人为本，正确处理扶正与祛邪，重点调整阴阳、气血、脏腑功能平衡。

二、西医发病机制及病理

（一）慢性乙型病毒性肝炎

1.发病机制

慢性乙型肝炎病毒感染的发病机制较为复杂，迄今尚未完全阐明。乙型肝炎病毒不直接破坏肝细胞，病毒引起的免疫应答是导致肝细胞损伤及炎症坏死的主要机制，而炎症坏死持续存在或反复出现是慢性乙型肝炎病毒感染者进展为肝硬化甚至肝细胞癌的重要因素。非特异性（固有）免疫应答在乙型肝炎病毒感染初期发挥重要作用，并启动后续特异性（适应性）免疫应答。乙型肝炎病毒可干扰多种信号转导途径，从而抑制非特异性免疫应答的强度。亚太地区慢性乙型病毒性肝炎患者常表现为外周血中髓样树突状细胞和浆样树突状细胞频数降低，且髓样树突状细胞成熟障碍，浆样树突状细胞产生干扰素-α 能力明显降低，从而导致机体直接清除病毒和诱生乙型肝炎病毒特异性 T 淋巴细胞的能力下降，不利于病毒清除。乙型肝炎病毒特异性免疫应答在清除乙型肝炎病毒中起主要作用。$CD8^+$ 细胞毒性 T 淋巴细胞可诱导乙型肝炎病毒感染肝细胞凋亡，也可通过分泌干扰素-γ 抑制肝细胞内的乙型肝炎病毒基因表达和复制。慢性感染时，乙型肝炎病毒特异性 T 淋巴细胞易凋亡，增殖能力和产生细胞因子能力均显著降低，从而形成功能耗竭，这可能是导致乙型肝炎病毒持续感染的机制之一。目前认为，乙型肝炎病毒表面抗原特异性细胞毒性 T 淋巴细胞数量缺乏和/或功能不足，是导致慢性乙型肝炎病毒感染者发生免疫耐受或免疫应答不充分的重要原因。

2.病理

慢性乙型病毒性肝炎在我国较常见，而且一部分患者可发展成肝硬化，甚至可发生肝细胞癌。慢性乙型病毒性肝炎的组织学形态，在不同的患者或同一患者疾病的不同阶段有很大的差异。肝活检在判断肝炎的严重程度、判断预后及观察慢性乙型肝炎病毒患者的疗效方面很有价值。慢性乙型病毒性肝炎最常见的特征是门管区炎症和门管区旁坏死。可见门管区旁较严重的坏死，引起界板的破坏。随着肝炎的发展，可发生纤维化，甚至肝硬化。慢性病变常始于病毒复制的高峰期，特征为肝细胞中有大量的乙型肝炎病毒 DNA，血清中有乙型肝炎病毒 E 抗原。在此阶段，组织损伤可较严重，活检中可见门管区旁和肝腺泡内肝细胞坏死。典型的毛玻璃样细胞单独散在分布于整个肝腺泡中，免疫组化可证实在毛玻璃样细胞中有大量乙型肝炎病毒表面抗原的存在，乙型肝炎病毒表面抗原大多见于肝细胞的胞质内，乙型肝炎病毒表面抗原免疫组化染色颗粒可散布在胞质中(全质型)、胞膜下(膜型)或浓集在一起(包涵体型)。乙型肝炎病毒核心抗原可见于肝细胞核中，当病毒复制活性高时，也可见于胞质中。肝细胞核中含有大量的核心物质，使核呈淡嗜酸性，又称为沙粒核。相似的形态也可见于有大量的戊型肝炎病毒时。有报道肝细胞核和细胞质含有大量的乙型肝炎病毒核心抗原时，用苯胺蓝可染成红紫色。除了乙型肝炎病毒表面抗原和乙型肝炎病毒核心抗原外，乙型肝炎病毒 E 抗原也可用免疫组化的方法检测出。

大量病毒复制阶段，血清中有大量乙型肝炎病毒 E 抗原。随后进入低复制阶段，血清中无乙型肝炎病毒 E 抗原而出现抗乙型肝炎病毒 E 抗体。在低乙型肝炎病毒复制期，组织学改变较轻微，炎症反应较轻，局限于门管区。此时常见大量的毛玻璃样细胞，通常无乙型肝炎病毒核心抗原。最后乙型肝炎病毒表面抗原可从血清中消失，感染的征象仅是存在抗体。在乙型肝炎病毒表面抗原消失后一段时间，可能仍见轻度的炎症。但此时病理医师应注意有无其他病毒重复感染的组织学特征。作为先前坏死及继发改变的结果，肝组织可有严重的纤维化甚至肝硬化。

在感染了突变株病毒的患者，e 抗原的表达缺陷，即使没有乙型肝炎病毒 E 抗原的存在而有抗乙型肝炎病毒 E 的存在，组织学的改变仍很明显。在免疫抑制的患者，虽然没有显著的组织学改变，但可发现大量的乙型肝炎病毒核心抗原。病毒高复制和低复制阶段在临床上可由周期性的病情加重及缓解来区分。在所有的活动性乙型肝炎病毒感染的标志消失后，患者的肝细胞核内仍含有整合型的乙型肝炎病毒 DNA。

除了存在有毛玻璃样肝细胞和乙型肝炎病毒抗原，慢性乙型肝炎病毒感染的特征通常是肝细胞核的大小和外观改变，肝细胞和淋巴细胞更紧密接触。这些淋巴细胞常是 $CD8^+$ 型，而门管区浸润的为大量的 $CD4^+$ 型淋巴细胞、B 淋巴细胞和巨噬细胞。在坏死区存在的 $CD8^+$ 淋巴细胞，与肝细胞表达的细胞间黏附分子 1 有关，与病毒的复制无关。

(二)慢性丙型病毒性肝炎

1.发病机制

慢性丙型病毒性肝炎肝损害的主要原因是丙型肝炎病毒感染后引起的免疫学应答，其中细胞毒性 T 淋巴细胞起重要作用。细胞毒性 T 淋巴细胞通过其表面的 T 淋巴细胞受体识别靶细胞的主要组织相容性复合体 Ⅰ 类分子和病毒多肽复合物，杀伤病毒感染的靶细胞，引起肝脏病变。

慢性丙型病毒性肝炎慢性化的机制还尚未阐明，考虑是宿主免疫、遗传易感性和病毒共同作用的结果。早期的固有免疫应答是机体抗病毒的第一道防线；后期的丙型肝炎病毒特异性 T 淋巴细胞免疫应答在决定感染结局方面有重要作用。丙型肝炎病毒患者每天可产生 1 012 个病毒，在能检测到免疫应答几周之前，病毒载量可达到最大值。丙型肝炎病毒可破坏固有免疫应答，其复制能力超过 $CD8^+$ T 淋巴细胞的清除能力，容易发展为慢性感染。

体液免疫在保护和清除丙型肝炎病毒中的作用微弱。丙型肝炎病毒包膜糖蛋白 E2 的高变异区域 1 易导致抗原表位改变，产生变异株逃避体液免疫。慢性丙型肝炎病毒感染者的肝脏、骨髓、外周血中都可以看到B淋巴细胞克隆性扩增，这与混合型冷球蛋白血症、非霍奇金淋巴瘤有关。

2.病理

在输血后发生的丙型病毒性肝炎，常表现为慢性病程，很多患者可发展成肝硬化，而且常在许多年后或甚至数十年后，最后伴发肝细胞癌。此型慢性肝炎发病时常较轻，仅表现为轻度或无门管区旁病变，组织学变化介于慢性持续性肝炎和慢性活动性肝炎之间。在进展期，则有轻度门管区旁和肝腺泡内碎屑状坏死并伴有炎症，桥接坏死较少见。在疾病的晚期可见门管区内纤维化、门管区之间纤维化或门管区-中央静脉间纤维化，偶尔可见肉芽肿形成。肝脏大小正常或稍增大，边缘钝，质较硬，包膜增厚，呈暗红色。肝活检可决定炎症的程度(分级)和纤维化的程度(分期)，以及是否存在肝硬化。

慢性丙型病毒性肝炎的组织学改变具有其特征性，主要表现为门管区淋巴滤泡形成、小叶间胆管损伤和肝腺泡损伤。门管区有大量淋巴细胞浸润，常聚集成堆或形成淋巴滤泡，有些合并有明显的生发中心。这些生发中心含有活化的B细胞，周围有滤泡树突状细胞和B细胞外套区。在外围T细胞区，主要为$CD4^+$细胞。淋巴滤泡不仅只见于丙型病毒性肝炎，也可见于乙型病毒性肝炎、自身免疫性肝炎和原发性硬化性胆管炎。然而，在丙型病毒性肝炎，淋巴滤泡特别常见且明显。在淋巴细胞浸润区内或其一侧，可见损伤的小叶间胆管。胆管损伤的改变包括上皮细胞空泡化、上皮细胞复层化及聚集一起的淋巴细胞浸润等。肝腺泡损伤包括肝细胞嗜酸变性、凋亡形成、大泡性脂肪变性及肝窦中见淋巴细胞。大泡性脂肪变性比其他类型的病毒性肝炎更常见，但由于产生脂肪变性的原因是复杂的，所以这种表现无诊断价值。有学者报道在门管区旁的肝细胞内有集聚的物质似Mallory小体。窦周隙有局灶性或弥漫性淋巴细胞浸润，弥漫性浸润呈现串珠样外观。

国外有关丙型病毒性肝炎的病理组织学分类主要有3种，但这些分类法并不能区分临床上的急性或慢性肝炎，只是根据肝炎组织中以哪一种细胞改变为主而命名。这3种分类法：①Scheuer分类法(嗜酸性变细胞型、淋巴细胞样型)；②Bianchi分类法(嗜酸小体型、透亮细胞型、单核细胞增多症样型、成人巨细胞性肝炎)；③尾关恒雄分类法(嗜酸性细胞型、淋巴细胞为主型、库普弗细胞为主型、透亮细胞型、成人巨细胞型)。单核细胞增多症样型多见于急性丙型病毒性肝炎，而嗜酸性细胞型多见于慢性丙型病毒性肝炎。但有学者认为这些分类临床意义不大。

应用原位杂交可在冷冻切片中检测出病毒RNA。也有应用免疫组化方法检测病毒抗原，阳性物质呈颗粒状分布于肝细胞核内或胞质中。

(三)慢性戊型病毒性肝炎

1.发病机制

目前，患者感染戊型肝炎病毒后发生戊型肝炎慢性化的机制尚不完全明确，现有数据显示，其机制与宿主免疫功能不全和戊型肝炎病毒基因变异均相关。

(1)宿主免疫功能不全：免疫功能低下的中老年人最容易出现慢性戊型肝炎，器官移植、恶性肿瘤、人类免疫缺陷病毒感染或长期使用免疫抑制剂的患者通常免疫力低下，其中最常见的是实体器官移植患者。临床回顾性研究表明，如果器官移植患者出现急性戊型肝炎，高达60%的患者会发展成慢性戊型肝炎。以他克莫司为基础的免疫抑制治疗会引起患者免疫力低下，若这类患者发生急性戊型肝炎易发展为慢性戊型肝炎。其发病机制是缺乏戊型肝炎病毒特异性T细胞免疫应答，当戊型肝炎病毒被机体清除之后，免疫功能得到改善。获得性免疫缺陷综合征患者

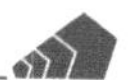

感染戊型肝炎病毒易发展为慢性戊型肝炎的原因是，其 $CD4^+$ 细胞计数＜$100/mm^3$。经高效抗反转录病毒治疗后，随着 $CD4^+$ 细胞计数的升高，戊型肝炎病毒可被清除。来自瑞士的一项研究表明，由于 $CD4^+$ 细胞计数很低，血清转换(免疫球蛋白 G)可能会延迟或不发生，单独进行血清学筛查可能无法诊断获得性免疫缺陷综合征患者感染戊型肝炎病毒。但研究者建议，在人类免疫缺陷病毒感染者中，出现不明原因谷丙转氨酶升高时，应考虑合并戊型肝炎病毒感染。目前发现了 5 个参与 1 型干扰素应答的基因表型与慢性戊型肝炎的发生和发展息息相关，而适应性干扰素-γ 免疫反应与戊型肝炎病毒清除密切相关。以上研究表明，宿主免疫功能不全是急性戊型肝炎迁延不愈，逐渐形成慢性戊型肝炎的高危因素，同时也是重要原因。

(2)病毒基因变异：在报道的慢性戊型肝炎病例中分离出的戊型肝炎病毒基因型为基因 3 型，极少数可分离出基因 4 型。目前，还没有证据表明基因 1 型、基因 2 型感染的戊型肝炎会慢性化进展。由于戊型肝炎病毒的特殊性，其长期缺乏有效的细胞培养系统。有研究者成功地将从急性感染患者中分离出来的基因 3 型和基因 4 型毒株在肝细胞癌细胞系内复制。随后，有研究者从慢性戊型肝炎患者体内分离出基因 3 型 Kernow-C1 毒株在 HepG2/C3A 细胞系内复制，从而发现引起慢性戊型肝炎和急性戊型肝炎的毒株有明显不同，除了存在点突变外，还有病毒基因超变区含有编码人 S17 核糖体蛋白 58 个氨基酸的 171 个核苷酸插入序列。这些原因引起了戊型肝炎病毒 Kernow-C1 复制能力和生长能力增强。有研究人员发现，戊型肝炎病毒基因高变区出现大量连续缺失和少量宿主基因序列插入。其中一个插入序列是编码 S19 核糖体蛋白 39 个氨基酸的基因序列，并将产物融合到病毒非结构蛋白中。体外传代实验表明，含有插入序列的毒株能够长期复制，并逐渐成长为优势株。有研究人员对基因组序列进行仔细检查后发现，在戊型肝炎病毒基因组的病毒开放阅读框超变区中插入了 186 个核苷酸。在插入核苷酸过程中，保留了原来的开放阅读框。因此，ORF1 编码蛋白包含来自高变区的 38 个氨基酸和来自 RNA 依赖的 RNA 聚合酶结构域相邻的区域的 24 个氨基酸，该插入序列有利于病毒的生长并成为优势株。有学者发现戊型肝炎病毒准种的异质性越大，急性戊型肝炎病毒感染患者进行实体器官移植时越容易发生慢性戊型肝炎病毒感染。

综合上述研究显示，戊型肝炎病毒可通过插入自身或宿主的基因片段来增强自身的复制和生长能力，从而促进慢性戊型肝炎的发生和发展。

2.病理

戊型肝炎的组织学特征与其他形式的急性病毒性肝炎略有不同。几乎一半的戊型肝炎患者均会表现以毛细胆管淤积或实质细胞的腺样转化为特征的胆汁淤积性肝炎，在这些淤胆为主要表现的患者肝细胞的变性并不明显。而在非淤胆性戊型肝炎患者，肝细胞改变与其他急性肝炎相似，表现为肝细胞气球样变、嗜酸性小体、局灶性或融合性的肝细胞坏死伴网状结构塌陷和凝聚。在这 2 种形式的肝组织病理改变中，小叶内均包含以巨噬细胞、淋巴细胞为主的炎性浸润。而在有胆汁淤积性肝炎表现的患者，可见一些多形核粒细胞。库普弗细胞较突出并含细胞质颗粒，后者呈过碘酸-雪夫染色阳性并且对淀粉酶抵抗。门管增宽，并有淋巴细胞、小部分的多核细胞及嗜酸性粒细胞浸润，在胆汁淤积病变处，多形核细胞的增加尤其明显。有严重肝损伤的患者，当大量的肝细胞受累时，可发生肝实质的大块或亚大块坏死和塌陷。灵长类动物实验感染戊型肝炎病毒后，也可见类似于戊型肝炎患者的肝组织病理学改变，但较轻。

慢性戊型肝炎的组织病理学改变，与慢性乙型、丙型肝炎病毒相似，按炎症程度和纤维化程度分级。应注意戊型肝炎病毒感染的慢性化问题，对具有慢性肝病体征而又未能明确病因的患者应加强随访，常规开展肝穿刺活检，并用免疫组化或原位杂交等方法鉴定有否戊型肝炎抗原在肝组织长期存在。

（殷晓轩　杜　娟）

第三节　诊　　断

一、病史

主要询问患者有无以下丙型肝炎病毒感染高危行为：静脉药瘾史；文身、身体穿孔、针灸史；医源性暴露史，如手术、透析、口腔诊疗操作，抗丙型肝炎病毒阳性供体器官或组织移植；高危性行为史，如多个性伴侣、男-男同性恋者，丙型肝炎病毒/人类免疫缺陷病毒感染者的性伴及家庭成员；丙型肝炎病毒感染母亲所生的子女；破损皮肤和黏膜被丙型肝炎病毒感染者血液污染；1993 年前有过输血或应用血制品史；有单采血浆还输血细胞史。

二、临床表现

（一）慢性乙型病毒性肝炎

慢性乙型肝炎病毒临床表现多样，可无明显症状，亦可有乏力、食欲下降、腹胀、尿色加深等症状。

（二）慢性丙型病毒性肝炎

多数患者临床表现轻微，仅在体检时或因处理其他相关疾病时发现。临床表现为 2 类：①代偿期表现，轻度疲乏、食欲缺乏和右季肋部疼痛或不适等，部分可有肝病面容、肝掌、蜘蛛痣及轻度肝脾肿大；②失代偿期表现，腹胀、双下肢肿胀，严重黄疸，伴有或不伴有瘙痒，部分患者以消化道出血、腹水为首要症状就医。

（三）慢性戊型病毒性肝炎

绝大多数慢性戊型肝炎病毒感染患者没有明显临床症状，若有症状则以疲劳感为主要临床表现，偶有消化道及精神等症状，表现为恶心、呕吐、肝区痛、肌肉痛、关节痛、共济失调、认知障碍等相关肝外表现，大约 1/3 的患者有关节痛。多数患者以肝大常见，脾大较少见。体格检查显示肝大，伴有触痛和叩击痛等。

三、辅助检查

（一）慢性乙型病毒性肝炎

1.乙型肝炎病毒血清学检测

乙型肝炎病毒经典血清学标志物包括乙型肝炎病毒表面抗原、乙型肝炎病毒表面抗体、乙型肝炎病毒 E 抗原、乙型肝炎病毒 E 抗原、乙型肝炎病毒的核心抗体和乙型肝炎病毒核心抗体免疫球蛋白 M。乙型肝炎病毒表面抗原阳性表示乙型肝炎病毒感染；乙型肝炎病毒表面抗体为保护性抗体，其阳性表示对乙型肝炎病毒有免疫力，见于乙型肝炎病毒康复及接种乙型肝炎病毒疫苗者；乙型肝炎病毒的核心抗体免疫球蛋白 M 阳性多见于急性乙型肝炎病毒，慢性乙型肝炎病毒急性发作也可呈低水平阳性；乙型肝炎病毒的核心抗体总抗体主要是乙型肝炎病毒的核心抗体免疫球蛋白 G，只要感染过乙型肝炎病毒，无论病毒是否被清除，此抗体多为阳性。血清乙型肝炎病毒表面抗原定量检测可用于预测疾病进展、抗病毒疗效和预后。

2.乙型肝炎病毒学检测

（1）乙型肝炎病毒 DNA 定量检测：主要用于判断慢性乙型肝炎病毒感染的病毒复制水平，可用于抗病毒治疗适应证的选择及疗效的判断。准确定量需采用实时定量聚合酶链反应法。

（2）乙型肝炎病毒基因分型：目前，可鉴定出至少 9 种和 1 种未定基因型，一些基因型可分数种基因亚型。检测乙型肝炎病毒基因型有助于预测干扰素疗效，判断疾病预后。

（3）耐药突变株检测：乙型肝炎病毒可以在慢性持续性感染过程中发生自然变异，也可因抗病毒药物治疗诱导而产生病毒变异，均可导致对抗病毒药物敏感性下降。

3.乙型肝炎病毒新型标志物检测

（1）乙型肝炎病毒 RNA 定量：有研究探讨了其与乙型肝炎病毒 DNA 或乙型肝炎病毒核心相关抗原联合在预测核苷（酸）类似物停药后复发风险的应用。

（2）乙型肝炎病毒核心相关抗原：是一种包含乙型肝炎病毒核心抗原、乙型肝炎病毒 E 抗原、p22 蛋白质的复合标志物。

（3）乙型肝炎病毒的核心抗体定量：有研究显示，在未经治疗的慢性乙型肝炎病毒感染患者中，谷丙转氨酶正常或＜80 IU/L 患者的肝组织炎症程度与乙型肝炎病毒的核心抗体定量水平呈显著正相关；治疗后乙型肝炎病毒的核心抗体定量水平的下降与肝组织炎症程度减轻同步变化。乙型肝炎病毒的核心抗体定量水平与肝组织纤维化程度呈正相关。

4.血清生物化学检测

（1）血清谷丙转氨酶和天冬氨酸氨基转移酶：可在一定程度上反映肝细胞损伤程度。对于长期病毒抑制但仍有谷丙转氨酶升高者，应进一步分析其原因。

（2）总胆红素：与胆红素生成、摄取、代谢和排泄有关，升高的主要原因包括肝细胞损伤、肝内外胆管阻塞、胆红素代谢异常和溶血。肝衰竭患者总胆红素可＞171 μmol/L，或每天上升＞17.1 μmol/L。应注意鉴别其他原因所致胆红素异常。

（3）血清蛋白：反映肝脏合成功能，肝硬化和肝衰竭患者可有血清蛋白水平下降。清蛋白水平同时也受到营养状况等因素的影响。此外，还应注意鉴别蛋白丢失所致的清蛋白水平降低，如肾病综合征和蛋白丢失性肠病。

（4）凝血酶原时间及凝血酶原活动度：凝血酶原时间是反映肝脏凝血因子合成功能的重要指标，常用国际标准化比值表示，对判断疾病进展及预后有较大价值。

（5）γ-谷氨酰转肽酶：正常人血清中 γ-谷氨酰转肽酶主要来自肝脏。急性肝炎、慢性活动性肝炎及肝硬化失代偿时，轻、中度升高。各种原因导致的肝内外胆汁淤积可显著升高。

（6）血清碱性磷酸酶：由肝细胞合成分泌，自胆道排泄，半衰期为 3 天。当血清碱性磷酸酶产生过多或排泄受阻时，均可使血中血清碱性磷酸酶发生变化。临床上常借助血清碱性磷酸酶的动态观察来判断病情发展、预后和临床疗效。

（7）甲胎蛋白及其异质体 L3：是诊断肝细胞癌的重要指标。应注意甲胎蛋白升高的幅度、动态变化，以及其与谷丙转氨酶和天冬氨酸氨基转移酶的消长关系，并结合临床表现和肝脏影像学检查结果进行综合分析

（8）维生素 K 缺乏或拮抗剂Ⅱ诱导蛋白：又名脱 γ 羧基凝血酶原，是诊断肝细胞癌的另一个

重要指标,可与甲胎蛋白互为补充。

5.腹部超声检查

腹部超声检查无创、价廉、实时显像,便于反复进行,为最常用的肝脏影像学检查方法。可以观察肝脏和脾脏的大小、外形、实质回声,并能测定门静脉、脾静脉和肝静脉内径及血流情况,以及有无腹水及其严重程度,从而判断有无肝硬化及门静脉高压;能有效发现肝内占位性病变,对于监测和发现早期肝细胞癌(肝细胞癌)至关重要。超声造影能更好地鉴别占位病变的性质。其局限性是图像质量和检查结果易受设备性能、患者胃肠道内气体和操作者技术水平等因素影响。

6.CT 检查

CT 检查主要用于观察肝脏形态,了解有无肝硬化,发现占位性病变并鉴别其性质;动态增强多期 CT 扫描对肝细胞癌的诊断具有较高的灵敏度和特异度。

7.磁共振成像检查

磁共振成像检查无放射性辐射,组织分辨率高,多方位、多序列成像,是非常有效的肝脏影像学检查。一般认为,动态增强多期磁共振成像扫描及肝脏细胞特异性增强剂显像对鉴别良、恶性肝内占位性病变的能力优于增强 CT 检查。

8.病理学检查

慢性乙型肝炎病毒感染者肝组织检查的主要目的是评价肝脏炎症坏死及纤维化程度,明确有无肝硬化并排除其他肝脏疾病,从而为确定诊断、判断预后、启动治疗和监测疗效提供客观依据。主要病理学特点是肝脏汇管区及其周围不同程度的炎症坏死和纤维化。

汇管区浸润的炎症细胞以淋巴细胞为主,也可有少数浆细胞和巨噬细胞等;炎症细胞聚集常引起界板破坏而形成界面炎(旧称碎屑样坏死)。小叶内有肝细胞变性、坏死(点灶状、桥接、融合性坏死)和凋亡,可见磨玻璃样肝细胞及凋亡小体,且随炎症病变活动而愈加显著。

慢性肝脏炎症坏死可引起弥漫性细胞外基质的过度沉积,即纤维化,表现为不同程度的汇管区纤维性扩大、纤维间隔形成,Masson 染色及网状纤维染色有助于判断肝纤维化程度及肝小叶结构紊乱。在肝纤维化的基础上,出现肝细胞结节性再生(假小叶结构),伴不同程度血管改建,即肝硬化形成。免疫组织化学染色可检测肝组织内乙型肝炎病毒表面抗原和乙型肝炎病毒核心抗原的表达,核酸原位杂交法或聚合酶链反应法可检测组织内乙型肝炎病毒 DNA。

(二)慢性丙型病毒性肝炎

1.丙型肝炎病毒血清学检测

丙型肝炎病毒抗体检测(化学发光免疫分析法或者酶联免疫吸附法)可用于丙型肝炎病毒感染者的筛查。快速诊断测试可以被用来初步筛查丙型肝炎病毒抗体,如通过唾液的快速检测试剂。快速检测试剂可以作为即时检测方法,从而简化丙型肝炎病毒抗体的筛查,提高筛查的可及性。对于丙型肝炎病毒抗体阳性者,应进一步检测丙型肝炎病毒 RNA,以确定是否为现症感染。一些自身免疫性疾病患者可出现丙型肝炎病毒抗体假阳性;血液透析和免疫功能缺陷或合并人类免疫缺陷病毒感染者可出现丙型肝炎病毒抗体假阴性。因此,丙型肝炎病毒 RNA 检测有助于确诊这些患者是否存在丙型肝炎病毒感染。丙型肝炎病毒核心抗原是丙型肝炎病毒复制的标志物,在丙型肝炎病毒 RNA 检测不可及时,它可替代丙型肝炎病毒 RNA 用于诊断急性或慢性丙型肝炎病毒感染。

2.丙型肝炎病毒 RNA 检测

(1)丙型肝炎病毒 RNA 定量检测:丙型肝炎病毒 RNA 定量检测应当采用基于聚合酶链反

应扩增、灵敏度、特异度和精确度高并且线性广的方法。丙型肝炎病毒 RNA 定量检测适用于丙型肝炎病毒现症感染的确认、抗病毒治疗前基线病毒载量分析，以及治疗结束后的应答评估。采用指血或静脉血即时检测丙型肝炎病毒 RNA，可避免潜在的丙型肝炎病毒感染者需要第 2 次就诊来明确诊断及治疗。

(2)丙型肝炎病毒基因分型：采用基因型特异性直接抗病毒药物方案治疗的感染者，需要先检测基因型。在直接抗病毒药物治疗时代，优先考虑可检测出多种基因型和基因亚型的方法，如 Sanger 测序法。

3.影像学检查

肝硬化和肝细胞癌是慢性丙型肝炎病毒感染患者的主要死因，因此常用影像学检查来监测慢性丙型肝炎病毒感染对肝脏造成的损伤。慢性丙型病毒性肝炎与慢性乙型病毒性肝炎相同，常用腹部超声检查、CT 检查和磁共振成像等检查方法，主要目的是监测慢性丙型肝炎病毒感染肝硬化疾病进展情况，发现占位性病变和鉴别其性质，尤其是监测和诊断肝细胞癌。

4.病理学检查

临床大部分慢性丙型肝炎病毒患者发病日期不明，无急性肝炎病史，确切的丙型肝炎病毒感染自然史很难评估，目前国内外均以肝穿刺活检病理学病变作为病变诊断的基础以及发展的金指标。

丙型肝炎病毒的组织病理学与其他病毒性肝炎相似，呈现小叶内及汇管区炎症等多种病变。其病理学特征：肝窦内可见单个核细胞串珠样浸润；汇管区可见淋巴细胞聚集性浸润，甚至淋巴滤泡样结构形成；可见小胆管损伤，甚至小胆管结构破坏，细胞角蛋白 19 免疫组织化学染色有助于鉴别；可见肝细胞大小泡混合或大泡性脂肪变，区带分布不明显，基因 1 型、3 型和 4 型较易见。

慢性丙型肝炎病毒病变活动及进展差异较大，且与肝脏酶学变化关系欠密切，肝活检意义重要。慢性丙型肝炎病毒汇管区单个核细胞浸润或聚集可引起界板破坏而形成界面炎(旧称碎屑样坏死)，慢性炎症坏死导致不同程度的肝纤维化形成，表现为汇管区纤维性扩大、纤维间隔形成及小叶结构紊乱，Masson 三色染色有助于肝纤维化程度的评价。

(三)慢性戊型病毒性肝炎

1.实验室检查

对于患有慢性戊型肝炎的个体来说，转氨酶水平普遍升高，多数为轻度升高，几乎没有黄疸。戊型肝炎病毒感染的诊断主要依靠血清学检测及病毒 RNA 检测确定，主要包括以下几个项目：抗戊型肝炎病毒免疫球蛋白 M、抗戊型肝炎病毒免疫球蛋白 G 及戊型肝炎病毒 RNA 等。几乎所有患者都能检测到戊型肝炎病毒 RNA，部分患者可能有抗戊型肝炎病毒免疫球蛋白 M 和抗戊型肝炎病毒免疫球蛋白 G 阳性，$CD4^+$ 细胞计数可＜$200/mm^3$，同时伴随的是 T 细胞明显减少。免疫功能低下的患者中由急性戊型肝炎发展为慢性戊型肝炎的患者占绝大多数，免疫功能低下可引起血清抗体的产生延迟，所以慢性戊型肝炎患者的血清学抗体。可能产生延迟，甚至几乎不产生，在这种情况下，仅仅通过检测血清标志物来确定是否已感染戊型肝炎病毒，很容易出现漏诊。因此，判定戊型肝炎病毒是否为持续性感染需要通过巢式反转录聚合酶链反应或实时聚合酶链反应(技术检测血浆或检测粪便中的戊型肝炎病毒 RNA。

2.影像学检查

超声检查常见的表现有肝脏轻度增大，肝实质回声增强，胆囊壁水肿，反应性胆囊炎，门脉增宽及脾脏轻度增大。超声显像虽然对于诊断来并非必需的，但是借此可排除相关疾病。

3.病理学检查

早期的肝组织学以肝细胞炎症浸润、局灶性坏死和胆汁淤积为主要病理表现，病理结果与急性肝炎相似，随着病程的不断延长，3 年内多数患者会出现轻中度肝纤维化，2 年内大约有 10% 的慢性戊型肝炎患者可发展为进行性肝硬化。

四、诊断标准

(一)慢性乙型病毒性肝炎

1.诊断依据

既往有乙型肝炎病毒病史或乙型肝炎病毒表面抗原阳性>6 个月，现乙型肝炎病毒表面抗原和/或乙型肝炎病毒 DNA 仍为阳性者，可诊断为慢性乙型肝炎病毒感染。

2.临床分期

(1)慢性乙型肝炎病毒携带状态：患者多处于免疫耐受期，年龄较轻，乙型肝炎病毒 DNA 定量水平(通常$>2\times10^7$ IU/mL)较高，血清乙型肝炎病毒表面抗原水平(通常$>1\times10^4$ IU/mL)较高、乙型肝炎病毒 E 抗原阳性，但血清谷丙转氨酶和天冬氨酸氨基转移酶持续正常(1 年内连续随访 3 次，每次至少间隔 3 个月)，肝脏组织病理学检查无明显炎症坏死或纤维化。在未行组织病理学检查的情况下，应结合年龄、病毒水平、乙型肝炎病毒表面抗原水平、肝纤维化无创检查和影像学检查等综合判定。

(2)乙型肝炎病毒 E 抗原阳性：患者血清乙型肝炎病毒表面抗原阳性、乙型肝炎病毒 E 抗原阳性、乙型肝炎病毒 DNA 阳性，伴有谷丙转氨酶持续或反复异常或肝组织学检查有明显炎症坏死，或肝组织学/无创指标提示有明显纤维化(≥F2)。

(3)非活动性乙型肝炎病毒表面抗原携带状态：患者血清乙型肝炎病毒表面抗原阳性、乙型肝炎病毒 E 抗原阴性、乙型肝炎病毒 E 抗体阳性，乙型肝炎病毒 DNA 阴性(未检出)，乙型肝炎病毒表面抗原<1 000 IU/mL，谷丙转氨酶和天冬氨酸氨基转移酶持续正常(1 年内连续随访 3 次以上，每次至少间隔 3 个月)；影像学检查无肝硬化征象，肝组织学检查显示组织活动指数评分<4 或根据其他半定量计分系统判定病变轻微。

(4)乙型肝炎病毒 E 抗原阴性：患者血清乙型肝炎病毒表面抗原阳性、乙型肝炎病毒 E 抗原持续阴性，多同时伴有乙型肝炎病毒 E 抗体阳性，乙型肝炎病毒 DNA 阳性，伴有谷丙转氨酶持续或反复异常或肝组织学检查有明显炎症坏死，或肝组织学/无创指标提示有明显纤维化(≥F2)。

(5)隐匿性乙型肝炎病毒感染：患者血清乙型肝炎病毒表面抗原阴性，但血清和/或肝组织中乙型肝炎病毒 DNA 阳性。在隐匿性乙型肝炎病毒感染患者中，80%可有血清乙型肝炎病毒表面抗体、乙型肝炎病毒 E 抗体和/或乙型肝炎病毒核心抗原阳性，称为血清阳性隐匿性乙型肝炎病毒感染；但有 1%～20%的隐匿性乙型肝炎病毒感染患者所有乙型肝炎病毒血清学标志物均为阴性，故称为血清阴性隐匿性乙型肝炎病毒感染。

(6)乙型肝炎病毒性肝硬化：乙型肝炎病毒性肝硬化的诊断应符合下列 1 和 2(病理学诊断)，或 1 和 3(临床诊断)。①目前乙型肝炎病毒表面抗原阳性，或乙型肝炎病毒表面抗原阴性、乙型肝炎病毒核心抗体阳性且有明确的慢性乙型肝炎病毒感染史(既往乙型肝炎病毒表面抗原阳性>6 个月)，并排除其他病因者。②肝脏活组织检查病理学符合肝硬化表现者。③符合以下 5 项中的 2 项及以上，并排除非肝硬化性门静脉高压者：影像学检查显示肝硬化和/或门静脉高压征象；内镜检查显示食管胃静脉曲张；肝硬度值符合肝硬化[谷丙转氨酶<1×健康人群高限(upper limit of normal，ULN)时，肝硬度值≥12.0 kPa；1×ULN<谷丙转氨酶<5×ULN 时，肝硬度值≥17.0 kPa]；血液生物化学检查显示清蛋白水平降低(<35 g/L)和/或凝血酶原时间延长(较对照延长>3 秒)；血常规检查显示血小板计数$<100\times10^9$/L 等。

(7)再代偿：部分失代偿期乙型肝炎病毒性肝硬化患者经过抗病毒治疗可以逆转为代偿期肝硬化，即肝硬化的再代偿，定义为在病因消除或控制的基础上，至少 1 年内不再出现腹水(不用利尿剂)、肝性脑病(不用乳果糖或利福昔明)、食管胃静脉曲张出血等严重并发症，伴稳定的肝功能改善。我国学者近期对乙型肝炎病毒失代偿期肝硬化进行了为期 120 周的随访，提出终末期肝病模型评分<10 和/或 Child-Pugh A 级(清蛋白>35 g/L、国际标准化比值<1.5 及总胆红素<34 μmol/L)可作为判断再代偿时肝功能稳定改善的标准。

(二)慢性丙型病毒性肝炎

丙型肝炎病毒感染>6 个月或有 6 个月以前的流行病学史，或感染日期不明。丙型肝炎病毒抗体及丙型肝炎病毒 RNA 阳性，肝脏组织病理学检查符合慢性肝炎。或根据症状、体征、实验室及影像学检查结果综合分析，亦可诊断。

(三)慢性戊型病毒性肝炎

患者血液中检测到戊型肝炎病毒 RNA 持续存在 6 个月以上，同时还需要转氨酶水平异常升高或病理结果显示肝脏有相应的组织学改变。

(殷晓轩)

第四节　治疗与预防

一、治疗

(一)西医治疗

1.抗病毒治疗

(1)慢性乙型病毒性肝炎：慢性乙型病毒性肝炎的抗病毒手段主要为核苷(酸)类似物和干扰素。前者主要包括拉米夫定、恩替卡韦、替比夫定、阿德福韦酯、替诺福韦等，后者包括普通干扰素及聚乙二醇干扰素。对初治患者优先选用恩替卡韦、替诺福韦或聚乙二醇干扰素，一线治疗药物的提出能够进一步促进慢性乙型病毒性肝炎的规范治疗。目前核苷(酸)类似物或聚乙二醇干扰素单独抗病毒治疗方案可使大多数慢性乙型病毒性肝炎患者获得持续病毒控制，但长期疗效并不令人满意，主要表现为乙型肝炎病毒表面抗原清除率较低、难以清除 cccDNA。因此，目前正在开发慢性乙型病毒性肝炎治疗的新型药物，主要包括免疫调节剂、cccDNA 靶向药物、核衣壳装配抑制剂、多聚酶抑制剂、RNA 干扰药物、治疗性疫苗、乙型肝炎病毒表面抗原释放抑制剂、乙型肝炎病毒入胞抑制剂等。

(2)慢性丙型病毒性肝炎：聚乙二醇干扰素联合利巴韦林仍然是我国现有治疗丙型肝炎病毒感染的标准方案。但干扰素治疗不良反应较多，且利巴韦林也可能导致重度贫血等不良反应。近年来，直接抗病毒药物迅速发展，为丙型肝炎病毒抗病毒治疗提供了强有力的武器，应用直接抗病毒药物后约90%的丙型肝炎病毒感染已可被治愈，直接抗病毒药物适用范围广，禁忌证少，有很好的疗效及安全性。目前直接抗病毒药物在多个国家已有多种药物获批上市，美国和欧洲国家广泛使用全口服、无干扰素方案治疗丙型肝炎病毒，持续病毒应答率达到80%～100%，病程缩短，不良反应明显降低，依从性有很大提高。虽然部分直接抗病毒药物在我国尚处于临床试验阶段，尚未上市。但一部分患者对乙二醇干扰素联合利巴韦林方案治疗失败，或有干扰素治疗禁忌证的丙型肝炎病毒感染患者以及不愿意使用干扰素治疗患者，可自行通过各种途径获得直接抗病毒药物并进行治疗。直接抗病毒药物根据作用于丙型肝炎病毒的位点分为NS3/4A蛋白酶抑制剂、聚合酶抑制剂(核苷类NS5B聚合酶抑制剂，非核苷类NS5B聚合酶抑制剂)和NS5A抑制剂。NS3/4A蛋白酶抑制剂上市的药物包括替拉瑞韦、波普瑞韦、西美瑞韦、阿舒瑞韦、帕利瑞韦及格拉瑞韦，核苷类NS5B聚合酶抑制剂包括索非布韦，非核苷类NS5B聚合酶抑制剂包括上市的达沙布韦，NS5A抑制剂包括已上市的达卡他韦、雷迪帕韦、奥比他韦、依巴司韦及申请注册中的韦帕他韦。直接抗病毒药物的治疗方案需根据患者的丙型肝炎病毒基因型、基础肝脏疾病状况及其他伴随疾病等情况而定。

(3)慢性戊型病毒性肝炎：慢性戊型肝炎通常发生于免疫功能低下的患者，主要包括人类免疫缺陷病毒感染、血液系统肿瘤、自身免疫性疾病、实体肿瘤化学治疗和实体器官移植患者。此类患者在减少免疫抑制剂，尤其是T细胞靶向治疗后，约1/3患者达到戊型肝炎病毒清除的目的。部分慢性戊型肝炎病毒感染的移植受者即使不调整免疫抑制药物也可以获得戊型肝炎病毒清除。通常在上述策略治疗失败时给予存在疾病进展高风险人群抗病毒治疗。到目前为止，只有4种对戊型肝炎病毒具有抗病毒活性的药物(利巴韦林、聚乙二醇干扰素、索非布韦)在体内试验或临床试验中被批准，其中前3种药物已有相关临床观察结果，且利巴韦林和聚乙二醇干扰素已应用于临床慢性戊型肝炎病毒治疗，但利巴韦林和聚乙二醇干扰素尚未被批准用于戊型肝炎病毒临床治疗适应证。

(4)重症肝炎(肝衰竭)：肝衰竭的内科治疗主要是支持性的，目的是赢得肝细胞再生的时间。对于慢性乙型肝炎病毒感染自发性加重形成的暴发性肝衰竭患者中，及早抗病毒治疗可降低病死率。对活动性肝硬化发生急性肝衰竭的病例，可能使肝衰竭缓解。尤其对于乙型肝炎病毒复制活跃(乙型肝炎病毒DNA≥10^4/mL)的患者，应尽早抗病毒治疗。抗病毒治疗药物选择以核苷类药物为主，一般不主张使用干扰素类；抗病毒治疗对患者近期病情改善不明显，但对长期治疗及预后有重要意义。

2.抗炎保肝治疗

肝脏炎症坏死及其引起的肝纤维化是慢性乙型肝炎病毒进展的主要病理学基础，如能有效抑制肝组织炎症，可减少肝细胞破坏和延缓肝纤维化的发展。但是，抗炎保肝不能取代病因治疗。目前临床常用的抗炎保肝治疗药物品种繁多，应根据其作用机制针对性使用。①抗炎类甘草酸类制剂：具有类似糖皮质激素的非特异性抗炎作用而无抑制免疫的不良反应。②肝细胞膜稳定剂：多烯磷脂酰胆碱、多元不饱和磷脂胆碱等。③解毒类：分子中含巯基，如谷胱甘肽、N-乙酰半胱氨酸、硫普罗宁等。④抗氧化类：水飞蓟素类和双环醇等。⑤利胆类：S-腺苷蛋氨酸、熊去氧胆酸等，促进肝内淤积胆汁的排泄。

干扰素-α及核苷(酸)类似物或相应的蛋白酶、聚合酶抑制剂可以有效抑制乙型肝炎病毒、丙型肝炎病毒的复制，有效减轻肝脏炎症坏死，延缓疾病进展，减少肝硬化的发生，降低原发性肝细胞癌的发生率。因此抗病毒治疗是乙、丙型肝炎病毒抗炎保肝的基础。下列情况，还可应用抗炎保肝药物。

(1)应用干扰素-α 抗病毒治疗时,若谷丙转氨酶>10 倍正常值上限、总胆红素>50 μmol/L 的患者。

(2)应用干扰素-α 过程中,谷丙转氨酶或天冬氨酸氨基转移酶继续上升>10 倍正常值上限者。

(3)应用核苷(酸)类似物过程中,少数谷丙转氨酶持久波动或谷丙转氨酶复升(排除耐药因素)者(必要时寻找其他病因,相应处置)。

(4)在各种抗病毒药物足量、正规疗程中,谷丙转氨酶、天冬氨酸氨基转移酶仍异常者(必要时寻找其他病因,相应处置)。

(5)暂不适宜应用干扰素-α 及核苷(酸)类似物的慢性乙、丙型肝炎病毒,肝硬化代偿或失代偿患者,谷丙转氨酶、天冬氨酸氨基转移酶异常者。

(6)根据病情和患者意愿结合经济状况适当选用。应用抗病毒治疗的慢性乙型肝炎病毒患者,不一定同时应用抗炎保肝药物,因为随着乙型肝炎病毒复制的抑制,谷丙转氨酶、天冬氨酸氨基转移酶甚至 γ-谷氨酰转肽酶常常也会随之下降、正常。处于免疫耐受期肝酶正常的乙型肝炎病毒携带者,不必应用抗炎保肝治疗,这样可及时发现患者谷丙转氨酶的变化,及早采用抗乙型肝炎病毒治疗。

3.抗纤维化治疗

多个抗纤维化中药方剂如安络化纤丸、复方鳖甲软肝片、扶正化瘀片,在动物实验和临床研究中均显示一定的抗纤维化作用,对明显纤维化或肝硬化患者可以酌情选用。

(二)中医治疗

1.湿热内结证

症状:食欲缺乏食少,口干口苦,困重乏力,小便黄赤,大便溏或黏滞不爽,或伴胁肋不适,恶心干呕,或伴身目发黄,舌红,苔黄腻,脉弦数或弦滑数。

治法:清热利湿。

方剂:茵陈蒿汤或甘露消毒丹加减。

药物:茵陈、栀子、大黄、滑石、黄芩、虎杖、连翘等。

2.肝郁脾虚证

症状:胁肋胀痛,情志抑郁,身倦乏力,纳呆食少,脘痞,腹胀,便溏,舌质淡,有齿痕,苔白,脉弦细。

治法:疏肝健脾。

方剂:逍遥散加减。

药物:北柴胡、当归、白芍、白术、茯苓、薄荷、甘草等。

3.湿热留滞证

症状:湿热留滞证多见于感染慢性乙型肝炎病毒病程较久的患者。病情反反复复,肝功能特点以长期反复、较低水平不稳定。症见四肢倦怠乏力,胃纳不佳,肝区持续性不适,小便黄,大便正常或偏溏。舌质淡红,舌苔白或薄黄厚腻,脉濡数。

治法:清利湿热,芳香化浊。

方剂:藿朴夏苓汤去杏仁豆豉加佩兰、虎杖、连翘。

药物:藿香、佩兰、白蔻仁、厚朴、半夏、茯苓、薏苡仁、猪苓、泽泻、虎杖、连翘。

4.肝肾阴虚证

症状:胁肋隐痛,腰膝酸软,两目干涩,口燥咽干,失眠多梦,或头晕耳鸣,五心烦热,舌红少苔或无苔,脉细数。

治法:滋补肝肾。

方剂:一贯煎加减。

药物:当归、北沙参、麦冬、生地黄、枸杞子、玄参、石斛、女贞子等。

5.瘀血阻络证

症状:胁肋刺痛,面色晦暗,口干但欲漱水不欲咽,或胁下痞块,赤缕红丝,舌质紫暗或有瘀斑瘀点,脉沉涩。

治法:活血通络。

方剂:膈下逐瘀汤加减。

药物:当归、桃仁、红花、川芎、赤芍、丹参、泽兰等。

6.脾肾阳虚证

症状:畏寒喜暖,面色无华,少腹、腰膝冷痛,食少脘痞,腹胀便溏,或伴下肢水肿,舌质暗淡,有齿痕,苔白滑,脉沉细无力。

治法:温补脾肾。

方剂:附子理中汤和金匮肾气丸加减。

药物:党参、白术、制附子、桂枝、干姜、菟丝子、肉苁蓉等。

二、预防

(一)经肠道外传播的病毒性肝炎的预防

乙、丙型肝炎病毒系经肠道外途径传染,以血液传播途径为主。《中国病毒性肝炎防治规划》明确指出,采取预防为主、防治结合的综合防控策略,优先保护新生儿和重点人群,有效遏制乙型肝炎病毒的高度流行状态。丙型肝炎病毒感染的防治原则与乙型肝炎病毒基本相同,但由于丙型肝炎病毒多变异,目前尚无有效疫苗,丙型肝炎病毒感染防治应以管理传染源和切断传播途径为主。《消除丙型肝炎病毒公共卫生危害行动工作方案(2021－2030年)》提出,加大检测力度,提高检测发现率;实施医疗机构"应检尽检"策略,实施重点人群"应检尽检"策略,实施大众人群"愿检尽检"策略,实施抗体阳性者"核酸检测全覆盖"策略。加强转介和规范治疗,提高治疗覆盖率和治愈率;建立定点医疗机构、非定点医疗机构(含基层医疗卫生机构)和疾病预防控制机构协同参与的转诊工作机制和归口管理流程;动员患者"应治尽治";规范诊疗服务。

1.筛查传染源

(1)乙型肝炎病毒筛查:鼓励在不涉及入托、入学和入职的健康体格检查中进行乙型肝炎病毒血清学标志物的筛查,以达到早期诊断、早期治疗、降低疾病危害的目的。筛查项目需包括但不限于乙型肝炎病毒表面抗原、乙型肝炎病毒表面抗体和乙型肝炎病毒核心抗体。筛查结果乙型肝炎病毒表面抗原阳性表示慢性或急性感染,之后进行其他的血清学检查可用于辅助诊断和确定进一步的处理。对孕妇、乙型肝炎病毒感染者的家庭成员、接受抗肿瘤(化学治疗或放射治疗)或免疫抑制剂或直接丙型肝炎病毒药物治疗者及人类免疫缺陷病毒感染者等高危人群,定期筛查乙型肝炎病毒血清学标志物。乙型肝炎病毒筛查还可用于预防接种效果评价。对于血清学标志物阴性或乙型肝炎病毒表面抗体水平较低的筛查人群,可进行乙型肝炎病毒疫苗的接种或补种以加强免疫。接种后有抗体应答者的保护效果一般至少可持续30年。

(2)丙型肝炎病毒筛查:推荐所有存在增加丙型肝炎病毒感染风险的行为、暴露、疾病或情况的个体进行常规的或一次性的丙型肝炎病毒检测。推荐所有静脉药瘾者和感染人类免疫缺陷病毒的男男同性性行为者每年进行丙型肝炎病毒检查;进行特殊或侵入性医疗操作(包括手术)前,宜立即检测抗-丙型肝炎病毒;暴露于丙型肝炎病毒的人群有医院传播危险的,如医务人员被污染的针具或锐器刺伤,应立即检测抗-丙型肝炎病毒以作为基线参考水平,2～4周检测丙型肝炎病毒RNA,12周和24周应检测抗-丙型肝炎病毒和肝脏生化;丙型肝炎病毒感染母亲分娩的婴儿,应在出生18个月后检测抗-丙型肝炎病毒,也可在出生1个月后检测丙型肝炎病毒RNA;维持性血液透析患者每半年筛查一次;转换血液透析中心或透析过程中出现不明原因谷丙转氨酶升高者应及时筛查。医疗卫生机构和健康管理机构可在体检人员知情同意的前提下,将丙型肝炎病毒检测纳入健康体检范畴。

2.管理传染源

(1)强化监测报告,及时处置聚集性疫情:各级医疗卫生人员应按照病毒性肝炎诊断标准进行疾病分类诊断,按照《中华人民共和国传染病防治法》要求报告传染病疫情,对疑似暴发或聚集性疫情,应当及时向当地疾病预防控制机构报告。

(2)规范治疗管理:加强病毒性肝炎的规范化诊疗,根据患者病毒性肝炎类型、临床阶段严格掌握治疗适应证,科学规范使用抗病毒药物,加强病情和药物不良反应监测。急性肝炎患者在潜伏期末和发病初期传染性最强,早发现和早隔离治疗不仅有利于患者康复,而且对减少续发病例有重要意义。托幼儿童感染急性乙型肝炎病毒或急性戊型肝炎病毒,应及时隔离治疗。经过治疗和隔离期后,对符合出院标准的患儿尚需继续观察1个月,并有出院证明方可入托幼所。对患儿的接触者进行医学观察,乙型肝炎病毒、丙型肝炎病毒观察期暂定为60天。

(3)消毒:隔离期间患者的日常用品、食具要分开使用和消毒,对其排泄物、分泌物应及时消毒处理,对患者的居住地和主要活动场所应进行终末消毒。

(4)对献血人员严格检查:严格检查献血人员的乙型肝炎病毒、丙型肝炎病毒感染标志,凡是乙型肝炎病毒表面抗原阳性、谷丙转氨酶异常或丙型肝炎病毒抗体阳性者不得献血。

(5)乙型肝炎病毒表面抗原携带者管理:乙型肝炎病毒表面抗原或丙型肝炎病毒抗体持续存在6个月以上、无肝病相关的症状和体征、谷丙转氨酶基本正常的慢性无病变的感染者称为无症状携带者。除不能捐献血液、组织器官及从事国家明文规定的职业或工种外,可以照常工作和学习,但应定期进行医学随访和加强健康教育,要求携带者注意个人卫生、经期卫生,防止自身血液、分泌物和所用物品传播乙型肝炎病毒。

3.切断传播途径

(1)减少输血与血制品的传播:加强安全输血措施,严格检查献血人员,规范采血规程。大力倡导无偿献血,杜绝非法采、供血。临床医师应严格掌握输血适应证,避免不必要的输血,减少和防止输血传播疾病的危险。加强血液制品和生物制品的管理,采用有效的病毒灭活程序和措施,保证血制品和生物制品的安全。

(2)预防其他医源性传播:加强肝炎病区和肝炎门诊的管理,肝炎病房应采取严格的隔离制度,医疗器械应专用、定期进行消毒,避免交叉感染。防止血液透析和器官移植引起的丙型肝炎病毒、乙型肝炎病毒的传播,加强对介入性医疗器械的管理,防止经血传播的医源性感染。

(3)预防与阻断母婴传播:广泛使用安全有效的疫苗是防止乙型肝炎病毒感染,预防乙型肝炎病毒感染、肝硬化和肝癌最有效的方法。乙型肝炎病毒疫苗免疫是阻断乙型肝炎病毒母婴传播的有效手段。对丙型肝炎病毒 RNA 阳性的孕妇,应避免羊膜腔穿刺,尽量缩短分娩时间,保证胎盘的完整性,减少新生儿暴露于母血的机会。

(4)预防与控制性接触传播及家庭内传播:鼓励群众婚前进行乙型肝炎病毒表面抗原检查,对乙型肝炎病毒表面抗原阳性者的配偶接种乙型肝炎病毒疫苗。加强性道德教育,禁止卖淫嫖娼及不正当性行为,正确使用安全套。严禁吸毒,尤其是注射吸毒。对于家庭中乙型肝炎病毒 DNA 或丙型肝炎病毒 RNA 阳性者应做好相应隔离,不共用牙刷、餐具、茶具、剃须刀、毛巾、盥洗盆等生活用品。

4.保护易感人群

乙型肝炎病毒易感者可采取乙型肝炎病毒疫苗主动免疫和乙型肝炎病毒免疫球蛋白被动免疫,用于乙型肝炎病毒暴露的预防与保护。目前尚无丙型肝炎病毒特异性预防方法,需积极开展丙型肝炎病毒疫苗研究。

(1)乙型肝炎病毒疫苗主动免疫:乙型肝炎病毒疫苗免疫接种是预防和控制乙型肝炎病毒感染最有效的措施。我国卫健委自 1992 年开始将乙型肝炎病毒疫苗接种纳入计划免疫管理,2002 年起正式纳入计划免疫,要求按照预防接种工作规范,在 1 周岁以内完成 3 针乙型肝炎病毒疫苗接种。现用酵母重组和中国仓鼠卵细胞基因工程乙型肝炎病毒疫苗,接种对象主要为新生儿,其次为婴幼儿和乙型肝炎病毒感染的高危人群。对新生儿时期未接种乙型肝炎病毒疫苗的儿童应进行补种,剂量为 10 μg 重组酵母或 20 μg 重组中国仓鼠卵细胞乙型肝炎病毒疫苗。

(2)乙型肝炎病毒免疫球蛋白被动免疫:乙型肝炎病毒免疫球蛋白可用于应急预防乙型肝炎病毒感染或预防乙型肝炎病毒性接触传播。发生污染乙型肝炎病毒时,应立即肌内注射乙型肝炎病毒免疫球蛋白,最迟 7 天,成人剂量为 200～400 IU/mL,儿童为 100～200 IU/mL,间隔 3～4 周可复注射 1 次。对乙型肝炎病毒表面抗原阳性母亲的新生儿,应在出生后 24 小时内尽早(最好在出生后 12 小时)注射乙型肝炎病毒免疫球蛋白,剂量应≥100 IU,同时在不同部位接种 10 μg 重组酵母乙型肝炎病毒疫苗,在 1 个月和 6 个月时分别接种第 2 和第 3 针乙型肝炎病毒疫苗,可显著提高阻断母婴传播的效果。

(二)经肠道传播的病毒性肝炎的预防

戊型肝炎主要经肠道传播,应采取以切断粪-口传播为主的综合性防治措施。

1.管理传染源

(1)强化监测报告,及时处置聚集性疫情:参考"(一)经肠道外传播的病毒性肝炎的预防"。

(2)隔离:戊型肝炎病毒感染患者可住院或留家隔离治疗,戊型肝炎病毒感染患者在潜伏期即有传染性,所以应及早发现并采取隔离措施,隔离期自发病日起 3 周,不能确知发病日者,可从确诊日期算起。对密切接触者进行医学观察 45 天。

(3)消毒:戊型肝炎病毒感染患者隔离治疗后,应尽早对患者居住地和活动场所(包括家庭、宿舍及单位机构)进行终末消毒,对患者接触过的用品、呕吐物、排泄物等要彻底消毒。隔离期间应按病毒性肝炎消毒方法做好及时消毒,妥善处理患者的用品。

(4)健康体检:戊型肝炎病毒感染患者不得从事直接为顾客服务的工作。对饮食行业人员和保育员每年做 1 次健康体检,发现肝炎病例立即隔离治疗。急性戊型肝炎病毒感染患者痊愈后,半年内无明显临床症状和体征,肝功能持续正常,可恢复原工作。

2.切断传播途径

大力开展健康教育和健康促进，防止“病从口入”，养成食前便后洗手的习惯。提高个人卫生水平，改变不良卫生习惯，增强自身防病意识。搞好饮食行业卫生监督，认真执行《中华人民共和国食品卫生法》，饮食经营环境须保持内外整洁，防止生熟食品交叉污染，注意聚餐卫生，提倡不食生毛蚶等贝类水产品。加强饮水和环境卫生监督，做好水源保护和粪便无害化处理。各级综合医疗机构应建立肝炎专科门诊，并积极创造条件建立肝炎病房，有关医务人员应相对固定。患者的病案、用具等应单独使用，各种诊治手段应单独施行。

3.保护易感人群

戊肝疫苗已于2012年在我国上市，乙型肝炎病毒携带者、饮食行业从业人员、无偿献血者、戊型肝炎病毒感染高风险人群及各种原因所致的免疫缺陷人群和中老年群体都应进行预防接种，这对降低我国戊型肝炎病毒感染发病率有重要意义。

（殷晓轩　杜　娟）

第五节　预后与护理

一、预后

（一）随访管理

1.一般随访

治疗结束后对停药患者进行密切随访的目的为评估抗病毒治疗的长期疗效，监测疾病进展，以及肝细胞癌的发生。因此，不论患者在抗病毒治疗过程中是否获得应答，在停药后前3个月内应每月检测1次肝脏生物化学指标、血清病毒学标志物和乙型肝炎病毒/丙型肝炎病毒/戊型肝炎病毒DNA定量；之后每3个月检测1次，1年后每6个月检测1次。无肝硬化的患者需每6个月行1次腹部超声检查和甲胎蛋白检测等；肝硬化患者需每3个月检测1次，必要时做增强CT检查或增强磁共振成像检查以早期发现肝细胞癌。

2.肝细胞癌的筛查与监测

慢性乙型肝炎病毒感染是我国肝细胞癌的最主要病因，定期筛查和监测有助于提高肝细胞癌早诊率，降低病死率。为准确识别肝细胞癌高风险患者，现有多个肝细胞癌风险评估模型发表。其中我国学者研发的aMAP评分，可便捷、准确地将慢性乙型肝炎病毒感染者分为肝细胞癌低、中、高风险组，肝细胞癌年发生率分别为0～0.2%、0.4%～1.0%和1.6%～4.0%。所有慢性乙型肝炎病毒/丙型肝炎病毒/戊型肝炎病毒感染者（不论是否正在接受治疗）均应每6个月通过甲胎蛋白和腹部超声检查以进行肝细胞癌筛查；对于高风险人群，建议应至少每3～6个月筛查1次，必要时行增强CT检查或增强磁共振成像检查。

（二）健康教育

1.成人乙型肝炎病毒免疫接种建议

接种乙型肝炎病毒疫苗是预防乙型肝炎病毒感染最有效的方法。筛查人群中血清学均阴性者、未接种或未全程接种者、接种史不详者，建议接种乙型肝炎病毒疫苗。对成人建议接种3针

20 μg 重组酵母乙型肝炎病毒疫苗或 20 μg 重组中国仓鼠卵巢细胞乙型肝炎病毒疫苗。免疫程序为 0-1-6 个月,即接种第 1 针疫苗后,间隔 1 个月及 6 个月接种第 2 及第 3 针疫苗。全程接种 3 针后可产生较高的保护性抗体水平,并获得最佳的长期性保护效果。少数接种者由于免疫功能低下或其他原因对疫苗接种无应答(乙型肝炎病毒表面抗体<10 mIU/mL),建议增加接种剂量和接种次数:可再接种 1 针 60 μg 或 3 针 20 μg 乙型肝炎病毒疫苗,并于第 2 次接种后 1～2 个月检测血清中乙型肝炎病毒表面抗体,如仍无应答,可再接种 1 针 60 μg 重组酵母乙型肝炎病毒疫苗。

2.肝脏保护

需教育病毒性肝炎感染者保护肝脏免受进一步损害。

(1)到病毒性肝炎专科医师处就诊,寻找和排查导致慢性肝病的其他原因,包括乙型肝炎病毒、丙型肝炎病毒、戊型肝炎病毒和/或人类免疫缺陷病毒的共感染,并确定是否需开始针对肝纤维化或肝硬化的管理措施。

(2)咨询医师有关可能损伤肝脏的药物的应用。

(3)控制体质量并评估包括酒精性、自身免疫性、伴有脂肪化或脂肪性肝炎的代谢性肝病等伴发病情。

(4)忌酒。

3.避免传播

需教育病毒性肝炎感染者避免传播给他人的相关知识。

(1)不应与他人共用可能受血液污染的器具如针头、注射器、剃刀、牙刷。

(2)静脉药瘾者不应与他人共用注射针头、注射器、消毒用品、毒品,注意每次做到一人一针一管;指导静脉药瘾者到毒品康复中心治疗。

(3)皮肤外伤应注意保护,防止伤口被污染。

(4)在发生性行为时应正确使用安全套。

(5)不应献血,不宜捐献组织、器官、精液。

(6)接受有创医疗操作时应向相关人员说明自己的肝炎状态。

(7)对感染者家庭成员进行血清乙型肝炎病毒表面抗原、乙型肝炎病毒表面抗体和乙型肝炎病毒核心抗体或丙型肝炎病毒抗体检测。

4.生活方式

需告知病毒性肝炎康复者日常生活的注意事项。

(1)定期监测相关指标。

(2)坚持健康饮食,忌酒,积极锻炼。

(3)避免发生高危行为以降低再次感染的风险。建议健康管理医师积极对≥18 岁人群进行乙型肝炎病毒感染筛查的检测。乙型肝炎病毒表面抗原、乙型肝炎病毒表面抗体和乙型肝炎病毒核心抗体等乙型肝炎病毒血清学标志物检测为乙型肝炎病毒感染筛查的首选方法;积极对增加丙型肝炎病毒感染风险的行为、暴露、疾病或情况进行评估,并对存在高风险的个体进行丙型肝炎病毒感染筛查的检测。丙型肝炎病毒血清学抗体检测为丙型肝炎病毒感染筛查的首选方法,若抗-丙型肝炎病毒阳性应进一步检测丙型肝炎病毒 RNA。根据不同疾病阶段进行全程分级管理和健康教育并加强健康管理与专科的联动协作。

二、护理

(一)治疗相关护理

入院后护士对患者的健康状况进行全面评估,如患者的生理、心理及社会状况。协助患者完成必需的检查项目:血常规、尿常规、便常规;肝肾功能、电解质、血糖、血脂;红细胞沉降率、C反应蛋白、凝血功能、血型、传染性疾病筛查、病毒指标、X线、心电图、肝胆胰脾超声等检查。告知患者标本的留取方法及检查的注意事项。全面评估后,根据检查结果选择适合的治疗方法。

(二)疾病相关护理

(1)指导患者注意卧床休息,可减少体力消耗,增加肝脏血流量,起到保护肝脏的作用。

(2)做好患者皮肤护理,对于中度黄疸的患者,会伴皮肤瘙痒,指导患者保持皮肤清洁,避免用力搓擦,着衣宜宽大柔软、易吸汗,保持床铺整洁平整。

(3)帮助患者正确认识疾病,告知患者慢性肝炎的传播途径,改变不良的生活习惯,保持精神愉快,情绪乐观,勿急躁生怒,积极配合治疗。

(三)用药指导

医师根据患者病情制订了治疗方案,护士根据医嘱应用保肝、降酶、降胆红素、抗病毒等药物,定期抽血进行肝功能监测。护士应指导患者遵医嘱按时、按量服用药物。慢性肝炎患者多数需终生服用抗病毒药物,因此应特别做好患者用药前后的指导。

(1)用药前:让患者充分了解抗病毒的重要性;适应证、禁忌证;服用方法、疗程、注意事项、药品价格、安全性、耐药可能的不良反应等。

(2)用药中:用药过程中注意观察药物反应,有无头晕、恶心、肌肉疼痛、关节酸痛、心慌、胸闷等表现;按时、按量、规律服药;服药期间定期检测肝功能、心肌酶、病毒指标。

(3)停药后:患者如达到停药指征后,指导患者定期随访和检测,肝功能、病毒指标。

(四)生活护理

(1)严密做好隔离、消毒、灭菌,防止疾病传播和交叉感染。

(2)严密观察患者临床症状变化、生命体征变化;注意呕吐物和粪便的颜色、性质和量,有无出血倾向;观察患者的神志变化,有无嗜睡、躁动不安、谵妄等表现。

(3)饮食给予高蛋白饮食,供给蛋白质100～200 g/d,如肝功能不全时,蛋白质应减量;限制脂肪供给,脂肪≤50 g/d为好;碳水化合物300～500 g;食用含胆碱和蛋氨酸丰富的食物,如燕麦、小米、富强粉、牛奶、奶酪、酵母等食品,以防脂肪在肝内沉积;采用蒸、煮、烩、炖、熬等烹调方法,食品应细软,易消化;忌用油炸、煎、炒的烹制方法;忌用强烈调味品、浓肉汤及鸡汤、含乙醇饮料等;少食多餐,4～5餐/日。

(4)慢性肝炎的患者应动静结合,在肝炎活动期应减少体力消耗,休息对于慢性肝炎患者来说是一种非常重要的治疗方法,肝炎恢复期可劳逸结合,适当负担部分轻体力劳动,适当运动,运动量应逐渐增加,以不感到疲劳为宜。

(五)心理护理

慢性肝炎病情反复且传染性强,患者心理压力大,入院后易产生急躁、焦虑、孤独、失望等心理。患者入院后,责任护士要建立良好的护患关系,使其以更加积极和健康的心态面对疾病,要鼓励患者树立战胜疾病的信心,保持乐观情绪,利于病情的恢复。

医护人员应加强慢性乙型肝炎病毒疾病相关知识的健康教育和心理疏导,良好的心理环境有利于病情的恢复，通过心身调理辅以药物治疗，通过广泛拓展兴趣、增强自我心理调节能力等方式来减轻患者的精神压力，从而避免愤怒、悲伤、恐惧等不良心理反应。

（六）健康教育

（1）指导患者关注饮食：慢性肝炎患者应养成良好的饮食习惯，按营养素的基本要求，合理安排饮食。

（2）用药方面，患者应了解服药目的、作用及服药可能出现的药物不良反应及效果，服药过程中应定期检测肝功能及病毒指标。

（3）日常生活中掌握慢性肝炎的传播途径、隔离防范措施，在出院后3、6、12个月通过随访对患者情况进行评价。

记录每名患者的病情变化、患者的服药情况及服药后的药物不良反应，根据患者的主诉对患者做出相应的健康指导，可增加医护患之间的信任，提高患者的依从性，促进患者康复。

（刘秀岑）

第八章 自身免疫性肝病

第一节 自身免疫性肝炎

一、概述

(一)定义

自身免疫性肝炎是一种慢性免疫介导的肝脏疾病，以女性为主、肝转移酶和免疫球蛋白G水平升高、血清自身抗体阳性及肝组织呈界面炎为其特征。多数自身免疫性肝炎病例对免疫抑制剂治疗有效，若无及时有效的治疗，自身免疫性肝炎可进展为肝硬化，甚至肝衰竭。自身免疫性肝炎并没有典型的临床表现，起病多隐匿，临床诊断需要首先排除其他原因的肝病。而且，自身免疫性肝炎缺乏特异性诊断标志物，部分病例在确诊方面存在一定困难。

(二)流行病学

自身免疫性肝炎呈全球性分布，女性易患，男女比例约为1∶4。可发生于任何年龄段，主要累及年轻和中年妇女，10～30岁和40岁以后为2个发病高峰。但近年的数据已很清楚：老年人也可以被累及，该病也能在很年长的患者初次表现出临床症状，约20％的病例于60岁以后发病。我国开展的一项全国范围内的回顾性调查(入选患者年龄＞14岁)发现，自身免疫性肝炎的峰值年龄为51岁(14～77岁)，89％为女性患者。

二、病因病机

(一)中医病因病机

自身免疫性肝炎病位在肝、胆、脾、肾，自身免疫性肝炎起因可归纳为以下5类，①七情内伤：七情所伤，郁怒伤肝，思虑伤脾，肝气郁滞，疏泄不利，致胆汁疏泄失常，肝气不利，阻滞气机，郁久则气机不畅，气滞血瘀，痰瘀互结，阻络于肝。②劳倦伤形："肝为罢极之本"，劳倦过度，内伤肝脾，肝伤则阴血暗耗，肝之疏泄不利，气机受阻；脾伤则脾胃运化失常，湿邪内生，壅阻中焦。③饮食所伤：饮食不节，过食酒热肥甘或服药不当均可损伤肝脾，内生湿热，郁滞肝胆，肝胆失于疏泄，发为本病。④瘀血内阻：瘀血内阻，亦可导致发黄。⑤久病及肾：乙癸同源，精血互生，肝病日久及肾，肝肾阴亏，水不涵木，肝肾同病。其病机主要为上述各因均可致肝气不舒，瘀血内阻，以致脾胃运化失常，湿邪内生，壅阻中焦，肝气郁滞，疏泄不利，胆汁外溢。而久病及肾或先天禀赋不足，阴虚火旺，水不涵木，致肝肾同病。内有脾虚肝郁、肝肾阴虚，外有湿邪、瘀血为患，虚实夹杂，缠绵难愈。

(二)西医发病机制与病理

1.发病机制

自身免疫性肝炎发病机制依然不清楚。根据自身免疫性肝炎主要免疫病理损伤，可能是一个免疫耐受改变、基因易感、环境触发因素共同作用下，诱导T细胞攻击肝脏抗原，进而导致炎症坏死和肝脏纤维化改变的病理过程。

(1)遗传易感基因：自身免疫性肝炎遗传易感基因主要为主要组织相容性复合体Ⅱ类分子的人类白细胞抗原-DR3和DR4。患者携带*DRB1 * 0301*等位基因与治疗效果不佳有明显的相关性，与携带有*DRB1 * 0401*等位基因患者比较，需要肝移植治疗及发生致死性的急性肝功能衰竭的风险更高。自身免疫性肝炎易感基因多数位于人类白细胞抗原分子内，该基因位于6号染色体的短臂，目前报道人类白细胞抗原-Ⅱ类分子与自身免疫性肝炎的发病关系较为密切。人类白细胞抗原Ⅱ类分子为$CD4^+$ T细胞递呈抗原肽，这也是适应性免疫反应的开始。除主要组织相容性复合体基因外，自身免疫性肝炎的遗传易感性亦与其他一些基因多肽性相关。细胞毒性T淋巴细胞相关抗原4是一种黏附分子，具有下调外周血T细胞免疫反应的作用。包括1型自身免疫性肝炎类在内的许多自身免疫性疾病与正常对照比较，*CTLA-4*基因多态性体现在外显子149位点发生由A～G的改变，32%的自身免疫性肝炎患者携带有*CTLA-4 * AA*基因型，54%患者携带有AG基因型，14%患者携带GG基因型，而正常人群中这些基因型的比例分别为50%、30%及13%。但在巴西患者中并未发现这种现象。

(2)免疫发病机制。①自身免疫肝损伤机制：自身免疫性肝炎患者典型的组织学特征为界面性肝炎，淋巴细胞、浆细胞和巨噬细胞的致密浸润提示活跃的免疫细胞攻击自身组织是自身免疫性肝炎发病的基础。免疫组化分析发现，这些浸润T淋巴细胞以表达α/βT细胞受体为主。大多数T细胞是$CD4^+$的辅助/诱导亚型。少量为$CD8^+$的细胞毒亚型。还存在少量非T细胞系的淋巴细胞浸润，包括自然杀伤细胞、巨噬细胞、B细胞和浆细胞。无论初始诱发因素性质如何，自身免疫性肝炎的发病机制主要是由错综复杂的固有性免疫和适应性免疫反应参与。抗原提呈细胞表达的主要组织相容性复合体Ⅱ类分子提呈自身抗原肽，供T细胞受体特异性识别，在合适的共刺激信号条件下，即$CD4^+$淋巴细胞上表达的CD28分子与抗原提呈细胞表达的CD80/CD86分子结合后，初始辅助性T细胞被激活，再根据微环境中细胞因子和抗原性质的不同，逐渐分化成不同的细胞亚型：辅助性T细胞1型、辅助性T细胞2型和辅助性T细胞17型。这些效应细胞再进一步通过分泌相应的细胞因子，启动级联免疫反应，最终引起肝损伤。②体液免疫：研究发现，自身抗体也参与了自身免疫性肝炎患者的肝损伤过程。抗肝特异性脂蛋白抗体，特别是针对抗肝特异性脂蛋白的重要组分去唾液酸糖蛋白受体和乙醇脱氢酶的抗体，它们的滴度与自身免疫性肝炎患者的生化和组织学严重程度相关。体外分离出自身免疫性肝炎患者的肝细胞，当其被自身抗体包被，可被Fc受体阳性的单核细胞攻击而受到细胞毒破坏。此外，50%的1型和2型自身免疫性肝炎患者可出现抗可溶性肝抗原抗体阳性。而出现抗可溶性肝抗原抗体阳性的患者往往病情较严重且预后更差。③细胞免疫：细胞免疫在自身免疫性肝炎的发病过程中发挥着重要的作用。自身抗原致敏的细胞毒T细胞克隆扩增(细胞介导的细胞毒作用)和/或针对肝细胞膜组分的自身抗体过量产生(抗体依赖细胞介导的细胞毒作用)都参与了免疫介导的肝细胞损伤，其中抗体依赖细胞介导的细胞毒作用可能是较重要的组织损伤最终效应机制。④自身免疫耐受平

衡的破坏：免疫系统对自身抗原的耐受性是维持机体免疫内稳态的关键，若自身免疫耐受平衡受破坏可导致自身免疫性疾病的发生及发展。在健康情况下，机体免疫系统可防止大多数自身反应性 T 细胞克隆进入外周免疫器官。自身反应性 T 细胞可存在于健康机体的外周循环系统中，但有相应的内在和外在外周耐受机制来限制其对组织产生自身免疫性损伤。其中发挥关键免疫负调控作用的免疫细胞，包括调节性 T 细胞、自然杀伤性 T 细胞、髓系抑制性细胞等。

2.病理

(1)界面性肝炎：与门管区或纤维间隔相邻的肝细胞的坏死，称为界面性肝炎或碎屑样坏死。表现为界面肝细胞呈单个或小簇状坏死、脱落，导致小叶界面呈“虫蛀”状，炎症细胞沿破坏的界面向小叶内延伸并包绕坏死的肝细胞。因病变严重程度的不同，相邻区域会形成桥接坏死、亚大块坏死甚至大块坏死。若病变进一步进展，坏死区网状纤维支架塌陷，间质细胞(如星状细胞等)增生，纤维间隔增宽，最终导致假小叶形成，演变为肝硬化。

(2)淋巴-浆细胞浸润：门管区和门管区周围浸润的炎性细胞主要为淋巴细胞和浆细胞。浆细胞主要见于门管区，有时也可出现在小叶内。自身免疫性肝炎浆细胞主要为免疫球蛋白 G 阳性，少量为免疫球蛋白 M 阳性。含有免疫球蛋白 G4 阳性的浆细胞可见于合并自身免疫性胰腺炎的肝组织中，也可见于特殊类型的自身免疫性肝炎。需提醒注意的是，局限于界板处的浆细胞聚集往往提示自身免疫性肝炎而非病毒性肝炎，有近 1/3 确诊自身免疫性肝炎患者浆细胞稀少甚至缺失。

(3)玫瑰花环样结构：由 2～3 个水样变性的肝细胞形成的假腺样结构，中心可见扩张的毛细胆管，因形似玫瑰花环故得名，多见于界板周围。

(4)穿入现象：淋巴细胞进入肝细胞的组织学表现，多见于界面性肝炎，是自身免疫性肝炎的又一典型表现，其出现与肝内炎症和纤维化程度有关。这种淋巴细胞主要为 $CD8^{+}$ T 细胞，可导致肝细胞发生凋亡。

除此之外，肝细胞水样变性、气球样变、嗜酸性坏死及凋亡小体等非特异性病理改变也出现。

三、诊断

(一)临床表现

多数自身免疫性肝炎患者无明显症状或仅出现乏力等非特异性症状。大部分自身免疫性肝炎患者隐匿起病，少部分患者为急性发作，其中部分为慢性自身免疫性肝炎的急性加重，甚至发展为急性肝功能衰竭。约 1/3 的患者初诊即为肝硬化表现。

(二)实验室检查

血清氨基转移酶水平升高、自身抗体阳性、免疫球蛋白 G 和/或 γ 球蛋白水平升高是自身免疫性肝炎的重要实验室特征。

1.血清生物化学指标

自身免疫性肝炎的典型血清生物化学指标异常主要表现为肝细胞损伤型改变，血清谷丙转氨酶和天冬氨酸氨基转移酶水平升高，而血清碱性磷酸酶和 γ-谷氨酰转移酶水平基本正常或轻微升高。病情严重或急性发作时血清总胆红素水平可显著升高。

2.自身抗体与分型

大多数自身免疫性肝炎患者血清中存在一种或多种高滴度的自身抗体，但这些自身抗体大多缺乏疾病特异性。自身免疫性肝炎可根据自身抗体的不同分为 2 型：抗核抗体和/或抗平滑肌抗体阳性者为1型自身免疫性肝炎，约占自身免疫性肝炎病例的90%；抗肝肾微粒体抗体1型和/或抗肝细胞溶质抗原1型阳性者为2型自身免疫性肝炎。抗平滑肌抗体的主要靶抗原是微丝中的肌动蛋白，后者又可分为G肌动蛋白和F肌动蛋白。高滴度抗F肌动蛋白诊断自身免疫性肝炎的特异度较高。抗肝肾微粒体抗体1型的靶抗原为细胞色素P4502D6。在成人自身免疫性肝炎患者中，抗肝肾微粒体抗体1型对自身免疫性肝炎的敏感度较低(1%)，而在儿童自身免疫性肝炎患者中敏感度较高(13%～38%)。约10%的2型自身免疫性肝炎患者中抗肝细胞溶质抗原1型是唯一可检测到的自身抗体，且抗肝细胞溶质抗原1型与自身免疫性肝炎的疾病活动度和进展有关。抗可溶性肝抗原抗体诊断自身免疫性肝炎时特异性较高，并具有一定预后预测价值，但我国自身免疫性肝炎患者中仅2.5%呈可溶性肝抗原抗体阳性。我国一项单中心临床研究提示约10.2%的自身免疫性肝炎患者起病时抗核抗体、抗平滑肌抗体阴性，后续随访期间有患者出现抗核抗体阳性。抗体阴性的自身免疫性肝炎患者相较于经典自身免疫性肝炎患者，其血清免疫球蛋白G水平更低且起病时可能处在纤维化进展期，但2组患者在起病时组织学炎症程度及半年内生化应答缓解率方面均无统计学差异。及时明确诊断并启动治疗，有助于改善抗体阴性自身免疫性肝炎患者的预后。

3.血清免疫球蛋白

免疫球蛋白G和/或γ-球蛋白升高是自身免疫性肝炎特征性的血清免疫学改变之一。血清免疫球蛋白G水平可反映肝内炎症活动，经免疫抑制治疗后可逐渐恢复正常。来自国内的大型队列研究结果表明，自身免疫性肝炎患者初诊和治疗3个月后较低的血清免疫球蛋白G水平与生化、组织学缓解相关。

(三)肝组织学检查

建议尽可能对所有拟诊自身免疫性肝炎且无肝活检绝对禁忌证的患者行肝组织学检查，可采用的方法包括经皮肝活检、经颈静脉肝活检以及腹腔镜下肝活检等。自身免疫性肝炎组织学以肝细胞损伤为主，病理学特点如下。

1.一般表现

(1)门管区表现。①界面性肝炎：界面性肝炎是自身免疫性肝炎的组织学特征之一，中重度界面性肝炎支持自身免疫性肝炎的诊断，但需排除其他慢性肝病如病毒性肝炎、药物性肝损伤、Wilson病等。②淋巴-浆细胞浸润：浆细胞评分>3分(即浆细胞占炎症细胞≥20%)或小叶内/门管区见浆细胞灶(≥5个浆细胞聚集为1灶)有助于自身免疫性肝炎的诊断，但浆细胞缺如不能排除自身免疫性肝炎。

(2)小叶内表现：未经治疗的自身免疫性肝炎小叶内常出现中等程度炎症。当炎症明显时，可见3区坏死/桥接坏死。当肝细胞受炎症细胞攻击后出现水肿、变性、坏死，再生的肝细胞可出现玫瑰花环样结构。淋巴细胞进入肝细胞后出现穿入现象，表明发生穿入的细胞主要为$CD8^+$ T细胞，可导致肝细胞凋亡。

2.特殊表现

(1)急性自身免疫性肝炎：①无慢性肝炎病史，以急性肝损伤为首发症状的自身免疫性肝炎；②以慢性肝炎表现的自身免疫性肝炎急性发作或恶化甚至发展为肝功能衰竭。肝组织学上，前者可出现中央静脉炎伴周边坏死(3区坏死)、桥接坏死伴小叶内炎症细胞浸润；后者3区坏死相对较少，可有多核肝巨细胞、多灶融合坏死，甚至亚大块或大块坏死。

(2)自身免疫性肝炎相关肝硬化：未经治疗的自身免疫性肝炎可进展为肝硬化，这一阶段炎症往往减轻或者耗尽，门管区/纤维间隔轻度非特异性炎症伴有轻度界面性肝炎，诊断需要结合临床。

（四）诊断标准

自身免疫性肝炎简化诊断积分系统（表 8-1）分为自身抗体、血清免疫球蛋白 G 水平、肝组织学改变和排除病毒性肝炎等 4 个部分。我国一项总数为 405 例慢性肝病患者（其中 1 型自身免疫性肝炎患者 127 例）的多中心临床研究结果显示，简化积分系统确诊自身免疫性肝炎的敏感度为 90%，特异度为 95%，可较好地应用于临床诊断。简化积分系统容易漏诊部分不典型患者，如自身抗体滴度低或阴性和/或血清免疫球蛋白 G 水平较低甚至正常的患者。因此，对于疑似自身免疫性肝炎且采用简化诊断积分不能确诊的患者，建议再以综合诊断积分系统（表 8-2）进行综合评估以免漏诊。

表 8-1　国际自身免疫性肝炎小组的自身免疫性肝炎简化诊断标准

变量	标准	分值	备注
抗核抗体或抗平滑肌抗体	≥1∶40	1	相当于我国常用的抗核抗体 1∶100 的最低滴度
抗核抗体或抗平滑肌抗体	≥1∶80	2	
肝肾微粒体抗体 1 型	≥1∶40	2	
可溶性肝抗原抗体	阳性	2	
免疫球蛋白 G	>正常值上限	1	
	>1.1 倍正常值上限	2	
肝组织学	符合自身免疫性肝炎	1	界面性肝炎、汇管区和小叶内淋巴-浆细胞浸润、肝细胞玫瑰样花环以及穿入现象被认为是特征性肝组织学改变，4 项中具备 3 项为典型表现
	典型自身免疫性肝炎表现	2	
排除病毒性肝炎	是	2	

注：评分＝6 分为疑诊自身免疫性肝炎；评分≥7 分为确诊自身免疫性肝炎。

表 8-2　自身免疫性肝炎综合诊断积分系统

参数/临床特征		计分	参数/临床特征		计分
			药物史		
女性		+2		阳性	−4
血清碱性磷酸（正常上限倍数）与血清谷草转氨酶（或血清谷丙转氨酶）（正常上限倍数）的比值				阴性	+1
	<1.5	+2	平均乙醇摄入量（g/d）		
	1.5～3.0	0		<25	+2
	>3.0	−1		>60	−2

续表

参数/临床特征		计分	参数/临床特征		计分
血清γ-球蛋白或免疫球蛋白G与正常值的比值			肝组织学检查		
	＞2.0	+3		界面性肝炎	+3
	1.5～2.0	+2		主要为淋巴-浆细胞浸润	+1
	1.0～1.5	+1		肝细胞呈玫瑰花环样改变	+1
	＜1.0	0		无上述表现	−5
抗核抗体、抗平滑肌抗体或肝肾微粒体抗体1型滴度			胆管改变		−3
	＞1∶80	+3	其他改变		−3
	1∶80	+2	其他免疫性疾病		+2
	1∶40	+1	其他可用的参数		
	＜1∶40	0		其他特异性自身抗体(SLA/LP、抗肝细胞溶质抗原1型、去唾液酸糖蛋白受体、pANCA)阳性	+2
血清抗线粒体抗体阳性		−4	HLA-DR3或DR4		+1
肝炎病毒标志物			对治疗的反应		
	阳性	−3		完全	+2
	阴性	+3		复发	+3

注:治疗前总积分10～15为疑诊自身免疫性肝炎,治疗前总积分≥16为确诊自身免疫性肝炎;治疗后总积分12～17为疑诊自身免疫性肝炎,治疗后总积分≥18为确诊自身免疫性肝炎。

四、治疗

(一)西医治疗

自身免疫性肝炎的总体治疗目标是获得并维持肝组织学缓解、防止进展为肝硬化和/或肝功能衰竭,进而提高患者的生存期和生活质量,生化缓解定义为血清氨基转移酶(谷丙转氨酶和天冬氨酸氨基转移酶)以及免疫球蛋白G水平均恢复正常。肝组织学缓解定义为肝内炎症消失或轻微(Ishak评分系统活动指数＜4分或Scheuer分级系统G≤1)。

1.治疗指征

所有活动性自身免疫性肝炎患者均应接受免疫抑制治疗,并可根据疾病活动度调整治疗方案和药物剂量。

(1)建议中度以上炎症活动的自身免疫性肝炎患者(血清氨基转移酶水平＞3×ULN、免疫球蛋白G＞1.5×ULN和/或中重度界面性肝炎)接受免疫抑制治疗。急性表现(谷丙转氨酶或者天冬氨酸氨基转移酶＞10×ULN)或重症自身免疫性肝炎患者(伴国际标准化比率＞1.5)应及时启动免疫抑制治疗,以免进展至肝功能衰竭。

(2)对于轻微炎症活动(血清氨基转移酶水平＜3×ULN、免疫球蛋白G＜1.5×ULN和/或轻度界面性肝炎)的老年(>65 岁)患者需平衡免疫抑制治疗的益处和风险作个体化处理。暂不启动免疫抑制治疗者须严密观察,如患者出现明显的临床症状,或出现明显炎症活动可进行治疗。

2.治疗方案

(1)一线治疗:对于未经治疗的自身免疫性肝炎成人患者,若非肝硬化或急性重症者,建议将泼尼松联合硫唑嘌呤作为初始一线标准治疗方案,即泼尼松用于诱导缓解,硫唑嘌呤用于维持缓解。该方案可显著减少泼尼松剂量及其不良反应。泼尼松可快速诱导症状缓解,而硫唑嘌呤需6～8 周才能发挥最佳免疫抑制效果,多用于维持缓解。联合治疗尤其适用于同时存在下述情况,如绝经后妇女、骨质疏松、脆性糖尿病、肥胖、痤疮、情绪不稳及高血压患者。泼尼松初始剂量为 0.5～1 $mg \cdot kg^{-1} \cdot d^{-1}$ 通常 30～40 mg/d,诱导缓解治疗一般推荐如下用药方案:泼尼松30 mg/d 1 周、20 mg/d 2 周、15 mg/d 4 周,泼尼松剂量<15 mg/d 时,建议以 2.5 mg/d 的幅度渐减至维持剂量(5～10 mg/d);维持治疗阶段甚至可将泼尼松完全停用,仅以硫唑嘌呤 50 mg/d单药维持。需要强调的是,糖皮质激素的减量应遵循个体化原则,可根据血清谷丙转氨酶、天冬氨酸氨基转移酶和免疫球蛋白 G 水平改善情况进行适当调整。如患者改善明显可较快减量,而疗效不明显时可在原剂量上维持 2～4 周。可在使用泼尼松 4 周后出现显著生化应答后再加用硫唑嘌呤,初始剂量为 50 mg/d,可视不良反应和应答情况渐增至 1～2 $mg \cdot kg^{-1} \cdot d^{-1}$。理想情况下泼尼松可撤药,仅硫唑嘌呤单药维持。伴发黄疸的自身免疫性肝炎患者可先以糖皮质激素改善病情,总胆红素水平恢复至较低水平(<50 μmol/L)时再考虑加用硫唑嘌呤联合治疗。

泼尼松单药治疗适用于合并血细胞减少、巯基嘌呤甲基转移酶功能缺陷、并发恶性肿瘤的自身免疫性肝炎患者。自身免疫性肝炎“可能”诊断患者也可以单药泼尼松进行试验性治疗。活动性自身免疫性肝炎相关肝硬化失代偿期患者在预防并发症的基础上可谨慎使用小剂量糖皮质激素(一般剂量为 15～20 mg/d)口服,疾病好转后应快速减量至维持量(一般剂量为 5.0～7.5 mg/d)。此外,治疗第 7 天的应答情况(血清总胆红素水平的变化)可预测预后,有助于判断是否继续糖皮质激素治疗或是需要其他治疗。

布地奈德作为第 2 代糖皮质激素,特点为肝脏首过清除率约 90%,主要部位为肠道和肝脏,所以全身不良反应较少。布地奈德可作为自身免疫性肝炎的一线治疗方案,适用于需长期应用糖皮质激素维持治疗的自身免疫性肝炎患者以减少不良反应。但不宜用于肝硬化患者,布地奈德可通过肝硬化患者门静脉侧支循环直接进入体循环而失去首过效应的优势,同时还可能有增加门静脉血栓形成的风险。临床研究结果表明,布地奈德和硫唑嘌呤联合治疗方案较传统联合治疗方案能更快诱导缓解,而糖皮质激素相关不良反应显著减轻,可作为自身免疫性肝炎的一线治疗方案。布地奈德在急性重症自身免疫性肝炎或急性肝功能衰竭中的作用尚不清楚,因此不建议在此类情况下使用。

(2)二线治疗:对一线治疗应答欠佳或不耐受糖皮质激素或硫唑嘌呤不良反应的自身免疫性肝炎患者,可选择二线治疗方案,药物包括吗替麦考酚酯、他克莫司、环孢素 A、甲氨蝶呤、6-巯基嘌呤等。吗替麦考酚酯是一种与硫嘌呤类药物分子结构和代谢不同的嘌呤拮抗剂,是在标准治疗效果不佳患者中应用最多的替代免疫抑制剂。对于硫唑嘌呤和 6-巯基嘌呤均不耐受的患者,可使用吗替麦考酚酯作为二线药物,可从 250 mg 每天 2 次的剂量开始,逐渐增加至 500 mg 每天 2 次口服。此外,胆汁淤积性自身免疫性肝炎患者如糖皮质激素疗效欠佳也可考虑加用小剂量吗替麦考酚酯以避免硫唑嘌呤诱导胆汁淤积的不良反应。虽然吗替麦考酚酯的骨髓抑制等不良反应显著低于硫唑嘌呤,但使用吗替麦考酚酯初期也需定期(每2周1次)监测血常规。他克莫司在治疗失败、不完全应答和对硫唑嘌呤不耐受患者中具有补救治疗价值。最常见的不良反应是神经系统症状(震颤、头痛)、肾脏并发症(高血压、肾功能不全)和脱发。

(3)三线治疗:对于一、二线治疗无应答的自身免疫性肝炎患者,应重新评估原诊断的准确性和患者的服药依从性。三线治疗药物包括雷帕霉素、英夫利昔单抗和利妥昔单抗等。小样本量病例中报道过抗肿瘤坏死因子-α制剂(英夫利昔单抗)在难治患者挽救性治疗中的作用。但也有研究发现抗肿瘤坏死因子-α药物可致肝损伤,甚至可引起药物诱导的自身免疫性肝炎样肝损伤。利妥昔单抗是针对B细胞表面受体利妥昔的单抗,具有改善患者血清氨基转移酶和免疫球蛋白G水平的作用。

(4)肝移植术:自身免疫性肝炎患者进展至急性肝功能衰竭或终末期肝病时,应考虑行肝移植术。重症自身免疫性肝炎可导致急性或亚急性肝功能衰竭,如短期(1～2周)的糖皮质激素治疗效果不明显时,需及时与肝移植中心联系,以免失去紧急肝移植术机会。失代偿期肝硬化患者的移植指征与其他病因导致的肝硬化相似,包括反复食管胃底静脉曲张破裂出血、肝性脑病、顽固性腹水、自发性细菌性腹膜炎和肝肾综合征等并发症经内科处理效果不佳,终末期肝病模型评分＞15分或Child-Pugh评分＞10分,或符合肝移植标准的肝细胞癌。选择恰当的时间进行肝移植术十分关键,应尽早做好肝移植术准备。自身免疫性肝炎肝移植预后通常较好,影响肝移植患者生存的主要因素是自身免疫性肝炎复发和移植排斥。复发性自身免疫性肝炎的发生率约为23%,确诊的中位时间为肝移植术后26个月。HLADR位点不匹配是复发性自身免疫性肝炎的主要危险因素。术前较高的血清免疫球蛋白G水平、移植肝的中重度炎症与自身免疫性肝炎复发有关,提示术前未能完全抑制疾病活动是复发的危险因素之一。因此,自身免疫性肝炎患者在肝移植术后的免疫抑制方案应兼顾抗排异反应和防止自身免疫性肝炎复发。由于长期应用糖皮质激素预防移植后排斥反应、移植物功能丧失或复发来改善自身免疫性肝炎成人患者和移植物存活率的证据有限,目前有建议肝移植术后应考虑逐渐停用糖皮质激素。少数(6%～10%)非自身免疫性肝炎患者在肝移植后出现类似自身免疫性肝炎的血清学和组织学表现,称为新发自身免疫性肝炎。建议复查肝活检、血清免疫球蛋白G水平和自身抗体来区分免疫介导性疾病和其他导致同种异体移植功能障碍的原因。自身免疫性肝炎复发或移植术后新发自身免疫性肝炎的肝移植患者建议在钙调蛋白抑制剂的方案上加用泼尼松和硫唑嘌呤来联合治疗。

3.应答不完全的处理

应答不完全是指患者经标准治疗后,其临床表现、实验室指标(血清天冬氨酸氨基转移酶及谷丙转氨酶、总胆红素、免疫球蛋白G)和肝组织学等改善,但未达到缓解标准。治疗失败是指经标准治疗后,患者生化指标或组织学检查仍在恶化。免疫抑制治疗应答不完全或无应答者应首先考虑自身免疫性肝炎诊断是否有误和患者服药依从性如何。应答不完全是指在免疫抑制治疗的前6个月内患者未能实现完全的生化缓解。若临床上对生化应答的解释存在不确定性,则需根据肝组织学表现来评估应答情况。组织学缓解比生化缓解需要更长的时间,因此对应答程度的组织学评估可能需要延迟1年。对于一线治疗药物应答不完全的患者,建议检测硫唑嘌呤代谢物6-TGN的水平。因为硫唑嘌呤本身无内在活性,需要经过体内一系列转化后才能发挥药理作用。对于那些6-TGN水平过低(6-TGN水平＜220 pmol/8×10^{8}红细胞)而6-甲基巯基嘌呤水平过高的患者,可能是由于患者依从性良好的情况下药物代谢发生改变导致疗效欠佳。在这

些患者中，硫唑嘌呤联合别嘌呤醇可能有效，因为别嘌呤醇可阻断 6-甲基巯基嘌呤途径。在不完全应答患者中，排除了其他肝病后，应考虑疾病活动度、并发症和药物不良反应，加强标准药物治疗。若加强标准治疗后患者仍未缓解，可考虑三线治疗。建议在开始三线治疗前进行肝活检，以评估三线治疗的必要性，排除其他诊断，并在开始这些试验性治疗前获得疾病活动度（分级）和纤维化（分期）的详细信息。

4.停药与复发的处理

免疫抑制治疗一般持续 3 年以上，停药前患者需维持血清天冬氨酸氨基转移酶、谷丙转氨酶和免疫球蛋白 G 水平降至正常范围内（即获得生化缓解）2 年以上。停药前进行肝活检复查是首选策略，组织学缓解（活动指数≤3 分）可将复发率降低到 28%。肝脏瞬时弹性成像能用于自身免疫性肝炎患者纤维化进展的随访，但启动免疫抑制治疗后的最初 6 个月肝脏硬度值的变化可能由于炎症好转导致。患者在停止治疗后的最初 12 个月应进行密切监测，之后至少每年进行 1 次实验室检查。

复发是指经药物诱导缓解和停药（包括不遵医嘱自行停药）后出现疾病活动加剧，可定义为血清氨基转移酶水平＞3×ULN，伴血清免疫球蛋白 G 水平不同程度的升高。复发的危险因素包括先前需使用联合治疗方案才能获得生化缓解者、并发自身免疫性疾病和年龄较轻者。停药后复发患者，建议再次以泼尼松和硫唑嘌呤联合治疗，逐渐过渡至维持治疗；而硫唑嘌呤不能耐受者可给予小剂量泼尼松（≤10 mg/d）或与吗替麦考酚酯联合长期维持治疗。多次复发的患者更易出现肝硬化，预后不佳。

（二）中医治疗

1.肝气郁结证

症状：两胁胀痛，走窜不定，时欲太息，胸闷气短，纳呆嗳气。苔薄，脉弦。

治法：疏肝解郁。

方剂：柴胡疏肝散加减。

药物：柴胡、枳壳、白芍、川芎、甘草、香附。

2.肝脾不和证

症状：胸胁胀痛，寒热往来或潮热出汗，头痛目眩，乏力纳呆，口咽干燥，大便时干时溏，女性可伴月经不调，经来腹痛，乳房胀痛。舌淡，苔薄白，脉弦或弦细。

治法：疏肝和胃

方剂：逍遥散加减。

药物：柴胡、白术、白芍、当归、茯苓、炙甘草、薄荷、紫苏梗、太子参。

3.瘀血停着证

症状：胁痛如刺，固定不移，夜间明显，胁肋下可见痞块。舌质紫暗，脉沉涩。

治法：祛瘀通络。

方剂：复元活血汤加减。

药物：柴胡、瓜蒌根、当归、白芍、红花、炙甘草、桃仁、穿山甲。

4.肝胆湿热证

症状：胁痛口苦，食少胸闷，恶心，呕吐，小便短赤，大便干结。舌苔黄腻，脉弦滑或弦数。

治法：清热利胆。

方剂：龙胆泻肝汤加减。

药物：龙胆草、泽泻、木通、当归、柴胡、黄芩、车前子。

5.湿热蕴结证

症状：胸胁灼热胀痛，纳呆厌食，胸脘满闷，头身困重，厌油腻，时低热，身目黄染，大便不调，小便黄。舌质红，苔黄腻，脉弦数或滑数。

治法：清热利湿。

方剂：茵陈五苓散加减。

药物：茵陈、柴胡、猪苓、茯苓、泽泻、白术、郁金、虎杖、枳壳、山楂、甘草。

6.肝阴不足证

症状：胁肋隐痛，遇劳加重，心中烦躁，头晕目眩，口燥咽干，或见潮热。舌红少苔，脉弦细或弦数。

治法：养阴柔肝。

方剂：一贯煎加减。

药物：沙参、麦冬、生地黄、枸杞子、当归、芍药、川楝子。

7.肝肾阴虚证

症状：胸胁隐痛，空软喜按，兼见两颊潮红，头晕耳鸣，腰膝酸软，遗精早泄，舌质淡红，脉弦细。

治法：滋补肝肾。

方剂：左归饮加减。

药物：熟地黄、山药、枸杞子、川牛膝、益智仁、茯苓、杜仲、菟丝子、附子、肉桂。

五、预后

（一）随访管理

自身免疫性肝炎是一种进展性疾病，其临床表现差异很大，病程和预后变异也极大，某些患者仅有轻微症状和转氨酶轻度升高，而有的可出现明显的肝功能衰竭的症状和体征，因此，对病情的观测很重要。多数患者可长期缓解和稳定，但仍会发展为肝硬化和门脉高压。本病慢性经过，病情可时好时坏，反复发作，每发作 1 次，病情就加重 1 次，最后可发展成肝硬化或肝功能衰竭而死亡。本病的主要死亡原因是肝脏衰竭、食管静脉破裂出血和感染，故对晚期患者要进行肝功能、门脉高压程度的监测，并防止严重感染事件的发生。对于患有自身免疫性肝炎和肝硬化而健康的患者，应考虑 6 个月进行 1 次血清 α-甲胎蛋白检测和超声检查以筛查其是否患肝癌。

（二）疾病知识指导

向患者及家属介绍自身免疫性肝炎的诱因及保健知识，帮助患者养成良好的生活习惯。帮助患者及家属正确认识疾病易复发的特点，强调预防复发的重要性。应注意预防感染，对防止复发或病情进一步发展有一定作用。平时注意自己的粪便性状，观察有无腹痛、便血、体温升高，病情较前加重应及时就医。

讲解用药的注意事项及不良反应，教会患者自我观察。遵医嘱按时服药，如有病情变化及不适，及时就医。坚持服药，不可擅自停药或减量。

(三)饮食调养

自身免疫性肝炎患者饮食上应禁忌酒、羊肉、狗肉等热性食物以及生冷硬食品，控制食量到七八成。原则上摄入新鲜、清淡、富含维生素的饮食。碳水化合物比例以60%～70%为宜。

(1)富含维生素A的食物：动物肝脏、牛奶、鸡蛋黄、韭菜、包菜心、菠菜等，但不可过多。富含维生素C的食物：各种新鲜蔬菜、水果、豆芽等。富含维生素D的食物：奶、咸水鱼和蛋黄。

(2)蔬菜和水果亦是矿物质、纤维素及微量元素的重要来源。有研究证明，肝病患者每天至少食用500 g蔬菜和水果，水果宜削皮食用。

(3)保证一定量的优质蛋白摄入，如鱼、瘦肉、蛋、虾、奶及豆制品。

(4)长期应用免疫抑制剂，易造成骨质疏松，饮食中加强钙的摄入，如奶和奶制品、豆腐，养成睡前喝奶的习惯。钙的摄入1～1.5 g/L，补充维生素D 800 U/d。

(5)戒烟、酒，肝硬化患者忌生、冷、硬、辛辣、腌制食物。

(6)患者出现高血压、水钠潴留：应低钠饮食，盐摄入<5 g/d，可用低盐调味。禁止食用咸菜和酱类。

(7)体重增加、肥胖者，应低脂饮食。

(四)情志调养

自身免疫性肝炎患者应注意控制自己的情绪，临床上自身免疫性肝炎患者常常出现烦躁、易怒等不良情绪，因此保持情绪的舒畅，对于改善肝脏的气机，并且通过神经内分泌机制，对于原发疾病的改善有一定的辅助作用。

多数患者因病情反复，诊断不明确，表现出紧张、焦虑、恐惧、烦恼等心理问题，护理人员应主动与患者沟通解释该病经过及治疗方案，指导患者放松心情，减少心理压力。良好的精神状态可提高免疫功能，增强抵抗外来疾病的能力。

(五)休息与活动

保证充足的休息，7～8 h/d睡眠。循序渐进的活动，有规律的锻炼，不必进行大量的运动，最主要的是持续进行适量的运动。锻炼可以减少骨质疏松的发生率，如果已有骨质疏松，不必停止锻炼，只需加倍小心，防止骨折。

六、护理

(一)加强临床表现的观察

相比于其他肝脏疾病，自身免疫性肝炎的疾病极为隐秘，在早期多表现为食欲缺乏、疲劳、腹痛腹胀等症状，极易被患者所忽视。因此，在本院针对自身免疫性肝炎患者的护理中，护理人员每天向患者进行询问，了解其感受和新出现的症状，以期准确地掌握患者的身体情况，防止病情出现变化。

此外，自身免疫性肝炎进展到定程度会导致人体白细胞和血小板计数减少，且血红胆红素和血清转氨酶增高。因此，患者会出现关节病变，如关节部位的酸痛和发热，且会出现黄疸、鼻和牙龈等部位出血、毛发增多等症状，这对于患者的身心都会带来极大地痛苦。因此，在对于自身免疫性肝炎患者的护理中，本院护理人员详细地向患者讲解相应知识，使其能够正确的面对和认识临床表现，并且可以向护理人员进行及时、准确、有效的反馈，这对于其康复无疑是十分有利的。

(二)进行病因调查

自身免疫性肝炎的发病原因较为复杂,因此,本院护理人员在护理实践中,对于患者日常的生活习惯和病史进行详细的调查,如有无肝病史、有无接触病毒性肝炎患者、是否服用了药物、是否长期酗酒等。这种方法可以使得医护人员对于患者个体特点产生了解,对于其发病原因产生初步的判断,进而指导其在治疗和护理中能够采取有针对性的措施,加快患者的痊愈速度,提高治疗效果。

(三)饮食护理

对于自身免疫性肝炎患者而言,保持健康的因素对于其康复极为重要。因此,本院护理人员在具体的护理实践中,对于患者进行相应健康知识的宣讲,促进其养成良好的生活和饮食习惯,提高治疗效果并促进康复速度。比如,督导患者禁烟禁酒和卧床休息,限制患者的体力活动,并且保证合理的饮食,如多摄取膳食纤维和维生素,以新鲜蔬菜和粗粮作为主要食物,并且尽量控制蛋白质的摄入等。

(四)皮肤护理

大部分患者使用糖皮质激素类药物治疗期间可能会出现程度不同的皮肤变薄、毛细血管扩张、皮肤干燥、激素性粉刺等,容易发生皮肤感染,保持皮肤清洁、完整是预防感染的重点。做好交接班,每天观察患者皮肤黏膜,加强基础护理,保持口腔清洁,勤剪指甲,以免抓伤皮肤,告知患者应穿着宽松、柔软的棉质衣物,保持床单的整洁,避免潮湿、排泄物的刺激,定时翻身,防止局部皮肤长期受压,保持皮肤的完整性。

(五)心理护理

自身免疫性肝炎病情极易反复,治疗较为困难,相应并发症也会对患者带来极大的身心痛苦。正因如此,患者极易出现紧张、烦躁、焦虑的情绪,对于治疗缺乏应有的信心,甚至会排斥相应的治疗和护理。

本院护理人员加强对于患者及家属的宣讲,在每月组织讲座,向患者讲解病情的相关情况,加强彼此间的沟通,使得患者及家属的疑问能够有效地得到解决;此外,采取人性化护理,护理人员耐心地对待患者可能产生的情绪和意见,予以心理疏导工作,帮助患者和家属树立起战胜疾病,重获健康的信心。

(六)出院指导

(1)定期监测血压、血常规、血糖。眼科检查,及时发现青光眼及白内障。

(2)观察激素的不良反应,如大便颜色、有无腹泻、关节痛。

(3)忌用对肝脏有损害的药物,如对乙酰氨基酚等,服药前仔细阅读药瓶说明书或咨询医师,不擅自用药。

(4)妊娠:本病为不经性传播的肝病,但在某种程度上具有遗传倾向。严重的自身免疫性肝炎可引起妇女停经,导致不能妊娠。但经激素和硫唑嘌呤治疗,月经可恢复正常,并能妊娠,患有自身免疫性肝炎的妇女,一般可以成功妊娠和分娩,但鉴于母亲和胎儿的风险,妊娠期间应接受医师的严密监测。

(殷晓轩)

第二节　原发性硬化性胆管炎

一、概述

(一)定义

原发性硬化性胆管炎是一种以特发性肝内外胆管炎症和纤维化导致多灶性胆管狭窄为特征的慢性胆汁淤积病变为主要临床表现的自身免疫性肝病。原发性硬化性胆管炎可发生于任何年龄。40 岁左右为发病高峰年龄段。不同于自身免疫性肝炎和原发性胆汁性胆管炎,本病患者以男性居多,男∶女比例约为 2∶1,在原发性硬化性胆管炎与溃疡性结肠炎同时存在的人群中,男性比例接近 60%～70%。原发性硬化性胆管炎发病隐匿,患者早期可以无典型症状,病情反复加重出现胆管炎症表现和胆道梗阻指征,最终可进展至肝硬化和肝衰竭。

依据胆管受损的部位,①大胆管型:损伤肝外较大胆管,约占原发性硬化性胆管炎患者的 90%。②小胆管型:损伤较小胆管,胆管影像学无异常发现,少数患者可发展为大胆管型原发性硬化性胆管炎。③全胆管型:肝内外大小胆管均受损伤。

(二)流行病学

原发性硬化性胆管炎为相对少见的疾病,但近几年的报道显示其发病率有逐年升高的趋势。该病多见于男性患者,男女比例约为 2∶1。患者确诊时的平均年龄为 40 岁左右。最近报道 75%的无症状原发性硬化性胆管炎患者存活期可超过诊断后 15 年。原发性硬化性胆管炎患者死亡的主要原因为继发胆管癌以及肝功能衰竭。

二、病因病机

(一)中医病因病机

本病多因外感湿热或内伤饮食,使湿热蕴结中焦,熏蒸肝胆,加之气机不畅,肝失疏泄,胆汁横溢所致。病机特点是肝脾肾功能受损,气血瘀滞。

1.外感湿热

感受湿热疫毒,蕴结于中焦,脾胃运化失常,湿热交蒸于肝胆,肝失疏泄,胆液不循常道,浸淫肌肤。

2.内伤饮食

饮食所伤脾胃,致运化功能失职,湿浊内生,郁而化热,熏蒸肝胆,胆汁外溢。

3.湿瘀互结

外感湿邪,所伤脾胃,致运化功能失职,湿热交蒸于肝胆,肝胆受损之后气机不利,肝气郁结,气滞则行血不力,湿瘀互结于肝胆络脉。

4.久病体虚

久病引起肾之阴阳受损,肝脾肾三脏俱损,气滞、血瘀、湿热、痰湿不除,病情缠绵难愈。

中医学认为肝与胆相表里,有经脉相通。胆的病变往往与肝密切相关,且胆病可以及肝,肝病可以及胆。按进展可分为早、中、晚三期,早期症见皮肤黄如橘色,口干苦,尿黄,属实证;中期因黄疸时间较长，肝功能损害明显，机体抗病能力差，出现一些虚象，呈现虚实相兼的表现；后期因肝功能衰竭，机体处于衰竭阶段，可出现身黄晦暗、消瘦水肿，甚至腹水、昏迷、出血等危候，多属于虚证。

(二)西医发病机制与病理

1.发病机制

原发性硬化性胆管炎是一种以特发性肝内外胆管炎症及胆管纤维化改变导致多灶性胆管狭窄、慢性胆汁淤积的自身免疫性疾病，发病机制尚不明确。目前认为，原发性硬化性胆管炎是遗传、环境、免疫、胆汁酸代谢及肠道菌群等多种因素共同参与所致 1-15。原发性硬化性胆管炎具有遗传易感性，目前已经确定有 20 多个原发性硬化性胆管炎遗传易感位点，但遗传因素对原发性硬化性胆管炎发病的影响仅不到 10%，环境因素的影响高达 50%以上；肠肝轴的交互作用在原发性硬化性胆管炎发病中也发挥一定作用，其中肠黏膜屏障障碍、菌群失调、免疫交互作用等参与了原发性硬化性胆管炎发病；胆汁酸稳态失衡、胆管黏膜屏障受损、反应性胆管细胞激活等是胆管损伤的病理生理基础；原发性硬化性胆管炎患者胆管周围存在反应性 T 细胞、巨噬细胞和中性粒细胞，以 T 淋巴细胞为主，免疫紊乱也是原发性硬化性胆管炎的发病机制之一。以上多种因素导致胆管慢性炎症、纤维化，肝脏星状细胞、肌纤维母细胞激活，并与胆管细胞交互作用进一步加重胆管损伤和肝脏纤维化，胆管长期慢性炎症可导致胆管狭窄、肝内胆汁淤积、肝脏纤维化、肝硬化甚至胆管癌。

2.病理

原发性硬化性胆管炎患者肝脏组织病理学检查的典型表现为大中胆管周围圆形纤维化，呈洋葱皮样，胆管上皮细胞变性、萎缩。严重时，胶原纤维增生，管腔消失，汇管区内仅见相伴行的血管。

病理组织学上将原发性硬化性胆管炎分为 4 期。

(1) Ⅰ期：又称门脉期，炎症改变仅仅局限在肝门区，可见弥漫性淋巴细胞、浆细胞及中性粒细胞浸润，胆管上皮变性，小胆管周围可见环形水肿带或同心圆。典型的胆管周围炎的表现是出现洋葱样向心性纤维组织增多。可以发现胆管上皮的血管化和胆管增生。

(2) Ⅱ期：又称门脉周围期，病变发展到肝门周围实质的炎症性改变，出现肝细胞坏死、胆管稀疏和门脉周围纤维化。

(3) Ⅲ期：又称纤维隔形成期，纤维化及纤维隔形成和/或桥接状坏死。肝实质还表现为胆汁性或纤维化所致的碎屑样坏死，伴有铜沉积。胆管严重受损或消失。

(4) Ⅳ期：又称肝硬化期，出现胆汁性肝硬化的所有表现。

三、诊断

(一)临床表现

原发性硬化性胆管炎患者比较典型的症状包括乏力、皮肤瘙痒、右上腹不适和体重下降。长期乏力见于 90%的原发性硬化性胆管炎患者，可能与中枢神经系统的神经递质、激素、细胞因子紊乱有关。皮肤瘙痒也较常见，多为阵发性，严重者可呈持续性，可继发皮肤抓痕、色素沉着、湿疹样变等。发热，寒战等急性胆管炎的表现较少见。约半数患者可出现异常体征，最常见的是黄疸和肝、脾肿大。相当一部分患者并无症状，仅在体检时因发现肝功能异常而就诊。值得注意的是，无症状患者中约有 17%在确诊时已存在肝硬化。当疾病进展至肝硬化阶段时，会出现门静

脉高压的表现，如腹水、食管胃底静脉曲张等。

(二)辅助检查

1.血清生化学

原发性硬化性胆管炎的血清生化异常主要表现为胆汁淤积型改变，通常伴有血清碱性磷酸酶、γ-谷氨酰转肽酶升高，目前尚无明确诊断标准的临界值。血清碱性磷酸酶升高是诊断的敏感指标，但无特异性。对于骨生长中的青少年患者，需血清γ-谷氨酰转肽酶辅助诊断。出现血清胆红素升高，提示疾病进展或预后不良。血清转氨酶通常正常，部分患者也可升高2～3倍。转氨酶显著升高者需鉴别是否重叠自身免疫性肝炎、并发急性胆管梗阻或药物性肝炎等可能。疾病晚期可出现低蛋白血症及凝血功能异常。

2.免疫学检查

原发性硬化性胆管炎缺乏特异性的自身抗体。部分患者血清中可检测出多种自身抗体，包括抗核抗体，抗中性粒细胞胞浆抗体，抗平滑肌抗体、抗内皮细胞抗体、抗磷脂抗体等。但上述抗体一般为低滴度阳性，对原发性硬化性胆管炎诊断无特异性。部分患者可出现高γ-球蛋白血症，约半数伴免疫球蛋白G或免疫球蛋白M水平轻至中度升高。欧洲及美洲报道约50%的原发性硬化性胆管炎出现免疫球蛋白M升高。

3.内镜逆行胰胆管造影

一直以来，内镜逆行胰胆管造影被认为是诊断原发性硬化性胆管炎的金标准。原发性硬化性胆管炎典型的造影表现为胆管弥漫性、局限性或阶段性狭窄，呈串珠样或枯树枝样改变。病变通常同时累及肝内和肝外胆管，少部分(约25%)患者仅累及肝内胆管，只有极少数患者(<5%)的病变局限于肝外胆管。但内镜逆行胰胆管造影为有创性检查，可能导致严重并发症，如胰腺炎、胆管炎、穿孔、出血等，因此除非有治疗需要或需胆管取样，一般不行诊断性内镜逆行胰胆管造影。存在以下情况可考虑行内镜逆行胰胆管造影。

(1)磁共振胆胰管成像和肝脏组织检查仍疑诊原发性硬化性胆管炎或磁共振胆胰管成像存在禁忌时。

(2)在磁共振胆胰管成像检查后可疑存在显性狭窄且其临床症状可能在内镜治疗后好转，需行内镜逆行胰胆管造影内镜治疗和胆管活检(细胞刷检、胆管组织检查)。

(3)在疑似胆管癌的原发性硬化性胆管炎患者，应考虑内镜逆行胰胆管造影和胆管活检(细胞刷检、胆管组织检查)。

内镜逆行胰胆管造影应由经验丰富的内镜医师进行，建议内镜逆行胰胆管造影前常规给予预防性抗菌药物治疗，既可以降低菌血症的发生率，也可以预防胆管炎和败血症的发生。可在内镜逆行胰胆管造影期间行胆汁取样进行细菌培养，以指导胆管炎发生后抗菌药物的选择。在无禁忌情况下，内镜逆行胰胆管造影前后应立即直接给予100 mg的双氯芬栓或吲哚美辛栓直肠给药。此外，在内镜逆行胰胆管造影术后胰腺炎风险较高的情况下，应考虑置入胰管支架预防术后胰腺炎。

4.磁共振胰胆管成像

磁共振胰胆管成像因具有非侵入性和良好的操作性而越来越多地被应用于原发性硬化性胆管炎诊断。其诊断原发性硬化性胆管炎的准确性与内镜逆行胰胆管造影相当，敏感性和特异性分别为80%和87%。原发性硬化性胆管炎的磁共振胆胰管成像表现主要为局限或弥漫性胆管狭窄，其间胆管正常或继发性轻度扩张，典型者呈“串珠”样改变；显著狭窄的胆管在磁共振胆胰管成像上显影不佳，表现为胆管多处不连续，小胆管闭塞导致肝内胆管分支减少，其余较大胆管狭窄、僵硬似枯树枝状。磁共振胆胰管成像因无侵入性、无放射性、经济等优势，已逐步取代内镜逆行胰胆管造影，可作为原发性硬化性胆管炎诊断和随访的良好选择。但有研究表明，对于肝外胆管梗阻及病变严重程度的判断，磁共振胆胰管成像似乎不及内镜逆行胰胆管造影。此外，磁共振胆胰管成像无法用于狭窄胆管的细胞刷检或活检取样，也无法对机械性梗阻(如结石、狭窄或肿瘤等)进行治疗性干预。

5.腹部超声检查

腹部超声检查是用于对原发性硬化性胆管炎疾病初步筛查的常规手段。可显示肝内散在片状强回声及胆总管管壁厚度、胆管局部不规则狭窄等变化，并可显示胆囊壁增厚程度、胆汁淤积及胆管扩张情况。结合病史可协助进行肝内外胆管结石、胆管癌、继发性胆管炎及术后胆管狭窄等疾病的鉴别。

6.腹部 CT 检查

腹部 CT 检查不是用于原发性硬化性胆管炎诊断的常规手段。原发性硬化性胆管炎患者腹部 CT 检查可出现胆管扩张、胆管内占位、脾大、门静脉增宽、静脉曲张等门静脉高压的表现以及腹腔淋巴结肿大等 CT 检查主要用于疑似胆管癌患者的鉴别诊断和胆管癌分期。

7.病理学检查

原发性硬化性胆管炎大体病理上可见肝外胆管管壁增厚，管腔狭窄。组织学上原发性硬化性胆管炎表现为胆管系统的纤维化改变，可累及整个肝内外胆管系统，少数仅累及肝内或肝外胆管系统，后期肝实质细胞可受损。肝内胆管周围纤维组织围绕小胆管呈同心圆样排列的“洋葱皮样”改变是原发性硬化性胆管炎的典型病理学改变。但由于肝脏活检较难获取较大的胆管，当原发性硬化性胆管炎无肝内小胆管累及时，原发性硬化性胆管炎患者的肝脏组织学可表现为正常或者非特性的肝内胆汁淤积改变。仅有不足 20%的原发性硬化性胆管炎患者肝组织检查发现这种典型改变。因此，具有典型临床和影像学特征的原发性硬化性胆管炎患者，诊断无须肝脏组织学检查。

(三)诊断依据

大胆管型原发性硬化性胆管炎诊断标准，①胆管成像具备原发性硬化性胆管炎典型特征。②以下标准至少满足 1 条：胆汁淤积的临床表现及生物化学改变(成人血清碱性磷酸酶升高、儿童 γ-谷氨酰转肽酶升高)；炎症性肠病临床或组织学证据；典型原发性硬化性胆管炎肝脏组织学改变。③排除其他因素引起继发性硬化性胆管炎。对于胆管成像无原发性硬化性胆管炎典型表现，如果满足以上标准第 2 条中 2 条以上或仅有原发性硬化性胆管炎典型胆道影像学特征可疑诊原发性硬化性胆管炎。

小胆管型原发性硬化性胆管炎诊断标准：①近期胆管影像学无明显异常改变；②典型原发性硬化性胆管炎肝脏组织病理学改变；③排除其他因素所致胆汁淤积。如果患者胆管影像学无异常，但肝脏组织学具有原发性硬化性胆管炎特点但不典型时，若患者同时存在炎症性肠病临床或组织学证据及胆汁淤积的生物化学证据时，也可诊断小胆管型原发性硬化性胆管炎。

四、治疗

由于原发性硬化性胆管炎发病机制尚不明确，目前尚无治疗原发性硬化性胆管炎的特效药物。现有的药物治疗主要局限于对症状的控制。而肝移植是终末期原发性硬化性胆管炎的唯一

有效治疗手段。

(一)药物治疗

(1)熊去氧胆酸:熊去氧胆酸是一种亲水性胆汁酸,可以促进内源性胆酸排泄,改变胆汁酸的组成,增加亲水性胆酸的比例,保护肝细胞和胆管细胞不受毒性胆酸的损害,阻止疏水性胆酸对线粒体膜的干预,抑制肝细胞凋亡,改善血清血指标。该药治疗原发性胆汁性胆管炎疗效良好,但对于原发性硬化性胆管炎的疗效尚不确切。大剂量熊去氧胆酸是过去用来治疗原发性硬化性胆管炎的常用药物,但近年来多项随机对照研究结果均表明大剂量熊去氧胆酸仅能改善生化指标,对于原发性硬化性胆管炎的死亡率、组织学进展率及胆管癌发生率均无改善,且当熊去氧胆酸剂量增加到 28～30 mg/(kg·d)时,不但不能令临床获益,还会增加发生终点事件和严重不良事件的风险。究其原因,有学者认为可能是口服大剂量熊去氧胆酸后,未被吸收的药物在结肠的细菌作用下被转化为有肝毒性的胆汁酸(如石胆酸),确切机制尚需进一步研究加以证实。早年报道的熊去氧胆酸的随机对照试验结果显示小剂量熊去氧胆酸[13～15 mg/(kg·d)]可以显著改善原发性硬化性胆管炎患者的生物化学指标和肝脏组织学表现。随后的临床试验显示小剂量熊去氧胆酸[10～15 mg/(kg·d)]不能改善原发性硬化性胆管炎患者的死亡率、肝移植及胆管相关恶性肿瘤的发生率。而对于中等剂量的熊去氧胆酸[17～23 mg/(kg·d)]治疗原发性硬化性胆管炎的临床试验结果显示熊去氧胆酸可以降低肝移植率及死亡率,减少胆管癌发生,但是由于试验纳入样本量不足,其结果未能达到统计学意义。

由于缺乏改善生存及预后的有力证据,目前欧美的原发性硬化性胆管炎指南均未推荐使用熊去氧胆酸治疗原发性硬化性胆管炎。我国《原发性硬化性胆管炎诊断及治疗指南》中有关熊去氧胆酸的推荐意见为对原发性硬化性胆管炎患者可给予熊去氧胆酸 15 $mg \cdot kg^{-1} \cdot d^{-1}$治疗。

2.糖皮质激素及免疫抑制剂

目前,应用糖皮质激素及免疫抑制剂(如硫唑嘌呤、布地奈德、甲氨蝶呤、环孢素、秋水仙碱等)治疗原发性硬化性胆管炎仅限于小规模临床研究,且目前无证据显示上述药物对原发性硬化性胆管炎有效。因此糖皮质激素不应作为原发性硬化性胆管炎患者的常规用药,仅可用于重叠自身免疫性肝炎或具有自身免疫性肝炎特征的原发性硬化性胆管炎患者。

(二)内镜治疗

当原发性硬化性胆管炎患者出现明显的胆管狭窄时可致胆道梗阻,造成急性肝功能损伤,甚至迅速发展至肝衰竭。内镜治疗的主要目的是缓解胆道梗阻。内镜下介入治疗的主要方法有球囊扩张术、狭窄处置入支架等,目前治疗严重胆道狭窄的最好策略尚无统一定论,尚缺乏大规模前瞻性随机对照研究。球囊扩张是胆道狭窄最基础的内镜治疗方法,该方法可减轻原发性硬化性胆管炎患者的胆管狭窄、缓解临床症状、改善胆汁淤积引起的酶学改变、延长生存期,但仅限于胆道梗阻的进展期原发性硬化性胆管炎患者。而支架置入术或联合球囊扩张与单纯球囊扩张相比并无明显优势,反而可增加胆管炎等并发症发作的概率。因此对于主胆管显著狭窄、伴有明显胆汁淤积和/或以胆管炎为主要症状的原发性硬化性胆管炎患者,可行内镜逆行胰胆管造影球囊扩张治疗以缓解症状。不建议明显胆管狭窄的原发性硬化性胆管炎患者常规支架置入治疗,只有对于经球囊扩张治疗和胆汁引流效果欠佳患者才考虑胆管支架置入术。对于严重狭窄患者可采用短期支架术以缓解症状。

(三)外科手术

无论是良性还是恶性的胆管闭塞均是外科手术的适应证。对于非肝硬化的原发性硬化性胆管炎患者，以及肝门或肝外胆管显著狭窄、有明显胆汁淤积或复发性胆管炎、不能经内镜或经皮扩张者，可考虑行手术治疗。手术治疗的目的是引流胆汁、胆管减压以减轻肝损害。手术方式包括内引流、外引流和胆道重建术。有研究表明，对尚未进展至肝硬化的原发性硬化性胆管炎患者施行肝外胆管切除+肝管空肠吻合术，术后的 5 年和 10 年生存率分别为 83%和 60%；当患者已并发肝硬化，血清胆红素水平>20 mg/L 时，术后生存率显著下降。然而，目前尚无证据表明外科手术能改变原发性硬化性胆管炎的自然病程，延缓疾病进展。同时，考虑到患者最终可能需接受肝移植，而先前行胆道手术的患者常使移植手术时间延长、失血较多、术后并发症增加、术后疤痕也增加了肝移植的难度，故对于有条件接受移植的患者不提倡先行胆道手术。需要注意的是，原发性硬化性胆管炎患者行内镜逆行胰胆管造影治疗时，需对胆管可疑恶性病变取材进行组织学检查以排除胆管癌。

（四）肝移植

对于终末期患者，肝移植是唯一有效的治疗方法，术后 5 年生存率约 85%。但肝移植术后仍有 20%～25%的患者在 5～10 年复发。肝移植指征包括终末期肝病如反复食管胃底静脉曲张出血、肝性脑病、顽固性腹水、自发性细菌性腹膜炎和肝肾综合征等并发症经内科处理疗效不佳，终末期肝病模型>15 分或 Child Pugh 积分>10 分，或符合肝移植标准的合并肝癌患者。此外，顽固性皮肤瘙痒、反复发作的胆管炎、胆管癌也是肝移植的指征。男性、活动性炎症性肠病、移植前并发有胆管癌、移植后曾发生急性排斥反应等是导致复发的危险因素。复发后尚无有效的药物治疗。

（五）中医治疗

1.湿热蕴结证

症状：身目发黄如橘色，可有轻度腹胀，伴口干苦，尿赤，大便干结，胃纳尚佳。舌质红，苔黄白或腻，脉弦。多见于早期患者。

治法：清热除湿，利胆退黄。

方剂：茵陈蒿汤或茵陈五苓散加味。

药物：茵陈、栀子、茯苓、猪苓、泽泻、车前子、酒炙大黄、桂枝、白术、黄芩、郁金。

2.肝郁脾虚证

症状：身目发黄而无光泽，胃脘痞满，食则胀甚，食少纳呆，兼有肢体懈怠，气短无力。舌淡，苔白，脉沉或细。多为中期患者。

治法：疏肝健脾、活血除湿。

方剂：柴胡疏肝散合四君汤加减。

药物：柴胡、黄芩、当归、赤芍、枳壳、川芎、香附、党参、白术、丹参、郁金、茵陈、茯苓、泽泻、炙甘草。

3.脾肾阳虚证

症状：身黄晦暗，腹胀，腹水，水肿消瘦，肢冷。舌胖边紫，苔腻，脉沉。多为晚期患者。

治法：健脾补肾、活血利水。

方剂：附子理中汤合五苓散加减。

药物：附子、党参、白术、干姜、泽泻、茯苓、大腹皮、车前子、茵陈、丹参、郁金。

（六）伴发症状治疗

皮肤瘙痒是原发性硬化性胆管炎患者的常见症状，常在夜间、潮湿环境中加重，有时可能严重影响患者的生活治疗。轻度瘙痒可应用润肤剂及抗组胺药治疗，中重度瘙痒可应用胆汁酸螯

合剂如考来烯胺、阿片类药物拮抗剂纳曲酮治疗，上述药物作用不明显时还可选用利福平、苯巴比妥、舍曲林等，血浆置换也可能一定程度减轻皮肤瘙痒。

原发性硬化性胆管炎晚期常发生脂肪泻和维生素吸收不良综合征，以维生素A、D、E缺乏常见，维生素K缺乏罕见，可针对患者情况给予相应补充。代谢性骨病是慢性胆汁淤积时常见的并发症，原发性硬化性胆管炎患者的骨密度显著低于正常同龄人群，年龄较大、人体质量指数较低及长期炎症性肠病时，骨质疏松症的危险性增加。可根据情况给予患者补充维生素D、钙片、降钙素、二磷酸盐等治疗。

合并急性细菌性胆管炎的患者应给予针对革兰阴性杆菌、肠球菌、类杆菌和梭状芽孢杆菌有效的广谱抗生素，常用的抗生素如三四代头孢、硝基咪唑类及碳青霉烯类。如患者需内镜逆行胰胆管造影术，则术前需预防性使用抗生素，以减少胆管炎的发生概率。

六、预后

(一)随访

原发性硬化性胆管炎的自然病史多变，性别、发病年龄、是否合并炎症性肠病，胆管累及部位等都可能影响患者疾病进程5。与成人原发性硬化性胆管炎相比，儿童原发性硬化性胆管炎患者进展更慢，10年生存率也高于成人。10%～60%的原发性硬化性胆管炎患者初诊时并无明显的临床症状，这些患者临床预后相对较好，但也可能是由于疾病诊断阶段早晚导致的差异。原发性硬化性胆管炎患者的临床进程异质性很高，一些患者很快进展至肝硬化等终末期肝病，而有些患者的疾病状态则长期保持稳定。原发性硬化性胆管炎患者可最终发展为肝硬化，出现门静脉高压、腹水、食管胃底静脉曲张和肝衰竭。原发性硬化性胆管炎患者从诊断到死亡或肝移植的平均时间为10～22年。因此，除了需要做相关的检查外，还要对是否出现有肝硬化及原发性肝癌的倾向进行评估。患者虚定期复查肝功能、血常规、凝血功能，半年复查B超、甲胎蛋白；定期复查结肠镜。

(二)饮食干预

1.烹调食物不宜过咸

每天供给食盐以7 g以下为宜。一旦合并腹水及水肿(即失代偿期)，饮食应少盐或无盐，食盐摄入量应限制在每天0.6～1.2 g，或酱油3～6 mL；进水量应限制在1 000 mL以内。严重腹水患者，每天摄入钠量应控制在0.5 g以内，并适当选择有利尿祛湿作用的食物，如冬瓜、丝瓜子、赤小豆和白茅根等。

2.食品禁忌

绝对禁酒(特别是高浓度烈性酒)及含酒精性饮料，忌罐头、烟熏和腐败腥臭及咖啡、浓茶等刺激性食物。肝硬化失代偿期患者，由于食管胃底静脉曲张，故应避免进食粗糙、油炸、坚锐食物，如核桃、花生、带刺的鱼和肉骨头等；不吃葱头、韭菜、红薯等胀气食物；禁用辣椒、芥末、胡椒、咖喱等有刺激性的调味品；避免服用对肝脏有损害的西药(如氯丙嗪、利福平、左旋多巴等)及中药(如蒲黄、天花粉、桑寄生等)。

(三)合理用药

(1)不要盲目用药。目前临床上治疗慢性肝病的西药很多，各种途径也不断报道新药，这原本对于慢性肝病患者的治疗是个好消息，然而，这些药物的治疗往往特效性差，也就是说确切的效果往往是被夸大了，使得患者不知所措。

(2)有的患者盲目追求进口药,认为越新越贵就越好,但他们不知道一个事实,就是目前治疗慢性肝病的西药尚无特效药,而且疗效的高低并不决定于药物的价格。

(3)有的患者四处求医,频繁更换药物,却忽略了一个基本事实,就是慢性肝病本身就是一种慢性病,肝功能的波动或肝功能未能降下来是由很多因素决定的,与身体素质、精神状态、个体差异、休养条件、病变损害的轻重、病程的阶段性等都有密切关系,而且往往是治疗时间短的结果。

(4)有的患者认为用药越多、药量越大,越能达到治疗的效果。实际上用药越多、用量越大,从另外一个方面看,它反而更加重肝脏的负担,增加脾胃的负担,加重肝脏的损害。而且我们常常会发现,药吃得过多,往往会影响正常的食欲,影响正常人体营养的来源,既损害肝脏,又使得营养来源缺乏,最终导致恶性循环,使肝病难以痊愈。鉴于这个方面的情况,在慢性肝病的治疗过程中,非常强调用药应"四两拨千斤",就是用最恰当的药量达到最好的治疗效果。

(5)慢性肝病患者合并其他疾病时要慎重用药。慢性肝病患者难免并发其他疾病,用药常常会增加肝脏的损害。因此,凡是对肝脏直接造成损害的药物,最好不用;再者,即使不得不用时,剂量要小,时间不要过长,并要密切观察有无中毒反应,肝脏有无增大、有无黄疸出现,还要定期检查肝功能,必要时及时停药或换药。

(6)能不吃药就不吃,可吃可不吃的药就不要吃了。在应用抗病毒药、免疫抑制剂、抗纤维化药物时,必须在医师指导下使用,在病情稳定后,应在医师的指导下逐渐停药,不可私自乱停药。

(四)轻松做运动,调养肝硬化

患者因存在有肝功能损害,运动的方式与运动量与正常人有所不同。

1.步行

步行方法简便,适用于大部分患者。步行的速度可根据患者的病情而定,慢速每分钟60~80步,中速每分钟80~100步。一天步行时间在1小时左右,分2~3次步行,具体时间应询问主诊医师。步行中可结合揉按脐部、肝区等辅助动作,以增加效果。

2.太极拳

太极拳是一种传统的身心兼修的健身运动,具有疗疾健身,修身养性等功效,平时坚持练拳,可提高阴阳自和能力——即西医所说的抗病康复能力。一般来说,24式简化太极拳比较适合肝硬化患者,患者熟悉套路后,每天练拳时间在40~60分钟为宜,可分2~3个时间段完成。24式太极拳打完一遍大概6分钟左右,每打完一遍需休息1~2分钟。患者可以结合自身情况调整练拳时间的长短,以不疲累为度。

3.骑自行车

骑自行车方便简单,适合大部分患者。运动量应根据患者的情况来定,慢速7~10 km/h,中速9~12 km/h,建议选择平缓路段匀速运动为宜,尽量避免选择容易发生意外的路段锻炼(如上下坡较多或车多、行人密集的地方),每天运动时间在1小时左右,可分2次进行。骑自行车时有意地用脚心来蹬车踏板,可以起到按摩穴位的作用。蹬车踏板的过程中,还可以用脚在踏板上前后滑动,这样可使足底的各个穴位都得到有效的按摩。平缓路段可以有意地进行深呼吸,通过加速呼吸来锻炼,提高心肺功能。

4.健身操

健身操是专业人员针对不同人群需要进行编排,适合不同年龄阶段人群的运动项目。健身操的类型众多,有的以拍打经络为主,有的以活动筋骨关节为主,有的以训练气息为主,患者可根据自身兴趣特点,选择不同的健身操运动进行锻炼。仍是以平和舒缓、不疲劳为原则,根据运动

量不同，每天半小时到一小时左右，不宜进行过于激烈的体操活动。

七、护理

(一)心理护理

(1)解释原发性硬化性胆管炎手术的必要性、手术方式、注意事项。

(2)针对个体情况进行针对性心理护理。鼓励患者家属和朋友给予患者关心与支持。

(二)疼痛评估，缓解疼痛

评估疼痛部位、性质、程度、诱因、缓解和加重因素，有针对性地采取措施缓解疼痛。帮助患者采取舒适体位。

(三)营养支持

(1)准备手术者，禁食、休息，补充液体电解质。非手术者据病情决定饮食种类。

(2)根据情况给予高蛋白、高糖、高维生素、低脂的普通饮食或半流质饮食。

(3)不能进食者遵医嘱经胃肠外途径补充足够的热量、氨基酸、维生素、电解质以维持患者良好的营养状态。

(四)病情观察及护理

(1)观察并记录患者腹部体征。

(2)观察患者的生命体征变化，尤其是体温变化，警惕病员体温过高。

(3)注意观察患者皮肤状况并加强护理，避免患者抓破皮肤导致感染。

(五)术前常规准备

(1)术前行抗生素皮试，术晨遵医嘱带入术中用药。

(2)协助完善相关术前检查：心电图、B超、出凝血试验等检查。

(3)术晨更换清洁病员服。

(4)术晨备皮：范围为上至双乳连线平面，下至耻骨联合，两侧至腋中线。

(5)术晨建立静脉通道。

(6)术晨与手术室人员进行患者、药物核对后，送入手术室。

(7)麻醉后置尿管。

(六)术后护理措施

术后1天视患者情况拔出胃管，肛门排气后，可进食流质饮食，无腹胀腹痛等情况，可逐渐过渡到正常饮食。仍以清淡低脂饮食为主，少食多餐，勿进食过多、过饱。

(殷晓轩)

第三节 原发性胆汁性胆管炎

一、概述

(一)定义

原发性胆汁性胆管炎(原名原发性胆汁性肝硬化)是一种慢性胆汁淤积性肝病，是由明确的靶抗原诱导免疫反应的自身免疫性疾病。该病在出现临床表现之前可能经历数年的无症状期，而后出现胆汁淤积(碱性磷酸酶为主)的生化改变，抗线粒体抗体阳性是其典型的血清自身免疫指标。患者临床表现比较均一，组织学病变主要表现为慢性免疫介导的肝内小胆管炎症，最终形成肝纤维化和肝硬化。

(二)流行病学

原发性胆汁性胆管炎呈全球性分布，可发生于所有的种族和民族。以往认为原发性胆汁性胆管炎在我国较为少见，然而随着对本病认识的逐渐加深以及抗线粒体抗体检测的不断普及，文献中报道的原发性胆汁性胆管炎病例呈明显上升趋势，提示原发性胆汁性胆管炎在我国并非罕见，需要引起广大临床医师的关注。

二、病因病机

(一)中医病因病机

中医认为本病的病机特征为虚实夹杂，本虚标实，并以肝肾亏虚型最为多见。肝主疏泄司藏血，肝病则疏泄不行，气滞血瘀，进而横逆乘脾，脾病则运化失司，水湿内停，湿浊内生，进而土壅木郁，以致肝脾俱伤。病延日久，累及肾，可致肾之阴阳俱虚。因此，中医认为原发性胆汁性肝硬化病因可归纳为以下 4 类。

1.先天禀赋不足

先天体弱，肝肾不足，肾气不足则气化不利，水湿不能从膀胱排出，水湿停聚体内，肝血亏虚，则肝胆疏泄不畅，胆汁外溢，泛溢肌肤。

2.七情内伤

多为七情所伤，郁怒伤肝，思虑伤脾，久则气机不畅，气滞血瘀，痰瘀互结，阻络于肝。

3.外感湿热

湿热外感，肝胆受邪，胆汁外溢，湿热中阻，脾胃运化失司，内生痰湿，阻滞气机，加重肝气郁滞。

4.久病体虚

久病引起肾之阴阳受损，肝脾肾三脏俱损，气滞，血瘀，湿热，痰湿不除，病情缠绵难愈。

总之，原发性胆汁性胆管炎起病缓慢，病程缠绵，复杂多变，长期邪正相搏，病情虚实错杂，气滞、水湿、痰瘀积聚互结之证明显，临床表现为本虚标实，病位在肝脾肾。

(二)西医发病机制与病理

1.发病机制

原发性胆汁性胆管炎的发病机制尚不明确，可能的途径为感染与环境因素作用于遗传易感性个体，导致免疫耐受被打破，修饰改变的丙酮酸脱氢酶复合物-E2，一方面刺激机体产生抗线粒体抗体，一方面活化自身免疫性 T 细胞，连同细胞凋亡作用于完整的丙酮酸脱氢酶复合物-E2，最终产生自身免疫性胆管损伤。T 细胞介导的细胞免疫据报道在原发性胆汁性胆管炎的发病机制中发挥了主要作用。近年，B 细胞介导的体液免疫在发病机制中的作用也正在研究。

(1)免疫机制：抗线粒体抗体 M2 的靶抗原于 20 世纪 80 年代被鉴定为 2-氧酸脱氢酶复合体的组分，这些酶催化酮酸的氧化脱羧，都参与了线粒体生物产能过程。包括抗线粒体抗体 s 的多谱系免疫反应是直接针对 2-氧酸脱氢酶的 E2 组分的途径。

(2)环境和遗传易感性：研究数据已表明，原发性胆汁性胆管炎的一级亲属、有尿路感染史、吸烟和使用荷尔蒙替代治疗都是原发性胆汁性胆管炎的危险因素。化学异生物素修饰 PDC 多肽抗原的免疫反应，参与原发性胆汁性胆管炎的发病机制。关于原发性胆汁性胆管炎的易感基因，欧美国家的研究报道主要位于 HLADR8(*DRB1 * 0801*)，日本发现*DRB1 * 0803* 与原发性胆汁性胆管炎有显著相关性，中国上海和北京两地区报告 *HLA-DRB1 * 0701* 和*DRB1 * 0803* 及 *DQB1 * 06:01* 在原发性胆汁性胆管炎有高频率出现。遗传因素与个体发病风险有重要关联，特别是在诸如感染或毒物等环境因素刺激下。家族史的研究表明原发性胆汁性胆管炎在亲属中患病率约 0.72%，在患者的后代则约有 1.2%的患病率。最高的危险因素出现于女性患者的女儿，这组人群点相关危险可达到 87%。大样本研究提示，原发性胆汁性胆管炎患者的姐妹(20%)母亲(15%)和女儿(10%)可以检测到抗线粒体抗体。有研究发现，单卵双生双胞胎中原发性胆汁性胆管炎患病一致率为 63%。而且，大约 1/3 的原发性胆汁性胆管炎患者伴有其他自身免疫性疾病。

2.病理

原发性胆汁性胆管炎的基本病理改变为肝内中小胆管的非化脓性、破坏性胆管炎，导致小胆管进行性减少，进而发生肝内胆汁淤积、肝纤维化，最终可发展至肝硬化。经典原发性胆汁性胆管炎病理分为 4 期。

(1)Ⅰ期：胆管炎期。早期病变呈局灶性分布，胆管节段性受累，主要累及 40～80 μm 的胆管，相当于较大的小叶间胆管，受累胆管周围可见密集的淋巴细胞浸润，致汇管区呈球形扩大，有时伴淋巴滤泡形成；浆细胞可较多，有时嗜酸性粒细胞浸润亦较明显，也可见中性粒细胞。免疫组化证实原发性胆汁性胆管炎炎症中的浆细胞多表达免疫球蛋白 M，而自身免疫性肝炎炎症中的浆细胞主要表达免疫球蛋白 G。胆管上皮细胞间可有淋巴细胞侵入，上皮细胞空泡变、凋亡，甚至胆管破坏消失。约 40%的病例在损伤胆管周围可见上皮样细胞散在或聚集形成肉芽肿，肉芽肿无中心坏死，界限常不清楚。这种胆管周围淋巴细胞浸润且伴有肉芽肿形成者称为旺炽性胆管病变，是原发性胆汁性胆管炎的特征性病变之一。可见于各期，但以Ⅰ期、Ⅱ期多见，也是判断肝移植后原发性胆汁性胆管炎复发的重要形态学依据。

(2)Ⅱ期：汇管区周围炎期。小叶间胆管数目减少，有的完全被淋巴细胞及肉芽肿所取代，这些炎性细胞常侵入邻近肝实质，形成局灶性界面炎。随着小胆管数目的不断减少，汇管区周围带细胆管反应性增生。增生细胆管周围水肿、中性粒细胞浸润伴间质细胞增生，常伸入邻近肝实质破坏肝细胞，形成细胆管性界面炎，这些改变使汇管区不断扩大。

(3)Ⅲ期：进行性纤维化期。大部小叶间胆管消失，导致扩大的汇管区内仅见小叶间动脉而看不到伴行胆管，间质纤维增生。汇管区及其周围有明显炎症、纤维化，使汇管区扩大相连，形成纤维间隔并不断增宽。此阶段肝实质慢性淤胆加重，汇管区及间隔周围肝细胞呈现明显的胆盐淤积改变，表现为肝细胞肿大、胞质透明，细胞内铜及铜结合蛋白沉积、Mallory 小体形成。随着这些细胞的坏死崩解，局部炎症水肿加重，纤维间隔进一步扩大。

(4)Ⅳ期：肝硬化期。肝实质被纤维间隔分隔成拼图样结节，结节周围带肝细胞胆汁淤积，可见毛细胆管胆栓。

原发性胆汁性胆管炎的组织学分期是相对的，有时同一病例可同时出现各期病变，如胆管损伤可见于各期。因此，有学者建议将原发性胆汁性胆管炎分为早期及进展期 2 个阶段。早期相当于Ⅰ期；进展期为Ⅱ～Ⅳ期，小叶间胆管破坏消失、数量减少，汇管区炎症扩展，细胆管反应性增生，界板破坏，出现纤维化，纤维间隔形成及肝结构改变，病变呈进展性。

三、诊断

（一）临床表现

早期原发性胆汁性胆管炎患者多数无明显临床症状，部分可有瘙痒、乏力等不适，随着病程进展，可出现皮肤和巩膜黄染、食欲缺乏、恶心等胆汁淤积及门静脉高压相关临床表现，部分合并口干、眼干、骨质疏松及其他自身免疫病相关表现。

1.常见临床表现

（1）乏力：见于50%～80%的原发性胆汁性胆管炎患者，是最常见的症状之一，可发生于任何阶段，影响生活质量。乏力症状的严重程度不一定与疾病分期相关，晚期患者通常症状较重。

（2）瘙痒：发生率20%～70%，随着早期无症状患者诊断逐渐增加，发生率有所下降。可表现为局部或全身弥漫性皮肤瘙痒，常在接触衣物、炎热刺激或妊娠时加重，呈周期性，夜间较重；偏晚期患者反而减轻。

（3）腹痛、腹胀等：右上腹痛见于约17%的原发性胆汁性胆管炎患者，主要表现为右上腹轻度胀满、不适感，部分患者有口干、眼干、食欲下降、食欲缺乏、恶心、呕吐、腹泻、消化不良、体重下降等。

（4）门静脉高压：随着疾病发展，可出现肝硬化和门静脉高压的一系列并发症，如腹水、脾大、脾功能亢进、食管胃底静脉曲张破裂出血以及肝性脑病等。也有部分患者门静脉高压出现在疾病早期，与肝硬化程度不平行，可能与门静脉内皮损伤、末支静脉闭塞导致的结节再生性增生有关。

2.常见并发症

（1）胆汁淤积：可表现为皮肤、巩膜、黏膜等部位黄染，伴粪色变浅。多出现于病程较长或发现时病情较晚期的患者，提示肝内胆管破坏严重，预后不佳。①脂溶性维生素缺乏和脂肪泻：患者胆酸分泌减少可能导致脂类吸收不良，引起脂肪泻，并导致脂溶性维生素A、D、E和K缺乏，严重时可引发夜盲、骨量减少、神经系统损害和凝血酶原活力降低等。②骨代谢异常：20%～35%患者可发生代谢性骨病，显著高于年龄、性别相匹配的健康人群，主要表现为骨质疏松和骨软化。其原因除了脂溶性维生素D吸收障碍外，还可能与肝功能损伤、破骨细胞抑制因子产生减少、对破骨细胞抑制减弱等因素有关。③高脂血症和皮肤黄色瘤：患者常有高脂血症，胆固醇和甘油三酯均可升高，典型表现为高密度脂蛋白胆固醇升高。血清胆固醇持续升高可导致皮肤黄色瘤。目前尚无证据表明原发性胆汁性胆管炎的高脂血症增加动脉粥样硬化的危险性。

（2）肝外脏器受累：除肝脏受累，患者还可出现关节痛、肌痛、雷诺现象等非特异性表现，以及肺间质病变、肺动脉高压、心肌损伤、心律失常等心肺受累情况，甚至部分患者可以这些表现为首发表现。还有患者出现肾脏受累，肾穿刺活检病理可见到膜性肾病、膜增殖性肾小球肾炎、肾间质炎症等改变。

（二）辅助检查

1.生化检查

典型的生化改变为胆管酶，即血清碱性磷酸酶、谷氨酰转肽酶升高。其中血清碱性磷酸酶特异性更高，多高于正常高限2倍以上，见于95%以上的原发性胆汁性胆管炎患者；血清γ-谷氨酰转肽酶亦可升高，但易受酒精、药物、肥胖等因素影响。伴或不伴谷丙转氨酶和天冬氨酸氨基转移酶轻至中度升高，如果显著升高，需排查有无合并自身免疫性肝炎等其他病因。中至重度或晚期原发性胆汁性胆管炎患者可有胆红素水平升高，以直接胆红素升高为主。部分患者可有总胆汁酸升高。

2.免疫学检查

(1)免疫球蛋白检测：多数患者血免疫球蛋白M升高，可升高2～10倍，甚至出现少量寡克隆蛋白，但缺乏诊断特异性。免疫球蛋白M显著升高者建议行蛋白电泳或免疫蛋白固定电泳检查，排除血液系统疾病。部分患者也有免疫球蛋白G轻度升高。

(2)自身抗体检测：血清抗线粒体抗体尤其抗线粒体抗体M2亚型是诊断原发性胆汁性胆管炎的特异性抗体，在原发性胆汁性胆管炎患者中阳性率>90%，但抗体滴度与疾病严重程度及药物应答情况可能不相关。抗线粒体抗体阳性还可见于其他结缔组织病、肺结核、淋巴瘤等疾病。其他对原发性胆汁性胆管炎有诊断意义的抗体包括抗sp100抗体、抗gp210抗体等，在抗线粒体抗体阴性的原发性胆汁性胆管炎患者中，约30%可检测到上述抗体存在，这些抗体阳性的患者可能病情进展较快，预后较差。抗着丝点抗体也可见于原发性胆汁性胆管炎患者，与早发门静脉高压有一定相关性。一半以上原发性胆汁性胆管炎患者有抗核抗体阳性，多为核包膜型、胞质型或核点型。

3.影像学检查

肝脏超声常提示弥漫性改变、回声增强等，合并门静脉高压的原发性胆汁性胆管炎患者可见门静脉增宽、脾大等，胆汁淤积表现突出的患者需排除肝内外胆道梗阻的其他病因。磁共振胰胆管成像或内镜逆行胰胆管造影可协助排除原发性硬化性胆管炎(原发性硬化性胆管炎)或其他大胆管病变。

4.病理学检查

具有典型临床表现、生化异常和抗线粒体抗体、抗sp100抗体、抗gp210抗体等特异性抗体阳性的原发性胆汁性胆管炎患者，肝穿刺活组织检查对诊断并非必须。对上述抗体阴性、转氨酶异常升高或治疗反应欠佳的原发性胆汁性胆管炎患者，可行肝穿刺活组织病理学检查明确诊断，排除自身免疫性肝炎、非酒精性脂肪性肝炎等疾病，或明确疾病分期、特点和预后。

原发性胆汁性胆管炎特征性组织学改变为主要累及小叶间胆管和间隔胆管的慢性非化脓性胆管炎。在胆管细胞基底膜的紧密连接处，有浆细胞、巨噬细胞和嗜酸性粒细胞等多形核细胞的炎性浸润及坏死，部分患者会出现上皮样肉芽肿。随着疾病进展，可逐渐出现小胆管缺失、胆汁淤积、肝纤维化和肝硬化。肝穿刺标本取材非常重要，由于病变可能分布不一致，如能穿刺获得10～15个汇管区结构，可更充分的评判胆管炎和胆管缺失的严重程度。

(三)诊断标准

下述3条满足2条，可诊断为原发性胆汁性胆管炎。

(1)血清碱性磷酸酶升高等反映胆汁淤积的血清生物化学证据。

(2)血清抗线粒体抗体/抗线粒体抗体M2或抗sp100抗体、抗gp210抗体阳性。

(3)肝脏组织病理学提示非化脓性破坏性胆管炎和小叶间胆管破坏等改变。

四、治疗

(一)西医治疗

1.基础治疗

13～15 mg/kg熊去氧胆酸是治疗原发性胆汁性胆管炎的一线用药，其作用机制包括利胆、细胞保护、抗炎、免疫调节等，具有改善患者生化指标、缓解病理改变和延缓病程进展的作用。熊去氧胆酸剂量选择非常重要，13～15 mg/kg 优于 5～7 mg/kg 小剂量，也优于 23～25 mg/kg 大剂量，如患者同时还服用考来烯胺等胆汁酸螯合剂，需提前 1 小时或延后 4 小时服用，以免影响熊去氧胆酸药效。对肝功能异常和肾功能不全的原发性胆汁性胆管炎患者，无需调整熊去氧胆酸的剂量。主要不良反应包括腹泻、胃肠道反应、皮肤瘙痒等，但发生率较低。熊去氧胆酸应长期服用，停药可能导致生化指标反弹甚至疾病进展。

2.二线治疗

对熊去氧胆酸治疗反应欠佳的原发性胆汁性胆管炎患者，目前美国食品药品监督管理局批准的二线治疗药物仅有 6-乙基鹅去氧胆酸——奥贝胆酸，这是一种法尼酯 X 受体激动剂，目前国内正在进行Ⅰ期临床试验。另外，近年来发现贝特类降脂药如非诺贝特、苯扎贝特等，有改善熊去氧胆酸治疗反应不佳的原发性胆汁性胆管炎患者生化指标的疗效。2018 年，有报道苯扎贝特用于熊去氧胆酸治疗反应不佳的原发性胆汁性胆管炎患者的随机对照试验结果，显示有一定疗效，目前已经在临床中开始尝试使用，但需警惕转氨酶升高和肌酐升高等可能的不良反应。由于药品说明书尚未更新，目前未将原发性胆汁性胆管炎列入适应证，正式使用还需等待药品说明书更新。

其他药物包括糖皮质激素（布地奈德、泼尼松龙、甲泼尼龙等）、吗替麦考酚酯、硫唑嘌呤、甲氨蝶呤、环孢素、他克莫司等免疫抑制剂，秋水仙碱，利妥昔单抗等生物制剂。多项临床研究探索这些药物在熊去氧胆酸治疗反应不佳的原发性胆汁性胆管炎患者中的疗效，但均未经过大样本随机对照试验证实。

（二）中医治疗

1.风郁气滞证

症状：以皮肤瘙痒为主，可伴有皮肤粗糙、脱屑，胸胁闷胀、疼痛，善太息，或神情默默，不欲饮食。舌苔薄白，脉弦或弦浮。多见于本病的早期。

治法：疏肝祛风，理气解郁。

方剂：逍遥散合消风散加减。

药物：柴胡、郁金、白芍、当归、川芎、茯苓、丹参、羌活、僵蚕、白术、薄荷、防风、荆芥、蝉衣。

2.湿热蕴结证

症状：胸胁灼热胀痛，厌食，胸脘满闷，头身困重，厌油腻，时低热，身目黄染，大便不调，小便黄。舌质红，苔黄腻，脉弦数或滑数。

治法：利湿化浊，疏肝清热。

方剂：茵陈五苓散加减。

药物：茵陈、柴胡、猪苓、茯苓、泽泻、白术、郁金、黄柏、虎杖、枳壳、山楂、厚朴、甘草。

3.湿热瘀血证

症状：面色晦暗，口干口苦，牙龈出血，皮肤瘙痒，黄疸，乏力腹胀，小便黄赤，腹水或下肢水肿，肝脾大。舌红或红暗有瘀斑，苔白腻或黄腻，脉沉细或细滑。

治法：理气活血，利湿退黄。

方剂：化瘀汤加减。

药物：丹参、当归、红花、桃仁、赤芍、牡蛎、穿山甲、白术、青皮、茯苓、泽泻、柴胡、虎杖、茵陈、甘草。

4.肝郁脾虚证

症状：肝区疼痛，乏力，皮肤瘙痒，面色萎黄，食欲缺乏腹胀，大便溏薄。舌淡红，苔薄白，脉弦细或沉细。

治法：疏肝利胆，补气化瘀。

方剂：柴胡疏肝汤合四君子汤加减。

药物：柴胡、赤芍、枳壳、香附、川芎、党参、茯苓、白术、丹参、延胡索、炙甘草。

5.肝肾阴虚证

症状：面色晦暗，乏力，腰酸膝软，口眼干燥，手足心热，尿黄量少，便秘，下肢水肿，肝脾大。舌质红，干燥无苔或花剥苔，脉沉细。

治法：养阴柔肝，清热利胆。

方剂：六味地黄汤合一贯煎加减。

药物：生地黄、山药、山茱萸、茯苓、牡丹皮、泽泻、沙参、麦冬、知母、川楝子、地骨皮、怀牛膝、丹参、郁金。

6.脾肾阳虚证

症状：身目萎黄或黄中带白，腹胀纳呆，泛吐清水，口淡不渴，形寒肢冷，大便清稀或完谷不化，小便短少，或肢体水肿。舌淡胖，边有齿痕，苔白滑，脉沉迟无力。

治法：温中补肾，化湿解郁。

方剂：茵陈术附汤加减。

药物：茵陈、党参、白术、苍术、茯苓、泽泻、怀牛膝、柴胡、熟附片、干姜、补骨脂、枸杞子、炙甘草。

（三）肝移植

如患者出现顽固性腹水、自发性腹膜炎、反复食管胃底静脉曲张破裂出血、肝性脑病、肝细胞癌等预计存活时间＜1 年的情况，可考虑肝移植。欧洲肝病学会建议，总胆红素水平达到 60 mg/L，Mayo 评分达到 7.8 分，终末期肝病模型评分＞14 分时应行肝移植评估。肝移植后，部分患者可能在平均 3～6 年的时间复发，使用熊去氧胆酸可能延缓肝移植后复发。

（四）对症及并发症治疗

瘙痒是原发性胆汁性胆管炎最突出的症状，针对瘙痒的主要药物是考来烯胺和利福平。考来烯胺抑制胆汁酸在肠道的重吸收，推荐剂量为 4～16 g/d，与熊去氧胆酸等药物服用时的时间间隔需至少 4 小时。考来烯胺不耐受或疗效不佳的原发性胆汁性胆管炎患者，可使用利福平作为二线治疗，推荐剂量为 150 mg 每天 2 次，疗效欠佳者可逐渐加量至 600 mg/d，使用过程中需密切监测肝功能。针对乏力，目前尚无明确有效药物。血脂显著升高且具有心血管高危因素的原发性胆汁性胆管炎患者，可考虑加用降脂药物，他汀类药物和贝特类药物相对安全，注意监测肝功能。骨质疏松治疗与绝经后骨质疏松治疗大致相同，主要以补充钙剂和维生素 D 为基础，国外推荐剂量为元素钙 1 500 mg/d，维生素 D 800 IU/d。另外，联合双膦酸盐类药物可能有效，目前尚无针对原发性胆汁性胆管炎病因改善骨密度的治疗方式。门静脉高压的处理与其他类型肝硬化相似。如有食管胃底静脉曲张，需采用非选择性 β 受体阻滞剂，严重时需使用内镜下曲张静脉结扎术等预防出血的措施；如出现腹水，可使用螺内酯、呋塞米等利尿药。部分原发性胆汁性胆管炎患者可在肝硬化发生前出现窦前性门静脉高压，这些患者肝脏合成功能尚可，不适合肝移植，必要时可采取门-体静脉分流或断流手术。

六、预后

(一)随访管理

原发性胆汁性肝硬化无症状者总体生存率>有症状者,一直无症状者的生存率和性别、年龄匹配的健康人群相似。确诊后的总体中位数生存期为10~15年,而进展期(Ⅲ~Ⅳ期)者中位数生存期为8年,总胆红素升高至136.6~171.0 μmol/L者中位数生存期仅为2年。提示预后不良的指标包括高龄、高胆红素血症、肝脏合成功能减退、组织学分期晚期及有症状的原发性胆汁性胆管炎发生门脉高压的并发症。无肝硬化的原发性胆汁性胆管炎也可有食管静脉曲张,是由于胆管肉芽肿炎症、汇管区水肿致窦周纤维化。

(二)营养干预

原发性胆汁性肝硬化患者应进食低脂肪、高蛋白质(肝性脑病除外)、高维生素、易消化的食物。进食优质蛋白,如鱼、鸡蛋、豆制品。限制油脂摄入,每天≤20 g。有腹水或水肿患者,应根据尿量、体重的指标控制水分、钠盐的摄入。肝硬化腹水应限制液体入量,可按前一天尿量再加500 mL。避免进食粗糙、坚硬、不易咬碎的食物,如油炸面食、硬质瓜果等;避免将鸡骨、鱼刺等咽下。忌辛辣的调味品,忌饮酒或刺激性食物。血氨偏高时,应限制蛋白质摄入,选择少量植物蛋白,例如豆制品。日常食用需保证维生素的摄入。

(三)心理干预

原发性胆汁性肝硬化患者由于病程时间相对较长,病情易反复,患者思想负担重、悲观失望、多疑多虑。建议培养有益的兴趣和爱好,转移对疾病的注意力,建立病友间良好群体关系,互相照顾,增强生活的信心,消除不安情绪。

(四)注意休息

一般成年人需要7~8小时的睡眠时间,而原发性胆汁性肝硬化患者应有更多的休息时间,到了肝硬化阶段更要增加睡眠时间。休息不足肝脏病变不仅难以康复,反而会加剧。出现体力疲劳,如四肢乏力、肌肉酸痛等现象时,最佳休息方式就是睡眠、听音乐、聊天等。出现头晕、脑胀、精力不集中时,要选择适当的运动以消除脑力疲劳。许多人在工作中,延长工作时间,甚至直到体力不支才去休息。这时,对身体已构成损害,肝硬化患者的病情可能会进一步加重。

七、护理

(一)饮食护理

原发性胆汁性胆管炎患者胆汁淤积排泄障碍,影响维生素A、D、E、K的吸收,容易引起高胆固醇血症、脂肪泻和骨质疏松症;原发性胆汁性胆管炎患者易出现持续的低蛋白血症,患者饮食应以低脂肪、高维生素、高蛋白、糖类为主,建议患者多食新鲜蔬菜、水果,减少油腻及高胆固醇食物,控制胆固醇摄入量<200 mg/d,服用钙片并嘱咐患者日常多晒太阳促进钙吸收。强调禁食粗糙、干硬、生冷及刺激性食物,避免过饱,少食多餐,尽量细嚼慢咽。

(二)休息及活动指导

乏力是原发性胆汁性胆管炎最常见的症状,可见于40%~80%的患者,可发生在原发性胆汁性胆管炎的任何阶段,表现为倦怠、嗜睡、注意力不集中、社会活动兴趣减低甚至正常工作能力丧失。因此要求原发性胆汁性胆管炎患者尽量以卧床休息为主,有利于肝细胞的修复。对于病情较轻的原发性胆汁性胆管炎患者,建议以循序渐进为原则,在不感到疲劳的前提下进行合理适

当的活动，注意活动安全。对于明显乏力及极度乏力的原发性胆汁性胆管炎患者，嘱绝对卧床休息，并给予生活照顾。

（三）心理护理

以往认为我国原发性胆汁性胆管炎少见，大多数患者对原发性胆汁性胆管炎缺乏了解；原发性胆汁性胆管炎为病因未明的慢性进行性疾病，且原发性胆汁性胆管炎以往命名为“原发性胆汁性肝硬化”，给患者带来较大的精神负担，容易产生焦虑、抑郁等负面情绪，不愿配合长期治疗。医护人员通过积极主动与患者沟通，根据不同患者出现的不同心理问题，采用亲切温和的语言耐心向患者讲解疾病的相关知识和药物治疗过程中的注意事项，告知患者及时诊断且经规范治疗可明显延缓疾病进展，从而消除患者的恐惧心理，增加患者战胜疾病的信心，提高患者治疗依从性，积极主动配合治疗。

（四）皮肤护理

约75%的原发性胆汁性胆管炎患者在诊断前即可存在皮肤瘙痒，主要为皮肤受胆盐沉积的刺激所致，可表现为局部或全身瘙痒，常影响患者睡眠，造成生活质量下降。本组21例患者出现皮肤瘙痒，医护人员首先指导患者尽量选择纯棉宽松的衣服及棉质床上用品，保持衣物清洁干燥舒适；同时需经常保持皮肤干爽清洁，以温水清洗为宜，避免使用碱性肥皂；使居所空气流通，室内温度保持在18～23 ℃，湿度55%～65%。指导患者注意定期修剪指甲，避免抓搔损伤皮肤引起感染。皮肤护理可以有效地避免干燥症，适当的皮肤护理可以改善瘙痒，甚至完全消除症状，具体措施有使用皮肤增湿剂或其他局部干预措施（例如使用凉爽、湿润的保鲜膜）以及局部制剂（例如樟脑或薄荷醇）等。此外，应避免热水淋浴，使用温水洗澡，用润肤膏代替肥皂，并建议患者穿宽松的棉质衣服，避免接触羊毛或合成材料衣服等。

（五）用药指导

原发性胆汁性胆管炎患者需长期服用熊去氧胆酸进行治疗，该药不良反应较少，主要包括腹泻、胃肠道不适、体质量增加、皮疹和瘙痒加重等，停药或大幅度减量可导致血清生化指标反弹和疾病进展；非诺贝特为烟酸类衍生物，临床上广泛应用于高脂血症的治疗，其不良反应发生率低，主要包括消化、皮肤、中枢神经系统、肌肉骨骼系统。非诺贝特既往被认为对于肝功能不全患者应慎用，可能会出现转氨酶升高，因此用药过程中需嘱咐患者定期复查肝功能。医护人员通过向患者详细介绍药物的相关知识，减轻患者对不良反应的恐惧，并指导患者控制饮食，遵医嘱适当使用蒙脱石散、肠道益生菌等处理。护理人员应在治疗过程中向患者反复强调规范用药的必要性和重要性，增加患者用药依从性，告知不得随意增减药量或停用药物。

（六）健康宣教

告知患者及家属原发性胆汁性胆管炎的治疗是一个长期过程，及时宣教原发性胆汁性胆管炎相关知识，提高患者及其家属的疾病认知水平。医护人员根据不同患者的具体情况，制订出个性化、详细的健康指导卡，内容包括治疗药物的用法用量、可能出现的不良反应及其处置方法、日常饮食原则、活动等注意事项，指导患者加强疾病的自我监测，定期来院复查生化指标等，强调严格按照医嘱用药。

（殷晓轩）

第九章　酒精性肝病

第一节　概　　述

一、定义

酒精性肝病是由于长期大量饮酒导致的肝脏疾病。初期通常表现为单纯性脂肪肝，进而可发展成酒精性肝炎、肝纤维化和肝硬化。严重酗酒时可诱发广泛肝细胞坏死，甚至肝功能衰竭。

二、流行病学

在北美、欧洲等发达地区，酒精性肝病是肝硬化的首要病因。我国目前尚无全国范围内酒精性肝病发病率的流行病学统计。地区性的流行病学调查结果显示，我国饮酒人群比例呈现上升趋势。华北地区流行病学调查结果显示，从20世纪80年代初到90年代初，嗜酒者在一般人群中的比例从0.21%升至14.3%。21世纪初，东北地区流行病学调查结果显示，嗜酒者比例高达26.98%。多项研究证实，酒精性肝病疾病谱中肝硬化和肝衰竭的比例也不断增多，酒精已成为我国继病毒性肝炎后导致肝损害的第二大病因。

酒精滥用是世界范围内可预防性肝病的一个主要致病原因。人均饮酒量与各个国家的肝硬化死亡率密切相关。特别需要评估大量饮酒对酒精性肝病发展及严重性的短期和长期影响。在我国，酒精所致肝损伤已成为一个不容忽视的健康问题。

（杜　娟）

第二节　病因病机

一、中医病因病机

酒精性肝病的致病原因明确，均因饮酒所致。但患者的体质如脾胃虚弱、素体禀赋不足的情况在发病中起着重要作用。酒性热而有毒，如《症因脉治》谓："酒胆之因，其人以酒为事，或饮时浩饮，大醉当风水，兼以膏粱积热；互相蒸酿，则酒胆之症成矣。”中医认为，酒精性肝病乃饮酒过多，湿热毒邪蕴结体内所致。湿热损伤肝脾，肝郁脾虚，痰浊内生，气滞血瘀，湿热痰瘀搏结，停于胁下，形成积证；湿热熏蒸肝胆，胆汁不循常道，浸淫肌肤而发为黄疸；病程日久，损及肝肾，导致肝、脾、肾功能失调，气、血、水三者互相搏结，形成臌胀。

酒精性肝病的病位在肝，与脾、胃、肾密切相关，病理因素有水湿内停、血瘀、气滞、气血不和、痰湿内阻等，其主要的发病机制为饮酒过度，伤及肝脾，湿阻痰凝，气滞血瘀。属本虚标实之证，本虚有肝、脾、肾之虚损；标实有湿、痰、瘀、水之积聚。酒精性肝病分为 3 个时期，初期为“伤酒”阶段，相当于酒精性脂肪肝或者轻症酒精性肝病的情况。本期系因过量饮酒，酒毒湿热蕴积中焦，伤及脾胃，脾失健运，聚湿生痰，湿热蕴结，累及肝胆，阻于胁下而成，实证居多。中期为“酒癖”阶段，相当于早期肝硬化或者肝纤维化、酒精性肝炎阶段。本期多因纵酒日久，痰、湿、食、热内蕴，积于中焦，气机不畅，血运受阻，渐则气滞血瘀，气、血、痰、湿互相搏结于胁下，结为痞块而成。后期为“酒鼓”阶段，这一阶段相当于酒精性肝硬化肝功能失代偿期。本期患者的气血已经出现了明显的匮乏，肝、脾、肾三脏同时受病，气、血、水停留不去，形成鼓胀。

二、西医发病机制与病理

(一)发病机制

乙醇导致的肝脏损伤是多种生物化学反应和信号传导途径共同作用的结果。乙醇代谢过程中产生大量的还原型辅酶Ⅰ，可影响机体氧化还原稳态导致组织缺氧和坏死，刺激脂质的生物合成，增加肝细胞内脂肪沉积。乙醇代谢产生的乙醛可与肝细胞内的蛋白反应基团或小分子物质形成加和物，作为新抗原刺激机体产生抗体，诱发自身免疫反应，致肝细胞的免疫损伤。乙醛还是高度反应活性因子，可以直接损伤肝细胞内线粒体及微管；细胞色素 P4502E1(CYP2E1)与乙醛反应，产生过量的活性氧自由基，激活磷脂酶和脂质过氧化反应，降低细胞膜磷脂的含量，改变其通透性和流动性，还可以通过与细胞膜结合的受体、酶和离子通道作用，影响其功能。酒精性肝病患者的肠道细菌过度生长、肠道菌群移位、肠黏膜通透性增加、免疫功能受抑制等，易导致肠源性内毒素血症。内毒素不仅损伤肝细胞，还可与 TLR4 及库普弗细胞特异性受体 CD14 结合并激活该细胞，释放大量的炎症介质、氧自由基和细胞因子，如 IL-6、IL-10、IL-12、肿瘤坏死因子、干扰素等，致肝细胞炎症、坏死和纤维化形成。

(二)病理

改变酒精肝损伤的过程，不但引起肝实质细胞即肝细胞变性、坏死及炎症反应，同时也有肝非实质细胞(包括肝窦库普弗细胞、窦内皮细胞、肝星状细胞)变化。肝实质细胞与非实质细胞间的相互调节及作用，影响着肝内病变发展及肝纤维化形成。为了更清楚地阐述病理改变，按肝细胞病变、肝窦细胞改变及纤维化 3 项分述。

1.肝细胞病变

(1)肝细胞变性。①脂肪变性：脂肪变性是酒精性肝病最早和最常出现的病变，长期嗜酒者约 90%肝穿刺活检可见脂肪变性。酒精性肝病主要脂肪变性形式为大泡性脂肪变性，肝细胞包浆内出现孤立大脂滴，细胞核被挤向边缘，程度轻者仅见散在单个肝细胞或小灶状肝细胞脂肪变性，主要分布于肝腺泡Ⅲ带(小叶中央静脉周围)，脂肪变性加重可影响Ⅱ带甚至Ⅰ带。当脂肪变性肝细胞达肝细胞总数的 30%或以上时，可称为酒精性脂肪肝；无合并症的单纯肝细胞大泡脂肪变性，不引起明显炎症或窦周纤维化，脂泡破裂可引起脂性肉芽肿，其中有巨噬细胞、淋巴细胞

聚集，偶见多核巨细胞绕于外溢脂质周围。脂性肉芽肿最常见于中央静脉周围带，但较少见。严重脂肪变性区可出现无细胞性坏死，致局部发生纤维化。脂肪变性是可逆的，一般戒酒2～6周脂肪变性可消退。嗜酒者的另一种脂肪变性形式为小泡性脂肪变性，因其特点是肝细胞肿大，胞浆内挤满了微小脂泡，因而又称之为酒精性泡沫样变性。小泡脂肪变性主要位于Ⅲ带，有的可同时伴有大泡脂肪变性，严重时小泡脂肪变性可较弥漫，伴肝细胞内淤胆。线粒体损伤并可见肝细胞坏死脱失。②水样变性：酒精性肝病时肝细胞水样变性较常见。在酒精性肝损伤中由于乙醛的直接作用，乙醛与微管蛋白结合，损坏微管功能，细胞内蛋白分泌受阻，液体潴留，使细胞呈气球样变，有的肝细胞进一步肿大异常淡染，胞浆部分发空呈蛛网状，胞核居中，较大，核仁明显，称为酒精性透明细胞。肿大肝细胞内含Mallory小体，早期多为小叶中心带，呈灶状分布，戒酒后消退较慢。③Mallory小体：Mallory小体常在酒精性肝炎的炎症灶周围肿大的肝细胞内出现，被认为是酒精性肝病的一个标志。Mallory小体有趋化性，可引起周围中性粒细胞浸润。酒精性肝炎及酒精性肝硬化Mallory小体出现率分别为76%及95%。有报道Mallory小体出现率与平均每天饮酒量有关，日饮酒量40～80 g/d，Mallory小体形成增多，但较小；日饮酒量>80 g/d，Mallory小体增多；日饮酒量>160 g/d，Mallory小体形成特别明显。Mallory小体虽非酒精性肝病所特有，但与其他细胞变性等共同存在时，对酒精性肝病有诊断意义。④巨大线粒体：各类酒精性肝病中巨大线粒体检出率为8%～22%。如肝损伤极轻微，出现巨大线粒体可作为诊断嗜酒者的标志。⑤细胞内铁颗粒沉积：嗜酒者肝穿标本中，可见不同程度的肝细胞内铁颗粒沉积。肝窦库普弗细胞吞噬铁颗粒轻者，仅在小叶周边及变性的肝细胞或再生结节内见少量铁颗粒沉积，严重时肝细胞内和肝窦Kuppfer细胞内含有大量铁颗粒沉积。当嗜酒者肝细胞内铁颗粒沉积与肝内原发性色素沉积病不好鉴别时，可结合酒精性肝病常伴有肝脂肪变性和窦周纤维化等鉴别。

(2)肝细胞坏死：酒精性肝病，凋亡肝细胞明显增多，但仍为单个散在。肝内细胞因子合成增多，氧化损伤加强，通过凋亡的受体通路及线粒体通路，均可引起肝细胞凋亡。经TUNEL检测呈阳性标记的凋亡细胞核除散见于肝索、肝窦内(凋亡小体)之外，有时见于库普弗细胞胞浆吞噬空泡。酒精性肝病常见的肝细胞坏死，依据坏死范围的大小、特点有4种类型。①点灶状坏死：常见于肝小叶中央带，特点为少数肝细胞坏死溶解，坏死灶内可见中性粒细胞及少数淋巴细胞浸润。多形核白细胞与酒精性肝病肝内细胞因子合成增多、肿瘤坏死因子-α使内皮细胞黏附分子表达以及IL-8对多形核白细胞的嗜化学作用有关。②界面肝炎和桥接坏死：坏死灶周围常见肿大肝细胞的包浆内含有形态不一的Mallory小体及多形核白细胞浸润。③弥漫性肝细胞变性坏死：多发生于长期酗酒者。短期大量饮酒，临床表现为重度酒精性肝炎，肝脏肿大。镜下：肝细胞弥漫肿胀，细胞大小不一，部分呈气球样变或脂肪变性，肿大肝细胞包浆内易见Mallory小体；并可见散在中性粒细胞及淋巴细胞浸润。在较大片的肝细胞坏死脱失区，可见大量吞噬细胞聚集，胞浆充满黄褐色素，组织内重度胆汁淤积者，临床多具明显黄疸。

(3)小型肝细胞：酒精性肝病缺乏急、慢性病毒性肝炎常见的肝细胞活跃再生(细胞增大呈多形性、胞核大小不一等)，但常见一种小型肝细胞。有学者研究酒精性肝脏，发现有较正常肝细胞小的细胞，胞核卵圆形，居中，有小核仁，细胞胞浆少。免疫染色这些细胞仅对胆管上皮阳性的单抗，细胞角蛋白或细胞角蛋白7、细胞角蛋白19着色。由于这些细胞与实验性肝癌发生过程所见的卵圆形细胞形态相似，被称为卵圆细胞。这些细胞除见于汇管区周围，亦见于小叶内远离汇管区的部位。

2.肝窦细胞变化

(1)库普弗细胞:长期大量饮酒,可致库普弗细胞活化增生。受损肝细胞分泌细胞因子激活、乙醛直接刺激、肠源性内毒素及其他肠源性抗原物质,均可导致库普弗细胞活化增生。各种酒精性肝病,特别是当肝内炎症或纤维化进展阶段,库普弗细胞数目明显增多,胞体也明显增大,形态多样,并常有多数突起伸出,胞核亦增大,偶见双核。应用 Kp-1 免疫组化染色活化库普弗细胞呈弥漫阳性,胞浆内常见大小不等的吞噬空泡、颗粒状物或细胞残骸。炎症坏死区,可见增生并吞噬黄褐色色素的库普弗细胞聚集,如坏死范围较大可见成片增生的库普弗细胞和/或巨噬细胞,有时增生的库普弗细胞可形成上皮样细胞或巨细胞。库普弗细胞激活后,分泌多种活性因子、趋化因子、黏附分子以及活性氧中间物,进一步影响周围细胞的功能,或引起周围细胞损伤;特别是它所分泌的转化生长因子-β,不但能刺激肝星状细胞大量增生,还能通过抑制基质金属蛋白酶加重纤维生成与降解间的失衡,促进肝纤维化。长期大量饮酒,酒精可抑制库普弗细胞的吞噬功能。在酒精性肝硬化者,库普弗细胞数目正常,但细胞内溶酶体减少。库普弗细胞功能减低不利于内毒素的清除,导致内毒素血症,加重肝内损伤。

(2)肝窦内皮细胞:在酒精性肝损伤过程中,除窦内皮细胞反应活跃外,短期大量饮用酒精后,可致肝窦内皮细胞窗孔开启,脂质易于通过,故中等量饮酒短时间内即可引起肝脂肪变性;长期酗酒者窗孔数量减少,孔径减小,影响血浆内胆固醇及维生素 A 向肝细胞及星状细胞转运,常致高脂血症。随窦周纤维化加重,窦内皮细胞窗孔进一步减少。

(3)肝星状细胞:任何类型肝损伤,肝星状细胞均可被激活。酒精性肝损伤肝星状细胞激活更为明显。长期大量饮酒,乙醛形成增多,乙醛直接毒性作用不但更加重肝细胞代谢障碍,并直接刺激库普弗细胞活化和肝星状细胞增生。长期大量饮酒,库普弗细胞功能降低,不能有效清除内毒素致内毒素血症,进一步刺激库普弗细胞生成大量细胞因子,两者均可促进肝星状细胞的增生合成细胞外基质,致酒精性肝病的纤维化较明显,出现较广泛的窦周纤维化、终末静脉纤维化,进而形成小叶中心到小叶中心、小叶中心到汇管区的桥接纤维化,以至发展为小结节性肝硬化。疾病早期活化增生的肝星状细胞,主要见于小叶中央静脉周围区,其后增生逐渐弥漫并伴细胞外基质沉积,引起窦周纤维化。随窦周纤维化的加重,被包绕的肝细胞萎缩消失。新形成的疏松纤维间隔及改建的纤维间隔内,均可见大量活化增生的肝星状细胞。随病变静止,肝细胞再生,肝星状细胞可减少。这些增生肝星状细胞除回到静止状态外,通过细胞凋亡而减少。

3.肝纤维化

酒精性肝纤维化发生较早且较弥漫,有三大特点。

(1)窦周纤维化:窦周纤维化或称细胞周围纤维化,在酒精性肝病较为弥漫。正常窦周主要为纤细网状纤维,在酒精性肝病时,由于肝星状细胞活化增生广泛,引起窦周纤维化亦较广泛。

(2)终末静脉周围纤维化:肝终末静脉包括中央静脉及相连肝小叶静脉。终末静脉周围纤维化为酒精性肝病的常见病变。随着肝纤维化程度的加重,终末静脉纤维化程度亦加重。

(3)汇管区及汇管区周围纤维化。①汇管区纤维化:酒精性肝病时见汇管区胶原纤维增多,但无明显炎细胞浸润,时常伴小动脉壁增厚。②汇管区周围星芒状纤维化:扩大汇管区周围可见增生的胶原纤维自汇管区呈放射状伸向小叶内,形成纤细的不全间隔,使汇管区呈蜘蛛状。③界板不整(糜烂):表现为汇管区周围细胆管增生,沿界板伸向小叶内,同时伴局部肝星状细胞活化,导致界板不整,应与淋巴细胞性碎屑坏死相区别。常见于酒精性肝炎及酒精性肝炎肝硬化,发生率分别达 79%及 99%。

(杜　娟)

第三节 诊 断

一、病史

(1)饮酒史:长期大量饮酒是诊断酒精性肝病的必备条件。包括酒的种类、每天的摄入量和持续时间等。目前酒精摄入的安全量尚有争议,饮酒史一般>5 年,折合乙醇量男性≥40 g/d,女性≥20 g/d,或 2 周内有大量饮酒史(>80 g/d)。但应注意性别、遗传易感性等因素的影响。乙醇量换算公式:乙醇量(g)=饮酒量(mL)×酒精含量(%)×0.8(酒精比重)不同酒精饮料所致肝损伤亦有差异。狂饮模式、空腹饮酒造成的肝损伤更严重。

(2)慢性肝炎病毒感染史:酒精性肝病和慢性病毒性肝炎有明显协同作用。酒精性肝损害可增加患者对乙型肝炎病毒、丙型肝炎病毒的易感性;反之,慢性肝炎患者对酒精敏感性增高,容易促进肝硬化和肝癌的发生发展。

二、临床表现

临床症状为非特异性,可无症状,或有右上腹胀痛、食欲缺乏、乏力、体重减轻、黄疸等;随着病情加重,可有肝硬化的表现,如蜘蛛痣、肝掌以及谵妄等神经精神症状。

三、辅助检查

(一)血常规检查

血常规检查多有白细胞计数升高、营养不良性贫血。脾功能亢进时可有白细胞、血小板计数减少。

(二)生化检查

(1)血清天冬氨酸氨基转移酶、谷丙转氨酶轻中度升高,以天冬氨酸氨基转移酶为著,天冬氨酸氨基转移酶/谷丙转氨酶比值可>2 倍。线粒体天冬氨酸氨基转移酶/总天冬氨酸氨基转移酶明显增高。禁酒后 4 周血清天冬氨酸氨基转移酶、谷丙转氨酶基本恢复正常(<2 倍 ULN),但酒精性肝炎天冬氨酸氨基转移酶>500 U/L,谷丙转氨酶>200 U/L 较少,需考虑其他病因。

(2)血清 γ-谷氨酰转肽酶升高 2 倍以上,禁酒 4 周后明显下降(降到正常值的 1/3 或比戒酒前下降 40%以上)。

(3)糖缺陷转铁蛋白增高:过量乙醇抑制糖蛋白糖基转移酶活性,影响转铁蛋白糖基化过程,是反映慢性乙醇中毒的指标,但敏感性特异性有限。

(三)影像学检查

1.B 超检查

B 超检查可见肝脏体积增大,近场回声弥漫性增强,远场回声逐渐衰退;肝内管道结构显示不清,但肝内血管走向正常,对诊断脂肪肝帮助较大。肝硬化为小结节性肝硬化,肝表面波纹状,可有门脉高压征。

2.CT 检查

CT 检查可见弥漫性肝脏密度降低,肝/脾 CT 比值≤1。0.7<肝/脾 CT 比值≤1.0 为轻度;

0.5<肝/脾 CT 比值≤0.7 为中度;肝/脾 CT 比值≤0.5 者为重度。

(四)病理学检查

肝活检是证实临床疑为酒精性肝炎的金标准,特别是体格检查或实验室检查提示不止一种类型肝病时,应尤其注意。肝活检也是脂肪性肝病最敏感的分期方法,因为组织学征象能对脂肪性肝炎与脂肪变性作出鉴别,并能在门脉高压发生明显后果前,发现肝纤维化。由于肝相关性疾病发病率和死亡率风险最大的患者最易出现这种情况,因此很多临床医师把肝活检限于年龄45岁以上的肥胖或糖尿病者,因为这些人发生晚期肝纤维化的风险最大。

依据病变肝组织是否伴有炎症反应和纤维化,可分为单纯性脂肪肝、酒精性肝炎、肝纤维化和肝硬化。酒精性肝病的病理学诊断报告应包括肝脂肪变程度(F0～4)、炎症程度(G0～4)、肝纤维化分级(S0～4)。酒精性肝炎时肝脂肪变程度与单纯性脂肪肝一致,分为4度(F0～4),依据炎症程度分为4级(G0～4):G0无炎症;G1腺泡3带呈现少数气球样肝细胞,腺泡内散在个别点灶状坏死和中央静脉周围炎;G2腺泡3带明显气球样肝细胞,腺泡内点灶状坏死增多,出现Mallory小体,门管区轻至中度炎症;G3腺泡3带广泛的气球样肝细胞,腺泡内点灶状坏死明显,出现Mallory小体和凋亡小体,门管区中度炎症伴和/或门管区周围炎症;G4融合性坏死和/或桥接坏死。

四、诊断标准

(1)长期饮酒史:一般>5年,折合男性酒精量=40 g/d、女性酒精量=20 g/d;或2周内有大量饮酒,折合酒精量=80 g/d[酒精量(g)=饮酒量(mL)×酒精含量(%)×0.8,(酒精度:米酒40%、红酒15%、啤酒4%)]。

(2)临床症状:非特异性,可无症状或右上腹胀痛、食欲下降、乏力、体重减轻、黄疸等。病情加重可出现精神神经症状。一部分患者可见肝掌、蜘蛛痣等慢性肝病体征。

(3)血天冬氨酸氨基转移酶、谷丙转氨酶、γ-谷氨酰转肽酶、血清总胆红素、凝血酶原时间及红细胞容积等指标升高,禁酒后可明显下降,通常4周内基本恢复正常。天冬氨酸氨基转移酶/谷丙转氨酶>2有助于诊断。

(4)肝脏B超检查、CT检查或磁共振成像检查等影像学有典型表现。

(5)排除嗜肝病毒感染、药物和中毒性肝损伤等。

符合第(1)(2)和第(5)项疑诊,符合第(1)(2)(3)或(1)(2)(4)和第(5)项可确诊。

(杜 娟)

第四节 治疗与预防

一、治疗

(一)一般治疗

1.戒酒

戒酒为终生治疗,可改变疾病进程。戒酒是治疗酒精性肝病的关键。虽然戒酒难以逆转肝硬化的病理改变，但可以提高肝硬化患者的存活率。酒精性脂肪肝于戒酒后4～8周恢复或明显改善也可使酒精性肝炎的临床症状、肝功能、病理学改变逐渐减轻，在彻底戒酒后甚至可完全恢复。酒精性肝炎戒酒后7年生存率80%，继续饮酒者生存率只有50%；轻型酒精性肝炎继续饮酒者5年生存率70%，重症酒精性肝炎继续饮酒者5年生存率50%。可以用心理疗法或用纳曲酮、阿坎酸等药物辅助戒酒。若出现酒精戒断症状时可减量应用安定类等药物。

2.营养支持

长期酗酒者，酒精代替了食物提供身体所需热量，故而蛋白质营养不良和维生素缺乏症常见。在戒酒的基础上，对酒精性肝病患者应给予高热量(146.5～167.5 kJ/kg)、高蛋白(1.5 g/kg)、低脂饮食，如有肝性脑病的表现或先兆，应限制蛋白质饮食。此外，乙醇代谢过程中对维生素的利用、转化、贮存均发生障碍，尤其是B族维生素缺乏普遍，应注意及时补充维生素A、B、E、叶酸和微量元素。对严重酒精性肝病患者，积极给予肠内营养支持。

(二)西医治疗

单纯戒酒可使酒精性脂肪肝恢复正常，戒酒配合积极的药物治疗也可使酒精性肝炎恢复，肝纤维化得到改善，并降低肝衰竭的死亡率。

1.糖皮质激素

虽然多年来对其疗效尚存在争议，但到目前为止多数临床研究表明糖皮质激素对重型酒精性肝炎有效，可降低其死亡率。主要机制是通过抑制NF-κB转录活性进而抑制以肿瘤坏死因子-α为主的多种炎症因子的转录，抑制肝细胞的炎症反应。泼尼松龙每天40 mg，7天后如果Lille评分<0.45，可继续激素治疗3周，2周内逐步撤药；如果7天后Lille评分>0.45，提示预后不良，合适的患者应尽早考虑肝移植。感染和消化道出血是激素应用的禁忌证。

2.己酮可可碱

己酮可可碱可抑制肿瘤坏死因子-α基因的转录，相应降低肿瘤坏死因子-α下游效应分子水平。主要用于酒精性肝炎，尤其适宜合并感染或肝肾综合征的严重酒精性肝炎患者，用法：400 mg每天3次，连续28天。

3.抗氧化剂

补充外源性谷胱甘肽及其前体药物N-乙酰半胱氨酸、S-腺苷蛋氨酸可增加肝细胞内谷胱甘肽含量，改善肝细胞的抗氧化能力，促进肝细胞修复。N-乙酰半胱氨酸与糖皮质激素有协同作用。

4.抗肿瘤坏死因子-α抗体

抗肿瘤坏死因子-α抗体可阻断肿瘤坏死因子-α活性，减轻肿瘤坏死因子-α介导的病理损伤。但疗效和安全性尚存争议。

(三)中医治疗

1.湿困脾胃证

症状：胃腹胀满，肢体困倦而重或头重如裹，胸闷腹胀，纳食不香，口中黏淡无味，便溏。舌质淡，苔白腻，脉濡滑。

治法：健脾化湿，理气消胀。

方剂：二陈汤合胃苓汤加减。

药物：陈皮、半夏、厚朴、苍术、甘草、泽泻、砂仁、木香、茯苓、白术。

2.肝胆湿热证

症状:胁肋胀痛,身目发黄,皮肤瘙痒,口干口苦,胸闷纳呆,疲乏无力,恶心厌油腻,小便短赤,大便干燥。舌质红,苔黄腻脉弦滑数。

治法:清利湿热,疏肝利胆。

方剂:茵陈蒿汤加味。

药物:茵陈、栀子、大黄、柴胡、黄芩、白芍、白术、茯苓。

3.肝郁脾虚证

症状:胁肋胀痛,纳少,乏力,胸闷喜太息,胃脘痞闷,大便时干时溏,月经不调。舌质淡,苔薄白或白腻,脉弦滑或弦细。

治法:疏肝解郁,健脾益气。

方剂:方用逍遥散加减。

药物:柴胡、当归、白芍、白术、茯苓、茵陈、郁金、陈皮、白花蛇舌草、炙甘草。

4.气滞血瘀证

症状:肝区刺痛,肝脾肿大,胸闷太息,性急易怒,颈胸部或手背见蜘蛛痣、肝掌,面色晦暗,口干不欲饮水。舌质红绛或有瘀斑、瘀点,脉弦细数或细涩。

治法:活血化瘀,散结化积。

方剂:膈下逐瘀汤加减。

药物:当归、川芎、赤芍、桃仁、红花、柴胡、枳壳、牡丹皮、丹参、香附、五灵脂、玄胡、炙甘草。

5.肝肾阴虚证

症状:胁肋隐痛,腰膝酸软,两眼干涩,视物模糊,午后低热,盗汗,口燥咽干,头晕目眩,耳鸣健忘,心烦不安,失眠多梦。舌红苔少,脉细数。

治法:滋补肝肾,通络散结。

方剂:一贯煎加减。

药物:北沙参、麦冬、生地黄、当归、枸杞子、山茱萸、山药、柴胡、白芍、牡丹皮、女贞子、墨旱莲、丹参。

6.脾肾阳虚证

症状:胁肋隐痛,畏寒肢冷,身目萎黄,神疲乏力,食欲缺乏食少,腰腹或小腹冷痛,面浮肢肿,甚者出现腹水,小便不利或清长,大便稀溏或五更泄泻。舌淡胖大或齿痕,苔白或白腻,脉沉细或弱。

治法:温补脾肾,利水消肿。

方剂:茵陈术附汤合金匮肾气丸加减。

药物:茵陈、制附子、炒白术、干姜、甘草、熟地黄、山茱萸、山药、茯苓、泽泻、牡丹皮。

(四)肝移植

严重酒精性肝硬化患者可考虑肝移植,但要求患者肝移植前戒酒 3～6 个月,并且无其他脏器的严重酒精性损害。肝移植对 Child-Pugh 分级为 C 级和/或终末期肝病模型≥15 的酒精性肝病患者的存活有益。在肝移植前后定期筛查心血管疾病及肿瘤特别重要。应控制心血管疾病和肿瘤的危险因素,尤其是吸烟。

二、预防

饮酒时间越长,酒量大,营养状态差者容易患酒精性肝病。长期饮酒每天＞80 g,将不可避免地发生酒精性肝病；每天 160 g 持续 11 年，25%发生肝硬化；每天 210 g 持续 20 年，50%发生肝硬化。同时，是否发病也和遗传因素有关，对酒精耐受性低的人易患病，国外报道患病率男女之比为 14∶1。

(一)青少年饮酒

社会和文化因素强烈影响青少年的思想和行为，青少年期将是实施干预最好的阶段，这个阶段的干预可以改变孩子的生活路线，也许会使其走向远离酒精的道路。

1.以家庭为基础的干预和预防策略

父母对酒精的态度以及对青少年饮酒的教育很大程度上影响着青少年的饮酒行为。所以，父母应该规范自身行为，并重视对青少年的行为教育，才能一定程度上降低青少年的饮酒率。

(1)帮助青少年树立正确饮酒观念：父母应向青少年宣传关于饮酒的法律法规和过量饮酒的危害，不仅要针对其身心健康方面危害，更应着眼于其社会危害，如饮酒导致的车祸、暴力和意外伤害等后果，努力培养青少年的社会责任感，使其建立正确的饮酒观念。家庭成员共同制订严格的饮酒制度，规定可以饮酒的时间和场合以及饮酒量，父母首先要遵守此制度，为青少年树立榜样。

(2)给青少年足够的成长空间：父母可以通过关心青少年的生活状况等方式给予青少年成长所必需的关爱；鼓励青少年独立成长，在他们遇到困难时给予适当帮助，对青少年因好奇而尝试酒精饮品的行为进行正确引导和教育。同时，还应让青少年融入家庭生活，如做家务和参加家庭聚会等活动，这些措施的实施会使青少年愿意和家人分享学习和生活中困难和挫折，正确对待并勇于战胜困难。良好的家庭环境有助于帮助青少年形成良好的生活习惯，避免其对酒精成瘾和依赖。建立和睦的家庭氛围和合理的家庭生活方式，让青少年在成长过程中具有安全感，能够使其形成良好的行为习惯。

2.以学校为基础的干预和预防策略

学校对预防和干预青少年饮酒及饮酒相关问题的作用尤为重要。以学校为基础的计划会直接影响青少年对饮酒的态度并改变影响个体饮酒的因素。

(1)加强健康教育：饮酒行为的低龄化提示应在学校尽早开始学生健康教育。建议将健康教育纳入中小学教学计划，每学期设置 1～2 次专题讲座，提高师生对酒精危害的意识，强化学生心理素质、自控能力和辨别是非的能力，以利于及早预防和矫正错误的饮酒行为，从而使青少年在健康知识、生活态度、饮酒动机、抵抗他人诱导和抗拒饮酒等方面得到根本改善。

(2)制订行为规范：目前许多国家已经推出了以学校为基础的干预和预防的有效策略，这些策略具体方案主要是在社会中为青少年树立不饮酒的榜样，教会青少年制订行为规范的方法，如何调解社会压力以及抵制饮酒诱惑的能力。

3.心理治疗

对于未饮酒或少量饮酒的青少年，通过健康教育和积极引导可能解决其饮酒问题，但是对于重度过量饮酒和酒精依赖者，需要通过心理治疗及药物治疗等方法帮助其戒酒，常见的治疗方法如认知疗法、厌恶疗法、社会支持性治疗、长期随访治疗和药物疗法等。

(二)老年人饮酒

1.宣传教育，加强干预

加强对饮酒问题老年人的健康知识宣传。让酒精依赖者意识到嗜酒的危险性和严重性，如过度饮酒会对工作、家庭、自身、他人造成严重不良后果，深刻认识酒精的危害性，从而弱化或纠正不良癖好，警诫自己，抑制对饮酒的渴望。只有酗酒者真正认识到酒精依赖的危害性并要求戒酒，并在其他治疗方法的辅助作用下进行康复，才可能摆脱对酒精的依赖。利用广播电视、宣传窗、媒体和电脑网络等多种形式对广大群众进行健康教育，改变世俗观念，使患者和家属在认知态度和行为上有所改变，最终达到戒酒的目的。健康教育的主要内容包括酒精在体内的分布、代谢和排泄，酒精依赖的病因、临床表现、酒精对人体的危害性及酒精依赖的治疗、康复等知识。由于老年人中文化、职业、社会地位不同，对健康教育接受能力有很大差异，应根据患者不同层次选择易接受的教育内容。对文化层次高，求知欲强，接受新知识快的患者除常规宣教外，可根据患者需要增加教育内容。在老人离退休前要由有关机构对他们进行酒精和依赖的教育，离退休后可由社区的某一组织定期向老人们讲解。如发现问题，保健人员要进行告诫和给予适当的处理，并强调其严重性。常用的宣教方式有口头讲解，提供详细的书面健康教育内容，将健康教育处方刊登健康教育宣传专栏等。提倡平衡膳食合理营养、戒烟、避免酗酒、进行适度的体育锻炼、生活规律、保持平静的心态和乐观的情绪。同时构建社区老年饮酒公共防治网站，在网站上对老年人的饮酒问题进行宣传教育，宣传对象不仅仅是有饮酒问题的老年人，因为对于老年饮酒的预防与干预，家属可能是医师的最佳助手之一。

2.给予心理指导，人文关怀

饮酒问题的老年人多存在以下心理，①抑郁心理：酒精依赖患者由于各种原因会出现情绪低落，悲观绝望，自责自罪。严重到一定程度自觉生不如死，可以导致自杀行为及躯体疾病的产生。②情绪休克：由于酗酒的缘故，工作、家庭、社会交往处处不如意，矛盾重重，挫折和打击不断。如此恶性循环，最后引起更严重的焦虑、恐惧感，出现不顾一切，蛮干的意向，心理疏导毫无反应，这就是创伤后的“情绪休克”，是心理创伤最为严重的反应。③失望心理：由于对婚姻家庭、职业等问题不能做出正确的处理，得不到支持，精神压力太重，酗酒者出现抑郁、失望，有时还会产生轻生念头。④依赖心理：患者缺乏戒酒的决心，出现强烈和强制的饮酒渴求。醉酒后产生恐惧感及孤独感，要求别人陪伴，产生依赖情绪。⑤夸大心理：酒精依赖的患者多数饮酒后心情愉快，酒后喜欢交往，过高评价自己，吹嘘自己才华出众，是权威显贵，神通广大。⑥嫉妒心理：酒精依赖者对超过自己或对自己构成某种影响的人往往存在不满情绪。

对于饮酒问题的老年人做如下心理指导和人文关怀。

(1)积极有效地和患者交流、沟通，了解其家庭环境和成长环境，分析其心理状态，给予心理支持治疗，安慰指导患者，使其从不安、烦闷、抑郁的情绪中解脱出来。

(2)通过戒酒成功的典型病例做现身说法，使患者消除顾虑，增强战胜疾病信心。

(3)组织患者观看健康教育音像片，形象生动的教育患者，使其对疾病有正确认识，改变不利于健康的行为，彻底戒酒。

(4)寻求社会家庭的支持，饮酒问题老年人多产生自卑脆弱孤独等一系列负性心理，他们渴望得到社会亲人朋友的理解关心和支持，故亲朋好友多陪伴患者，精神上给予鼓励，生活上多帮助，树立戒酒的信心和勇气。丰富患者的生活内容，协调周围关系，杜绝酗酒的环境，转移患者对酒的渴望。

(5)教会患者正确应对不良刺激，学会注意转移，树立正确的人生观和价值观，指导患者进行自我心理护理。

（杜　娟）

第五节　预后与护理

一、预后

(一)戒酒

饮酒可导致多种疾病的发生，而尤其以伤害肝脏为甚，是酒精性肝病的根本原因，故而在疾病的治疗过程中及疾病康复后，必须绝对禁止饮酒。在临床上，因不能戒酒使疾病复发以及病情恶化的情况，也不少见，应引以为戒。若能彻底戒酒，消除病因，则可提高治疗效果，促进疾病康复，防止疾病的复发、恶化或他变。

(二)营养干预

肝病患者应多食素食、宜清淡，忌油腻，富营养，以易消化为原则，少食多餐，禁忌生冷、甜腻、辛热及生痰助湿之品。食盐有凝滞助水之弊，因而对酒膨者，应给与低盐、少盐饮食。有出血倾向者，更应忌酒、烟及辛热炙煿之品；湿浊之征明显者，肥甘油腻尤当所忌；若出现精神障碍，神志不清者，应严格控制肉食，供应新鲜流质食物。

(三)休息

酒精性肝病的患者要注意休息，做到起居有节，劳逸适量。根据病情的不同阶段掌握动静结合的关系，急性期应采取“以静为主，静中有动”的原则，以休息为主，限制过多的活动。稳定期应采取“动静结合，动静适度”的原则，做到生活自理，适当休息。恢复期应采用“以动为主，动中有静”的原则，活动量循序渐进，以无疲乏感为度，避免劳累过度，耗伤气血。

(四)运动干预

平时锻炼身体，能够增强体质，减少或防止疾病的发生。在疾病过程中，应根据病情的缓急轻重以及体质强弱不同，选择适当的锻炼方法。

(五)心理干预

肝胆之病，易于郁滞，应以疏泄调畅为佳。若情恋不畅，精神抑郁，则使气机逆乱，阴阳失调、诱发或加重疾病症状。应帮助患者克服和消除恼怒，忧郁、疑虑、悲伤、恐惧等不良情绪，树立与疾病治疗的信心，促进疾病的康复。

二、护理

(一)戒酒

严格戒酒，禁止各种酒类摄入。在实施戒酒计划前应与患者及患者家属进行沟通，大家共同商讨一套戒酒计划，患者家属应起到叮嘱以及监督的作用，护理人员应密切关注患者的戒酒情况，如果患者的戒酒情况表现良好，应表扬以及鼓励患者。

(二)饮食护理

酒精性肝病往往伴有营养不良，给予高热量、高蛋白、低脂肪饮食，但如有肝性脑病表现或先兆，应限制蛋白质摄入饮食，出现血氨增高时，应进低蛋白饮食。

(三)病情观察

(1)有无酒精戒断症状:酗酒者停止饮酒一般会在12小时后出现一系列症状和体征。轻度表现为震颤,乏力,出汗,反射亢进以及胃肠道症状,重度出现幻觉、震颤、谵妄等症状。

(2)皮肤、黏膜黄疸的变化,尿量、体重变化,有无出血倾向,下肢水肿等。

(3)观察用药后的反应。

(四)戒断症状的护理

注意保证患者安全。监护患者,加床挡,适当使用约束器具,必要时留家属陪护患者,做好护理记录。遵医嘱使用镇静类药物时,注意观察用药后反应。

(五)并发症护理

合并肝硬化、腹水、消化道出血、肝性脑病、肝衰竭时参照相应的护理常规。

(六)心理护理

讲解戒酒可以改善症状、缓解病情,帮助患者坚定戒酒的信心。

(七)健康教育

1.疾病知识指导

向患者讲述慢性酒精性肝病的相关知识,讲述内容包括慢性酒精性肝病的发病机制、临床症状以及对患者身体健康造成的危害,同时,还需要使患者能够掌握自我护理的相关知识,使患者出院回到家中也能够进行自我护理。向患者和家属讲解戒酒的重要性,取得家属的支持。

2.日常生活指导

保证睡眠,适当锻炼,定期体检。加强营养,饮食丰富,搭配合理,戒烟戒酒。

患者出院前,应记录患者的家庭地址、电话以及微信等联系方式,患者出院3天后应对患者实施电话随访,询问患者的恢复情况以及是否能够按时服用药物等情况。出院一周后,应使用微信与患者视频,了解患者的恢复情况,嘱患者戒酒,患者出院4周后,应上门护理,帮助患者解决出院后的问题。

(瞿慧丽)

第十章 糖 尿 病

第一节 概 述

一、定义

糖尿病是多病因的代谢性疾病，特点是慢性高血糖，伴随因胰岛素分泌、作用或二者均有缺陷所致的糖、脂肪、蛋白质代谢紊乱的综合征，常引发心、脑、眼、肾、神经系统及全身血管病变的广泛的慢性并发症，还可并发酮症酸中毒、乳酸性酸中毒、高渗性非酮症昏迷、低血糖等严重的急性并发症。

二、流行病学

21 世纪以来，我国糖尿病患病率显著增加。中国居民营养与健康状况调查以空腹血糖≥5.5 mmol/L作为筛选指标，高于此水平的人群进行口服葡萄糖耐量试验，结果显示在 18 岁以上的人群中，城市人口的糖尿病患病率为 4.5%，农村人口为 1.8%。中华医学会糖尿病学分会组织的全国 14 个省市糖尿病流行病学调查结果显示，我国 20 岁及以上成年人的糖尿病患病率为 9.7%。中国疾病预防控制中心和中华医学会内分泌学分会调查了中国 18 岁及以上人群糖尿病的患病情况，显示糖尿病患病率为 9.7%。我国慢性病及其危险因素监测结果显示，18 岁及以上人群糖尿病患病率为 10.4%。中华医学会内分泌学分会在全国 31 个省进行的甲状腺、碘营养状态和糖尿病的流行病学调查显示，我国 18 岁及以上人群糖尿病患病率为 11.2%

三、分型

糖尿病根据发病的机理不同被分成 4 种类型，其中发病最多的是 1 型和 2 型糖尿病。

(一)1 型糖尿病

以往通常被称为胰岛素依赖型糖尿病，是一种自身免疫性疾病，约占糖尿病患者总数的 10%，但多见于儿童和青少年。1 型糖尿病患者多起病急，“三多一少”症状比较明显，容易发生酮症，有些患者首次就诊时就表现为酮症酸中毒。其血糖水平波动较大，空腹血浆胰岛素水平很低。这一类型糖尿病患者一般需要依赖胰岛素治疗或对外源性胰岛素绝对依赖，必须用外源性胰岛素治疗，否则将会反复出现酮症酸中毒，甚至导致死亡。随着病情的发展，胰岛 β 细胞功能进行性破坏，最终患者必须要依赖外源性胰岛素控制血糖水平和抑制酮体生成。

（二）2 型糖尿病

2 型糖尿病，又称非胰岛素依赖型糖尿病或成年发病型糖尿病，约占糖尿病患者总数的 90%，多发于 40 岁以上的成年人或老年人，有明显的家族遗传性。2 型糖尿病患者多数起病比较缓慢，体型较肥胖，病情较轻，有口干、口渴等症状，也有不少人甚至无症状，较少出现酮症。在临床上，"三多"症状可以不明显，往往在体检时或因其他疾病就诊时被发现。多数患者在饮食控制及口服降糖药治疗后可稳定控制血糖。但有一些患者，尤其是糖尿病病史>20 年者及形体消瘦的老年糖尿病患者，会出现胰岛素水平的低下，需要用外源性胰岛素控制血糖。

四、中西医结合治疗糖尿病的优势

（一）有效控制高血糖，改善临床症状

糖尿病的病理生化基础是高血糖，而有效控制血糖、阻止糖毒性损害是糖尿病治疗的首要目标。中西医结合治疗糖尿病常用的方式是采用西医诊断标准及中医辨证分型；治疗方案按照中国糖尿病指南选择西药，并根据辨证施治给予中药。

当前使用的降糖西药会给患者带来一些不适，如腹胀和排气增多等，配合具有除胀的中药，可减轻这些不适症状，有助于提高患者的治疗依从性。临床研究中，也对中西医结合治疗糖尿病的有效性进行了阐释。金芪降糖片由金银花、黄芪、黄连混合制成，是基于中医学对消渴病的理论及治疗原则，以及西医学关于糖尿病的知识与方法对上百种中药进行筛选后制成，具有清热、益气、养阴功效。结果显示，金芪降糖片具有改善糖代谢、胰岛素抵抗和脂代谢，增加机体抗氧化能力的药效学特点。对照研究表明，观察组在饮食运动基础上的西药治疗加中药仙贞片，可有效改善患者的临床症状、降低血糖，效果优于单用西药的治疗组。

目前，中医学对糖尿病的治疗非常重视脾胃和瘀血的重要性。益气健脾养阴中药具有刺激胰岛素 B 细胞分泌胰岛素、抑制糖原异生、修复损伤胰岛细胞及调节免疫、增强抵抗力的功能。活血化瘀药物还具有降低血液黏稠度、降脂等作用。这类药物与西药同时使用可以克服西药对肝肾的伤害，并可治疗心、脑、肾的并发症。因此，中西医结合在糖尿病治疗上具有相得益彰的作用。

（二）有效调理胰岛素抵抗

胰岛素抵抗是糖尿病尤其是 2 型糖尿病的发病基础，胰岛素抵抗的患者可表现为肥胖、高血压、糖尿病和高血脂等代谢综合征。因此，糖尿病治疗已从过去单一的控制血糖转为全面控制血管危险因素，中药治疗的优势在于综合治疗的理念。在已有的降糖中药中有明确的降脂功效，如大黄、单参、山楂、灵芝、葛根等，这些药物通过减少脂肪生成及增强脂肪代谢起到调节血脂的作用。此外，部分降糖中药还具有减肥功能，通过减少外源性脂质吸收，减少内源性脂质合成，调节脂肪代谢、促进脂质运转和排泄达到减肥效果。部分降糖中药有明确的降血压功效，如人参、黄芪、当归等。因此，中药复方在治疗糖尿病的同时可从多方面控制心血管危险因素。这些中药通过综合的调理作用顾及了糖尿病的方方面面，在糖尿病的治疗中具有重要意义。降糖复方通过综合条理作用以改善患者症状，控制危险因素，降低死亡率。

（三）有效改善糖耐量减低

糖尿病发展为糖耐量减低是最危险的，大多数糖耐量减低人群会演变为糖尿病。因此，治疗糖耐量减低对防止发展为糖尿病至关重要。在基础治疗的同时加用中药降糖补肾方，可治疗糖

耐量减低，实现正常糖耐量转化，结果显著优于单纯基础治疗。表明中西医结合治疗有助于防止及延缓糖耐量减低进展为糖尿病，效果优于单用西医治疗。

(四)有效改善胰岛B细胞功能

胰岛β细胞的缺乏是引起胰岛素缺乏，缓慢进展为自身免疫性糖尿病的发病机制。现代药理学研究表明，益气健脾养阴中药可刺激胰岛β细胞分泌胰岛素，抑制糖原异生。大量研究显示，益气养阴活血中药，如当归、山药、生黄芪、桑白皮、桑叶、桑枝等，与胰岛素同用可促进胰岛β细胞功能恢复，提示对于自身免疫性糖尿病患者应采取胰岛素加用中药治疗，保护胰岛素胰岛β细胞功能。

(五)有效治疗高糖高脂血症

糖尿病患者以脂代谢异常、高密度脂蛋白胆固醇降低、甘油三酯升高为特征。因此糖尿病治疗的基础是改善糖脂肪代谢紊乱和防止并发症。已有研究表明，益气养阴活血中药降糖胶囊(黄芪、丹参、白术、生地黄、淫羊藿)加用西药降糖药有助于促进血糖下降，优于单用西药降糖治疗作用。

(六)控制糖尿病并发症的发生

糖尿病的常见并发症有糖尿病周围神经病变、糖尿病肾病、糖尿病足、糖尿病视网膜等。

1.糖尿病周围神经病变

临床证实，糖尿病周围神经病变的有效治疗方法是养阴通路、益气活血通络、活血通络等。大剂量黄芪复方加活血化瘀之品有助于提高中医药治疗周围神经病变的疗效，临床还有关于葛根素对周围神经病变的研究。关于中药对周围神经病变的治疗作用仍需进一步深入研究。

2.糖尿病肾病

糖尿病肾病在中医属“消渴”“水肿”等范畴，中医常根据不同证型治疗糖尿病肾病。中药具有保护血管内皮细胞不受损伤以保护肾脏的作用，许多单味药如人参、当归、三七、黄芪、葛根、大黄等可从不同角度延缓糖尿病肾病的发展。对糖尿病肾病的复方研究显示，中药复方可控制血糖，具有改善脂代谢、抗氧化、降低肾小球滤过率、调节血管活性物质和细胞因子等作用。有研究表明，中西医结合治疗糖尿病肾病能有效减少蛋白尿、纠正贫血、减轻水肿，延长患者生命。

3.糖尿病足

糖尿病足是糖尿病的慢性、进行性并发症，是导致糖尿病患者致残致死的严重并发症之一。当前，针对糖尿病足的治疗效果较差，综合治疗是糖尿病足疗效好坏的关键。专家在内外科结合、中西医结合和局部兼顾的综合治疗方法方面达成共识，在糖尿病足的治疗中重视扩张血管药物的应用。

4.糖尿病视网膜病变

糖尿病视网膜病变是导致患者致盲的重要原因。西医认为，糖尿病视网膜病变基本病变为视网膜微血管异常和血流动力学改变。中医学认为，病机主要是肝肾阴虚、耗精灼液、阴亏燥热、精气不能上荣于目，治疗方法为清热益气养阴，理气活血。临床表明，加用葛根素后的中西医结合对糖尿病视网膜病变具有重要作用，优于单用西药。近年来，使用较多的中医药治疗为大剂量黄芪和活血化瘀药物，目的是扩张血管，降低血黏度，以改善局部缺血。黄芪在糖尿病足的治疗中有着十分重要的地位。中医药防止糖尿病足具有较大的优势，可极大地减少截肢率。当前糖尿病足的治疗，西药是有效控制血糖和感染，中药内服是调整患者机能，较好的方法是局部中医药治疗。

(七)整体提高患者的生活质量

了解患者的生活质量,有助于医务人员关注患者的生理、心理、社会适应等方面的综合信息。糖尿病患者的生活质量近年来已逐渐受到关注,有研究表明中医药治疗对老年糖尿病患者的生活质量改善具有重要意义。临床实践表明,中西医结合治疗有助于血糖稳定,改善患者精神、饮食和睡眠质量,促进患者的治疗依从性和减少并发症。

(八)减少医疗开支

我国近期对中西医治疗糖尿病的经济效益进行了评价,结果显示中西医结合治疗控制血糖良好,且中西医结合治疗组的医疗费用比普通治疗组要低,表明中西医结合治疗更具有经济效益。

(李衍记)

第二节 病因病机

一、中医病因病机

中医认为,糖尿病病因主要有以下几类,①禀赋虚弱:先天禀赋不足,五脏虚弱,元精气血不足,而致精液乏竭,则病消渴。②外感六淫:外感六淫循毫毛入腠理有可能成为消瘅。故把外感六淫纳入消渴病因之一。③饮食失节:长期过食肥甘厚味,致脾胃运化失职,积热内蕴,可发为消渴。可见饮食不节为消渴的主要病因之一。④情志失调:情志活动是人对客观事物的反应。正常的情志活动使人体气机通畅,气血调和。异常情志波动则致使气机失调,郁而化热,伤及津液,也可导致消渴病的发生。⑤劳欲过度:房事太过,纵欲过多,阴津暗耗,致真水亏虚,然虚火内生,继而消灼阴津,致使阴虚燥热,基本病机已成,而后病发消渴。

热毒是糖尿病基本致病因素和重要病理机制。消渴之为病,不论何种原因,不论在何病位,皆由热火内盛,怫郁结滞,耗伤阴津,导致津液亏损所致。阴虚则内热,虚火灼津,津亏则血液化生不足,血液凝滞,成血瘀,虚火炼津为痰,痰阻气滞,痰瘀互结又可加重血瘀。气虚、阴虚日久均可及阳,阳虚则寒,寒则津凝血瘀。在消渴病的病机中,阴虚是导致燥热的根源,在阴虚的基础上,燥热使本已亏虚的津液更加亏虚,而津血同源互化,津液不足,进而发展为血瘀。糖尿病的发生与传变过程是肝、脾(胃)、肾三者之间关系紊乱的结果与反应。糖尿病发病前大多有精神紧张、精神创伤或思虑过度,发病后多有精神抑郁、忧心忡忡、寝食不安等,尤其是每遇情志刺激就会出现明显的血糖波动,可使病情加重。

二、西医发病机制与病理

(一)发病机制

1.遗传因素

(1)1 型糖尿病的遗传因素:遗传学研究显示,1 型糖尿病是多基因和多因素共同作用的结果。下面将从单基因改变、人类白细胞抗原基因改变、胰岛素相关基因改变等方面做一阐述。①稀有的单基因因素:1 型糖尿病很少仅仅由单个基因的改变而引起。这些单基因的改变往往伴随着其他多种自身免疫状态的紊乱与失调。一个典型的例子便是免疫功能失调、多发性内分泌病、肠病及X染色体连锁综合征，该综合征的产生源于转录因子Foxp3的突变，这一突变会引起调节性T淋巴细胞紊乱，从而造成多器官的自身免疫。而且80%的儿童会因自身免疫紊乱发展为1型糖尿病。另外一个典型的例子是1型多内分泌腺病自身免疫综合征。造成这一综合征的突变基因为转录因子——自身免疫调节因子，该基因突变会使将近20%的患者发展为1型糖尿病。自身免疫调节因子的缺陷会使诱导外周免疫耐受的分子如胰岛素等在胸腺中的表达降低，而这一降低会使自身免疫性T淋巴细胞逃脱胸腺的选择性清除，最终造成胰岛细胞的破坏。这些稀有的单基因改变仅仅只占了所有1型糖尿病病例中非常少的一部分，但是它们却展现了与病因学相关的两大特征。第一，与免疫耐受相关的稳态基因突变而被打破；第二，虽然在大多数自身免疫性疾病中，遗传因素和环境因素共同作用最终导致疾病发生，但在X染色体连锁综合征及1型多内分泌腺病自身免疫综合征中遗传因素却占据了主导地位。②人类白细胞抗原基因的改变：早期研究发现6号染色体短臂2区1带的IDDM1分布区域的改变与1型糖尿病等自身免疫性疾病的发生高度相关。IDDM1基因主要为人类白细胞抗原-ⅡDQ和DR的编码基因，其中*DQA1 * 0301-B1 * 0302*和*DQA1 * 0501-B1 * 0201*与1型糖尿病的易患性相关，*DQA2 * 0102-B1 * 0201*与1型糖尿病的保护性相关。同样，DR3与DR4也与易患性相关，DR2与保护性相关。③胰岛素基因的改变：另一与1型糖尿病有关的基因改变位于11号染色体IDDM2区域的编码胰岛素的基因位点。早在1984年就有文献报道胰岛素基因的多态性与1型糖尿病有关。进一步研究显示这一多态性与胰岛素基因启动子区域的可变串联重复序列(VNTR)有关。Ⅰ型VNTR(较短的重复)与1型糖尿病的发生有关，而Ⅲ型VNTR(较长的重复)可以防止个体发生1型糖尿病。而VNTR主要通过影响自身免疫调节因子与启动子的结合来调节胸腺中胰岛素的表达。因此，Ⅰ型VNTR胸腺中的胰岛素表达低，从而使得能对胰岛素起反应的免疫细胞逃脱胸腺的选择性清除，最终导致1型糖尿病。

(2)2型糖尿病的遗传因素：从基因角度说，2型糖尿病包括单基因和多基因类型。单基因的类型虽然相对少见，但仍然很重要，一系列与之相关的基因已被鉴别和发现，而常见的多基因类型中涉及的基因的发现和鉴别则非常困难。①单基因类型的2型糖尿病：在单基因糖尿病类型中，环境因素所起的作用微乎其微。单基因的糖尿病通常在年轻的个体中被发现，多发生于十几岁或二十几岁。单基因的糖尿病类型根据发病机制的不同，可分为胰岛素抵抗、胰岛素分泌缺陷2种类型。与胰岛素抵抗相关的单基因类型的糖尿病又可细分为胰岛素受体的突变、脂肪萎缩性糖尿病(表现为脂肪缺乏、胰岛素抵抗和高甘油三酯血症)、过氧化物酶体增殖体活化受体γ基因的突变等主要小类；而胰岛素分泌缺陷有关的单基因改变则包括胰岛素突变综合征(表现为高浓度的非正常结构的胰岛素血症，对外源性的胰岛素的反应是正常的)、线粒体性糖尿病、青少年发病的成年型糖尿病(表现为非酮性糖尿病，呈常染色体显性遗传，通常在25岁之前起病，主要表现为胰岛β细胞功能的障碍，病因主要为β细胞中与胰岛素合成有关的*MODY1*～*MODY6*基因突变所致)。②多基因类型的2型糖尿病：常见的多基因2型糖尿病发病机制复杂，这其中遗传和环境因素共同参与，已经确诊的2型糖尿病患者可在机体内多处调节糖代谢的组织中出现异常，包括肌肉、肝脏、脂肪对胰岛素的抵抗，胰岛β细胞分泌胰岛素的缺陷和肝糖合成的增加。最近的研究指出，一些基因已经被发现可以决定2型糖尿病的风险。受到最为广泛研究的是钙蛋白酶-10基因、*Kir6*基因、*Kir2*基因、髓过氧化物酶增殖物激活受体γ基因，它们是在很多研究中被确证的糖尿病致病基因，它们在易感患者中的存在可以增加糖尿病的风险大约20%。对所有这 3 个基因，都已经有荟萃分析和大规模的病例对照研究证实了它们是糖尿病的致病基因。但是，这些基因单独的突变都不足以导致糖尿病的发生。

2.环境因素

(1)1 型糖尿病的环境因素：抗胰岛抗原的自身抗体在 1 型糖尿病被诊断之前便已经存在。这意味着在高血糖出现之前的几个月到几年内便有一系列的刺激作用于免疫细胞。也提示着 1 型糖尿病的发生与环境触发因素有关。而这些环境因素又包括病毒感染、β 细胞毒性物质及其他刺激。①病毒感染：研究显示，在新发的 1 型糖尿病患者的血清中，柯萨奇病毒中和性抗体的浓度显著高于正常人。进一步的研究发现，柯萨奇病毒的 B2-C 蛋白与谷氨酸脱羧酶抗体的部分片段氨基酸序列相似，因此柯萨奇病毒感染后通过分子模拟理论诱导自身免疫反应的产生最终导致 1 型糖尿病。除了柯萨奇病毒之外，一些其他肠道病毒、腮腺炎病毒、风疹病毒等也与 1 型糖尿病的发生有关。③β 细胞毒性物质：对胰岛 β 细胞有毒物质或药物(如吡甲硝苯脲、四氧嘧啶、链脲佐菌素和喷他脒等)作用于胰岛 β 细胞，导致 β 细胞破坏。如 β 细胞表面是 1 型糖尿病的人类白细胞抗原-DQ 易感基因，β 细胞即作为抗原提呈细胞而诱发自身免疫反应，导致选择性胰岛 β 细胞损伤，并引发糖尿病。③其他刺激：研究显示，牛奶喂养的婴儿发生 1 型糖尿病的风险高，可能是牛奶中的蛋白与胰岛细胞抗体-1 的结构类似，从而产生针对这一类蛋白的自身抗体故而造成自身免疫性损害。此外，1 型糖尿病的发生有着明显的季节性，且 1 型糖尿病的发病率与日晒时间有着明显的相关性。研究显示，1 型糖尿病患者血清中的维生素 D 及其代谢物的水平显著低于正常对照，进一步研究发现，维生素 D 能够显著抑制树突状细胞的分化和免疫活化，从而减弱自身免疫反应。

(2)2 型糖尿病的环境因素。①肥胖：在 2 型糖尿病患者中，肥胖是最为重要的环境因素。在具有 2 型糖尿病遗传易患性的个体中，肥胖能促使 2 型糖尿病的发生。而且，肥胖的 2 型糖尿病患者体重减轻后，糖尿病的症状可以减轻，甚至糖耐量也能恢复正常。肥胖患者存在高胰岛素血症和胰岛素抵抗，胰岛素调节外周组织对葡萄糖的利用率明显降低，周围组织对葡萄糖的氧化和利用障碍，胰岛素对肝糖生成的抑制作用降低，游离脂肪酸升高；而高水平的游离脂肪酸则会损害胰岛 β 细胞的功能。此外，肥胖所致异位脂肪沉积也会通过诱导慢性低度炎症等方式造成外周胰岛素抵抗而引起糖尿病。②不合理饮食：高脂肪饮食与肥胖、血糖水平和糖尿病的患病率密切相关，而富含纤维和植物蛋白的饮食有助于预防糖尿病，食糖并不会增加糖尿病的患病率。脂肪摄入过多是 2 型糖尿病的重要环境因素之一。脂肪酸又分为饱和脂肪酸(主要存在于动物脂肪、肉及乳脂中)和不饱和脂肪酸(主要存在于植物油中)。平常饮食中应当合理减少饱和脂肪酸的摄入。而食用纤维可在小肠表面形成一种高黏性液体，从而对肠道的消化酶形成屏障，延缓胃肠排空，从而延缓糖吸收。此外，食用纤维可以促进骨骼肌葡萄糖转运蛋白 4 的表达减少及促进胃肠激素的分泌，从而改善胰岛素抵抗和降低血糖。③运动不足：流行病学研究发现，强体力劳动者 2 型糖尿病的发病率远低于轻体力劳动者或脑力劳动者。此外，运动可以通过促进腺苷酸活化蛋白激酶信号通路活性、促进白色脂肪棕色化等方式来改善胰岛素的敏感性，促进胰岛素的合成与释放。

(二)病理

1.糖尿病基本病理

(1)各系统病理生理变化。①一般情况：典型患者有体力减退、精神萎靡、乏力、易疲劳、易感冒和工作能力下降等症状，并发感染时可有低热、食欲减退及体重迅速下降。体重下降是糖尿病代谢紊乱的结果，初期主要与失水及糖原和甘油三酯消耗有关；接着是由于蛋白质分解、氨基酸进入糖异生或酮体生成途径而被大量消耗所致，肌肉萎缩，体重进一步下降。②心血管系统：可有非特异性心悸、气促、脉率不齐、心动过缓、心动过速和心前区不适等。在代谢紊乱过程中，由于体液丢失和血容量降低可导致直立性低血压，进一步发展可出现休克及昏迷（酮症酸中毒或高渗性高血糖状态）。酸中毒严重时，血管张力下降，缩血管活性物质虽大量分泌，但仍出现严重的循环衰竭。③消化系统：无并发症者多表现为食欲亢进和易饥，进食量增多而体重下降。病情较重者多诉食欲减退、恶心、呕吐或腹胀，伴胃肠神经病变者更为明显。④泌尿生殖系统：早期因多尿导致多饮；夜尿增多，尿液为等渗或高渗性。并发感染时，出现脓尿和脓血尿，且伴尿急和尿痛；男性老年患者可因合并前列腺肥大而出现尿频、尿急与排尿中断症状。糖尿病引起的生育生殖异常包括月经异常、生育期缩短（月经初潮延迟或卵巢早衰）、高雄激素血症和多囊卵巢综合征、卵巢自身免疫性损伤（卵巢早衰）、性功能紊乱。糖尿病女性可有月经过少、闭经及性欲减退，少数 1 型糖尿病可合并特发性卵巢早衰，两者可能均存在自身免疫性病因。男性患者以阳痿和性欲减退最常见。⑤精神神经系统：由于口渴中枢和食欲中枢被刺激，患者烦渴、多饮、善饥和贪食；多数伴有忧虑、急躁、情绪不稳或抑郁；有的患者心理压力重，对生活和工作失去信心；另一些患者失眠、多梦和易惊醒。

(2)能量代谢紊乱。①碳水化合物代谢：由于葡萄糖磷酸化减少，进而导致糖酵解、磷酸戊糖旁路代谢及三羧酸循环减弱，糖原合成减少，分解增多。以上代谢紊乱使肝、肌肉和脂肪组织摄取利用葡萄糖的能力降低，空腹及餐后肝糖输出增加；又因葡萄糖异生底物增多及磷酸烯醇型丙酮酸激酶活性增强，肝糖异生增加，因而出现空腹及餐后高血糖。胰岛素缺乏使丙酮酸脱氢酶活性降低，葡萄糖有氧氧化减弱，能量供给不足。②脂肪代谢：其特点是血脂谱异常。由于胰岛素不足，脂肪组织摄取葡萄糖及清除血浆甘油三酯的能力下降，脂肪合成代谢减弱，脂蛋白脂酶活性低下，血浆游离脂肪酸和甘油三酯浓度增高。胰岛素极度缺乏时，激素敏感性脂酶活性增强，储存脂肪的动员和分解加速，血游离脂肪酸浓度进一步增高。肝细胞摄取脂肪酸后，因再酯化通路受抑制，脂肪酸与辅酶 A 结合生成脂肪酰辅酶 A，经 β-氧化生成乙酰辅酶 A。因草酰乙酸生成不足，乙酰辅酶 A 进入三羧酸循环受阻而大量缩合成乙酰乙酸，进而转化为丙酮和 γ-羟丁酸。丙酮、乙酰乙酸和 γ-羟丁酸三者统称为酮体。当酮体生成超过组织利用限度和排泄能力时，大量酮体堆积形成酮症，进一步发展可导致酮症酸中毒。血脂谱异常与胰岛素抵抗密切相关。脂肪组织胰岛素抵抗可使胰岛素介导的抗脂解效应和葡萄糖摄取降低，游离脂肪酸和甘油释放增加。腹部内脏脂肪血液流入门静脉，使肝脏暴露在高游离脂肪酸浓度环境中，导致肝葡萄糖异生作用旺盛，胰岛素抵抗和肝合成极低密度脂蛋白增加。高密度脂蛋白是胰岛 β 细胞的保护因素，可对抗脂毒性引起的 β 细胞凋亡、胰岛炎症，而高密度脂蛋白降低因失去这些保护作用而引起 β 细胞的功能紊乱与数目减少。高血糖通过抑制 ATP-结合盒转运体 A1 的表达而阻碍高密度脂蛋白胆固醇的合成，出现低高密度脂蛋白胆固醇血症。③蛋白质代谢：其特点是负氮平衡/抵抗力降低/生长发育障碍。肌肉组织摄取氨基酸合成蛋白质的能力降低，导致乏力、消瘦、组织修复和抵抗力降低，儿童生长发育障碍。同时，胰高血糖素分泌增加，且不为高血糖所抑制。胰高血糖素促进肝糖原分解、糖异生、脂肪分解和酮体生成，对上述代谢紊乱起恶化作用。经胰岛素治疗血糖良好控制后，血浆胰高血糖素可降至正常或接近正常水平。2 型糖尿病与 1 型糖尿病有相同的代谢紊乱，但前者的胰岛素分泌属于相对减少，其程度一般较轻。有些患者的基础胰岛素分泌正常，空腹时肝糖输出不增加，故空腹血糖正常或轻度升高，但在进餐后出现高血糖。另一些患者进餐后胰岛素分泌持续增加，分泌高峰延迟，餐后3小时的血浆胰岛素呈现不适当升高，引起反应性低血糖，并可成为患者的首发症状。

2.1型糖尿病的病理

具有一定遗传易感性的患者（如人类白细胞抗原基因突变、胰岛素基因突变等造成机体对自身β细胞的不耐受）在受到外界刺激时（病毒感染、牛奶蛋白等），胰腺局部的α干扰素表达水平上调，机体的调节性T淋巴细胞功能移植。从而促使β细胞表达主要组织相容性复合体Ⅰ类分子，主要组织相容性复合体Ⅰ类分子被自身免疫性的$CD8^+$ T淋巴细胞识别从而造成小部分β细胞被破坏，破坏的β细胞释放自身抗原，并被胰腺局部的抗原提呈细胞识别并提呈给胰腺淋巴结中的$CD4^+$辅助性T淋巴细胞及$CD8^+$ T淋巴细胞，而$CD4^+$辅助性T淋巴细胞又会将β细胞自身抗原提呈给B淋巴细胞，促使抗胰岛素的抗体（胰岛素自身抗体、胰岛细胞抗体、GAD65、I-A2、ZnT8）产生。而$CD8^+$ T淋巴细胞则又会在细胞因子的作用下进一步破坏胰岛β细胞，造成更多的自身抗原释放，但这一阶段β细胞功能尚能维持正常的水平。随着更多自身抗原的释放，体液免疫及细胞免疫进一步被放大造成更大规模的胰岛β细胞破坏。此时，由于β细胞大量被破坏，会促使高血糖的临床症状的产生，同时大量的β细胞的破坏会促使β细胞增殖增加，在一定程度上抑制了β细胞破坏所造成的负面效应，从而呈现出临床上所谓的蜜月期，但最终β细胞的增殖速度还是跟不上β细胞凋亡的速度，最后表现为胰岛素及C肽水平持续降低。由1型糖尿病的发病过程不难推测，在疾病早期，主要表现为淋巴细胞及抗原提呈细胞的浸润，随后由于胰腺外分泌组织萎缩和胰岛素的大量减少致使胰腺重量减轻，β细胞缺乏，胰岛几乎全部由α细胞及δ细胞组成。

3.2型糖尿病的病理

2型糖尿病主要有3种病理生理异常：胰岛素分泌缺陷、外周组织胰岛素抵抗和肝葡萄糖产生过多。2型糖尿病多伴有肥胖，尤其是内脏型或中心型肥胖。脂肪细胞可以分泌多种细胞因子导致胰岛素抵抗的产生。在2型糖尿病发病的早期虽已有胰岛素抵抗，但剩余的β细胞可以代偿性地分泌更多的胰岛素来维持正常的血糖水平。但随着胰岛素抵抗及高胰岛素血症的不断进展，部分患者胰岛功能失代偿而不能维持正常的血糖水平，从而引起糖耐量受损，主要表现为餐后血糖升高。胰岛素分泌的进一步减少和肝糖输出的不断增加导致患者发生明显的糖尿病，主要表现为空腹血糖显著升高。最终，β细胞功能衰竭。

（1）胰岛素分泌缺陷：胰岛β细胞分泌胰岛素受血浆中的葡萄糖浓度和胰岛素敏感性的调节。正常人胰岛素第一相分泌峰值在静脉注射葡萄糖后2～4分钟出现，6分钟后消失；若糖负荷持续存在，随后出现胰岛素的第二相分泌，直至葡萄糖被清除。2型糖尿病患者及其高危人群具有各种胰岛素分泌异常：①在2型糖尿病早期，第一相胰岛素分泌延迟或消失。已有证据表明，胰岛素第一相分泌缺陷参与了胰岛素抵抗的发生。在糖耐量减低患者和血糖正常的2型糖尿病的一级亲属中也观察到胰岛素第一相分泌缺陷。因此这种缺陷很可能是原发性损害，而不是继发于高血糖（葡萄糖毒性）。②2型糖尿病患者糖耐量试验时早期胰岛素分泌障碍，并出现高峰延迟。③胰岛素的分泌谱紊乱。④2型糖尿病患者胰岛素原与胰岛素的比例增加。

（2）胰岛素抵抗：胰岛素抵抗是指给予一定量的胰岛素所产生的生物效应低于正常。胰岛素抵抗阻碍胰岛敏感组织，特别是肌肉、肝脏和脂肪组织的葡萄糖处理及脂代谢。在肌肉，胰岛素抵抗表现为葡萄糖转运降低，进而导致葡萄糖的摄取、氧化和储存障碍；在肝脏，胰岛素抵抗降低餐后葡萄糖的储存，在空腹和餐后状态下抑制糖原分解和糖异生作用；在脂肪组织，胰岛素抑制脂肪分解的能力降低。遗传和环境因素在胰岛素抵抗和β细胞功能障碍的病因学中起着重要作用。如年龄、性别、种族、体力活动、饮食、吸烟、肥胖和脂肪分布均影响胰岛素的敏感性和胰岛素分泌。70%～85%的2型糖尿病的发生与多个微效基因的共同作用和环境因素有关。其中较为详细的遗传及环境因素如前所述。

(3)肝葡萄糖生成增加:2型糖尿病患者肝脏的胰岛素抵抗主要表现为,高胰岛素血症不能有效抑制糖异生作用,导致空腹血糖升高和餐后肝糖原合成减少。糖尿病发病早期即可出现肝葡萄糖生成增加,但通常较胰岛素分泌异常和骨骼肌胰岛素抵抗出现晚。

(李衍记　刘雪华)

第三节　诊　　断

一、临床表现

(一)基本临床表现

糖尿病典型的症状是"三多一少",即多饮、多尿、多食及消瘦。然而,由于病情轻重或发病方式的不同,并不是每个患者都具有这些症状。

1.多尿

尿量增多,每昼夜尿量为3 000～5 000 mL,最高可在10 000 mL以上。排尿次数也增多,1～2小时就可能小便1次,有的患者甚至每昼夜可达30余次。糖尿病患者血糖浓度增高,体内不能被充分利用,特别是肾小球滤出而不能完全被肾小管重吸收,以致形成渗透性利尿,出现多尿。血糖越高,排出的尿糖越多,尿量也越多。

2.多饮

由于多尿,水分丢失过多,发生细胞内脱水,刺激口渴中枢,出现烦渴多饮,饮水量和饮水次数都增多,以此补充水分。排尿越多,饮水也越多,形成正比关系。

3.多食

由于大量尿糖丢失,如每天失糖500 g以上,机体处于半饥饿状态,能量缺乏需要补充,引起食欲亢进、食量增加。同时又因高血糖刺激胰岛素分泌,因而患者易产生饥饿感,并且老有吃不饱的感觉,每天甚至吃五六次饭,主食为1～1.5 kg,副食也比正常人明显增多,还不能满足食欲。

4.消瘦

由于胰岛素不足,机体不能充分利用葡萄糖,使脂肪和蛋白质分解加速来补充能量和热量。其结果使体内碳水化合物、脂肪及蛋白质被大量消耗,再加上水分的丢失,患者体重减轻、形体消瘦,严重者体重可下降十几千克,以致疲乏无力、精神不振。同样,病程时间越长,血糖越高;病情越重,消瘦也就越明显。

5.其他临床表现

(1)疲乏无力:由于血糖不能进入细胞,细胞缺乏能量所致。据报道2/3的糖尿病患者有无力的症状,甚至超过消瘦的人数。

(2)容易感染:糖尿病影响免疫功能,以致抵抗力降低,容易出现皮肤疖肿,以及呼吸、泌尿胆道系统的各种炎症，且治疗困难。

(3)皮肤感觉异常：感觉神经障碍引起四肢末梢部位皮肤感觉异常，如蚁走感、麻木、针刺感、瘙痒，尤其女性外阴瘙痒可为首发症状。

(4)视力障碍：糖尿病可引起眼睛各个部位的合并症，以致出现视力减退、黑矇、失明等。

(5)性功能障碍：糖尿病引起血管、神经系统病变以及心理障碍等引发男性阳痿，女性性冷漠、月经失调等性功能障碍。

(6)X综合征：2型糖尿病存在胰岛素抵抗、高胰岛素血症的情况，故可同时或先后出现高血压、高脂血症、肥胖、冠状动脉粥样硬化性心脏病、高血液黏稠度等，这虽不属于糖尿病症状，但有这些情况时，应注意血糖是否升高。

(二)糖尿病其他临床表现

1.1型糖尿病的临床表现

(1)临床前期：多数患者在临床糖尿病出现前，有胰岛β细胞功能逐渐减退的过程，出现临床症状时β细胞功能已显著低下，糖负荷后血浆胰岛素及C肽浓度也无明显升高，临床亦无“三多一少”(多尿、多饮、多食和消瘦)症状。但此期仅偶尔被发现。

(2)发病初期：大多在25岁前起病，少数可在25岁后的任何年龄发病。胰岛β细胞破坏的程度和速度相差甚大，一般来说，幼儿和儿童较重、较快，成人较轻、较慢，由此决定了临床表现的年龄差异。糖尿病患者由于胰岛素不足，葡萄糖不能有效地被组织氧化利用，出现高血糖。临床上表现为“三多一少”，即多尿、多饮、多食和消瘦的典型症状。儿童和青少年常以糖尿病酮症酸中毒为首发表现；青春期阶段的患者开始呈中度高血糖，在感染等应激下迅速转变为严重高血糖和/或酮症酸中毒；另一些患者(主要是成年人)的β细胞功能可多年保持在足以防止酮症酸中毒的水平，但其中大多数最终需要外源性胰岛素维持生存，且对胰岛素敏感。

部分患者在患病初期，经胰岛素治疗后β细胞功能可有不同程度改善，胰岛素用量减少甚至可停止胰岛素治疗，此种现象称为“蜜月期”。其发生机制尚未肯定，可能与葡萄糖毒性有关。蜜月期通常≤1年，随后的胰岛素需要量又逐渐增加，酮症倾向始终存在。如外源性胰岛素使用恰当，血糖能维持在较理想的范围内；使用不合理者的血糖波动大，且容易发生低血糖症；如因某种原因停用胰岛素或合并急性应激，很容易诱发酮症酸中毒。

(3)糖尿病中后期：随着病程的延长，糖尿病患者可出现各系统、器官和组织受累的表现。病程10年以上者常出现各种慢性并发症，其后果严重。糖尿病慢性并发症包括糖尿病性微血管病变(主要为肾病和视网膜病)、糖尿病性大血管病变(主要为冠状动脉粥样硬化性心脏病、脑血管病和外周血管病)和糖尿病神经病。其中糖尿病微血管病变是糖尿病患者的特异性损害，与高血糖密切相关，可以看作糖尿病特有的临床表现。强化胰岛素治疗可降低和延缓1型糖尿病(可能也包括2型糖尿病和其他类型的糖尿病)微血管并发症及神经病变的发生与发展。

2.2型糖尿病的临床表现

2型糖尿病多发生于40岁以上人群，常见于老年人，近年有发病年轻化倾向。2型糖尿病的首发症状多种多样，除多尿、多饮和体重减轻外，视力减退(糖尿病视网膜病所致)、皮肤瘙痒、女性外阴瘙痒以及高渗性高血糖状态均可为其首发症状。大多数患者肥胖或超重，起病较缓慢，高血糖症状较轻；不少患者可长期无代谢紊乱症状，有些则在体检或出现并发症时才被确诊。空腹血浆胰岛素水平正常、较低或偏高，β细胞储备功能常无明显低下，故在无应激情况下无酮症倾向，治疗可不依赖于外源性胰岛素。但在长期的病程中，2型糖尿病患者胰岛β细胞功能逐渐减退，以致对口服降糖药失效；为改善血糖控制，也需要胰岛素治疗，但对外源胰岛素不甚敏感。急性应激（如重症感染、心肌梗死、脑卒中、创伤、麻醉和手术等）可诱发高渗性高血糖状态或糖尿病酮症酸中毒。长期病程中可出现各种慢性并发症，在糖尿病大血管病变中，尤其要关注心、脑血管病变。

（1）1 型糖尿病样发病作为首发表现：患者体力减退、精神萎靡、乏力、易疲劳、易感冒和工作能力下降，食欲减退及体重迅速下降。

（2）肥胖和代谢综合征作为首发表现：表现为向心性肥胖（腹型肥胖）、脂代谢紊乱和高血压等。这些代谢异常紧密联系，恶性循环，互为因果，一定时期出现糖耐量降低或糖尿病。

（3）急性并发症作为首发表现：当出现严重的急性应激时，患者并发呼吸道、泌尿道或胆道感染，并同时出现酮症酸中毒，表现为酸中毒大呼吸，呼出的气体可有烂苹果味。糖尿病患者易并发肺结核，重者可有咳痰和咯血等表现。急性感染的病程往往很长或经久不愈。

（4）慢性并发症作为首发表现：其临床表现很不一致，有些患者有心悸、气促、脉率不齐、心动过缓、心动过速和心前区不适等。并发心脏自主神经病变时，可有心率过快或过缓以及心律失常。伴心肌病变者常出现顽固性充血性心力衰竭、心脏扩大或心源性猝死。并发冠状动脉粥样硬化性心脏病者，尽管病情严重，不出现典型心绞痛或发生无痛性心肌梗死。部分患者的病情较重者多诉食欲减退、恶心、呕吐或出现顽固性腹泻及吸收不良性营养不良。另一些患者出现脓尿和脓血尿，且伴尿急和尿痛；尿淋漓不尽；有时亦出现夜间遗尿和非自主性排尿。尿中蛋白增多。部分女性患者并发卵巢早衰；男性患者以阳痿和性欲减退为最常见。

糖尿病前期包括单纯空腹血糖受损（空腹血 6.1～7.0 mmol/L，糖负荷后 2 小时血糖＜7.8 mmol/L）、糖耐量减低（空腹血糖＜6.1 mmol/L，糖负荷后 2 小时血糖 7.8～11.1 mmol/L）和复合型糖调节受损（空腹血糖受损＋糖耐量减低，空腹血糖 6.1～7.0 mmol/L，糖负荷后 2 小时血糖 7.8～11.1 mmol/L）等3 种情况。这 3 种情况存在不同的病理生理基础和临床特点，其进展为糖尿病的危险性不完全相同，其中以糖耐量减低的发生率最高，而空腹血糖受损＋糖耐量减低的患者进展为 2 型糖尿病的风险最大。

二、辅助检查

（一）糖代谢指标检查

1.尿糖测定

在多数情况下，24 小时尿糖总量与糖代谢紊乱的程度有较高的一致性，故可作为判定血糖控制的参考指标，尿糖阳性是诊断糖尿病的重要线索，但不能作为诊断依据，尿糖阴性也不能排除糖尿病的可能。正常人肾糖阈为血糖 10.0 mmol/L（180 mg/dL），患糖尿病和其他肾脏疾病时，肾糖阈大多升高，血糖虽已升高，尿糖仍可阴性；相反，妊娠或患有肾性糖尿时，肾糖阈降低，血糖正常时尿糖亦呈阳性或强阳性。

2.血糖测定和口服葡萄糖耐量试验

目前多用葡萄糖氧化酶或己糖激酶法测定血糖。静脉全血、血浆和血清葡萄糖测定在医疗机构进行，患者可用小型血糖仪自测毛细血管全血葡萄糖。1 次血糖测定（空腹血糖、餐后 2 小时血糖或随机血糖）仅代表瞬间血糖水平（点值血糖）；1 天内多次血糖测定（三餐前后及睡前，每周 2 天，如怀疑有夜间低血糖，应加测凌晨时段的血糖）可更准确地反映血糖控制情况。静脉血浆或血清血糖比静脉全血血糖约高 1.1 mmol/L（20 mg/dL），空腹时的毛细血管全血血糖与静脉全血血糖相同，而餐后与静脉血浆或血清血糖相同。

(1)口服葡萄糖耐量试验:血糖高于正常范围但又未达到糖尿病诊断标准者,需进行口服葡萄糖耐量试验。口服葡萄糖耐量试验应在不限制饮食(其中碳水化合物摄入量不少于每天150 g)和正常体力活动2天后的清晨(上午)进行,应避免使用影响糖代谢的药物,试验前禁食至少8～14小时,其间可以饮水。取空腹血标本后,受试者饮用含有75 g葡萄糖粉(或含1个水分子的葡萄糖82.5 g)的液体250～300 mL,5分钟内饮完;儿童按每千克体重1.75 g葡萄糖服用,总量≤75 g。在服糖后2小时采取血标本测定血浆葡萄糖。

(2)静脉葡萄糖耐量试验:只适用于胃切除术后、胃空肠吻合术后、吸收不良综合征者和有胃肠功能紊乱者。

3.糖化血红蛋白和糖化血浆清蛋白测定

(1)血红蛋白分为3种,以糖化血红蛋白组分为主,红细胞在血液循环中的平均寿命约为120天,糖化血红蛋白在总血红蛋白中所占的比例能反映取血前8～12周的平均血糖水平,与点值血糖相互补充,作为血糖控制的监测指标。需要注意的是糖化血红蛋白受检测方法,有否贫血和血红蛋白异常疾病、红细胞转换速度、年龄等诸多因素的影响。此外,糖化血红蛋白不能反映瞬时血糖水平和血糖波动情况,也不能确定是否发生过低血糖。目前,一些国家已经将糖化血红蛋白列为判断糖尿病控制的标准,采用亲和色谱或高效液相色谱法测定的糖化血红蛋白。正常值为4%～6.5%。但是,考虑到目前的测定技术仍存在较多障碍,主要是糖化血红蛋白检测尚不普遍,检测方法的标准化程度不够,测定糖化血红蛋白的仪器和质量控制尚不能符合目前糖尿病诊断标准的要求。

(2)糖化血浆清蛋白:人血浆蛋白(主要是清蛋白)与葡萄糖化合,产生果糖胺。血清蛋白在血中的浓度相对稳定,半衰期19天,测定糖化血浆清蛋白可反映近2～3周的平均血糖水平。当血清蛋白为50 g/L时,糖化血浆清蛋白正常值为1.5～2.4 mmol/L。糖化血浆清蛋白测定一般不作为糖尿病的诊断依据。

(二)胰岛功能检查

胰岛β细胞的胰岛素分泌有2个时相。糖耐量正常者接受25 g葡萄糖静脉注射后,会出现胰岛素分泌的第1时相(即刻相),它有一个很高的峰值,但持续时间仅有数分钟。接着是第2时相(即延迟相),由于血糖水平随即下降,故正常人胰岛素分泌的第二时相曲线较为低平。高葡萄糖钳夹试验中,由于人为地造成了高血糖状态,使β细胞功能有机会显露其最大的胰岛素分泌能力,故第二时相曲线上升平缓且可以持续数小时。在口服葡萄糖耐量试验及日常生活条件下进餐后,由于血糖上升速度较为缓慢,血浆胰岛素高峰在正常人多出现于30分钟(口服葡萄糖耐量试验)或45～60分钟(进餐)而不出现于0～10分钟,故不称其为第一时相,而称其为早期分泌,之后的曲线代表胰岛素的后期分泌。在从糖耐量正常到糖耐量减低、糖尿病的演变过程中,反映β细胞功能的胰岛素分泌模式的变化较为复杂。分泌量和时限的变化:其第一时相和第二时相分泌向相反方向发展,最先发生改变的是第一时相胰岛素分泌的减少或消失,接着是第二时相分泌量的增加及分泌峰值的后移,然后第二时相无峰值出现,最后第二时相基础分泌也逐渐消失。实事求是地说,现行的胰岛β细胞功能评估方法并不能令人满意,尚不能称为完美的方法。因为完美的方法应该既反映胰岛素分泌的多少又反映其达峰的时限。下述各指标都可在某种程度上反映β细胞功能。

1.血糖水平

这是β细胞功能最直接的反映,任何血糖升高都意味着胰岛素缺乏,即β细胞胰岛素分泌功能受损。从这个意义上说，血糖水平应该是β细胞功能最简单可靠的标志。然而实际上并非血糖水平相同的人β细胞功能都一样，血糖水平相似的1型和2型糖尿病患者比较，1型糖尿病患者β细胞功能常更差，因为刺激胰岛素分泌的口服降血糖药可使2型糖尿病患者血胰岛素水平升高，但对1型糖尿病者却无能为力。这是因为血糖水平受胰岛素分泌能力及机体胰岛素敏感性双重影响，血糖相似，有胰岛素抵抗者β细胞功能比胰岛素敏感者好。

2.空腹血浆胰岛素或C肽水平

在非糖尿病患者可用于判定胰岛素抵抗，结合血糖水平可评估胰岛素缺乏(如在糖尿病人群血糖高而胰岛素水平正常，提示已有胰岛素分泌相对不足，如胰岛素水平低于正常则表示严重胰岛素缺乏)。处于疾病早、中、晚期的糖尿病人群其测定结果不同，空腹血糖正常或仅轻度升高者胰岛素水平可高于正常人，但空腹血糖＞8.9 mmol//L者，则全日胰岛素水平绝对低于正常人。由于常规放射免疫分析测得的胰岛素中含有真胰岛素、前胰岛素原及断裂的前胰岛素原，故常使人担心其临床应用是否可靠。一般说来，在非糖尿病人群前胰岛素原及断裂胰岛素仅占常规放射免疫分析测定胰岛素的7%～9%，实际上90%以上是真胰岛素，故在这一人群常规放射免疫分析法测定的胰岛素不失为胰岛素抵抗和β细胞功能的标志。但有时也出现问题，其原因也是由于胰岛素分泌受“双重挑战”——糖负荷和胰岛素抵抗的影响。C肽与胰岛素等分子分泌入血，C肽与胰岛素没有交叉免疫反应，它的测定不受胰岛素的干扰。接受外源性胰岛素的患者或已产生抗胰岛素抗体的患者，用C肽值可评价内源性胰岛素分泌能力。对于这些患者，血中存在C肽表明有内源性胰岛素产生，外周血中C肽/胰岛素比值已用于评价胰岛素在肝脏的清除率。正常空腹C肽水平为0.3～1.3 nmol/L，此值可用于评估糖尿病人群残存的β细胞功能。有人建议基础空腹C肽值＜0.2 nmol/L，胰高血糖素刺激后90分钟＜0.51 nmol/L可判定为1型糖尿病。2型糖尿病患者如果空腹C肽水平较低，葡萄糖刺激后反应差，应考虑胰岛素治疗。

3.第一时相胰岛素分泌

测定静脉25 g葡萄糖负荷后10分钟内胰岛素分泌的总量，称为急性胰岛素释放量，被认为是非进食情况下机体胰岛素分泌对最大强度的脉冲刺激反应，是公认的较好的β细胞功能指数，在文献中大量引用，可预测发生糖尿病的危险。方法是静脉注射25 g葡萄糖，测定0、3、4、5、8、10分钟的血浆胰岛素，正常人高峰值可达250～300 mU/L，糖耐量减低者约为200 mU/L，而糖尿病患者常糖耐量＜50 mU/L，这种方法测定的β细胞功能受胰岛素抵抗的干扰，调整胰岛素敏感性后，可恰当评估机体β细胞功能。但在糖负荷2小时血糖水平＞10 mmol/L者第一时相胰岛素分泌就已消失，这使得它难以评估中晚期糖尿病人群胰岛素分泌功能。

4.胰岛素峰值与基础值的比值

正常人在糖负荷后胰岛素水平可比基础值升高6倍(甚至8倍)，胰岛素水平＜5倍者可能已有功能损害。但目前的胰岛素测定方法很难对高值作出准确的测定，常常呈“高值不高”，所以单纯以绝对升高倍数判断要十分谨慎，要对自己实验室测定的误差有清醒的认识。另外，以胰岛素水平评估糖耐量减低人群的β细胞功能也比糖耐量正常人群“亢进”，而且在不同糖耐量水平人群，胰岛素峰值出现的时间相差甚远，临床出现误差机会增加，故使这一比值减色不少。

5.糖负荷后胰岛素曲线下面积

因糖负荷后胰岛素曲线下面积只反映胰岛素分泌数量，而不能反映其达峰时间，因而不能区分曲线下面积相同但其达峰时间不同的正常人和2型糖尿病患者的β细胞功能的差异；因受胰岛素抵抗影响，会误判糖耐量减低人群β细胞功能亢进。所以计算糖负荷后胰岛素曲线下面积可粗略判定β细胞胰岛素分泌功能，但作相对更确切的评估时，一定要排除胰岛素抵抗的干扰。在肥胖或胰岛素抵抗程度相近似的人群（如1型糖尿病患者、非肥胖成人晚发型自身免疫性糖尿病患者或2型糖尿病患者）中作β细胞胰岛素分泌功能的相对比较，大致判断β细胞功能衰竭的程度时，口服葡萄糖耐量试验曲线下面积仍可作为临床参考。胰岛素曲线的形态有时比面积大小更重要，曲线峰值越后移，曲线越趋于平坦，β细胞功能越差，曲线低平者更差。

6.精氨酸刺激试验

这是一种非葡萄糖刺激的β细胞功能试验，静脉给予最大刺激量的精氨酸（5 g），测定0、2、3、4、5分钟时血浆胰岛素，2～5分钟胰岛素均值与空腹血浆胰岛素的差值可反映β细胞胰岛素分泌功能。精氨酸刺激有反应表明机体尚存在一定数量的β细胞，可继续分泌胰岛素；如果精氨酸刺激无反应，则可能表明机体实际存在的β细胞已丧失殆尽。这种方法评估的β细胞功能与葡萄糖刺激的β细胞功能可能完全不同，即对葡萄糖刺激反应很差的人，精氨酸刺激后仍可有良好反应。

（三）病因相关检查

糖尿病病因学的检查主要包括糖尿病抗体如谷氨酸脱羧酶抗体、胰岛细胞抗体、胰岛素自身抗体等的检查以及糖尿病相关的基因分析等手段。现已基本明确1型糖尿病是由免疫介导的胰岛β细胞选择性破坏所致。已证实在1型糖尿病发病前及其病程中，体内可检测出多种针对胰岛β细胞的自身抗体。临床常检测谷氨酸脱羧酶抗体、胰岛细胞抗体、胰岛素自身抗体等，它将有助于及早发现1型糖尿病，对于控制疾病的发展非常有益。在1型糖尿病出现临床表现之前就可以出现谷氨酸脱羧酶抗体，在新诊断的1型糖尿病患者中谷氨酸脱羧酶抗体阳性率为75%～90%，有助于1型糖尿病的及早诊断，尤其对成人晚发型自身免疫性糖尿病早期识别有重要价值。胰岛细胞抗体在新诊断1型糖尿病中阳性率为60%～90%，随着病程延长而逐渐降低，胰岛细胞抗体可用于成人晚发型自身免疫性糖尿病的诊断。胰岛素自身抗体是可与胰岛素相结合的自身抗体，可出现于未用外源性胰岛素和1型糖尿病以及临床前期患者中，在诊断的1型糖尿病患者中，胰岛素自身抗体阳性率为40%～50%，在成人晚发型自身免疫性糖尿病患者中也可检出胰岛素自身抗体。

四、诊断依据

我国目前采用国际上通用世界卫生组织糖尿病专家委员会提出的糖代谢状态分类标准和糖尿病诊断标准见表10-1、表10-2。

表10-1 糖代谢状态分类

糖代谢状态	静脉血浆葡萄糖（mmol/L）	
	空腹血糖	糖负荷后2小时血糖
正常血糖	<6.1	<7.8
空腹血糖受损	≥6.1，<7.0	<7.8
糖耐量减低	<7.0	≥7.8，<11.1
糖尿病	≥7.0	≥11.1

注：空腹血糖受损和糖耐量减低统称为糖调节受损，也称糖尿病前期；空腹血糖正常参考范围下限通常为3.9 mmol/L。

表 10-2　糖尿病的诊断标准

诊断标准		静脉血浆葡萄糖或糖化血红蛋白水平
典型糖尿病症状		
	加上随机血糖	≥11.1 mmol/L
	或加上空腹血糖	≥7.0 mmol/L
	或加上口服葡萄糖耐量试验 2 小时血糖	≥11.1 mmol/L
	或加上糖化血红蛋白	≥6.5%
无糖尿病典型症状者，需改日复查确认		

注：典型糖尿病症状包括烦渴多饮、多尿、多食、不明原因体重下降；随机血糖指不考虑上次用餐时间，一天中任意时间的血糖，不能用来诊断空腹血糖受损或糖耐量减低；空腹状态指至少 8 小时没有进食热量。

(1)糖尿病诊断是基于空腹血糖、随机血糖(任意时间点)或口服葡萄糖耐量试验中 2 小时血糖值。空腹指至少 8 小时内无任何热量摄入；任意时间指一天内任何时间，无论上一次进餐时间及食物摄入量；糖尿病症状指多尿、烦渴多饮和难以解释的体重减轻。空腹血糖 3.9～6.0 mmol/L为正常；6.1～6.9 mmol/L 为空腹血糖受损；≥7.0 mmol/L 应考虑糖尿病；口服葡萄糖耐量试验中 2 小时血糖值＜7.7 mmol/L 为正常糖耐量；7.8～11.0 mmol/L 为糖耐量减低；≥11.1 mmol/L应考虑糖尿病。

(2)糖尿病的临床诊断推荐采用葡萄糖氧化酶法测定静脉血浆葡萄糖。

(3)对于无糖尿病症状、仅一次血糖值达到糖尿病诊断标准者，需在另一天复查合适而确定诊断；如果复查结果未达到糖尿病诊断标准，应定期复查。空腹血糖受损和糖耐量减低的诊断应根据 3 个月内的 2 次口服葡萄糖耐量试验结果，用其平均值来判断。严重疾病或应急情况下，可发生应激性高血糖，但常为暂时性和自限性，因此不能据此时血糖诊断糖尿病，须在应激消除后复查才能明确其糖代谢情况。

(4)儿童糖尿病诊断标准与成人相同。

(5)妊娠糖尿病强调对具有高危因素的孕妇(妊娠期糖尿病个人史、肥胖、尿糖阳性或有糖尿病家族史者)，孕期首次产前检查时，使用普通糖尿病诊断标准筛查孕前未诊断的 2 型糖尿病，如达到糖尿病诊断标准即可判断孕前就患有糖尿病；如初次检查结果正常，则在孕 24～28 周行 75 g口服葡萄糖耐量试验，筛查有无妊娠期糖尿病，达到或超过下列至少 1 项指标：空腹血糖≥5.1 mmo/L，餐后 1 小时血糖≥10.0 mmol/L 和/或餐后 2 小时血糖≥8.5 mmol/L 可诊断妊娠期糖尿病。

(6)关于应用糖化血红蛋白诊断糖尿病糖化血红蛋白能稳定和可靠地反映患者的预后。美国糖尿病协会已经将糖化血红蛋白≥6.5%作为糖尿病的诊断标准，世界卫生组织也建议在条件成熟的地方采用糖化血红蛋白作为糖尿病的诊断指标。由于我国有关糖化血红蛋白诊断糖尿病切点的相关资料尚不足，且缺乏糖化血红蛋白检测方法的标准化，故目前在我国尚不推荐采用糖化血红蛋白诊断糖尿病。但对于采用标准化检测方法并且有严格质量控制的单位，糖化血红蛋白≥6.5%可作为诊断糖尿病的参考。如果测得的糖化血红蛋白和血糖水平之间存在明显的不一致，应该考虑由于血红蛋白变异(如血红蛋白病)对糖化血红蛋白检测干扰的可能性，并考虑用无干扰的方法或血浆血糖的标准诊断糖尿病。

(孙世萍　孟爱玲)

第四节　治疗与预防

一、治疗

(一)营养支持治疗

1.营养摄入

(1)能量:①糖尿病前期或糖尿病患者应当接受个体化能量平衡计划,目标是既要达到或维持理想体重,又要满足不同情况下营养需求。②对于所有超重或肥胖的糖尿病患者,应调整生活方式,控制总能量摄入,至少减轻体重5%。③建议糖尿病患者能量摄入参考通用系数方法,按照105~126 $kJ \cdot kg^{-1} \cdot d^{-1}$计算能量摄入。再根据患者身高、体重、性别、年龄、活动量、应激状况等进行系数调整。不推荐糖尿病患者长期接受极低能量(<3 349.4 kJ/d)的营养治疗。

(2)脂肪:①不同类型的脂肪对血糖及心血管疾病的影响有较大差异,故难以精确推荐膳食中脂肪的供能。一般认为,膳食中脂肪提供的能量应占总能量的20%~30%。如果是优质脂肪,脂肪供能比可提高到35%。②应尽量限制饱和脂肪酸、反式脂肪酸的摄入量。单不饱和脂肪酸和n-3多不饱和脂肪酸(如鱼油、部分坚果及种子)有助于改善血糖和血脂,可适当增加。

(3)碳水化合物:①社区动脉粥样硬化危险研究结果显示,碳水化合物所提供的能量占总能量的50%~55%时全因死亡风险最低。考虑到我国糖尿病患者的膳食习惯,建议大多数糖尿病患者膳食中碳水化合物所提供的能量占总能量的50%~65%。餐后血糖控制不佳的糖尿病患者,可适当降低碳水化合物的供能比。不建议长期采用极低碳水化合物膳食。②在控制碳水化合物总量的同时应选择低血糖生成指数碳水化合物,可适当增加非淀粉类蔬菜、水果、全谷类食物,减少精加工谷类的摄入。全谷类应占总谷类的一半以上。全谷类摄入与全因死亡、冠状动脉粥样硬化性心脏病、2型糖尿病及结直肠癌风险呈负相关。③进餐应定时定量。注射胰岛素的患者应保持碳水化合物摄入量与胰岛素剂量和起效时间相匹配。④增加膳食纤维的摄入量。成人每天膳食纤维摄入量应>14 g/4 186.8 kJ。膳食纤维摄入量与全因死亡、冠状动脉粥样硬化性心脏病、2型糖尿病及结直肠癌风险呈负相关。⑤严格控制蔗糖、果糖制品(如玉米糖浆)的摄入。⑥喜好甜食的糖尿病患者可适当摄入糖醇和非营养性甜味剂。

(4)蛋白质:①肾功能正常的糖尿病患者,推荐蛋白质的供能比为15%~20%,并保证优质蛋白占总蛋白的一半以上。②有显性蛋白尿或肾小球滤过率下降的糖尿病患者蛋白质摄入应控制在每天0.8 g/kg体重。

(5)饮酒:①不推荐糖尿病患者饮酒,若饮酒应计算酒精中所含的总能量。②女性一天饮酒的酒精量≤15 g,男性≤25 g(15 g酒精相当于350 mL啤酒、150 mL葡萄酒或45 mL蒸馏酒)。每周饮酒≤2次。③应警惕酒精可能诱发的低血糖,尤其是服用磺脲类药物或注射胰岛素及胰岛素类似物的患者应避免空腹饮酒并严格监测血糖。

(6)盐:①食盐摄入量限制在每天5 g以内,合并高血压的患者可进一步限制摄入量。②同时应限制摄入含盐高的食物,如味精、酱油、盐浸等加工食品、调味酱等。

(7)微量营养素:糖尿病患者容易缺乏B族维生素、维生素C、维生素D以及铬、锌、硒、镁、铁、锰等多种微量营养素，可根据营养评估结果适量补充。长期服用二甲双胍者应防止维生素 B_{12} 缺乏。无微量营养素缺乏的糖尿病患者，无需长期大量补充维生素、微量元素以及植物提取物等制剂，其长期安全性和改善临床结局的作用有待验证。

2.膳食模式

(1)营养筛查：①测量身高、体重、腰围、臀围，计算 BMI，采集近期饮食和体重变化情况，采用信效度良好的营养筛查量表筛查患者的营养风险。②营养风险的存在提示需要制订营养支持计划，但是否进行营养支持需进一步进行营养评估。

(2)营养评定：①对患者进行病史采集、膳食及活动水平调查、自我管理行为、人体学测量、人体成分分析、静息能量消耗测定、实验室检查等，进行应激水平、炎症反应、耗能水平及代谢状态等多维度分析。②对于成人患者，可采用国际上通用的营养评估量表，如主观整体评估，由营养师或经培训的医务工作者对患者进行营养评估。对于儿童青少年患者，建议采用中国 0～18 岁儿童生长参照标准及生长曲线进行评价。对于营养良好的患者，无需营养干预；对营养不良的患者，应进一步实施综合测评及营养诊断，或可同时实施营养干预。

(3)营养干预及处方内容：制订个体化营养干预方案，包括糖尿病饮食基本原则、个体化食谱和膳食改善计划、肠内和肠外营养治疗方案，以及随访计划。①糖尿病饮食基本原则：包括吃动平衡、健康体重、总量控制、主食定量、粗细粮搭配、食物多样化、多吃蔬菜、水果适量、常吃鱼禽蛋类、畜肉类适量，少油少盐、戒烟限酒等。②个体化饮食方案：计算推荐能量摄入量及营养素分配比例，制订个体化食谱。如有肠内营养支持指征，推荐使用糖尿病适用型肠内营养制剂。③随访计划：对于新诊断的 1 型糖尿病患者，建议 2～4 周复诊；病情稳定的儿童青少年 1 型糖尿病患者，年幼儿童每 3～6 个月随访，较大儿童每 6～12 个月随访，根据生长发育情况及时调整营养方案；病情稳定的成人 1 型糖尿病患者至少每年随访。增加随访次数，有助于改善临床结局。

(二)运动治疗

1.运动作用

(1)改善血糖控制，降低糖化血红蛋白，提高胰岛素敏感性：运动增加胰岛 β 细胞分泌胰岛素的能力，增加肌肉对葡萄糖的摄取以及胞内葡萄糖转运蛋白 4 的载负量。运动后的即刻效果：①有氧运动增强胰岛素作用且改善胰岛素抵抗；②抗阻运动增加肌容积以及增加肌肉摄取的葡萄糖。运动的长期效果包括逆转骨骼肌胰岛素抵抗，提高胰岛素敏感性，促进葡萄糖转运蛋白 4 基因表达和蛋白合成。

(2)提高心肺功能，降低心血管风险和整体死亡率，有助于减重以及改善其他相关重要指标。

(3)延缓糖尿病并发症的发生和进展，如视网膜病变、微量清蛋白尿、糖尿病酮症酸中毒，严重低血糖伴昏迷等。

(4)增加自我效能感及健康管理依从性：影响下丘脑肾上腺皮质系统，即去甲肾上腺素、5-羟色胺合成与代谢及内啡肽的分泌，提高健康相关的生活质量，重塑积极的生活方式并增加幸福感。

(5)对于患有 1 型糖尿病的儿童和青少年来说，在身体健康、力量增强、体重管理、社会互动、自我意识和成年期健康习惯形成等方面都有积极的影响。

2.禁忌证

(1)合并各种急性感染者。

(2)血糖＞15 mmol/L 合并血酮升高(≥1.5 mmol/L)者。

(3)近期发生血糖<2.8 mmol/L(50 mg/dL)或需要他人帮助的严重低血糖事件者。

(4)未控制的高血压、未经治疗的自主神经病变、周围神经病变以及有足溃疡或夏科足病史、糖化血红蛋白浓度远高于控制目标的患者,禁止剧烈运动,包括举重和竞技性耐力项目。

(5)不稳定的增殖性视网膜病变或严重的非增殖性糖尿病视网膜病变。

3.运动前的准备和评估

(1)运动开始前的血糖管理:血糖对于糖尿病患者的运动策略选择具有重要的影响。在进行运动前,必须了解患者的血糖水平,以进行不同的后续处理。

(2)全身体检和个人的身体活动准备问卷:针对不良事件风险增加的成人患者的测试,同时评估运动目标,如代谢控制、并发症的预防、塑形、体重减轻或运动表现等。

(3)运动前评估糖尿病合并症或并发症:主要包括心血管疾病的相关风险。应仔细询问病史并进行相关检查,评估心血管危险因素,并注意非典型的冠状动脉粥样硬化性心脏病表现,明确是否存在运动禁忌证。

(4)评估运动能力、运动意愿及既往运动习惯:运动能力评估是制订运动处方,尤其是确定运动强度的重要依据。常用的评估方法有分级运动测试、3 分钟全力运动试验等。患者既往的运动习惯、运动偏好及是否存在运动意愿等,均需在制订运动处方前进行全面了解。

4.运动形式

运动形式按照能量代谢的方式不同,分为有氧运动和无氧运动 2 种。两者的区别取决于支持运动的主要能量系统。有氧运动主要依靠有氧供能系统,包括多个大肌肉群重复和持续运动,常见的运动形式有散步、骑自行车、慢跑和游泳等。

无氧运动主要依靠无氧供能系统,如快跑、抗阻运动等。近年来提出的综合运动则同时涵盖了 2 种供能形式,即有氧和无氧供能交替出现。大多数人们常做的运动都可以纳入综合运动之中,包括高强度间歇运动、柔韧性运动、平衡性运动等。3 种运动形式对于 1 型糖尿病患者血糖趋势的影响各不相同。有氧运动 40 分钟后,血糖会逐渐减低,因此较适合血糖水平较高,尤其是餐后高血糖的患者;长期的有氧训练也能够改善血糖控制。但 1 型糖尿病患者单纯进行有氧运动后出现低血糖事件的风险相对较高。无氧运动后短时间内则较常出现血糖明显升高,但在 24 小时后血糖可显著降低,且持续时间较长。易出现酮症的患者建议尽量避免单纯的无氧运动。综合运动则更有利于整体血糖控制,如篮球、足球、高强度间歇运动等。高强度间歇运动为短时间的剧烈运动与低至中等强度的恢复休息的交替,休息可为静态休息,亦可为低中强度运动。高强度间歇运动可提高患者的有氧能力,且在运动过程中血糖波动相对较小,因此更适用于 1 型糖尿病患者。抗阻运动与高强度间歇运动联合可有助于减少 1 型糖尿病患者的胰岛素使用剂量。

5.运动强度

(1)有氧运动:有氧运动的强度至少维持中等强度水平或以上,即最大摄氧量的 40%~70%为宜。对于从未有过运动习惯的人,建议从低于最大耗氧量的 50%~60%开始。妊娠患者建议规律中等强度运动,心血管疾病高危患者鼓励从短时间的低强度运动开始,并根据耐受程度逐渐增加运动强度和时间。

没有条件进行心肺运动试验时,通常用心率或自身感觉来衡量运动强度。中等强度运动中,呼吸频率稍促,尽管对话不成问题,但语句长度会受到限制,或者运动时感觉全身发热,出汗,但非大汗淋漓。相对自觉症状而言,更推荐采用运动中心率来评估运动强度。建议通过运动平板试验或心肺运动试验来确定运动中适合的心率范围。若无相关条件，可尝试使用公式计算，但不同基础人群，公式计算可能存在误差。中等强度的有氧运动靶心率(次/分钟)=(220－年龄)×(40%～70%)。

(2)抗阻运动：中等强度训练一般是 15 RM(最多 15 次的抗阻重复训练)，剧烈训练强度一般为 6～8 RM(不超过 8 次抗阻重复训练)。推荐训练强度为中等强度，或强度控制在 50%～75%最大 RM(仅能进行 1 次的抗阻训练强度)。在抗阻训练过程中，建议同时进行心率监测以保证运动安全。

6.运动时间及频率

每次运动建议持续的时长与选择的运动方式、人群、是否有运动基础及血糖水平相关(表 20)。例如对于成人 1 型糖尿病患者的目标是运动达到 20～45 分/天，每周持续 5～7 天，间歇期≤2 天；随时间推移，运动应在强度、频率和/或持续时间上增至每周 150 分钟周的中等强度运动(40%～60%最大摄氧量)或 75 分钟高强度的有氧运动，或者两者结合。儿童和青少年则建议每天参加 60 分钟中等至高强度的有氧运动，或每周≥150 分钟的运动。每周运动时间<200 分钟则是血糖控制不良的危险因素。

临床期或糖尿病前期应进行≥60 分/天的中等或高强度有氧运动，肌肉和骨骼强化活动每周至少 3 天。对于具体运动时间点的选择，有研究结果显示餐后 90 分钟进行有氧运动的效果，显著优于 90 分钟内。与晨起空腹运动相比，午后进行抗阻运动，高血糖的发生率明显降低，相对来说更安全。餐后 1 小时开始运动对降低餐后 2 小时血糖更有利，血糖达到峰值前 0.5 小时进行运动，可以使峰值血糖降低更为显著。

7.运动治疗的注意事项

(1)胰岛素剂量调整：1 型糖尿病患者在运动前建议根据运动强度和拟开始运动的时间，适当减少胰岛素剂量。对于运动开始于用餐后 90 分钟计算的情况，可以根据运动强度适当调整餐前速效胰岛素剂量。对于运动开始于上一次用餐时间>180 分钟的情况，使用胰岛素泵的 1 型糖尿病患者拟进行 60 分钟以上的高强度运动(60%最大耗氧量)时，建议提前至少 90 分钟减少基础胰岛素 80%的剂量或直接停止基础胰岛素输注，直至运动结束。对于使用多针注射疗法的 1 型糖尿病患者，无法调整独立时段基础胰岛素剂量的情况，可以适当进食碳水化合物预防低血糖。

(2)预防低血糖：1 型糖尿病患者对运动的血糖反应是可变的。这常取决于几个因素，包括运动的持续时间和强度、起始血糖水平、有氧运动强度以及循环中的胰岛素量等。因此，对于 1 型糖尿病患者运动相关低血糖事件的预防需要注意以下问题。①患者教育：在运动治疗全程中均需对患者进行运动期间、运动后直至夜间预防低血糖的策略教育，其中包括运动前(和运动后)减少正餐或零食前的胰岛素剂量，减少基础胰岛素剂量，增加碳水化合物摄入量，睡前吃零食和/或使用持续葡萄糖监测。②监测血糖：频繁血糖监测对于预防、发现、治疗运动性低血糖或高血糖都很重要。运动相关性低血糖事件多见于运动后 90 分钟左右，且与运动前的血糖水平相关。因此，1 型糖尿病患者在开始执行或更换新的运动处方的早期，均需在运动前、运动中和运动后(尤其运动后 90 分钟)监测血糖。所有儿童和青少年患者每天应多次监控血糖水平(6～10 次/天的血糖仪或持续葡萄糖监测)，包括餐前、进食零食时和睡觉时的血糖情况，并兼顾需要和安全等具体情况(如运动锻炼、开车或出现低血糖症状时)。③掌握运动时机：餐后运动开始越晚，运动结束后一段时间内低血糖发生风险越高。对于容易出现低血糖患者，更推荐晚餐后

0.5 小时运动，同时强度不宜过高，时间不宜过长。早餐前空腹运动血糖波动更大。④调整胰岛素及补充碳水化合物以提高运动的安全性：预防和治疗运动有关的低血糖症包括减少运动前餐前胰岛素和/或增加食物摄入量。对于中等强度的有氧运动，运动前予以原有剂量的 25%和运动后予以原有剂量的 50%的速效胰岛素剂量可维持血糖，并保护患者免受早发性低血糖的影响（≤8 小时）。然而这种策略并不能预防运动后迟发性低血糖症。运动前的血糖目标应为 5.0～13.9 mmol/L(90～250 mg/dL)。对于中低强度的有氧运动(30～60 分钟)，如果患者空腹，予以 10～15 g 的碳水化合物可预防低血糖。注射胰岛素后（相对高胰岛素血症），应考虑每小时运动补充碳水化合物 0.5～1.0 g/kg(30～60 g)。高速率摄入碳水化合物可能导致胃部不适，并可能在运动期间和运动后导致高血糖，含有葡萄糖和果糖的运动饮料可能是更好的选择（如碳水化合物凝胶、等渗运动饮料、水果和果汁等）。

(三)西医药物治疗

1.口服降糖药

高血糖的药物治疗多基于纠正导致人类血糖升高的 2 个主要病理生理改变，即胰岛素抵抗和胰岛素分泌受损。根据作用效果的不同，口服降糖药可分为主要以促进胰岛素分泌为主要作用的药物和通过其他机制降低血糖的药物，前者主要包括磺脲类、格列奈类、二肽基肽酶Ⅳ抑制剂，通过其他机制降低血糖的药物主要包括双胍类、噻唑烷二酮类、α-糖苷酶抑制剂和钠-葡萄糖共转运蛋白 2 抑制剂。糖尿病的医学营养治疗和运动治疗是控制 2 型糖尿病高血糖的基本措施。在饮食和运动不能使血糖控制达标时，应及时采用包括口服药治疗在内的药物治疗。2 型糖尿病是一种进展性疾病。在 2 型糖尿病的自然病程中，胰岛 β 细胞功能随着病程的延长而逐渐下降，胰岛素抵抗的程度变化不大。因此，随着 2 型糖尿病病程的进展，对外源性的血糖控制手段的依赖逐渐增大。临床上常需要口服降糖药物及口服药物和注射降糖药（胰岛素、胰高糖素样肽-1 受体激动剂）间的联合治疗。

(1)二甲双胍：目前临床上使用的双胍类药物主要是盐酸二甲双胍。双胍类药物的主要药理作用是通过减少肝脏葡萄糖的输出和改善外周胰岛素抵抗而降低血糖。许多国家和国际组织制订的糖尿病诊治指南中均推荐二甲双胍作为 2 型糖尿病患者控制高血糖的一线用药和药物联合中的基本用药。对临床试验的系统评价结果显示，二甲双胍的降糖疗效（去除安慰剂效应后）为糖化血红蛋白下降 1.0%～1.5%，并可减轻体重。在我国 2 型糖尿病人群中开展的临床研究显示，二甲双胍的降糖疗效为糖化血红蛋白下降 0.7%～1.0%。在 500～2 000 mg/d，二甲双胍疗效呈现剂量依赖效应。一项在我国未治疗的 2 型糖尿病患者人群中开展的研究显示，二甲双胍缓释片与普通片的疗效和总体胃肠道不良事件发生率相似。在我国 2 型糖尿病患者中开展的临床研究显示，在低剂量二甲双胍治疗的基础上联合二肽基肽酶Ⅳ抑制剂的疗效与将二甲双胍的剂量继续增加所获得的血糖改善程度和不良事件发生的比例相似。二甲双胍的疗效与体重无关。英国前瞻性糖尿病研究结果证明，二甲双胍还可减少肥胖 2 型糖尿病患者的心血管事件和死亡风险。在我国伴冠状动脉粥样硬化性心脏病的 2 型糖尿病患者中开展的针对二甲双胍与磺脲类药物对再发心血管事件影响的随机对照试验结果显示，二甲双胍的治疗与主要心血管事件的显著下降相关。单独使用二甲双胍不增加低血糖风险，但二甲双胍与胰岛素或胰岛素促泌剂联合使用时可增加发生低血糖的风险。二甲双胍的主要不良反应为胃肠道反应。从小剂量开始并逐渐加量是减少其不良反应的有效方法。在已经耐受低剂量二甲双胍的患者中继续增加二甲双胍的剂量不增加胃肠道不良反应。二甲双胍与乳酸性酸中毒发生风险间的关系尚不确定。双胍类药物禁用于肾功能不全[血肌酐水平男性＞132.6 μmol/L(1.5 mg/dL)，女性＞123.8 μmol/L(1.4 mg/dL)或估算的肾小球滤过率＜45 mL·min^{-1}·(1.73 m^2)$^{-1}$]、肝功能不全、严重感染、缺氧或接受大手术的患者。正在服用二甲双胍者，肾小球滤过率为45～59 mL·min^{-1}·(1.73 m^2)$^{-1}$之间时不需停用，可以适当减量继续使用。造影检查如使用碘化对比剂时，应暂时停用二甲双胍，在检查完至少48小时且复查肾功能无恶化后可继续用药。长期服用二甲双胍可引起维生素B_{12}水平下降。长期使用二甲双胍者可每年测定1次血清维生素B_{12}水平，如缺乏应适当补充维生素B_{12}。

(2)磺脲类药物：磺脲类药物属于胰岛素促泌剂，主要药理作用是通过刺激胰岛β细胞分泌胰岛素，增加体内的胰岛素水平而降低血糖。磺脲类药物可使糖化血红蛋白降低1.0%～1.5%(去除安慰剂效应后)。前瞻性、随机分组的临床研究结果显示，磺脲类药物的使用与糖尿病微血管病变和大血管病变发生的风险下降相关。一项心血管结局试验显示，格列美脲组与利格列汀组的主要不良心血管事件发生风险差异无统计学意义，但格列美脲组低血糖发生率高于利格列汀组。目前在我国上市的磺脲类药物主要为格列本脲、格列美脲、格列齐特、格列吡嗪和格列喹酮。磺脲类药物如果使用不当可导致低血糖，特别是在老年患者和肝、肾功能不全者；磺脲类药物还可导致体重增加。有肾功能轻度不全的患者如使用磺脲类药物宜选择格列喹酮。

(3)格列奈类药物：格列奈类药物为非磺脲类胰岛素促泌剂，我国上市的有瑞格列奈、那格列奈和米格列奈。此类药物主要通过刺激胰岛素的早时相分泌而降低餐后血糖，也有一定的降空腹血糖作用，可使糖化血红蛋白降低0.5%～1.5%。此类药物需在餐前即刻服用，可单独使用或与其他降糖药联合应用(磺脲类除外)。在我国新诊断的2型糖尿病人群中，瑞格列奈与二甲双胍联合治疗较单用瑞格列奈可更显著地降低糖化血红蛋白，但低血糖的风险显著增加。格列奈类药物的常见不良反应是低血糖和体重增加，但低血糖的风险和程度较磺脲类药物轻。格列奈类药物可以在肾功能不全的患者中使用。

(4)噻唑烷二酮类：噻唑烷二酮类主要通过增加靶细胞对胰岛素作用的敏感性而降低血糖。目前在我国上市的噻唑烷二酮类主要有罗格列酮和吡格列酮及其与二甲双胍的复方制剂。在我国2型糖尿病患者中开展的临床研究结果显示，噻唑烷二酮类可使糖化血红蛋白下降0.7%～1.0%(去除安慰剂效应后)。脑卒中后胰岛素抵抗干预研究表明，在有胰岛素抵抗伴动脉粥样硬化性心血管疾病的糖耐量减低患者中，与安慰剂相比，吡格列酮能减少脑卒中和心肌梗死再发生的风险，同时降低新发糖尿病的风险。噻唑烷二酮类单独使用时不增加低血糖风险，但与胰岛素或胰岛素促泌剂联合使用时可增加低血糖风险。体重增加和水肿是噻唑烷二酮类的常见不良反应，这些不良反应在与胰岛素联合使用时表现更加明显。噻唑烷二酮类的使用与骨折和心力衰竭风险增加相关。有心力衰竭(纽约心脏学会心功能分级Ⅱ级以上)、活动性肝病或氨基转移酶升高＞2.5倍ULN、严重骨质疏松和有骨折病史的患者应禁用本类药物。

(5)α-糖苷酶抑制剂：α-糖苷酶抑制剂通过抑制碳水化合物在小肠上部的吸收而降低餐后血糖，适用于以碳水化合物为主要食物成分的餐后血糖升高的患者。推荐患者每天2～3次，餐前即刻吞服或与第一口食物一起嚼服。国内上市的α-糖苷酶抑制剂有阿卡波糖、伏格列波糖和米格列醇。在包括中国人在内的2型糖尿病人群中开展的临床研究的系统评价结果显示，α-糖苷酶抑制剂可以使糖化血红蛋白降低0.50%，并能使体重下降。在中国2型糖尿病人群开展的临床研究结果显示，在初诊的糖尿病患者中每天服用300 mg阿卡波糖的降糖疗效与每天服用1 500 mg二甲双胍的疗效相当；在初诊的糖尿病患者中阿卡波糖的降糖疗效与二肽基肽酶Ⅳ抑制剂(维格列汀)相当；在二甲双胍治疗的基础上阿卡波糖的降糖疗效与二肽基肽酶Ⅳ抑制剂(沙格列汀)相当。α-糖苷酶抑制剂可与双胍类、磺脲类、噻唑烷二酮类或胰岛素联合使用。在冠状动脉粥样硬化性心脏病伴糖耐量减低的人群中进行的研究显示,阿卡波糖不增加受试者主要复合心血管终点事件风险,但能减少糖耐量减低向糖尿病转变的风险。α-糖苷酶抑制剂的常见不良反应为胃肠道反应(如腹胀、排气等)。从小剂量开始,逐渐加量是减少不良反应的有效方法。单独服用本类药物通常不会发生低血糖。用α-糖苷酶抑制剂的患者如果出现低血糖,治疗时需使用葡萄糖或蜂蜜,而食用蔗糖或淀粉类食物纠正低血糖的效果差。

(6)二肽基肽酶Ⅳ抑制剂:二肽基肽酶Ⅳ抑制剂通过抑制二肽基肽酶Ⅳ而减少胰高糖素样肽-1在体内的失活,使内源性胰高糖素样肽-1水平升高。胰高糖素样肽-1以葡萄糖浓度依赖的方式增加胰岛素分泌,抑制胰高糖素分泌。目前在国内上市的二肽基肽酶Ⅳ抑制剂为西格列汀、沙格列汀、维格列汀、利格列汀和阿格列汀。在我国2型糖尿病患者中的临床研究结果显示,二肽基肽酶Ⅳ抑制剂的降糖疗效(去除安慰剂效应后)为降低糖化血红蛋白0.4%~0.9%,其降糖效果与基线糖化血红蛋白有关,即基线糖化血红蛋白水平越高,降低血糖和糖化血红蛋白的绝对幅度越大。多项荟萃分析显示,在不同的治疗方案或不同的人群中,去除安慰剂效应后5种二肽基肽酶Ⅳ抑制剂降低血糖的疗效相似。单独使用二肽基肽酶Ⅳ抑制剂不增加发生低血糖的风险。二肽基肽酶Ⅳ抑制剂对体重的作用为中性。在二甲双胍单药治疗(二甲双胍剂量≥1 500 mg/d)不达标的2型糖尿病患者联合沙格列汀与联合格列美脲相比,两组糖化血红蛋白降幅和达标率(糖化血红蛋白<7%)均无差异,但联合沙格列汀组“安全达标”率(糖化血红蛋白<7%、未发生低血糖且体重增加<3%)高于联合格列美脲组(分别为43.3%和31.3%),尤其在基线糖化血红蛋白<8%、病程<5年或基线BMI≥25 kg/m^2的患者差异更明显。在心血管安全性方面,沙格列汀、阿格列汀、西格列汀、利格列汀的心血管结局试验研究结果均显示,不增加2型糖尿病患者3P或4P主要心血管不良事件风险及死亡风险。沙格列汀在糖尿病患者中的心血管结局评价研究观察到,在具有心血管疾病高风险的2型糖尿病患者中,沙格列汀治疗与因心力衰竭而住院的风险增加相关,但其中国亚组人群数据未观察到心力衰竭住院风险升高。利格列汀心血管安全性和肾脏微血管结局研究显示,利格列汀不增加肾脏复合结局(肾性死亡、进展为终末期肾病或持续肾小球滤过率下降≥40%)的风险。在有肾功能不全的患者中使用西格列汀、沙格列汀、阿格列汀和维格列汀时,应注意按照药物说明书来减少药物剂量。在有肝、肾功能不全的患者中使用利格列汀不需要调整剂量。

(7)钠-葡萄糖共转运蛋白2抑制剂:钠-葡萄糖共转运蛋白2抑制剂是一类近年受到高度重视的新型口服降糖药物,可抑制肾脏对葡萄糖的重吸收,降低肾糖阈,从而促进尿糖的排出。目前在我国上市的钠-葡萄糖共转运蛋白2抑制剂有达格列净、恩格列净、卡格列净和艾托格列净。钠-葡萄糖共转运蛋白2抑制剂单药治疗能降低糖化血红蛋白0.5%~1.2%,在二甲双胍基础上联合治疗可降低糖化血红蛋白0.4%~0.8%。钠-葡萄糖共转运蛋白2抑制剂还有一定的减轻体重和降压作用。钠-葡萄糖共转运蛋白2抑制剂可使体重下降0.6~3.0 kg。钠-葡萄糖共转运蛋白2抑制剂可单用或联合其他降糖药物治疗成人2型糖尿病,目前在1型糖尿病(1型糖尿病)、青少年及儿童中无适应证。钠-葡萄糖共转运蛋白2抑制剂单药治疗不增加低血糖风险,但与胰岛素或胰岛素促泌剂联用时则增加低血糖风险。因此,钠-葡萄糖共转运蛋白2抑制剂与胰岛素或胰岛素促泌剂联用时应下调胰岛素或胰岛素促泌剂的剂量。钠-葡萄糖共转运蛋白2抑制剂在轻、中度肝功能受损(Child-PughA、B级)患者中使用无需调整剂量,在重度肝功能受损(Child-PhghC级)患者中不推荐使用。钠-葡萄糖共转运蛋白2抑制剂不用于肾小球滤过率

<30 mL·min^{-1}·(1.73 m^{2})$^{-1}$的患者。

钠-葡萄糖共转运蛋白 2 抑制剂的常见不良反应为泌尿系统和生殖系统感染及与血容量不足相关的不良反应，罕见不良反应包括糖尿病酮症酸中毒。糖尿病酮症酸中毒可发生在血糖轻度升高或正常时，多存在糖尿病酮症酸中毒诱发因素或属于糖尿病酮症酸中毒高危人群。如怀疑糖尿病酮症酸中毒，应停止使用钠-葡萄糖共转运蛋白 2 抑制剂，并对患者进行评估，立即进行治疗。此外，用药过程中还应警惕急性肾损伤。

钠-葡萄糖共转运蛋白 2 抑制剂在一系列大型心血管结局及肾脏结局的研究中显示了心血管及肾脏获益，包括恩格列净心血管结局研究、卡格列净心血管评估研究、达格列净对心血管事件的影响、评估艾托格列净有效性和安全性心血管结局试验、达格列净和心力衰竭不良结局预防研究、卡格列净和糖尿病合并肾病患者肾脏终点的临床评估研究。①心血管不良事件终点：研究显示，恩格列净和卡格列净使心血管不良事件（心血管死亡、非致死性心肌梗死、非致死性脑卒中）风险降低 14%。②心力衰竭住院终点：研究显示，恩格列净、卡格列净、达格列净和艾托格列净均有效降低 2 型糖尿病患者的心力衰竭住院风险。③肾脏结局终点：研究显示，卡格列净降低肾脏主要终点（终末期肾病、血清肌酐倍增、肾脏或心血管死亡）风险达 30%；达格列净和慢性肾脏病不良结局预防研究显示，达格列净使主要终点（肾小球滤过率下降≥50%、终末期肾病或因肾衰竭死亡）风险降低 39%。

2.胰岛素

胰岛素治疗是控制高血糖的重要手段。1 型糖尿病患者需依赖胰岛素维持生命，也必须使用胰岛素控制高血糖，并降低糖尿病并发症的发生风险。2 型糖尿病虽不需要胰岛素来维持生命，但当口服降糖药效果不佳或存在口服药使用禁忌时，仍需使用胰岛素，以控制高血糖，并减少糖尿病并发症的发生风险。在某些时候，尤其是病程较长时，胰岛素治疗可能是最主要的、甚至是必需的控制血糖措施。

与口服药治疗相比，胰岛素治疗需要医务人员与患者间更多的合作，并且需要患者本人及其照顾者掌握更多的自我管理技能。开始胰岛素治疗后，患者应坚持饮食控制和运动，并鼓励和指导患者进行自我血糖监测，并掌握根据血糖监测结果来调节胰岛素剂量的技能，以控制高血糖并预防低血糖的发生。开始胰岛素治疗的患者均应接受有针对性的教育以掌握胰岛素治疗相关的自我管理技能，了解低血糖发生的危险因素、症状以及掌握自救措施。根据来源和化学结构的不同，胰岛素可分为动物胰岛素、人胰岛素和胰岛素类似物。根据作用特点的差异，胰岛素又可分为超短效胰岛素类似物、常规（短效）胰岛素、中效胰岛素、长效胰岛素、长效胰岛素类似物、预混胰岛素、预混胰岛素类似物以及双胰岛素类似物。胰岛素类似物与人胰岛素相比控制血糖的效能相似，但在模拟生理性胰岛素分泌和减少低血糖发生风险方面优于人胰岛素。

（1）胰岛素的起始治疗。起始胰岛素治疗的时机：①1 型糖尿病患者在起病时就需要胰岛素治疗，且需终生胰岛素替代治疗。②新诊断 2 型糖尿病患者如有明显的高血糖症状、酮症或糖尿病酮症酸中毒，首选胰岛素治疗。待血糖得到良好控制和症状得到显著改善后，再根据病情确定后续的治疗方案。③新诊断糖尿病患者分型困难，与 1 型糖尿病难以鉴别时，可首选胰岛素治疗。待血糖得到良好控制、症状得到显著改善、确定分型后再根据分型和具体病情制订后续的治疗方案。④2 型糖尿病患者在生活方式和口服降糖药治疗的基础上，若血糖仍未达到控制目标，即可开始口服降糖药和胰岛素的联合治疗。通常经足量口服降糖药物治疗 3 个月后糖化血红蛋白仍≥7.0%时，可考虑启动胰岛素治疗。⑤在糖尿病病程中（包括新诊断的 2 型糖尿病），出现无明显诱因的体重显著下降时，应该尽早使用胰岛素治疗。起始胰岛素治疗时胰岛素制剂的选择：根据患者具体情况，可选用基础胰岛素、预混胰岛素或双胰岛素类似物起始胰岛素治疗。

基础胰岛素：基础胰岛素包括中效胰岛素和长效胰岛素类似物。当仅使用基础胰岛素治疗时，保留原有各种口服降糖药物，不必停用胰岛素促泌剂。使用方法：继续口服降糖药治疗，联合中效胰岛素或长效胰岛素类似物睡前注射。起始剂量为 0.1～0.2 $U \cdot kg^{-1} \cdot d^{-1}$。糖化血红蛋白＞8.0%者，可考虑 0.2～0.3 $U \cdot kg^{-1} \cdot d^{-1}$起始；BMI≥25 kg/m^2者在起始基础胰岛素时，可考虑 0.3 $U \cdot kg^{-1} \cdot d^{-1}$起始。根据患者空腹血糖水平调整胰岛素用量，通常每 3～5 天调整 1 次，根据血糖水平每次调整 1～4 U 直至空腹血糖达标。基础胰岛素的最大剂量可为 0.5～0.6 $U \cdot kg^{-1} \cdot d^{-1}$。如 3 个月后空腹血糖控制理想但糖化血红蛋白不达标，或每天基础胰岛素用量已经达到最大剂量血糖仍未达标，应考虑调整胰岛素的治疗方案。

预混胰岛素：①预混胰岛素包括预混人胰岛素和预混胰岛素类似物。根据患者的血糖水平，可选择每天 1～2 次的注射方案。当糖化血红蛋白比较高时，使用每天 2 次的注射方案。②每天 1 次预混胰岛素：起始的胰岛素剂量一般为 0.2 $U \cdot kg^{-1} \cdot d^{-1}$，晚餐前注射。根据患者空腹血糖水平调整胰岛素用量，通常每 3～5 天调整 1 次，根据血糖水平每次调整 1～4 U 直至空腹血糖达标。③每天 2 次预混胰岛素：起始的胰岛素剂量一般为 0.2～0.4 $U \cdot kg^{-1} \cdot d^{-1}$，按 1∶1 的比例分配到早餐前和晚餐前。根据空腹血糖和晚餐前血糖分别调整晚餐前和早餐前的胰岛素用量，每 3～5 天调整 1 次，根据血糖水平每次调整的剂量为 1～4 U，直到血糖达标。④1 型糖尿病：在蜜月期阶段，可短期使用预混胰岛素每天 2～3 次注射。预混胰岛素不宜用于 1 型糖尿病的长期血糖控制。

双胰岛素类似物：目前上市的双胰岛素类似物只有德谷门冬双胰岛素，该药一般从 0.1～0.2 $U \cdot kg^{-1} \cdot d^{-1}$开始，于主餐前注射，根据空腹血糖水平调整剂量直至达标。肥胖或糖化血红蛋白＞8.0%的患者，可选择更高剂量起始。德谷门冬双胰岛素每天 1 次治疗，剂量达到 0.5 $U \cdot kg^{-1} \cdot d^{-1}$或 30～40 U 餐后血糖仍控制不佳，或患者每天有 2 次主餐时，可考虑改为每天注射 2 次。

(2)胰岛素的多次皮下注射：在胰岛素起始治疗的基础上，经过充分的剂量调整，如患者的血糖水平仍未达标或出现反复的低血糖，需进一步优化治疗方案。可以采用餐时＋基础胰岛素或每天 2～3 次预混胰岛素类似物进行胰岛素强化治疗。使用方法如下。①餐时＋基础胰岛素：根据中餐前、晚餐前和睡前血糖水平分别调整三餐前的胰岛素用量，根据空腹血糖水平调整睡前基础胰岛素用量，每 3～5 天调整 1 次，根据血糖水平每次调整的剂量为 1～4 U，直至血糖达标。开始使用餐时＋基础胰岛素方案时，可在基础胰岛素的基础上采用仅在一餐前（如主餐）加用餐时胰岛素的方案。之后根据血糖的控制情况决定是否在其他餐前加用餐时胰岛素。②每天 2～3 次预混胰岛素（预混人胰岛素每天 2 次，预混胰岛素类似物每天 2～3 次）：根据睡前和三餐前血糖水平进行胰岛素剂量调整，每 3～5 天调整 1 次，直到血糖达标。研究显示，在 2 型糖尿病患者采用餐时＋基础胰岛素（4 次/天）或每天 3 次预混胰岛素类似物进行治疗时，二者在糖化血红蛋白降幅、低血糖发生率、胰岛素总剂量和对体重的影响方面无明显差别。

(3)持续皮下胰岛素输注：使用持续皮下胰岛素输注前，首先要根据患者的具体情况确定每天的胰岛素总量。对此前未接受过胰岛素治疗的 2 型糖尿病患者，初始剂量通常根据以下公式计算，每天总量(U)＝体重(kg)×(0.2～0.4 U/kg)；已接受胰岛素治疗的 2 型糖尿病患者，每天总量＝用泵前每天胰岛素用量×80%，可以根据病情酌情增减。一般而言，基础输注量占全天胰岛素总量的40%～60%,可以按需将24小时分为若干个时间段,分别设置不同的输注速率。餐前大剂量通常按照1/3、1/3、1/3分配。带泵初期应严密监测血糖,根据血糖变化调节胰岛素泵的设置,包括基础输注量和各个时间段的输注率以及餐前大剂量。

(4)短期胰岛素强化治疗:1型糖尿病患者一般需要多次皮下注射胰岛素或持续皮下胰岛素输注,即需要长期的胰岛素强化治疗。对于糖化血红蛋白≥9.0%或空腹血糖≥11.1 mmol/L伴明显高血糖症状的新诊断2型糖尿病患者,可实施短期胰岛素强化治疗,治疗时间在2周至3个月为宜,治疗目标为空腹血糖4.4～7.0 mmol/L,非空腹血糖<10.0 mmol/L,可暂时不以糖化血红蛋白达标作为治疗目标。短期胰岛素强化治疗方案可以采用多次皮下注射胰岛素、每天2～3次预混胰岛素或持续皮下胰岛素输注。如果采用的是多次皮下注射胰岛素方案,血糖监测方案需每周至少3天。每天3～4个时间点。根据中餐前、晚餐前和睡前血糖水平分别调整早、中、晚餐前的胰岛素用量,根据空腹血糖水平调整睡前基础胰岛素用量,每3～5天调整1次,每次调整的胰岛素剂量为1～4 U,直到血糖达标。如果采用的是每天2～3次预混胰岛素,血糖监测方案需每周至少3天。每天3～4个时间点。根据睡前和餐前血糖水平进行胰岛素剂量调整,每3～5天调整1次,根据血糖水平每次调整的剂量为1～4 U,直到血糖达标。如果采用的是持续皮下胰岛素输注,血糖监测方案需每周至少3天。每天5～7个小时。根据血糖水平调整剂量直至血糖达标。胰岛素强化治疗时应同时对患者进行医学营养及运动治疗,并加强对糖尿病患者的教育。对于短期胰岛素强化治疗未能诱导缓解的患者,是否继续使用胰岛素治疗或改用其他药物治疗,应由糖尿病专科医师根据患者的具体情况来确定。对治疗达标且临床缓解者,可以考虑定期(如3个月)随访监测;当血糖再次升高,即空腹血糖≥7.0 mmol/L或餐后2小时血糖≥10.0 mmol/L的患者重新起始药物治疗。

3.胰高糖素样肽-1受体激动剂

胰高糖素样肽-1受体激动剂通过激活胰高糖素样肽-1受体以葡萄糖浓度依赖的方式刺激胰岛素分泌和抑制胰高糖素分泌,同时增加肌肉和脂肪组织葡萄糖摄取,抑制肝脏葡萄糖的生成而发挥降糖作用,并可抑制胃排空,抑制食欲。胰高糖素样肽-1受体广泛分布于胰岛细胞、胃肠道、肺、脑、肾脏、下丘脑、心血管系统、肝脏、脂肪细胞和骨骼肌等。

我国上市的胰高糖素样肽-1受体激动剂依据药代动力学分为短效的贝那鲁肽、艾塞那肽、利司那肽和长效的利拉鲁肽、艾塞那肽周制剂、度拉糖肽和洛塞那肽。胰高糖素样肽-1受体激动剂可有效降低血糖,能部分恢复胰岛β细胞功能,降低体重,改善血脂谱及降低血压。胰高糖素样肽-1受体激动剂可单独使用或与其他降糖药物联合使用。包括中国2型糖尿病患者的多项临床研究均证实,胰高糖素样肽-1受体激动剂能有效改善空腹及餐后2小时血糖,降低糖化血红蛋白,降低体重。口服降糖药二甲双胍和/或磺脲类治疗失效后,加用胰高糖素样肽-1受体激动剂可进一步改善血糖。艾塞那肽联合磺脲类和/或二甲双胍与安慰剂相比可降低糖化血红蛋白为0.8%,体重下降1.1 kg。二甲双胍和/或磺脲类控制不佳的2型糖尿病患者加用利司那肽20 μg/d,24周后较安慰剂空腹血糖下降0.48 mmol/L,餐后2小时血糖下降4.28 mmol/L,糖化血红蛋白降低0.36%。血糖控制不佳的2型糖尿病患者给予度拉糖肽每周1.5 mg或每周0.75 mg单药治疗26周,较格列美脲单药分别多降低糖化血红蛋白为0.58%和0.32%。在二甲双胍和/或磺脲类控制不佳的2型糖尿病患者中给予度拉糖肽每周1.5 mg或每周0.75 mg治疗26周,糖化血红蛋白分别降低1.73%和1.33%;体重变化分别为-1.47 kg和-0.88 kg。真实世界研究显示,贝那鲁肽治疗3个月后较基线体重下降10.05 kg,空腹血糖下降3.05 mmol/L,餐后 2 小时血糖下降 5.46 mmol/L，糖化血红蛋白降低 2.87%。二甲双胍联合洛塞那肽每周 100 μg、每周 200 μg 治疗 24 周，分别较安慰剂多降低糖化血红蛋白达 1.51%和 1.49%。利拉鲁肽 1.8 mg/d 较西格列汀 100 mg/d 多降低糖化血红蛋白 0.67%，体重多下降 2.09 kg。胰高糖素样肽-1 受体激动剂联合胰岛素治疗能减少胰岛素剂量。利拉鲁肽联合胰岛素可使胰岛素剂量减少 66%，体重较基线降低 5.62 kg。全球 56 004 例患者的 7 项大型临床研究荟萃分析显示，胰高糖素样肽-1 受体激动剂降低 3P-心血管不良事件（心血管死亡或非致死性心肌梗死或非致死性脑卒中复合事件）12%，降低心血管死亡风险 12%，减少致死性和非致死性脑卒中 16%，减少致死性或非致死性心肌梗死 9%，降低全因死亡风险 12%，减少因心力衰竭住院 9%，减少肾脏复合终点（新发大量蛋白尿、肾小球滤过率下降 30%、进展至终末期肾病或肾脏疾病导致死亡）17%，且未观察到严重低血糖、胰腺癌及胰腺炎风险增加。关于利拉鲁肽在糖尿病的效应和作用，心血管结局评估研究结果显示，在伴心血管疾病或心血管疾病风险的 2 型糖尿病患者，利拉鲁肽可以减少 3P-心血管不良事件，减少心血管疾病死亡和全因死亡风险。肠促胰岛素周制剂对糖尿病心血管事件的影响研究结果显示，在伴心血管疾病和高危心血管疾病风险的 2 型糖尿病患者，度拉糖肽可以减少 3P-心血管不良事件，减少非致死性脑卒中风险。因此，胰高糖素样肽-1 受体激动剂适合伴动脉粥样硬化性心血管疾病或高危心血管疾病风险的 2 型糖尿病患者，并且低血糖风险较小。

胰高糖素样肽-1 受体激动剂的主要不良反应为轻中度的胃肠道反应，包括腹泻、恶心、腹胀、呕吐等。这些不良反应多见于治疗初期，随着使用时间延长，不良反应逐渐减轻。一些在中国尚未上市的胰高糖素样肽-1 受体激动剂也显示了良好的降糖疗效和心血管获益，如司美格鲁肽、口服司美格鲁肽、阿比鲁肽等。胰高糖素样肽-1 受体激动剂与基础胰岛素的复方制剂如甘精胰岛素利司那肽复方制剂、德谷胰岛素利拉鲁肽注射液在胰岛素使用剂量相同或更低的情况下，降糖效果优于基础胰岛素，并且能减少低血糖风险，避免胰岛素治疗带来的体重增加等不良反应。

（四）中医治疗

1.上消（燥热伤肺）

症状：口干舌燥，烦渴多饮，尿频量多，气短乏力，神倦自汗，舌红苔黄，脉洪数。

治法：清燥益阴。

方剂：清燥救肺汤。

药物：桑叶、生石膏、甘草、胡麻仁、人参、杏仁、阿胶、枇杷叶、麦冬。

2.中消（胃火消中）

症状：多食易饥，口渴多饮，形体消瘦，溲数，大便秘结，苔黄燥，脉滑实有力。

治法：清胃润燥。

方剂：白虎汤。

药物：知母、石膏、粳米、炙甘草。

3.下消（肾阴亏虚、阴阳两虚）

（1）肝肾阴虚证。

症状：尿频量多，浊稠如膏，腰膝酸软，耳鸣，肌肤干燥，多梦遗精，舌红少苔，脉细数。

治法：滋阴补肾。

方剂：六味地黄丸。

药物:熟地黄、山茱萸、山药、茯苓、泽泻、牡丹皮。

(2)阴阳两虚证。

症状:饮多溲多,尿频浊稠,咽干舌燥,面容憔悴,黧黑无华,畏寒肢冷,或阳痿早泄,舌质淡苔薄,脉沉细弱。

治法:养阴补阳。

方剂:金匮肾气丸。

药物:熟地黄、山茱萸、山药、茯苓、泽泻、牡丹皮、附子、肉桂。

二、预防

(一)筛查高危人群

1.糖尿病筛查的目的和意义

糖尿病多数起病隐匿,症状相对较轻,半数以上无任何症状。有相当部分患者在诊断为糖尿病时已伴有微血管疾病。糖尿病筛查有助于早期发现糖尿病,早期治疗,提高糖尿病的治疗率和控制率,降低糖尿病的致残率和早死率。

2.糖尿病筛查的目标人群

(1)儿童和青少年的糖尿病高危人群:在儿童和青少年(≤18 岁)中,超重或肥胖且合并下列任何 1 个危险因素者。①一级亲属中有 2 型糖尿病家族史。②存在与胰岛素抵抗相关的临床状态(如黑棘皮症、高血压、血脂异常、多囊卵巢综合征、出生体重小于胎龄者)。③母亲怀孕时有糖尿病史或被诊断为妊娠糖尿病。对于儿童和青少年的糖尿病高危人群,宜从 10 岁开始筛查,但青春期提前的个体则推荐从青春期开始。

(2)成年人的糖尿病高危人群:①年龄≥40 岁;②有糖尿病前期(有糖耐量减低、空腹血糖受损或两者同时存在)史;③超重(BMI≥24 kg/m^2)或肥胖(BMI≥28 kg/m^2),和/或中心型肥胖(男性腰围≥90 cm,女性腰围≥85 cm);④久坐生活方式或静坐少动;⑤一级亲属中有 2 型糖尿病家族史;⑥有妊娠期糖尿病史的女性;⑦高血压[收缩压≥18.7 kPa(140 mmHg)和/或舒张压≥12.0 kPa(90 mmHg)],或正在接受降压治疗;⑧血脂异常(高密度脂蛋白胆固醇≤0.9 mmol/L和/或甘油三酯≥222 mmol/L)或正在接受调脂治疗;⑨动脉粥样硬化性心脑血管疾病患者;⑩有一过性类固醇糖尿病病史者;⑪多囊卵巢综合征患者或伴有胰岛素抵抗相关的临床状态(如黑棘皮症等);⑫长期接受抗精神病药物和/或抗抑郁症药物治疗和他汀类药物治疗的患者。对于除年龄外无其他糖尿病危险因素的人群,宜在年龄≥40 岁时开始筛查。

3.筛查的注意事项

筛查对象进行空腹血糖检测前必须至少 8 小时没有热量摄入,充分休息,筛查过程中有任何不适及时和筛查现场诊疗医师沟通。

口服葡萄糖耐量试验注意事项。

(1)晨 7:00~9:00,受试者空腹(8~10 小时)口服溶于 300 mL 水内的无水葡萄糖粉 75 g,如用 1 分子水葡萄糖则为 82.5 g。儿童则予每千克体重 1.75 g,总量≤75 g。糖水在 5 分钟内服完。

(2)从服糖第 1 口开始计时,于服糖前和服糖后 2 小时分别在前臂采血测血糖。

(3)试验过程中,受试者不喝茶及咖啡,不吸烟,不做剧烈运动,但也无须绝对卧床。

(4)血标本应尽早送检。

(5)试验前3天内,每天碳水化合物摄入量≥150 g。

(6)试验前停用可能影响口服葡萄糖耐量试验的药物(如避孕药、利尿剂、苯妥英钠等)3～7天。

(二)营养干预

1.目标

(1)控制血糖、血脂、血压。

(2)合理饮食,控制体重。超重或肥胖者BMI可控制在接近或<24 kg/m^2,并使体重长期维持在健康水平。

2.原则

(1)合理控制总能量的摄入,达到或维持健康体重。

(2)推荐低脂、低饱和脂肪、低或无反式脂肪酸、富含膳食纤维的食物。

(3)限盐,不建议饮酒。

3.个体评估

全面收集人群相关信息,综合评估其膳食干预需求程度。具体需要收集的信息如下。

(1)个人情况姓名、性别、年龄、文化程度、民族、婚姻状况、职业等。

(2)糖尿病家族史。

(3)饮食与饮酒情况:饮食是否油腻、偏咸、偏辣,饮食相关健康知识知晓情况,有无控油和控盐意愿,各种食物消费情况等,是否饮酒、饮酒类型、饮酒频次、平均每次饮酒量、是否有戒酒意愿等。

(4)体检结果:身高、体重、腰围、BMI、血压、血糖、血脂等。

通过对上述信息综合评估,可以获得前期个体较为完整的膳食相关信息,并判断其膳食是否合理,为进一步制订膳食干预提供基础。

4.干预实施

(1)摄入总量要合理:根据个体的BMI、腰围,判断其体型,制订减重目标。对于需要减少的能量,宜采用增加身体活动量和控制饮食相结合的方法,其中50%应该通过增加身体活动来消耗能量,另外50%可由减少膳食总能量的摄入量来实现。

(2)主食粗细巧搭配:主食应增加全谷物和杂豆类食物,注意富含膳食纤维食物的摄入。烹调主食时,大米可与全谷物稻米(糙米)、杂粮(燕麦、小米、荞麦、玉米等)及杂豆(红小豆、绿豆、芸豆、花豆等)搭配食用。

(3)脂肪蛋白精计算:脂类的推荐摄入量主要是指脂肪的摄入量和种类,膳食脂肪推荐量占膳食总能量的20%～30%,其中饱和脂肪酸供能占膳食总供能百分比应<10%。根据能量摄入量,并将全天食物所提供的能量按照餐次分配,一般按照早、中、晚餐能量比为2∶4∶4或3∶4∶3的比例分配。

(4)合适工具来帮忙:油和盐的总摄入量较少,可以用控油壶、控盐勺或限盐罐帮助实现。根据家庭用餐人口数,控制油盐总量。注意要扣除家庭成员不在家用餐的油盐食用量。

(5)选择无糖的健康饮料:严格限制含糖饮料。大多数含糖饮料都是高能量、低营养价值的。高能量的含糖饮料包括常见的软饮料、功能饮料及甜咖啡饮料。过量饮用这些饮料会导致体重增加。

(6)养成合理饮食的习惯和烹调的技巧:少加盐和味精;宜蒸、煮、炒,不宜煎、炸;增加蔬菜的摄入;尝试低脂肪的替代品;减少油脂;选用全谷物。

(7)适量饮酒,坚决戒烟。酒精只有热量没有营养,饮酒会损害肝脏功能使血糖不稳定;空腹饮酒容易出现低血糖。限制饮酒尽量≤1 份标准量/日(1 份标准量为啤酒 350 mL、红酒 150 mL 或低度白酒 45 mL,各约含酒精 15 g)。吸烟可降低胰岛素敏感性,从而导致糖尿病的发生并加重胰岛素抵抗,并能显著增加心、脑血管疾病的风险,所以糖尿病患者必须戒烟。

(三)运动干预

1.目标

(1)控制血糖、血脂、血压。

(2)增加能量消耗,减轻体重(减少多余脂肪)。使超重或肥胖者 BMI 达到或接近 24 kg/m^2,或体重至少下降 7%,并使体重长期维持在健康水平。

(3)提高心肺耐力。

2.原则

(1)安全性原则:运动干预要严格掌握禁忌证,以确保运动安全。禁忌证包括严重心脑血管疾病(不稳定性心绞痛、严重心律失常、短暂性脑缺血发作)、合并急性感染、严重肾病、出血性疾病、发热等情况。

(2)有效性原则:除了有禁忌证外,所有的糖尿病高危人群都应进行规律的运动,包括有氧运动、抗阻运动、柔韧练习及平衡练习。

(3)动则有益、贵在坚持、多动更好、适度量力:糖尿病高危人群可以从每周 150～300 分钟中等强度的有氧运动中获益良多,但是若一时达不到这个运动量也可以从少量的运动中获益。根据每个人的身体活动水平、体质状态坚持规律运动,可以更全面地获得健康益处。

3.个体评估

除糖尿病相关检查外,应重点检查呼吸系统、循环系统(心脏、血管)及骨骼肌肉系统。根据个人的身体活动水平、医学检测结果及拟采用的运动强度评价运动风险。

(1)心肺耐力:可采用二级负荷功率自行车测试、台阶实验、2 分钟原地高抬腿测试、6 分钟步行试验等方法测量和评估心肺耐力,根据年龄和条件选择具体的测试方法。

(2)身体成分:可采用 BMI 或体脂百分比评价人体的肥胖度,采用腰围、臀围、腰臀比等指标评价中心性肥胖状况。

(3)肌肉力量与肌肉耐力:以握力和下肢肌力分别代表上肢、下肢的肌肉力量。采用俯卧撑(男)或跪/立俯卧撑(女)、屈膝仰卧起坐完成次数来测量和评价上肢、胸部、腰背及腹部的肌肉耐力。

(4)柔韧性:柔韧性代表身体某一关节的最大活动范围。坐位体前屈是常用指标,能够反映受测者脊柱、肩、大腿后侧与下背肌肉、肌腱或韧带等组织的柔韧性或伸展度。

(5)身体活动水平评估:目前的身体活动水平是确定运动锻炼方案的基础。了解目前从事的运动健身方式、喜欢和掌握的运动项目,可以为运动健身方案做参考。①非活跃状态:在日常生活的基本活动之外没有进行任何中等或较大强度的身体活动。②身体活动不足:进行一些中等强度或较大强度的身体活动,但是每周达不到 150 分钟的中等强度身体活动或 75 分钟的较大强度活动或中等强度和较大强度活动相结合的等效的身体活动(2 分钟中等强度活动约等于 1 分钟较大强度活动)。该身体活动水平低于满足成年人身体活动指南的推荐范围。③身体活动活跃:每周进行相当于 150～300 分钟的中等强度的身体活动,或者 75～150 分钟的较大强度身体活动,或者两者相结合的等效的身体活动。该身体活动水平达到成年人身体活动指南的推荐范围。④身体活动非常活跃:每周>300 分钟的中等强度、150 分钟的较大强度身体活动或两者相结合的等效的身体活动。该水平身体活动超过成年人身体活动指南的推荐范围。

4.运动方案

(1)提倡进行中等强度的运动。中等强度有氧运动对于降低血糖、减少身体脂肪有良好的效果,并且有一定提高心肺耐力的作用。低(40%~50%个人完成该动作的最大力量)、中等强度抗阻训练(50%~70%个人完成该动作的最大力量)对于改善机体的糖脂代谢也有一定的效果。适应中等强度的运动者,可以循序渐进地将运动强度调整至较大强度。对于运动能力较弱的人群可以从低强度开始运动。大强度运动一方面促使胰岛素拮抗激素分泌,导致血糖进一步升高;另一方面还促使血浆过氧化脂质增多,使机体处于氧化应激状态,加重原有脏器功能损伤。对于没有规律运动习惯、有心血管和肾脏疾病的患者,进行较大强度运动可能增加运动中心血管事件发生的风险。因此,建议糖尿病高危人群以中等强度运动为主,可以循序渐进地将运动强度提升至较大强度。

(2)有氧运动与抗阻运动相结合,对增加胰岛素敏感性和降低血糖的作用更加显著。中低强度的有氧运动和抗阻训练是安全有效的运动方式。

(3)最好每天都运动,2 次运动间隔时间≤2 天,否则改善糖脂代谢的运动效果和积累作用就会减少。

(4)运动强度和运动量:每周至少进行中等强度有氧身体活动 150~300 分钟,同时进行 2~3 次低、中强度抗阻训练。

5.注意事项

为确保运动的效果和安全,体育锻炼时应注意运动强度、运动量的控制及运动中的注意事项。运动前准备好合适的运动装备:便于活动的运动服装;合脚、舒适的运动鞋和袜子,要注意鞋的透气性和包裹性,袜子吸汗、袜口宽松;手表或计时器,便于掌控时间;节拍器(控制步行速度);饮用水,以补充运动中出汗所丢失的水分;擦汗用手帕或毛巾等。

(四)心理干预

糖尿病患者有可能出现焦虑、抑郁、抵触等不良情绪,主要是对疾病不了解的恐惧,担心疾病出现严重的并发症,对生活方式的改变不适应造成的。这些不良情绪不利于糖尿病患者控制血糖。中医认为,长期情绪不佳,肝气郁结,会导致消渴病的发生和病情加重。因此,糖尿病患者要“节喜怒”“减思虑”,怡情悦志,胸襟开阔,保持气血流通,以利病情的控制和康复。

1.心理健康支持

支持高危人群增强心理健康意识,关注自己的生活方式健康,学习如何选择和养成健康的生活方式和行为。

2.情绪管理支持

支持高危人群学习情绪管理的技巧和情绪释放的方法,增强个体抗挫折能力和减压管理能力。

3.心理干预支持

高危人群心理干预支持的重点是改善患者的情绪状态,克服消极情绪反应,主要有以下方法。

(1)支持心理治疗:通过解释、说理、疏导、安慰等,进行支持性心理治疗,以帮助高危人群消除各种消极情绪反应。

(2)认知疗法:帮助高危人群增进对糖尿病基本知识的了解,消除不适当的预测、误解及错误信念,提高对疾病积极预防的信心。

(3)行为疗法:某些行为疗法技术可帮助高危人群遵从饮食和运动控制计划,包括行为强化、行为塑造疗法等。

(4)调畅情志:应用中医七情归属,了解患者情志状态,指导采用移情易性的方法,分散患者对疾病的注意力,改变其不良习性。

(李衍记　许　茹　张　悦)

第五节　并发症防治

一、糖尿病视网膜病变

(一)概述

糖尿病作为一种全身性的代谢性疾病,早期可见小血管损伤,逐渐累及全身各组织器官,从而产生各种严重的并发症。根据大量的荟萃分析可知约1/3的糖尿病患者可发生糖尿病视网膜病变,且病史越长,血糖水平控制越差,糖尿病视网膜病变的发生率越高,病情亦越严重,常导致失明。糖尿病视网膜病变是糖尿病最常见、最复杂的慢性微血管并发症之一,是进行性血糖升高导致的视网膜微血管渗漏和阻塞而引起的一系列眼底病变,常表现为眼目干涩、视力下降,随着病情发展可表现为复视、视野模糊、缺失,甚至失明。目前国内外治疗糖尿病视网膜病变除控制血糖外,尚无特别有效的药物和方法,因此,更多医学专家将注意力集中在探索防治规律和寻找早期防治糖尿病视网膜病变的有效药物及方法上,以阻止或延缓其发生、发展。我国学者在中西医结合防治糖尿病视网膜病变方面取得了一定的成就。此文结合相关文献报道,从而总结归纳中西医结合治疗本病的研究进展,以期对临床及科研有所帮助。

(二)病因病机

1.中医病因病机

糖尿病视网膜病变在中医学属“视瞻昏渺”“云雾移睛”“血灌瞳神”“暴盲”等范畴。中医学认为,目为肝之窍,瞳神水轮属肾,当消渴日久,病变累及肝肾时,多并发眼部病变,特别是视网膜病变。肝肾阴亏,目失濡养,加之阴虚内热,气阴耗伤,气虚帅血无力,阴虚血行滞涩,均可导致眼络瘀阻。瘀血阻络,可引发眼底微血管瘤、渗出、水肿、出血等。若血瘀络外,则可溢入神膏,渗灌瞳神。若眼内瘀滞日久不消,瘀郁生热,炼液成痰,抑或脾肾阳虚,痰浊内生,致痰瘀互结,则可形成视网膜玻璃体增殖性病变,终致失明。气阴两虚,肝肾亏损,目失滋养是糖尿病视网膜病变发生的基本病因;血瘀痰凝,目络阻滞是糖尿病视网膜病变形成的重要病机;本虚标实,虚实夹杂是糖尿病视网膜病变的证候特点。非增殖期糖尿病视网膜病变,以气阴两虚、肝肾不足、目络瘀阻为主;增殖期糖尿病视网膜病变,则以瘀血阻络、痰浊内生及痰瘀互结致目络损伤为其突出特点。李志英等认为,血瘀贯穿了糖尿病视网膜病变发生发展的始终,血瘀对糖尿病视网膜病变的发生发展起重要作用,糖尿病视网膜病变微循环损害所致的眼底病变是中医典型的血瘀表现。冯明清认为,糖尿病视网膜病变病理可概括为虚和瘀,虚为气血阴阳的虚损,具体演变过程为阴虚燥热→气阴两虚→阴阳两虚→瘀为瘀血，贯穿演变过程的始终，以虚为本，以瘀为标。吕仁和等认为，糖尿病及其并发症的发生存在血脉瘀滞的病机，实质上是消渴病初始治不得法，伤阴耗气，痰郁热瘀，互相胶结而致。

2.西医发病机制

西医认为，糖尿病视网膜病变的发生有如下机制。

(1)血流异常引起的血管损伤：糖尿病患者高血糖情况下，过剩的葡萄糖激活了多元醇代谢旁路，引起山梨醇和果糖在细胞内蓄积。糖基化终产物的蓄积可促进一些细胞因子的释放，致血管内皮细胞损害、通透性亢进、血管内皮细胞增殖、血管新生等。视网膜血管壁损害的进展可形成血管闭塞、低氧状态和缺血性改变。

(2)细胞因子：增殖性视网膜病的形成认为与多数细胞因子及增殖因子有关，如血管内皮生长因子、碱性成纤维细胞生长因子、表皮细胞生长因子、转化生长因子、肿瘤坏死因子等。以血管内皮生长因子为例，它可引起视网膜毛细血管床的闭塞，从缺血区分泌而促进血管的新生。已明确这些细胞因子与增殖因子的网络效应，可在视网膜病恶化过程中产生作用。

(3)视网膜神经细胞凋亡：研究表明，患糖尿病15年的患者视网膜神经纤维层的厚度明显变薄，表明这一区域轴突缺失，提示视网膜神经节细胞数量可能减少。糖尿病患者视网膜神经细胞凋亡数目的增加反映了在糖尿病视网膜病变微血管改变之前，视网膜内层神经元已有慢性缺失。

(三)诊断

1.临床表现

糖尿病视网膜病变的临床表现轻重不一，进展速度也不一，会导致不同程度的视力障碍。严重时可见视网膜微血管瘤和出血，进而出血量增加、棉絮斑和视网膜内微血管异常，最终可致视网膜血管的闭塞和病理性增殖。由于黄斑水肿、黄斑部毛细血管无灌注、玻璃体积血或牵拉性视网膜脱离。程度较轻时，糖尿病视网膜病变也可引起不同程度的视力障碍，如黄斑区的锥体细胞受损可发生中心暗点，中心视力减退和色觉障碍等，该区如有出血、渗出物或水肿，可出现视物变形等，严重影响患者的生活质量。除了会对患者视力带来影响以外，还会使之视野缩小，而且对比觉、视敏度、立体影像知觉也会显著降低和退化，在这些视觉功能受损的背景下，患者往往无法及时作出反应，使发生跌倒的风险大幅度增加。

2.辅助检查

临床上应用荧光素眼底血管造影，动态地观察视网膜微循环和血管病变，阳性体征发现率较检眼镜检查高。推荐将眼底照相术作为糖尿病眼病的筛查手段，诊断2型糖尿病后应该尽快进行眼底检查。推荐每年进行眼科检查1次或2～3年进行1次。高质量的眼底照相术可发现更多的临床糖尿病视网膜病变患者，但是它不能代替综合性的眼科检查。

(1)一般眼科检查：确立视网膜病变的诊断主要靠临床症状结合眼科检查的结果。眼科的一般检查包括视力检查、扩瞳后裂隙灯下三面镜或前置镜检查、直接或间接检眼镜检查等。糖尿病做眼底检查扩瞳前应注意询问患者有无青光眼病史及症状，必要时先测眼压，再扩瞳查眼底，否则有诱发青光眼的危险。视网膜病变筛查对象：①成年和青少年1型糖尿病发病后5年者；②2型糖尿病初诊后；③糖尿病妇女准备妊娠前、妊娠期间和分娩后。

(2)眼底荧光造影：早期病例可见荧光素不能灌注的毛细血管闭锁区，该闭锁区多位于后板部。在中等程度的视网膜病变患者，毛细血管闭锁范围较广泛，在其边缘或附近，毛细血管呈普遍扩张，有的呈环形或发针样迂曲，有荧光素渗漏，常可见硬性渗出物、微血管瘤，或新生血管造影所见视网膜毛细血管瘤远比检眼镜下所见的数目多。早期多在动脉侧，有的直接见于动脉上。进行荧光造影时应注意：少数患者可对荧光素过敏，甚至发生过敏性休克。另外，严重心脑血管疾病、肾功能不全、屈光介质混浊者慎用。

(3)激光扫描检眼镜：无须扩瞳，虽在检测棉絮状斑和细小的视网膜内微血管异常时不够理想，但不会遗漏活动性新生血管形成和所有需要治疗的病变。

(4)彩色多普勒超声检查：应用彩色多普勒对糖尿病视网膜血流动力学进行检测发现，在临床视网膜病变出现前，视网膜血流动力学已有异常变化，主要表现为视网膜动脉系统灌注降低和静脉淤滞。

(5)多焦视网膜电图：能客观、准确、敏感和快速地测定后部视网膜 23°的视功能，对于视网膜病变的早期诊断具有极其重要的价值。以 P1 波反应密度最敏感，而且能检测病程的进展，判断疗效和预后，异常检出率最高。视网膜病变时多焦视网膜电图的 P1 和 N1 波反应密度呈下降趋势，潜伏期呈延长趋势，并且与病程呈极显著相关，N1 波反应密度到晚期才出现异常。

(6)视网膜电生理图：糖尿病视网膜病变时，视网膜振荡电位总和振幅和各子振幅均逐渐降低，视网膜振荡电位及其子振幅与视网膜病变早期的相关性，有助于了解视网膜病变患者临床前期和早期病变的功能学形态，对追踪病情、观察疗效及评价预后有一定的意义。

(7)光学相干断层成像：近年发展起来的光学相干断层成像用于糖尿病黄斑水肿的诊断具有较多的优越性。

3.诊断标准

我国现行的为年国际临床分级标准(表 10-3)。其中，前 3 期为非增殖期，Ⅰ期为单纯性糖尿病视网膜病变，Ⅱ期、Ⅲ期为增殖前期糖尿病视网膜病变，后 3 期为增殖期。这个分期标准是根据检眼镜下所见，不包括荧光素眼底血管造影的表现。

表 10-3　糖尿病视网膜病变国际临床分级标准

病名	分期	标准
单纯性糖尿病视网膜病变	Ⅰ期	微血管瘤、小出血点
增殖前期糖尿病视网膜病变	Ⅱ期	出现硬性渗出
	Ⅲ期	出现棉絮状软性渗出
增殖期糖尿病视网膜病变	Ⅳ期	新生血管形成、玻璃体积血
	Ⅴ期	纤维血管增殖、玻璃体机化
	Ⅵ期	牵拉性视网膜脱落、失明

(四)治疗

1.西医治疗

糖尿病视网膜病变的发病机制目前尚未完全明确，但随着医学的进步，对其的发病机制进行了不断的探索，并在其治疗方面取得了一定的进展。在临床上根据视网膜是否产生新生血管病变将其分为非增殖期和增殖期，分期不同，治疗方法各异，疗效亦有所不同。

(1)非增殖期糖尿病视网膜病变治疗：非增殖期糖尿病视网膜病变的临床治疗手段主要有药物治疗，包括降糖、降压、降脂、改善眼部微循环及维持电解质平衡等。①依帕司他：可调整代谢紊乱，改善微血管病变，减少视网膜出血、渗出及水肿，并促进其吸收，亦可抑制视网膜组织蛋白渗漏，恢复视网膜神经纤维传导，有助于促进视网膜功能恢复。有学者选择经内分泌专科医师及眼科专科医师检查后诊断为非增殖性2型糖尿病性视网膜病变的50例患者随机分为对照组及治疗组，均给予基础降糖等常规治疗，治疗组在对照组的基础上加用依帕司他片治疗，6个月后观察发现治疗组与对照组的好转率分别为63.6%、10.9%，治疗组明显高于对照组，并发现依帕司他片治疗非增殖性糖尿病视网膜病变的疗效显著。②辛伐他汀联合非诺贝特：有学者挑选48例糖尿病视网膜病变患者，分对照组与实验组，对照组给予常规治疗，实验组在其基础上予以辛伐他汀及非诺贝特联合治疗，发现实验组的临床治疗有效率优于常规组，并差异有统计学意义。因此，对于糖尿病视网膜病变患者给予辛伐他汀联合非诺贝特治疗能够改善其血糖水平及视力。③羟苯磺酸钙：能够改善血流变，抑制血小板的聚集和血栓形成，减轻血液瘀滞及血管闭塞以促进患者眼底微循环的改善，从而提高视力，并防止失明的发生。有学者将120例非增生性糖尿病视网膜病患者随机分为对照组与治疗组，均给予常规降糖治疗，观察组在对照组基础上给予羟苯磺酸钙治疗，3个月后观察组与对照组的临床有效率分别为93.33%和75.00%，提示观察组的临床有效率明显高于对照组，并发现羟苯磺酸钙在减轻患者眼底病变，改善视网膜功能，提升视力等方面具有良好的临床疗效。

(2)增殖期糖尿病视网膜病变治疗：增殖期糖尿病视网膜病变的治疗手段主要有激光光凝治疗、玻璃体手术治疗。①激光光凝术治疗：有学者选取150例糖尿病视网膜病变患者，随机分为对照组与观察阻各75例，对照组予以常规降糖、降压等治疗，观察组在此基础上加用激光光凝术治疗，35天后观察组临床总有效率高于对照组，且差异有统计学意义($P<0.05$)，且观察组发生不良反应率亦低于对照组。②玻璃体手术治疗：有学者应用前瞻性研究方法随机选取64例(75眼)增殖型糖尿病视网膜病变患者，并将其分为观察组与对照组，对照组采用单纯玻璃体切割术治疗，观察组在对照组基础上联合玻璃体腔注射康柏西普治疗，结果显示观察组临床疗效明显优于对照组，并发现玻璃体切割术前采用玻璃体腔注射康柏西普可抑制新生血管形成，缩短手术时间，在提升患者视力，促进视网膜水肿、出血及渗出液的吸收方面，具有良好的效果，亦可减少术后并发症的发生。

2.中医治疗

西医治疗糖尿病视网膜病变虽有一定疗效，但药物过于单一，且毒副作用较大，易于复发。而大量临床研究表明，中医治疗糖尿病视网膜病变方式多样，常常从患者的症状体征、舌苔脉象及体质出发，经辨证施治，遣方用药，疗效显著，具有多途径、安全性高、经济实惠等优势。

(1)辨证论治：根据中基理论，肝肾亏虚，目络失养证，方药多采用六味地黄丸加减；气阴两虚，络脉瘀阻证，方药多采用生脉散合杞菊地黄丸加减；阴阳两虚，血瘀痰凝证，偏阴虚者方药采用左归丸，偏阳虚者采用右归丸。王养忠等在探讨2型糖尿病患者发生糖尿病视网膜病变的中医证候特点时发现糖尿病视网膜病变组的证候主要以虚证多见，主要表现为气血阴阳俱虚，实证表现为血瘀、热盛、痰浊、气滞、湿热等；并发现相比较而言，属虚证、热盛证的2型糖尿病患者发生糖尿病视网膜病变的频率更为明显、广泛。

(2)复方或自拟方药治疗：严京等观察证属气阴两虚、瘀阻目络证的63例糖尿病视网膜病变患者，将其分为观察组31例与对照组32例，2组均在接受基础降糖治疗的情况下，观察组给予密蒙花方，对照组给予羟苯磺酸钙均治疗3个月，定期观察治疗前后患者的中医症状指标、血流变指标及肝、肾功能等反映用药有效性及安全性的指标，结果显示观察组在中医症状改善方面明显优于对照组($P<0.01$)，总有效率为96.77%，提示中药复方密蒙花方在改善非增殖期糖尿病视网膜病变患者的血液黏度、全身及局部症状方面疗效显著，且安全性好，因此具有较好的临床

推广价值。

(3)中药汤剂治疗:王梦颖选择诊断为气阴两虚、络脉瘀阻型非增生性糖尿病视网膜病患者60例随机分为治疗组和对照组各30例,治疗组予加味滋阴消障汤剂,对照组口服羟苯磺酸钙胶囊,3个月后比较2组患者的视力、眼底改善情况、黄斑中心凹厚度及中医证候积分。经过治疗发现治疗组视力提高、眼底病变改善、黄斑中心凹厚度显著性降低、中医证候积分下降,得出结论:加味滋阴消障汤可明显改善气阴两虚、脉络瘀阻型非增殖期糖尿病视网膜病变患者的症状与体征,缓解患者中医证候,提高患者矫正视力效果,改善眼底情况,减轻黄斑水肿,且安全有效、不良反应少,具有较好的临床推广价值。

(4)中成药治疗:邱波等应用前瞻性随机对照研究的方法研究明目消朦片防治非增殖性糖尿病视网膜病变的有效性与安全性,观察治疗前后患者视力、微血管瘤、荧光渗漏面积、视网膜中央厚度、中医证候评分、血液流变学及安全性指标,发现治疗组的视力提高,微血管瘤和渗漏面积均较治疗前减少,中医证候积分呈下降趋势,并未发生任何不良反应。因此,得出结论:明目消朦片对非增生性糖尿病视网膜病患者在提高视力、减少微血管瘤、改善微循环及患者中医证候评分等方面有一定作用。

(5)中医其他特色治疗方法:左宏宇收集了符合纳排标准的34例(58只眼)病例,将川芎嗪0.12 g充分溶于0.9%氯化钠注射液250 mL中,然后缓慢静脉滴于患者眼部,1次/天,5天为1个疗程,治疗2~3个疗程观察其疗效,发现川芎嗪治疗单纯型糖尿病视网膜病变安全有效,可降低增生型糖尿病视网膜病变的发生率及致盲率。何柳等在基础降糖降压治疗的情况下应用丹参注射液眼部离子导入的方法治疗43例糖尿病视网膜病变患者,观察患者治疗前后的临床症状及视力改善情况,并得出结论:在治疗后患者的中医症状积分明显改善,临床有效率可高达94.2%,加上此法操作简便、患者易于接受,依从性高。夏丽芳等选取66例糖尿病视网膜病变患者,随机分为对照组和观察组,对照组给予常规治疗,观察组在对照组基础上采用中药熏洗疗法(将野菊花、防风、荆芥、薄荷、密蒙花、石斛、丹参、三七等打碎成末,用透水、防漏的布包紧,放入煎锅中文火熬成汤液,将汤液倒入壶中,壶口放置自制冷却管,使蒸汽从管中放出,熏蒸眼部)进行治疗28天后发现患者的眼底病变、视力及自觉症状均较前有好转,并得出结论:观察组总有效率明显优于对照组,且差异有统计学意义。

3.中西医结合治疗

近年来,中西医结合疗法作为一种安全有效的临床手段,得到患者更为广泛的认可。章联欢等将160例糖尿病视网膜病变患者随机分为治疗组与对照组,均给予对症支持治疗,治疗组在对照组基础上加用补肾活血明目汤治疗,4周后发现治疗组总有效率优于对照组($P<0.05$),故补肾活血明目汤治疗糖尿病视网膜病变疗效显著,即可改善患者临床症状、提高视力,且不良反应较少,有临床推广价值。钱语等将60例湿热证糖尿病视网膜病变患者对照组和观察组,2组常规治疗后观察组给予黄葵胶囊干预非增殖性视网膜病变,结果发现观察组的治疗效果明显优对照组($P<0.05$)。黄卓君等随机抽选80例糖尿病视网膜病变患者,将其分为对照组与观察组,对照组给予常规西医治疗,观察组给予自拟中药雾化方剂联合穴位按摩,持续治疗30天后发现观察组的总有效率高于对照组($P<0.05$),并得出结论:中药雾化方剂联合穴位按摩能较好地改善患者视力,临床症状。范淑允收集60例糖尿病视网膜病变患者随机分为2组,对照组给予光凝术+羟苯磺酸钙胶囊,治疗组在对照组基础上联合和血明目片,经治疗12周后观察临床症状、视力、眼底、不良反应,发现治疗组视物模糊,头晕耳鸣,眼底水肿、出血等指标明显优于对照组,

此法在改善视力、全身症状,减少出血点等方面疗效满意,值得推广。刘晓宁选取 64 例糖尿病视网膜病变患者并随机分为对照组和观察组各 32 例,对照组予常规治疗(如降糖、降压、激光手术等),观察组在此基础上加用中药热敷眼罩治疗,治疗后发现观察组的临床疗效显著,且操作简便,安全性高,易于患者接受,具有较好的临床推广价值。

糖尿病视网膜病变作为糖尿病的慢性并发症之一,其危害性大,目前主要的治疗方法以西药或手术为主,但疗效肯定的药物相对缺乏,手术治疗费用高、不良反应多,常致患者依从性差。而大量临床研究表明,中医治疗糖尿病视网膜病变方式多样、安全性高,可根据患者的症状体征、舌苔脉象及体质等经辨证论治,运用如中药汤剂、针灸、推拿及熏蒸外治法等不同方式进行治疗。中医认为本病辨证分析以本虚标实多见,本虚以气阴两虚为主,标实以痰湿热瘀多见,治疗可给予益气养阴、清利痰湿、活血化瘀,具有灵活性,但其没有规范统一的诊疗方案,经验性占比较多,持续时间亦较长,且还有许多治疗方法未被挖掘并系统应用于临床。中医、西医治疗糖尿病视网膜病变各有优点,故中西医结合治疗较为理想,可取长补短,发挥自己的优势,做到真正结合,为实现规范化诊疗、科学安全有效的诊治糖尿病视网膜病变提供一种更为方便有效的治疗方案。

(五)预防

1.血糖管理

良好的血糖控制,可以帮助阻止视网膜病变发生,减缓增生期病变发生进程。特别应注意在糖尿病早期进行良好的血糖控制,对于糖尿病视网膜病变的长久预后非常重要。

2.血压管理

血压控制可以缓解视网膜病变的进展。肾素-血管紧张素系统抑制剂在糖尿病视网膜病变中的应用是有意义的。1 型糖尿病应用血管紧张素转化酶抑制剂治疗可以显著的降低 50%的糖尿病视网膜病变进展。

3.血脂管理

降低血脂水平可以降低糖尿病视网膜病变的发生发展。使用非诺贝特可以显著降低糖尿病视网膜病变的进展。

4.其他一般事项

避免剧烈运动、潜水,避免提重物、长时间低头等动作,病情活动期间应避免乘坐飞机等。

5.随诊计划

青春期前或青春期诊断的 1 型糖尿病在青春期开始(12 岁后)筛查眼底,此后每年 1 次;2 型糖尿病患者应在确诊时就筛查眼底,每年随诊 1 次。没有视网膜病变的糖尿病患者,每年检查 1 次眼底。如果被检查出有糖尿病性视网膜病变,需要 3 个月至半年检查 1 次眼底,并及时行眼底造影检查,必要时给予激光光凝治疗,以维持良好的视力。

二、糖尿病周围神经病变

(一)概述

糖尿病周围神经病变是由糖尿病引起周围神经病变而出现的以疼痛或麻木为主要临床表现的疾病,是糖尿病最严重的临床并发症之一,是一种常见并发症,发病率>50%。糖尿病周围神经病变属于一种慢性、长期依赖性感觉运动神经病变,由葡萄糖毒性引起,与 1 型糖尿病和 2 型糖尿病的局部代谢和微血管改变有关。疼痛可描述为烧灼性疼痛或深层疼痛,伴有零星阵发性疼痛加剧,疼痛通常是持续、中等到严重强度,主要发生于足部,夜间尤甚,给患者心理和家庭带

来沉重负担。

中医学中无糖尿病周围神经病变具体名称，但因本病继发于糖尿病，而糖尿病属中医学消渴范畴，且“痛”在中医上属于“痹证”，因此糖尿病周围神经病变属于消渴范畴。

（二）病因病机

1.中医病因病机

现代认为，本病是消渴日久，阴虚燥热，煎熬津液，血稠成瘀，筋脉阻滞；嗜食肥甘，致脾胃虚弱，津液不能正常输布，聚湿成痰，痰阻筋脉，影响气血运行，筋脉失养则麻，肌肉不荣则痿；阴损及阳，寒凝血滞，终致气血不能通达四肢，肌肉筋脉失于濡养，故有“手足麻木，肢凉如冰”的表现。属本虚标实证，主要病位在脉络筋肉，内及肝、肾、脾等脏腑，以气血亏虚为本，瘀血征象为标。

糖尿病周围神经病变的病机有虚有实。虚有本与变之不同。虚之本在于阴津不足，虚之变在于气虚、阳损。实为痰与瘀，既可单独致病，也可互为因果。糖尿病周围神经病变是动态演变的过程，随着糖尿病的发展，按照气虚血瘀或阴虚夹瘀，逐渐致气阴两虚夹瘀，继而阴阳两虚夹瘀的规律而演变。

2.西医发病机制

糖尿病周围神经病变的主要病理变化是无髓鞘神经纤维轴突变性，甚至消失；有髓鞘神经纤维髓鞘节段性或弥散性皱缩或脱髓鞘，以及髓鞘再生引起的朗飞结间长度改变。糖尿病周围神经病变的发病原因和发病机制目前尚未完全阐明，近年来的研究认为主要与高血糖引起的代谢紊乱所导致的氧化应激、血管性缺血缺氧、神经生长因子缺乏等有关。另外，自身免疫因素、维生素缺乏遗传和环境因素等也可能与糖尿病周围神经病变的发生有关。

(1)多元醇通路激活：长期高血糖使多元醇通路活性增高，被醛糖还原酶催化生成的山梨醇和果糖不能分解，进而大量堆积于周围神经，导致神经细胞内渗透压增高、神经细胞水肿及纤维变性坏死。

(2)非酶蛋白糖基化作用：糖尿病时，血红蛋白 A 转变为糖化血红蛋白，此过程在红细胞内持续而缓慢地、不可逆地进行，无须酶的催化。血红蛋白 A 形成糖化血红蛋白后，影响与 2,3 二磷酸甘油酸的结合，造成氧和糖化血红蛋白的亲和力增加，组织缺氧。非酶促糖基化异常还可以影响神经纤维的结构蛋白，通过阻止微管蛋白的多聚过程等影响神经功能。

(3)氧化应激：高糖条件下存在氧化应激，产生的活性氧自由基对神经元 DNA 和神经蛋白具有直接的损伤作用。国外的一些研究表明表皮的神经末梢密度，随糖尿病病程的延长，逐渐下降，说明在糖尿病早期，末梢神经纤维的数量已经开始减少。此外，自由基还可促进糖基化终末产物的形成。

(4)微血管病变：在糖尿病早期，神经内膜内毛细血管已有损伤，毛细血管基底膜增厚、血管内皮细胞增生、糖蛋白沉积、血黏度增加、血小板功能异常、微血栓形成，导致管腔狭窄，易造成神经组织低灌注。末梢神经纤维营养血管功能异常，组织缺血坏死，神经纤维萎缩。

（三）诊断

1.临床表现

糖尿病周围神经病变的临床表现以双侧、对称性肢体远端麻木、痛觉异常或感觉异常为主，发病症状通常描述为烧灼感、电击感、刺痛感或不舒服的麻刺感和麻木，上肢较下肢轻，近端较远端轻，一般自双足起病，随着病情的渐进性加重逐渐发展至小腿，进而波及手部。此外，糖尿病周围神经病变还会诱发多种疾病，包括增加跌倒的风险，站立或行走时失去平衡，由于感觉丧失而易受伤，甚至出现骨折、睡眠障碍和疲劳等。

(四)治疗

1.西医治疗

(1)纠正代谢紊乱：糖尿病和糖尿病周围神经病变治疗的第一选择是降血糖，对糖尿病患者给予早期干预，血糖控制效果就会越好，诱发并发症的可能性就越低。糖尿病周围神经病变患者在糖化血红蛋白方面的控制要求较为严格，但临床可根据实际情况予以调整，既往患有低血糖的患者、伴有不同程度基础疾病的患者或青少年患者，可将血糖的控制范围适当放宽。诊疗过程中的健康宣教也尤为重要，嘱患者调整饮食习惯，并配合适度的身体锻炼，再配以药物治疗，可有效延缓糖尿病病程。

(2)营养神经治疗：甲钴胺是目前临床上最常用的营养神经药物，通过加快蛋白质、卵磷脂和核酸的合成速度，促进神经元细胞新陈代谢，同时增强施万细胞活性，加快神经元修复。有研究显示，糖尿病周围神经病变患者服用甲钴胺治疗一段时间后，机体内被损害的神经细胞得以快速修复，肢体疼痛感减轻，一定程度上缓解或抑制运动功能障碍、袜套样感觉等不适症状。

(3)抗氧化应激治疗：抗氧化应激可通过用药对症治疗使体内自由基减少或清除，并通过增加抗氧化物质来抑制氧化应激反应。α-硫辛酸作为临床最常用的药物之一，拥有水溶性、脂溶性好的特点，在扩张血管同时排除体内多余氧自由基，血供充足的神经元细胞和施万细胞促进修复损伤的神经细胞。

(4)对症镇痛治疗：临床对症镇痛治疗过程中多以口服药物为主，首选阿片类镇痛药，其中包括临床应用较多的曲马多、吗啡等，其次可选用三环类抗抑郁药，其中包括镇静作用较强的阿米替林或具有振奋作用的丙咪嗪等，但这些药物长期服用会出现不同程度的不良反应。对于一些由于特殊原因导致无法使用口服药物治疗的患者，可选用局部涂敷治疗，不良反应明显少于口服药物治疗，局部用药主要以辣椒素为主，辣椒素镇痛作用主要是通过激活感觉神经纤维上的辣椒素受体将降钙素和P物质基因相关肽消耗殆尽，从而起到镇痛作用。然而，不论是口服药物治疗还是局部涂敷治疗都只能起到一个短暂的缓解症状的效果，并不能完全治愈糖尿病周围神经病变。

(5)外科治疗，①外周神经减压术：目的是改善糖尿病周围神经病变患者症状，缓解痛苦，通过手术的方式解除神经外周组织压迫，提高神经细胞的新陈代谢及神经组织血液循环速度，有利于恢复受损的神经元细胞，预防神经病变进一步发展导致糖尿病足的发生，以及由于深感觉减退出现摔伤骨折等并发症，进而减轻糖尿病周围神经病变患者症状。但由于该治疗方法属于有创操作，故临床上应用较少。②神经电刺激：是一种神经调控技术，具有创伤小、可逆的特点。治疗中首先将一个很小的电极放入患者体内，根据患者情况选择合理的参数后产生电流，从而干扰神经传导回路治疗疾病，临床上主要方法包括周围神经电刺激、脊髓电刺激和背根神经节电刺激。对于口服药物或局部治疗反应差、神经减压指征不明确，或周围神经减压不能解决严重神经损伤，甚至糖尿病足截肢的患者，可考虑采用神经电刺激治疗。

2.中医治疗

有研究显示，中医中药具有多靶点、多层次的天然独特性，一些中药汤剂、中成药、单味中药、针灸、穴位给药及中医物理疗法等所具有的温通经络、舒筋活络作用，可有效改善糖尿病周围神经病变患者外周组织血流量，纠正肢体缺氧状态，进而修复神经功能，达到缓解糖尿病周围神经病变临床症状的目的。

(1)中药汤剂：孙伯欣等将94例糖尿病周围神经病变患者随机分为2组，对照组47例予基础治疗+甲钴胺片治疗，治疗组47例在对照组治疗基础上加用补阳还五汤加减(黄芪、当归、川芎、桃仁、红花、赤芍、地龙等)治疗。结果：治疗组血糖指标均低于对照组($P<0.05$)；运动神经传导速度、感觉神经传导速度均高于对照组($P<0.05$)。说明补阳还五汤加减可降低血糖水平，修复受损神经，有效治疗糖尿病周围神经病变。许晶晶等将60例糖尿病周围神经病变患者随机分为2组，对照组30例予基础治疗(降糖、降压、降脂、饮食运动)及甲钴胺分散片口服治疗，治疗组30例在对照组治疗基础上应用加味黄芪桂枝五物汤(黄芪、桂枝、白芍、生姜、大枣、鸡血藤、苏木)治疗。结果：治疗组总有效率86.66%，对照组总有效率53.33%，治疗组疗效优于对照组($P<0.05$)，表明加味黄芪桂枝五物汤治疗糖尿病周围神经病变临床疗效确切。裴瑞霞等将70例糖尿病周围神经病变患者随机分为2组，对照组35例予盐酸度洛西汀肠溶片治疗，治疗组35例予加味柴胡疏肝散(柴胡、枳壳、赤芍、甘草、香附、陈皮、地龙、川牛膝、川芎)治疗。结果：治疗组疼痛视觉模拟评分低于对照组($P<0.05$)，中医证候疗效优于对照组($P<0.05$)。

(2)中成药治疗：张进军等将62例糖尿病周围神经病变患者随机分为2组，均以个体化降糖为基础治疗，对照组31例另口服依帕司他片治疗，治疗组31例在对照组治疗基础上加八味芪丹胶囊口服。结果：治疗组治疗后中医证候评分、多伦多临床评分系统评分均低于对照组($P<0.05$)，神经传导速度均高于对照组($P<0.05$)，血清铁蛋白、丙二醛水平均低于对照组($P<0.05$)，超氧化物歧化酶水平高于对照组($P<0.05$)。写亚强将80例糖尿病周围神经病变患者随机分为2组，对照组40例予甲钴胺及α-硫辛酸治疗，治疗组40例在对照组治疗基础上加用木丹颗粒治疗。结果：治疗组总有效率97.50%，对照组总有效率82.50%，治疗组疗效优于对照组($P<0.05$)。治疗组超敏C反应蛋白低于对照组($P<0.05$)，血清超氧化物歧化酶高于对照组($P<0.05$)；双侧胫神经、双侧腓总神经传导速度均高于对照组($P<0.05$)。提示木丹颗粒治疗糖尿病周围神经病变，可通过改善超敏C反应蛋白、血清超氧化物歧化酶水平及提高神经传导速度，进而改善患者临床症状。

(3)单味中药：Zahra Kiasalari等研究证实，穿山龙所具有的活性成分可产生抗痛性，能有效缓解糖尿病周围神经病变疼痛症状。李建等基于网络药理学的研究方法，证实穿山龙所特有的薯蓣皂苷元与薯蓣皂苷活性成分，通过改善患者血糖，抑制炎性反应、氧化应激，改善周围神经血管损伤，减轻糖尿病周围神经病变患者疼痛。亦有动物实验研究证实，黄芪甲苷作为黄芪的主要活性成分，可提高糖尿病模型大鼠周围神经组织细胞Na^{+}-K^{+}-ATP酶活性，改善神经纤维脱髓鞘糖化蛋白的沉积现象，抑制醛糖还原酶的异常表达，还可在一定程度上减轻神经组织细胞的凋亡现象，提高神经传导速度及神经敏感度。

(4)针灸治疗：孙冰等认为糖尿病周围神经病变属于“痹证”的范畴，其主要病机是以气阴两虚为本，以血瘀、痰浊阻络为标，针灸治疗以活血化瘀、益气养阴等。取穴多以阳明经以及背俞穴为主，如肾俞、脾俞等背俞穴。认为针灸治疗糖尿病周围神经病变具有增加血流量、改善微血管病变、改善周围神经电生理功能和促进髓鞘修复等作用，不仅不良反应少而且疗效确切。路玫等认为针刺背俞穴刺激后作用于自主神经中枢，人体脏腑功能进一步得到调节。他们把糖尿病周围神经病变患者分为西药组和针刺组，西药组予硫辛酸、前列地尔等基础治疗，针刺组予基础治疗+针刺膈俞、胃脘下俞等穴位进行治疗，结果提示治疗后2组积分均较治疗前下降，针灸组下降较明显，针刺治疗在加速神经传导、神经代谢、恢复神经功能方面有显著的疗效，不仅能缓解临床症状、减轻痛苦，而且可以提高患者生活质量。

(5)穴位给药:李莉等研究证实,穴位敷贴通过刺激相关穴位如足三里、涌泉等,提高局部血流速度,有效改善患者症状,且多无不良反应。齐慧娟等将65例糖尿病周围神经病变患者随机分为2组,在控制血糖基础上,对照组32例予依帕司他片口服,治疗组33例予依帕司他片联合消痹方(黄芪、三七、延胡索、鸡血藤、络石藤、牛膝)穴位敷贴。结果:治疗组感觉神经传导速度、反射均优于对照组($P<0.05$),提示依帕司他片联合消痹方穴位敷贴治疗糖尿病周围神经病变疗效显著。张颖等研究证实,注射用血塞通定向透药导入治疗糖尿病周围神经病变,药力深入皮下,循经作用于所受累病灶,七总皂苷作为注射用血塞通的主要成分,具有活血化瘀、疏经通络功效,可加快血液循环,营养神经,改善糖尿病周围神经病变患者症状。

(5)中药熏洗治疗:郑秀芹等认为糖尿病周围神经病变属于中医学"消渴筋痹"等病证范畴,其熏洗治疗以益气活血为主。吴趋荟等将糖尿病周围神经病变患者分为2组,分别给予硫辛酸针治疗和硫辛酸针治疗的基础上联合益气温阳活血方熏洗治疗。本研究采用益气温阳活血方,方中黄芪补气,细辛、艾叶温经散寒止痛;红花、川芎、赤芍、地龙、鸡血藤活血通经,散瘀止痛,化瘀止痛;怀牛、川牛膝逐瘀通经、通利关节;伸筋草、络石藤、威灵仙祛风除湿、舒筋活络。诸药合用,共奏益气温阳、通络止痛之效,可治疗糖尿病周围神经病变的核心病机。通过中药足浴的方法,先将药液与开水混合,用蒸汽作用于皮肤,使毛孔舒张,血液循环加快,中药的有效成分能够以分子形式进入毛孔内,并刺激足底穴位,使药效分子能够充分进入患者体内。从而对糖尿病周围神经病变患者取得较好的疗效。此方法疗效显著,方便可行,减少患者不适症状、价廉、依从性高,不仅能够提高周围神经传导速度,还能改善病变程度。

糖尿病周围神经病变的病因病机在中医和西医基础研究领域均认为神经和外周血管的退行性改变为主,与之对应的诊疗措施只有小规模的对症治疗。虽然这些干预措施可以延缓糖尿病周围神经病变的发病和进展,但仍都无法逆转或停止这一过程。在临床症状出现之前早期诊断糖尿病周围神经病变、准确评估疾病进展、有效降低发病率并可靠地告知患者糖尿病周围神经病变的潜在风险很有必要。二甲双胍、甲钴胺、硫辛酸、依帕司他、阿司匹林肠溶片以及维生素等在糖尿病的基础治疗和糖尿病周围神经病变的治疗方面通过控制血糖、降低抗氧化反应以及通过神经修复作用在一定程度上延缓患者的病情进展。口服中药、熏洗治疗等中医治疗在治疗糖尿病周围神经病变方面也有一定的作用。近年来,针灸、穴位注射、梅花针等治疗措施成为了研究的热点,为糖尿病周围神经病变的治疗提供新的思路。中医治疗是我国医学几千年来临床实践总结的精粹,在糖尿病周围神经病变的治疗上具有显著的疗效,针对糖尿病周围神经病变的诊断、辨证论治、针药结合,中西并用往往能取得满意的临床疗效。

(五)预防

(1)一般预防:良好控制血糖,纠正血脂异常,控制高血压。

(2)定期进行筛查及病情评价。全部患者应在诊断为糖尿病后每年至少筛查1次糖尿病周围神经病变;对于糖尿病病程较长,或合并眼底病变、肾病等微血管并发症的患者,应该每3~6个月进行复查。可以通过以下检查来了解患者有无由于周围神经病变而出现的感觉缺失:10 g的尼龙丝检查、音叉检查震动觉、用针检查两点辨别感觉、用棉花絮检查轻触觉、足跟反射。

(3)加强足部护理。周围神经病变的患者应接受足部护理的教育,以降低发生足部溃疡的概率。

三、糖尿病肾病

（一）概述

糖尿病肾病是糖尿病最严重的微血管并发症之一。据统计，2021 年全球成年糖尿病患者人数达到 5.37 亿（10.5%），预计到 2045 年将上升至 7.83 亿。中国患病总人数已达 1.41 亿，其中糖尿病肾病患者占 20%～40%。该疾病的发生、发展不仅使患者的健康状态受到影响，还降低了生活质量，同时治疗时的巨额费用给社会造成较大负担。在治疗方面，西医与中医治疗糖尿病肾病各有优势与不足，单方面治疗不能满足临床需求，故研究中西医结合治疗糖尿病肾病具有一定意义。

（二）病因病机

1.中医病因病机

在古代中医著作中，医者认为糖尿病的病因病机多以肾虚为主，基本病机为阴虚燥热。而作为糖尿病并发症的糖尿病肾病与糖尿病的基本病因病机应具有相似性。近代以来大多数医者大多认为，糖尿病肾病的核心病机为肾元亏虚，导致气血阴阳失衡，从而产生水湿、湿热、痰浊、瘀血之邪，形成本虚标实之证，并与肺脾肾关系密切，并在后期牵连多个脏腑，产生气血阴阳衰败之象。闫淼等总结了古今中医医家对糖尿病肾病的病因病机，其中主要包含有正气不足、邪气内侵，情志异常、气机逆乱，饮食失宜、脾不散精，滥用滋补、燥热伤阴，瘀血阻络、肾阳亏虚。

当代医家不断探索糖尿病肾病的病因病机，在总结前代医家认识的基础上，结合现代医学先进的诊疗技术例如肾动态显像技术等，又有了很多新的发现。在现代众多医家对糖尿病肾病致病机制的认识中，“本虚”“内热”“瘀血”的致病机制受到了一致认同。“本虚”的病机最主要涉及方面为肝脾肾和气血阴阳亏虚，比如现代医家倪斌在糖尿病肾病 78 例本虚证临床分析中，通过统计学分析得到的临床结论认为，肾元不足是糖尿病肾病发生及发展的内外基础和主要矛盾，并另外得出脾气虚弱、脾失健运为糖尿病肾病转化及进展的关键因素，气阴两虚证始终贯穿着糖尿病肾病，是糖尿病肾病的基本证型；在“内热”的认识上，韩宜臻等通过多年糖尿病肾病临床经验，提出了糖尿病肾病“内热致癥”为主要病因，并以“热蕴三焦，癥瘕阻络”为关键病机；而“瘀血”作为糖尿病肾病发生发展过程中的致病因素和病理产物，在糖尿病肾病的不同阶段都有体现，胡筱娟等临床研究发现，300 例观察对象均存在肾络瘀阻，血瘀在糖尿病肾病的发生发展中占重要地位。丁英钧等更是提出了“微型癥瘕”的新学说，指出消渴病可痰郁热瘀相互胶结积于肾络。

2.西医发病机制

糖尿病肾病的发病机制十分复杂，包括了众多因素参与。总的来说它是起始于糖代谢障碍所致的血糖过高，与一定的遗传因素和环境因素有关。在持续高血糖作用下，导致代谢改变是糖尿病肾病发生的关键。肾小球系膜细胞、上皮细胞和内皮细胞可分泌一系列能影响细胞功能的因子，参与糖尿病肾小球硬化的发生。目前认为，较重要的因子：①生长激素和胰岛素样生长因子；②细胞因子，如转化生长因子-β、血小板衍化生长因子、肿瘤坏死因子-α、纤维细胞生长因子、血管内皮生长因子等；③花生四烯酸产物，如前列腺素和血栓素；④血管加压肽，如血管紧张素Ⅱ和内皮素。这些激素和细胞因子均可促使肾小球血流动力学改变、基膜增厚、系膜细胞增生肥大及细胞外基质增多，导致肾小球硬化。

（三）诊断

1.病史

初次就诊的糖尿病肾病患者需要详细询问患者，①糖尿病病史：糖尿病相关症状的发病时间、疾病进展、治疗措施和血糖控制情况，并了解有无糖尿病家族史和家族聚集情况。②肾脏受累病史：出现小便泡沫增多、水肿、高血压、夜尿增多、肾功能受损等情况的时间、治疗措施和控制情况；体重的变化情况和24小时出入量对于水肿评估极为重要。③糖尿病与肾脏疾病发病的时间次序和因果关系。④影响肾脏疾病相关的疾病病史：如高血压、肾炎、肾结石、前列腺等病史。⑤了解与糖尿病并发症相关的其他疾病病史如糖尿病视网膜病变或其他相关眼部病史、周围神经病变史、心脑血管病变史、外周血管病变史、糖尿病足，以及心理健康状况等。

2.临床表现

常规检查患者的生命体征、身高、体重，心脏、肺部和腹部体征可以为诊断提供参考价值。明确患者血压水平，测量体重和身高计算BMI，根据BMI指导患者控制体重。详细的胸部和腹部的体格检查，有助于了解有无肺部炎症、胸腔积液、心包积液、心脏大小，以及腹水等情况。

重视眼底和周围神经病变等方面的检查，因为这些病变同属于糖尿病微血管病变，有助于糖尿病肾病的经验性诊断。视力和眼底的检查有助于糖尿病视网膜病变的诊断。查看患者四肢远端肢体的肤色和完整性、皮温和触觉，触诊血管的搏动情况有助于了解有无外周血管病变、糖尿病周围神经病变和糖尿病足的发生。

糖尿病肾病患者需检查双眼睑、睑结膜、颜面部、四肢是否有水肿；也要特别注意隐私部位，如大阴唇、阴囊水肿情况；卧位患者要检查后背和腰骶部等与床接触部位是否存在凹陷性水肿。要明确水肿是否为凹陷性。双侧肺下界和心脏浊音界的叩诊有助于判断胸腔积液和心包积液，移动性浊音有助于腹水的诊断。输尿管走行体表投影点的压痛、肾区叩击痛、肋脊柱和肋腰点压痛对于肾脏肿大、结石和积水有帮助；膀胱区叩诊有助于了解膀胱充盈情况。直肠指检有助于判断前列腺的增生情况。还需检查患者面色、睑结膜是否苍白提示患者存在贫血，糖尿病肾病患者更常出现贫血现象。

3.辅助检查

2型糖尿病确诊时就应检查肾功能，1型糖尿病在诊断后5年要进行肾病评估。诊断确定后应检查是否有糖尿病肾病，因在2型糖尿病诊断时，就有7%的患者存在微量清蛋白尿；1型糖尿病在诊断后5年要进行糖尿病肾病的评估。如果糖尿病患者开始无微量清蛋白尿，以后每年要对其进行肾病情况评估，尤其是对代谢控制不好者。系统教育、系统监测和系统治疗糖尿病是科学地、规范地防治糖尿病肾病的可靠途径。发生糖尿病肾病后，要尽量避免使用对肾有损害和疗效不确切的药物。适时透析及肾或胰肾联合移植可延长患者的生命，减少糖尿病肾病患者的早逝。

辅助检查的项目主要是围绕肾损伤、氧化应激和低度炎症（动脉粥样硬化/血管损害）3个方面进行的。

（1）尿蛋白定量评价和预测肾功能：根据尿蛋白排出量可将糖尿病肾病分为早期肾病期和临床肾病期。早期肾病期又称微量清蛋白尿期，指24小时或白天短期收集的尿清蛋白排泄率在30～300 mg/24 h。如果是夜间尿其数值下降25%。如果6个月内连续尿液检查2次尿清蛋白排泄率在30～300 mg/d，并排除其他可能引起尿清蛋白排泄率增加的原因，如酮症酸中毒、泌尿系统感染、运动、原发性高血压和心力衰竭等，即可诊断为早期糖尿病肾病。清蛋白分子小于肾小球基底膜滤孔孔径。其电荷极性为负，正常时，被肾小球基底膜负电荷屏障阻挡而不能通过。当肾小球基底膜上的电荷屏障被破坏时，清蛋白排泄增加。微量清蛋白尿检测是当前国内、外公认的糖尿病肾病的早期诊断指标；也可用随机尿清蛋白/肌酐（mg/mmol）的比值表示，当比值

＞3.5时可诊断微量清蛋白尿阳性，但必须 2 次以上阳性，临床上才有意义。同时需排除尿路感染、月经期、剧烈运动、高血压、心脏病及其他肾脏病等影响因素。测定时，也要求血糖控制良好。微量清蛋白尿的测定不仅用于糖尿病肾病的早期诊断，还可用于肾小球滤过率下降的预测。

(2)肾小球滤过率与肾活检诊断糖尿病肾病：即使是尿检正常的糖尿病肾病患者，其肾脏可能已存在着组织学改变。光镜下，可见具特征性的 K-W 结节样病变；电镜下，系膜细胞增殖，毛细血管基底膜增厚。但由于肾活检是一种创伤性检查，不易被患者所接受。肾小球滤过率和肾脏体积测量对糖尿病肾病的早期诊断也有一定的价值。早期肾体积增大，肾小球滤过率升高，后期肾小球滤过率下降。糖尿病肾病患者的肾脏体积与慢性肾小球肾炎者不一样，无明显缩小。同位素测定肾血浆流量和肾小球滤过率，可以反映早期的肾小球高滤过状态。肌酐清除率、血肌酐和血尿素氮浓度测定可反映肾功能，但血尿素氮和血肌酐不是肾功能检测的敏感指标。

(3)肾脏活体组织病理检查：糖尿病肾病不同时期肾脏的体积可以增大、缩小或在正常范围。在早期，由于存在高滤过状态，肾脏体积常常增大。疾病晚期随着肾小球的丢失，可出现肾脏体积的缩小。但由于糖尿病肾病时肾小球内的细胞外基质随着疾病的进展逐渐增多，使硬化的肾小球体积与正常肾小球相比可无明显缩小，因此，即使到了肾衰竭期也可能出现肾脏的体积无明显缩小甚至轻度增大。换言之，糖尿病肾病导致的肾衰竭引发的肾脏体积减小，往往没有其他类型肾小球肾炎相关肾衰竭显著。因此，糖尿病肾病的患者不能根据 B 超测定肾脏大小而判断疾病的慢性化程度。这一点在利用糖尿病患者作为移植供体时尤其需引起注意，仅仅根据大体上肾脏体积无明显缩小来判断有无糖尿病肾病及其慢性化程度以取舍器官存在风险。植入前应行供体肾活检病理检查，避免将已经出现了严重糖尿病损伤的肾脏作为供肾植入受体体内。

4.诊断依据

糖尿病肾病的临床诊断依据至少具备以下 1 条：①可以排除非糖尿病肾病，并能够肯定高血糖与慢性肾脏病的因果关系。②对于已行肾穿刺病理检查的患者，如存在糖尿病特征性的肾脏损害病理学证据，糖尿病肾病诊断可确立。若患者不能满足糖尿病肾病诊断条件时，建议仅诊断为糖尿病合并慢性肾脏病，必要时可将患者转诊至肾内科，通过肾穿刺活检等进一步明确病因。

(四)治疗

1.西医治疗

当前，国内外针对糖尿病肾病的西医治疗手段主要以降压、调节血糖、纠正脂质代谢紊乱和一般治疗为主，对终末期患者可以进行透析治疗或肾脏、干细胞移植。其常规治疗与用药，①降糖治疗：有研究证实，降糖药物可以有效调节肠道菌群，改善胰岛素抵抗，恢复血糖水平。临床常用降糖类药物主要有双胍类药物、α-葡萄糖苷酶抑制剂、胰高血糖素样肽-1 受体激动剂等，其中，二甲双胍是 2 型糖尿病的一线用药，但应注意的是，肾小球滤过率＜30 mL/(min · 1.73 m^2)的 2 型糖尿病患者应禁用二甲双胍，可使用西格列汀治疗。目前，降糖治疗途径逐渐多样化，除依赖于胰岛素分泌的传统手段外，还可在肾小球滤过率达标[≥45 mL/(min · 1.73 m^2)]的情况下应用钠-葡萄糖共转运体-2 抑制剂及胰高糖素样肽 1 受体激动剂，钠-葡萄糖共转运蛋白 2 抑制剂主要通过与葡萄糖竞争性地结合钠-葡萄糖共转运蛋白 2，从而抑制近端小管的钠-葡萄糖共转运蛋白 2 活性，抑制近端小管对葡萄糖的重吸收，促进葡萄糖自尿中排出，最后降低血糖水平。循证医学证据显示，这种新型降糖药物不仅可以强效控糖，还具有保护心肾功能的治疗优势，钠-葡萄糖共转运蛋白 2 抑制剂已被推荐为糖尿病肾病患者的早期一线联合治疗药物。②降压治疗：降低高血压可以保护心、脑、肾等靶器官，延缓糖尿病肾病发病进程。降压常用药物有血管紧张素转换酶抑制剂、血管紧张素Ⅱ受体拮抗剂、钙通道阻滞剂、袢利尿剂、β受体拮抗剂、α受体拮抗剂等。血管紧张素转换酶抑制剂及血管紧张素Ⅱ受体拮抗剂在肾保护方面疗效独特,常被用作临床治疗糖尿病肾病导致高血压的首选药物。有学者通过对168例肾性高血压患者的临床研究,发现血管紧张素转换酶抑制剂药物和血管紧张素Ⅱ受体拮抗剂药物联合治疗时,可提高治疗安全性,有效降低患者血压,较单一用药发挥更大疗效。不过,临床发现,血管紧张素转换酶抑制剂类药物有刺激性干咳等不良反应,故对于耐受力较差者或者老年患者,血管紧张素Ⅱ受体拮抗剂类药物为最优选择,常见的有盐酸贝那普利、缬沙坦、厄贝沙坦。有研究显示,厄贝沙坦可有效降低糖尿病肾病患者脂联素、血清胱抑素C水平,具有保护肾脏的功效。俎景林对110例糖尿病肾病患者开展研究发现,盐酸贝那普利片治疗糖尿病肾病可增强治疗效果,发挥一定干预作用。③纠正脂质代谢紊乱:脂质代谢紊乱会加重肾小球硬化与肾小管损伤,加速糖尿病肾病进展,纠正糖尿病肾病患者的脂质代谢异常有利于减轻肾脏负担,降低死亡率。治疗时推荐根据患者动脉粥样硬化性心血管疾病风险的高低制订调脂目标(低密度脂蛋白胆固醇1.8～2.6 mmol/L),选用中等强度的他汀类药物并配合生活方式调整干预进行治疗。同时也可根据血脂水平选用贝特类、依折麦布类药物,注意老年、严重肝肾功能不全及甲状腺功能减退等患者不可联用。④一般治疗:一般治疗的手段主要以调节营养平衡、生活方式和体质量控制为主,推荐糖尿病肾病患者每天总能量摄入为104.7～125.6 kJ/kg,钠摄入量应<2.3 g,对于未接受透析的糖尿病肾病患者应保证蛋白质的摄入量为0.8 g/(kg·d),如果为透析患者,可适当增加至1.0～1.2 g/(kg·d)。同时,糖尿病肾病患者还应进行科学适当的体育锻炼以提升心肺功能,吸烟患者应尽量戒烟。对于超重或肥胖的糖尿病肾病患者,应及时减脂,降低心血管及肾脏疾病风险,除生活方式的调整外,必要时也可进行药物治疗与代谢手术。⑤透析治疗:透析治疗主要应用于终末期糖尿病肾病患者,其模式主要有血液透析和腹膜透析2种,二者运用不同的透析原理在临床上均有一定治疗效果。有学者通过临床数据研究发现,与血液透析相比,腹膜透析干预治疗临床效果更为显著。⑥肾或肾胰联合移植:此方法是临床中较为理想的治疗手段,通过肾-胰、肾、胰岛联合移植后不仅可以有效改善肾功能,还可以替代胰岛功能。但因目前临床肾源的缺乏和技术水平要求高等因素导致其治疗价格高昂,极大部分患者难以承受。同时,目前预存供肾评估方法及临床对预存糖尿病供肾的认识还不完善,限制了糖尿病供体的使用,增加了弃用率,一定程度上拉大了终末期糖尿病肾病患者与供肾数量的差距。⑦干细胞移植:干细胞移植可以在改善肾功能和保护肾损伤方面发挥积极作用,但因其作用机制较为复杂,目前未大量投入临床,仍处于试验与探索。

2.中医治疗

(1)辨证分型:目前,中医治疗糖尿病肾病主要以益气养阴、活血化瘀、补肾益精为主,在治则上医家们多采用分期辩证。高亚斌等在对糖尿病肾病分期辩证的基础上,提出了其“内热致癥”的核心病机和“清热消癥”的治疗方法,其认为在糖尿病肾病的疾病发展过程中,热邪贯穿始终,早期以心肺郁热为主,热在上焦;中期为中焦脾胃湿热,热在中焦或由上焦传入;晚期以肠腑湿热浊毒为主,热在下焦,多由上中二焦传变而来。由于不同阶段病邪位置不同,相应的清热治法也应不同,早期热灼津伤,治疗以宣发郁热为主,即“给邪以出路”,常用黄芩、连翘、牡丹皮等清热透热药物,以清除气分、血分及三焦郁热,多用牛蒡子清热解毒、散结的同时兼具透发之性;多辅以生地黄、丹参、石斛等养阴清热药物;中期气虚血瘀,治疗以益气活血、消癥散结为主,可采用肾炎防衰液治疗,该药基于肾络癥瘕理论研发,由黄芪、当归、海藻、熟地黄、生牡蛎、穿山甲、熟大黄组成,益气活血、散结消癥兼顾;晚期阳虚阴寒,治疗以温阳利水为主,临床常用方有温阳利水剂、苓

桂术甘汤、真武汤等。黄诗雄等认为，糖尿病肾病发病的核心因素为瘀血，按照病程可分为早、中、晚三期，早期为消渴病发展而来，多为虚证，宜采用补阴类药物如山药、党参、知母、玄参、麦冬等，方剂可用六味地黄丸、玉女煎临证加减；中期阴虚耗阳，多为脾肾阳虚，宜采用温补脾肾、生津助阳类药物如附子、肉桂、干姜、菟丝子、淫羊藿等，方剂可用补阳还五汤、肾气丸、右归丸临证加减；后期浊毒壅塞，肾阴阳俱虚，病情难以逆转，治疗以补正泻浊为主，滋阴补阳药物可用当归、杜仲、附子、沙参等，泻浊排毒药物可用大黄、黄连、积雪草等，方剂可用黄连温胆汤、肾气丸、二至丸临证加减。

同时，也有医家从脏腑、经络和病因病机入手进行论治，均有不错疗效。张曾等在“脾为气血生化之源”“诸湿肿满，皆属于脾”等中医理论的基础上提出“脾虚不化”理论，认为糖尿病肾病的病因病机之根本是脾虚而导致郁热、湿浊和瘀血，因此，应当从脾论治。其认为“脾主运”和“脾主化”相互关联却又有所不同，其之间存在先后关系。食物先在脾气的推动下进行消化、吸收、转运，后转化为精、气、血、津液，这个过程便是营养物质由“纳”到“用”的过程。糖尿病肾病患者出现“脾虚不化”的现象时，营养物质代谢受到障碍，五脏六腑失于濡养，表现为动则汗出、虚胖、易感外邪等症状。同时，当水谷精微化物不正时，则会聚湿成痰，郁热留瘀。高血糖、高血压、肥胖便是能量代谢障碍所产生的病理产物，这也是疾病由“虚”到“实”的发展过程。在治疗上，王文健通过临床经验的积累和对聚证理论的研究，创立出益气化聚方即“聚证”基本方，该方以化法为特点，由黄芪、泽泻、黄连、蒲黄等药物组成，推动气化的同时消散病邪。糖尿病肾病阶段则在“聚证”基本方上加入绿豆衣、制附子、六月雪、积雪草等温肾助阳、清热消积的中药，使得整方攻补兼施，在帮助疏布精微物质方面达到更好疗效。董必成等认为，糖尿病应该从“虚”“热”“瘀”“毒”进行论治。《诸病源候论》中说道：“水病无不由脾肾虚所为”，从虚论治，应当根据其气血亏虚程度选用补益类药物，如黄芪注射液、地黄叶总苷胶囊等；从热论治，灼伤肾络者则以滋阴清热为主，同时应注意热邪与瘀、燥等它邪共同致病，气阴亏虚患者宜用知柏地黄丸，情志不遂患者宜用丹栀逍遥散，痰湿体质患者宜用黄连温胆汤，热瘀互结者宜用桃核承气汤或犀角地黄汤；从瘀论治，糖尿病肾病患者在久病后常出现因虚致实，瘀阻肾络，治疗应当活血化瘀，运用川牛膝等引经药物直导病所，常用方有补阳还五汤、桃红四物汤；从毒论治，正气日衰，邪气日盛，久居体内转为毒邪，气阴亏虚而燥热，热毒灼伤肾阴而成瘀，进一步加重脾肾损伤，形成恶性循环。治疗当以益肾解毒，常用方有五子衍宗丸、血府逐瘀汤等，可联合中药灌肠、皮肤透析、针灸等多种手段控制病情。徐王达等在糖尿病肾病的治疗过程中衷中参西，认为膏脂布化失常是糖尿病肾病的始动因素，提出了健脾化湿的治法，以治肾为治疗原则，并组方研发出“芪葵颗粒”，目前此药已被江苏省药品监督管理局批准为医疗机构制剂并用于临床。江丹等在深入研究《伤寒论》与运气学说后认为糖尿病肾病的病机为“太少并病”，其早期的病机认为以“太阴虚损”为主，晚期以“少阴寒厥”为主，治则应立足“三阴之本”，主在扶三阴之阳气，使三阴经的阳气功能得到恢复。

综上，近年来各位医家在治疗糖尿病肾病方面都提出了多样化见解，无论是分期辨证、脏腑、病因辨证还是中西医病因病理结合的理疗思路都给我们提供了新的糖尿病肾病的治疗思路，对于以后中医治疗糖尿病肾病方面有着极大的推动作用。

(2)特色疗法：目前，根据临床研究证实，针刺、艾灸、耳穴压豆等中医特色疗法联合方药治疗可有效减缓糖尿病肾病病程，减轻其相关症状。赵梦等通过检索维普、万方等多方数据库，对针灸治疗糖尿病肾病的常用腧穴频次进行汇总，总结出其常用腧穴(肾俞、足三里、太溪、三阴交)、奇穴(胃脘下俞)、特定穴(五输穴)及其所属经脉，又根据 Apriori 算法总结出推荐选穴组合：肾俞-足三里-太溪-三阴交-脾俞-阴陵泉，为针灸治疗糖尿病肾病提供了数据支持。有学者通过110例患者的对照实验证实，温灸针对脾肾阳虚型的糖尿病肾病患者具有治疗作用，其方法是对足三里、三阴交、气海、关元进行温灸针，针刺隐白穴，热敏灸百会穴，1次/天，2周为1个疗程，持续4个疗程，可见观察组肾功能指标与中医证候评分明显高于参考组，即证明其可缓解糖尿病肾病临床症状。王漫等在常规糖尿病治疗的基础上加用调理脾胃针法，取中脘、曲池、合谷、血海、足三里、阴陵泉等穴，治疗2次/天，6天为1个疗程，共治疗6个疗程，发现脾胃针法可提升糖尿病肾病患者抗氧化应激反应的能力，从而改善肾功能，延缓肾损害，较常规针法有一定治疗优势。同时，近十年来，耳穴压豆法也受到了广大中医爱好者青睐，大量研究文献显示，耳穴压豆法配合艾灸、穴位贴敷、中药方剂、中药足浴、中药烫熨治疗、中药灌肠等对糖尿病肾病病情可起到很好的缓解与控制作用。

(五)预防

1.健康教育

许多糖尿病肾病患者及其家属，甚至一般的健康宣教提供者对最新的临床实践指南可能不够熟悉，需要专业的人员(包括肾内科医师、内分泌科医师、营养师、护师以及其他专科人员)针对患者和医疗保健提供者就常识以及特定的问题进行有针对性的宣教工作。已有研究表明，这些教育可以改善临床结果。例如，与糖尿病患者进行以医师主导、简短的教育可以提高他们对糖尿病肾病的认识，并了解自身疾病的严重程度、改善患者血压、延后透析/移植时间、改善生存质量。对进行性糖尿病肾病患者进行肾功能、肾脏疾病、饮食和生活方式的教育可延缓透析的开始和生存时间。此外，在糖尿病患者中，通过加强教育可更好地控制血糖和自我管理，改善糖尿病肾病患者的糖化血红蛋白水平和蛋白尿。

2.血糖管理

家庭自测血糖可以更好地掌控糖尿病患者的血糖变化，对活动、运动、饮食以及合理用药都具有重要的指导意义，并有利于患者随时发现问题，及时就医。虽然通过三餐前、后和睡前的血糖监测对于了解血糖最为理想，但考虑到针刺带来的痛苦和不便，一般建议在三餐定时定量的情况下，监测三餐前的血糖水平，可以判断血糖控制的大致情况以及降糖药物使用是否得当。睡前血糖监测有利于对夜间和清晨低血糖的判断。监测时间、监测频率、检测方法、注意事项、对读数的记录和认识，以及出现相关情况的处理等都需要患者充分了解，准确把握。

3.血压管理

一般来讲，测量血压有3种途径，在医院由医师测量的诊室血压、在家自己测量、24小时动态血压。其中，24小时动态血压(每15～30分钟测量1次血压，连续监测24小时)测量的结果最为准确，这是因为人的血压在1天24小时内不是固定不变的，而是在一定的范围上下波动，且受多种外部因素的影响。患者在家测量血压的数值，其准确性是介于医师测量诊室血压和24小时动态血压之间的。而且无数患者的经验表明，患者家庭自测血压，和24小时动态血压之间是没有明显差异的，只要测量方法、仪器没有问题，那么测量结果就会更准确，可以比诊室血压提供更多、更可靠的信息，方便医师以及患者自己掌握病情和药物调整。

家庭自测血压推荐使用肘部袖带电子血压计，需要教会患者掌握测量时间、外部环境、饮食禁忌、测量姿势、情绪控制、准确记录等，以保证获得数据准确可靠。也需要对患者出现极值血压的初步处理的相关知识加以宣教。

4.登记体重和尿量

结合体重和 24 小时尿量的变化对于判断患者的液体平衡具有重要价值。慢性肾脏病 3～5 期的患者，液体平衡是保证血压平稳和是否需要进行肾脏替代治疗的重要临床指征。了解 24 小时的入量、尿量和体重的变化可以更好地指导患者进食或利尿剂的使用、血压的控制、透析频率的调整等。

5.药物使用登记

糖尿病肾病患者往往由于合并症多，涉及内分泌科、肾内科、心血管内科、营养科、眼科、神经科等多个专科，使用的药物多而复杂，会产生使用药物剂量不当、使用重复、漏服、使用时间不合理、药物之间存在相互作用等情况。可为患者制订药物使用登记表可以有效避免这些情况的发生，也方便医师及家属监督。

6.饮食控制和运动管理

加强对糖尿病肾病患者的饮食控制，使患者及其家属认识到并能保持良好的饮食控制和生活方式有助于改善代谢状态，减少心血管疾病事件发生的危险。饮食对血糖、血压、蛋白尿、尿酸、血脂等影响巨大，糖尿病肾病患者需要严格控制蛋白摄入量、血糖控制需要核实摄入碳水化合物、心血管疾病对脂质摄入有严格限制，由于各个专业对饮食的不同要求，往往使患者难以执行，例如如何将量化的营养处方数据转化为可见的食物以方便患者执行、如何真实可信地登记饮食、如何对实际摄入量进行可靠的监测、对出现营养不良如何及时正确处理，以及如何获得患者家属配合等，均需要主诊医师为患者提供具体的方法和意见。

7.门诊随访计划

不同慢性肾脏病分级的患者危险分层差异很大，随访频率和计划各不相同，教育患者主动跟进个人的门诊随访计划，按时就诊显得格外重要。

四、糖尿病足

(一)概述

糖尿病足是一种合并神经病变和血管病变而出现的局部感染、破溃和坏疽的疾病。据统计，全世界每年有 910 万～2 610 万糖尿病患者发生足溃疡。由于糖尿病足病因病机复杂，治疗难度大、周期长，具有高致残率和死亡率等特点，故给患者造成严重的身心损害并带来巨大的经济负担。

(二)病因病机

1.中医病因病机

糖尿病足属中医“脱疽”范畴，最早见于《灵枢·痈疽》篇所载：“发于足趾，名脱疽。其状赤黑，死不治；不赤黑，不死。不衰，急斩之，不则死矣。”汉代华佗的《神医秘传》最早记载了内服四妙勇安散治疗脱疽的方法。《诸病源候论》最早提出本病与消渴病的密切关系。此外，诸多古籍也都记载了关于脱疽的治疗方法，如《外台秘要》记载，“发于足傍者，名曰厉疽，其状不大，初从小指发，急疗之，去其黑者，不消辄益，不疗百日死。”徐大椿在《徐灵胎医书》中说：“外科之法，最重外治”，点明中医外治法的重要地位。说明我国古代对脱疽已有了较为系统和深刻的认识，也体现出中医对糖尿病足的治疗发挥着举足轻重的作用。

本病的主要病机为气阴两虚为本，湿热壅盛、瘀血阻络为标，气虚阴虚互为因果。瘀血湿热即是气阴两虚的病理产物，又是消渴导致痈疽的中心环节。

气阴两虚则经脉失养，脏腑受损，阴损及阳，阴阳俱虚，虚则无力抗邪，湿热之邪趁虚入足。阴虚则为内热，热盛则肉腐，肉腐则为脓。气虚无力推动血液运行，则血运不畅，血脉瘀阻，瘀血日久化热，湿热搏结化腐成脓。消渴日久则脾肾俱虚，脾气虚弱水湿运化失常湿邪侵淫，湿蕴日久化热成毒，脾肾虚弱则无力抗邪，湿热之邪趁虚入侵，内外相和，湿热蕴结，腐蚀筋肉，足部坏疽终成。

2.西医发病机制

目前西医认为糖尿病足的发病机制与糖尿病神经病变、缺血病变和局部感染密切相关，其中神经病变和缺血是形成糖尿病足溃疡的主要因素。而诱发其形成溃疡的主要因素：①趾间或足部皮肤瘙痒而搔抓皮肤；②溃破、水泡破裂、烫伤；③损伤、碰撞伤及新鞋磨伤等。

(三)诊断

1.临床表现

(1)神经病变表现：患肢皮肤干而无汗，肢端刺痛、灼痛、麻木、感觉减退或缺失，呈袜套样改变，行走时有脚踩棉絮感。

(2)下肢缺血表现：皮肤营养不良、肌肉萎缩，皮肤干燥弹性差，皮温下降，色素沉着，肢端动脉搏动减弱或消失，患者可合并有下肢间歇性跛行症状。随着病变进展，可出现静息痛，趾端出现坏疽，足跟或跖趾关节受压部位出现溃疡，部分患者可肢体感染。

2.辅助检查

糖尿病足的辅助检查主要包括足溃疡检查、影像检查、神经功能检查、动脉供血检查和足压力测定等。建立一种能够实际操作的、适合当地卫生医疗条件的筛查程序，登记每例糖尿病足患者。筛查能及时发现有危险因素的患者，筛查项目既包括糖尿病相关的全身性检查如眼底、血压、尿蛋白、神经功能和心血管系统等，也包括足的重点局部检查等。筛查本身不需要复杂的技术，但应该由训练有素的人员完成，需要对患者下肢和糖尿病足做出精确诊断。

电生理测定、定量检测振动觉和温度觉阈值对于糖尿病足的诊断有重要价值，但难以用于临床常规筛查。简单的音叉检查可用于诊断神经病变，缺血性糖尿病足应接受多普勒超声检查和血管造影。认真查找所有足溃疡及其可能的病因，评价神经病变、缺血性病变和感染因素的相对重要性，因为不同类型的防治方法是不同的。需要强调的是，临床上常规的物理检查基本能够帮助做出正确诊断和判断预后。例如，如果患者的足背动脉和胫后动脉均搏动良好，皮肤温度正常，足的血供应无严重障碍。关键是要求患者脱鞋检查，而这点在繁忙的门诊往往难以做到。

合并感染时，需明确感染的程度、范围、窦道大小、深度以及有无骨髓炎。通常情况下，一般体格检查很难判定足溃疡是否合并感染以及感染的程度和范围。局部感染的征象包括红肿、疼痛和触痛。但这些体征可以不明显甚至缺乏；更可靠的感染表现是脓性分泌物渗出、捻发音(产气细菌所致)或深部窦道。应用探针探查感染性溃疡时，如发现窦道，探及骨组织，要考虑骨髓炎，并用探针取出溃疡深部的标本作细菌培养。新近的研究证实，探针触及骨组织基本上可以诊断为骨髓炎，具有很高的诊断敏感性和特异性，针吸取样具有特异性，但缺乏敏感性。皮肤表面溃疡培养的细菌常是污染菌，缺乏特异性。特殊检查的目的是确定有无深部感染及骨髓炎。X线片发现局部组织内气体说明有深部感染，X线片上见到骨组织被侵蚀，提示存在骨髓炎。判断困难时应行磁共振成像(磁共振成像检查)检查。

3.诊断依据

(1)符合糖尿病诊断。

(2)具有下肢缺血的临床表现。

(3)辅助检查:提示下肢血管病变,静息时踝肱指数<0.9,或静息时踝肱指数>0.9,但运动时出现下肢不适症状,平板运动试验后踝肱指数降低15%~20%或影像学提示血管存在狭窄。

4.感染评估

糖尿病足感染评估见表10-4。

表10-4　糖尿病足感染的IWGDF/IDSA分级

分级	临床表现
未感染	无全身或局部症状或感染
感染	下列症状存在2项及以上
	局部肿胀或硬结
	红斑延伸>0.5 cm(创面周围)
	局部压痛或疼痛
	局部发热
	脓性分泌物
轻度感染	感染仅累及皮肤或皮下组织
	任何红斑延伸<2 mm(创面周围)
	无全身症状或感染的症状
	皮肤炎症反应的其他原因应排除(如创伤、痛风、急性Charcot关节病、骨折、血栓形成、静脉淤滞)
中度感染	感染累及的组织深于皮肤和皮下组织(如骨、关节、腱、肌肉)
	任何红斑延伸>2 mm(创面周围)
	无全身症状或感染的症状
严重感染	任何足感染与全身炎症反应综合征,下列症状存在2项及以上
	体温>38 ℃或<36 ℃
	心率>90次/分钟
	呼吸频率>20次/分钟或二氧化碳分压<4.3 kPa(32 mmHg)
	白细胞计数$<4\times10^9$/L或$>12\times10^9$/L,或不成熟白细胞水平>10%

(四)治疗

1.西医治疗

(1)西医内科综合治疗:以控制血糖、营养神经、改善血供、抗感染、常规清创换药等为主。其中,针对糖尿病足缺血病变,可使用改善微循环的药物,如低分子肝素钙、前列腺素、前列地尔等,以改善足部血供,减轻患肢疼痛症状;针对糖尿病足神经病变,可使用神经营养药物,如甲钴胺、B族维生素等,以改善足底麻木症状;针对糖尿病足局部感染,选用敏感抗生素,足量联合应用,以控制感染,促进创面愈合。

(2)西医外科治疗:近几年新型敷料的产生为创面的治疗提供了新途径,主要有银离子敷料、蜂蜜敷料、自体富血小板凝胶、表皮生长因子、透明质酸、海藻盐泡沫敷料等。①银离子敷料:银离子是一种天然的抗菌剂,其对绿脓杆菌、金黄色葡萄球菌等常见菌有明显的抗菌作用。朱磊对糖尿病足溃疡患者使用银离子藻酸盐敷料治疗,结果创面缩小面积、愈合时间、肉芽出现时间均优于传统敷料组。②蜂蜜敷料:目前研究发现蜂蜜敷料既可以促进创面愈合,也不会造成血糖异常波动。Tsang 等对糖尿病足溃疡患者使用蜂蜜敷料治疗，结果溃疡痊愈率、缩小率均优于生理盐水组。③自体富血小板凝胶：目前研究显示自体富血小板凝胶具有抗菌活性，可以促进表皮生长因子细胞增殖，达到加速创面愈合的目的。④表皮生长因子：可以促进上皮细胞生长，从而促进创面快速愈合。⑤透明质酸：有研究表明透明质酸敷料可以提高溃疡愈合率，缩短溃疡愈合时间。⑥海藻盐泡沫敷料：有研究发现海藻盐泡沫敷料可以充分保护创面，防止细菌入侵，还可以有效减少创面愈合时间和渗出率，促进创面愈合。

创面负压吸引治疗目前研究发现负压封闭引流技术可刺激创面释放多种生长因子，促进肉芽组织快速生长，可有效缩短创面愈合时间，减少换药次数及更换创面敷料给患者带来的疼痛，有效避免交叉感染，促进创面愈合。

应用抗生素骨水泥有以下几个优势：①其可在创面形成诱导膜，继而促进血管内皮生长因子、血管生成因子的分泌，促进创面愈合。②诱导膜可改善创面局部血供，发挥良好的抗感染效果。③其释放抗生素的浓度远高于口服或静脉给药，局部抗菌效果较强，并且不易出现耐药菌，通过与创面紧密贴合，为创面愈合提供无菌封闭环境。

高压氧疗法高压氧治疗可以提高受伤组织的氧压力水平到期望状态，限制厌氧菌生长，减少其产生毒素，增强白细胞的杀菌作用并激活巨噬细胞的活性，改善溃疡周围毛细血管通透性，促进局部微循环，加速创面愈合。金凤娟观察发现，在清创等常规治疗的基础上加用高压氧疗法，可明显促进糖尿病足溃疡患者创面愈合速度。

手术治疗：①清创术，即局部清创，清除局部变性坏死组织，目前临床上常用的清创方式主要是外科清创、机械清创、酶学清创（如糜蛋白酶）、生物清创（蛆虫）等。及时规范的清创既能加快创面的愈合，又能够防止感染进一步扩散。②创面植皮及皮瓣修复治疗：糖尿病足的溃疡多无法自行愈合，治疗周期久，住院时间长。对肉芽组织生长良好的创面可采用植皮术或皮瓣修复治疗以缩短创面愈合时间。屈姣姣等采用封闭负压疗法联合清创游离植皮治疗糖尿病足溃疡患者，结果创面愈合时间明显缩短。而刘俊华对 48 例糖尿病足溃疡患者行皮瓣移植术，结果创面愈合时间也明显缩短。③干细胞移植术治疗：自体骨髓或外周血里的干细胞及内皮祖细胞能分化成血管内皮细胞而形成新的血管，患者通过行自体干细胞移植术可以从根本上解决肢体供血问题，保全患病肢体。刘鹏等对 54 例糖尿病足患者进行自体骨髓干细胞移植治疗，术后患者下肢疼痛、冷感、麻木、间歇性跛行等明显减轻，溃疡大部分愈合。④胫骨横向骨搬移术：是通过对胫骨干部骨窗施加横向、缓慢、持续的牵拉，来刺激远端微血管网再生，重建创面缺血组织的微循环，改善远端组织的缺血、缺氧状况，进而调动组织自然修复潜能，刺激周围骨与软组织的生长，达到促进创面愈合的手术疗法。熊企秋等对 150 例糖尿病足溃疡患者行胫骨横向骨搬移术治疗，结果改善了创面缺血症状，促进了创面愈合。⑤血管介入治疗：对糖尿病足缺血的患者可采用血管介入治疗，目前血管介入治疗包括下肢动脉旁路移植、传统球囊扩张术与支架植入术、腔内减容及药物涂层球囊治疗等。血管介入治疗有创伤小、恢复快等优势，故适用于年老体弱者。但由于该治疗费用高，术后易出现血管再狭窄等情况，故需综合评估后选择治疗方法。

2.中医治疗

(1)中医辨证分型：《糖尿病足病中医病证结合诊疗指南》将糖尿病足未溃期分为 3 型。①气虚血瘀型：治以益气活血，通络止痛，方用补阳还五汤加减。②血虚寒凝型：治以温阳散寒，补血通滞，方用当归四逆汤加减。③湿热毒盛型：治以清热利湿，活血解毒，方用五味消毒饮加减。可以看出，糖尿病足未溃期病机以“虚、瘀、寒、毒”为甚。在未溃期，虚为标，气虚无以运行气血，无

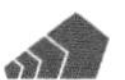

力使气血循行周身，以致局部血虚。日久成瘀，夹生湿热之邪气，以致毒盛。

将糖尿病足已溃期分为5型，①湿热阻滞型：治以清热解毒，活血止痛，方用四妙勇安汤合黄连解毒汤加减。②热毒伤阴型：治以清热解毒，养阴活血，方用顾步汤加减。③阴虚血瘀型：治以滋阴活血，方用六味地黄丸合血府逐瘀汤加减。④阳虚痰凝型：治以温阳化痰，方用肾气丸合阳和汤加减。⑤气血两虚型：治以益气补血，活血通络，方用人参养荣汤加减。可以看出，糖尿病足已溃期"湿热、阴伤、瘀滞、气血亏虚"为主。溃疡已生，脉道中火极生热，湿热肆意，酝酿成毒，伤及阴液，气血化生失常，以致无形之痰速生，血行不畅成瘀。因此，气阴两虚、脉络闭阻是本病的常见证型。

（2）中医分期论治：依据糖尿病足患者不同时期邪正、气血偏盛关系，运用"消、托、补"三法分期辨证论治。王炳南教授认为糖尿病足早期气虚寒凝血瘀，治疗当以消法为主，具体为温通经脉、活血化瘀，以消寒凝、血瘀有形实邪，用药多辛、性温之品，方以黄芪桂枝五物汤合丹参通脉汤为主；糖尿病足早期失治误治则正虚毒盛，治疗当以托法为主，具体为补气养血、托毒消肿，此时，正气已虚，邪毒偏盛，用药兼顾气血之虚，与托毒外出。选方以托里消毒散合四妙勇安汤加减；后期辨证为邪去正虚，邪气已除，正气未复尚虚。治疗当以补法为主，具体为补气养血、温补脾肾，方以八珍汤合四妙勇安汤为主。

根据糖尿病足溃疡进展急慢性状态分期论治。奚九一将本病分三期治疗，①急性发作期：局部漫肿灼热，疮面红肿，或破溃筋腐不去，分泌秽臭，伴发热者，以祛除邪气为主，宜口服中药三黄消炎冲剂或七花消炎冲剂。②好转缓解期：局部肿退，坏死肌腱已脱净，肉芽上皮生长，热退者，宜口服中药清脉健步冲剂。③恢复期：创面、窦道愈合良好者，若气血不足者需服益气通脉片。

此外，结合临床并根据"创面床准备"理论，将糖尿病足分为四期进行治疗，黑期：创面覆盖较多坏死组织或黑色焦痂，呈干性坏死或有小部分溶解，创面可有极少量肉芽组织存在，此期采用养阴清热解毒法治疗。黄期：创面大多数坏死组织已清除，局部存在组织缺损，基底部可见黄色腐肉，可有少量陈旧性肉芽组织，黯淡无光泽，此期采用清热利湿法治疗。红期、粉期：组织水肿消退，创面基底部可见较多新鲜肉芽组织增生，色泽红润，有光泽，碰之出血或创面呈现粉红色，新生肉芽组织基本填满创面缺损，上皮在肉芽组织表面比较明显的向创面中央爬行增生，此期均采用益气活血，托里生肌法治疗。

（3）中医外治法：中医外治法是指在中医特色理论指导下运用药物进行治疗，或指一切施于体外或从体外进行的疗法，包括中药外治疗法和外治手术疗法。

中药外治疗法有以下几种，①外敷法：常用膏药外敷或中药纱布湿敷于患处以达到清热解毒、祛腐生肌的作用。一项临床研究将含有透骨草、伸筋草、大黄、黄柏、丹参、桂枝、当归、红花、黄芪、冰片的中药纱布充分湿敷糖尿病足患处，明显促进了糖尿病足创面的愈合。②熏洗法与溻渍法：即应用中药煎汤浸泡熏洗足部或局部泡洗。对糖尿病足未溃者，临床常用桂枝、红花、透骨草、鸡血藤、乳香、没药、花椒等组成的方剂进行治疗，以达到温通经脉、活血化瘀的目的。对糖尿病足已溃者，临床常用蒲公英、牡丹皮、苦参、黄柏、白芷、大黄等组成的方剂进行治疗，以达到清热解毒的目的。③箍围法：即应用中药散剂或膏剂，在疮口周围涂抹，达到清热解毒、控制炎症、限制创面发展的作用。用药以大黄、黄连、芒硝、冰片等清热凉血解毒药为多。④祛腐生肌法：主要适用于创面腐肉难脱的患者，可用九一丹外撒联合红油膏纱布外敷患处以提脓祛腐，腐脱新生时可用生肌散或生肌橡皮膏外敷以生肌收口，促进创面愈合。

外治手术疗法包括以下几种，①切开法：对糖尿病足脓成者可使用切开法，切开时保证引流通畅。②清创法：包括鲸吞清创法和蚕食清创法 2 种，对肢体血供良好，坏死组织明确的部分可进行鲸吞清创，对肢体血供欠佳，好坏界限不清的部分可进行蚕食清创。奚九一强调对糖尿病足肌腱变性坏死者主张尽早切开清创，但若为缺血性坏疽则宜迟不宜早，若早期切开多会因缺血而恶化。③砭镰法：主要用于创面瘀滞、静止、纤维化以及对外用药物和功能性敷料反应减弱者。

(4)其他治疗：包括针灸、穴位按摩、艾灸、穴位注射等。邵礼成等通过临床实验发现前列地尔静脉注射联合针灸治疗能明显缩短糖尿病足溃疡患者伤口的愈合时间。丁益等则发现中药浴联合足底穴位按摩治疗能有效改善患者足部疼痛、冷感、麻木等症状。

糖尿病足是糖尿病常见并发症中较为严重的一类，以病程长、难治愈、高致残率、高致死率为特点。糖尿病足的诊疗一直是临床实践的难点问题，本文总结了目前中西医治疗糖尿病足的研究进展。中医治疗本病源远流长，疗效确切。内治有分型诊治，紧抓“虚、瘀、湿、毒”等病机关键施治。也有分期施治，如根据急慢性分期辨证；早期、早期失治、晚期辩证；创面局部黑、黄、红、粉分期辩证，将疾病病程进展、机体整体与创面局部相结合，给予中药内服，体现了中医“辨证”诊疗的灵活性及“人是一个整体”的中医整体观理论。外治则采用敷、熏等，以及切开、清创、砭镰、针灸等法，利用皮肤腠理之力使得药达病所促愈。西医治疗则立足糖尿病足供血不足、神经病变、易感染的病理特点，给予控制血糖、扩血管、抗感染、营养神经等措施，以及局部给予多种生物敷料的方法治疗，同时利用清创术、高压氧、抗生素骨水泥、负压封闭引流术、干细胞移植术、血管介入术、胫骨横向骨搬移术、皮瓣移植等方式改善创面局部营养状态，丰富血流改善代谢以促愈。

中西医治疗均基于对糖尿病足创面的充分认识，从不同的思维模式出发，采用不同的方法，均能达到促进创面愈合的目的。但是，方法的适用性导致单纯中、西医治疗均存在局限，应根据个体差异具体研判，采用中西医结合综合治疗，取长补短，能更好地治愈难治性糖尿病足溃疡。

(五)预防

1.筛查高危患者

有溃疡或截肢史，极少与社会接触、缺乏教育，保护性感觉受损(尼龙丝检查)、振动感觉受损，跟腱反射缺如，胼胝，足畸形，足背动脉搏动消失。

2.足部检查

患者每年至少进行一次足部检查，包括足部的外形、是否存在溃疡、足部皮肤颜色变化、足背动脉和胫后动脉搏动、皮肤温度及有否感觉异常等。

3.健康教育

有危险因素的患者给予下列教育：注意足部卫生，洗足水温在 37～40 ℃，洗后擦干，尤其注意擦干趾间。教育患者及其家属重视足的保护；穿合适鞋袜，鞋底较厚而鞋内较柔软，透气良好；去除和纠正易引起溃疡的因素。不宜用热水袋、电热器等直接暖足；避免赤足；勿自行修剪或用化学制剂处理胼胝；穿鞋前先检查鞋内有无异物或异常；干燥皮肤可以使用油膏类护肤品。

4.定期足部穴位按摩

如涌泉穴、三阴交穴、足三里穴、阳陵泉等。

五、糖尿病急性并发症

(一)概述

糖尿病急性并发症是糖尿病在发展过程中，由于血糖过高或过低以及其他代谢失调而引起另一种疾病或症状的发生。糖尿病主要急性并发症：①糖尿病急性代谢紊乱如糖尿病酮症、糖尿病性酮症酸中毒、高渗性非酮症糖尿病昏迷；②在降糖治疗过程中出现的乳酸酸中毒、低血糖症及低血糖昏迷。

(二)常见糖尿病急性并发症概念

1.糖尿病性酮症酸中毒

糖尿病性酮症酸中毒以高血糖、酮症和酸中毒为主要表现，是胰岛功能分泌不足和拮抗胰岛素激素过多共同作用所致的严重代谢紊乱综合征。酮体包括β-羟丁酸、乙酰乙酸和丙酮。糖尿病加重时，胰岛素缺乏至三大代谢紊乱，不仅血糖明显升高，而且脂肪分解增加，脂肪酸在肝脏合成代谢紊乱而形成酮体；同时由于蛋白质合成减少，分解增加，血中成糖、成酮氨基酸均增加，使血糖、血酮进一步升高。糖尿病酮症酸中毒分为几个阶段：①早期酮血症，尿酮排出增多称酮尿症，统称为酮症。②酮体作为酸性代谢产物，消耗体内储备碱，初期血 pH 正常，属代偿性酮症酸中毒，晚期血 pH 下降，发展成失代偿性酸中毒。③病情进一步发展，出现甚至障碍，称糖尿病性酮症酸中毒昏迷。

2.糖尿病非酮症高渗性昏迷

糖尿病非酮症高渗性昏迷是糖尿病急性代谢紊乱的另一临床类型，以严重高血糖、高血浆渗透压、脱水为特点，无明显酮症，患者可有不同程度的意识障碍或昏迷，部分患者可伴有酮症。

3.乳酸酸中毒

乳酸酸中毒是各种不同原因引起的血乳酸含量持续性升高达 5 mmol/L 以上，而 pH＜7.35 所致的临床综合征。重症者临床少见，但预后差，死亡率高。

4.低血糖症及低血糖昏迷

低血糖症是一种多种原因引起的血浆(或血清)葡萄糖水平降低，并足以引起应用症状和体征的临床综合征，而当葡萄糖浓度升高后，症状和体征也随之消退。

(三)常见糖尿病急性并发症临床表现

1.糖尿病性酮症酸中毒

(1)早期症状：口渴、多饮、多食、多尿、消瘦症状加重。

(2)中、晚期症状：食欲缺乏、恶心、呕吐，呼出的气体有烂苹果味，表现深大呼吸，心率加快，脉搏细弱，血压下降、四肢厥冷，晚期可出现嗜睡、昏迷、严重脱水，致使尿量减少、眼眶下陷、皮肤黏膜干燥。

(3)少数患者表现为腹痛，似急腹症，易误诊。

2.糖尿病非酮症高渗性昏迷

(1)早期表现：口渴、多饮、多尿、倦怠、乏力加重、反应迟钝、表情淡漠等。

(2)晚期表现：逐渐出现脱水和神经精神症状，烦躁、嗜睡、昏迷、抽搐，少尿甚至无尿。与糖尿病性酮症酸中毒相比，失水更为严重、神经精神症状更为突出。

3.乳酸酸中毒

(1)原因不明的深大呼吸，伴口唇发绀。

(2)疲乏无力、恶心、呕吐。

(3)血压、体温下降。

(4)神志模糊、面色潮红、昏迷或休克。

4.低血糖症及低血糖昏迷

(1)自主神经低血糖症状:震颤、心悸和焦虑,以及出汗、饥饿感和感觉异常。

(2)大脑神经元低血糖症状:包括认知损害、行为改变、精神运动异常,以及血糖浓度更低时出现癫痫发作和昏迷。

(3)体征:面色苍白、出汗、心率加快。

低血糖昏迷可一定程度引起不可逆转的脑损伤,可见于长期、反复严重低血糖患者和一次严重未能及时纠正的患者。

(四)常见糖尿病急性并发症诱发原因

1.糖尿病性酮症酸中毒

常见原因包括急性感染、各种应激状态(外伤、手术、精神刺激、心肌梗死、脑梗死)、酗酒、某些药物(如糖皮质激素)。另有,2%~10%患者原因不明确。

2.糖尿病非酮症高渗性昏迷

常见诱因包括应激(感染最为常见)、饮水不足、失水过多、腹泻、呕吐、发热、高糖摄入。

3.乳酸酸中毒

(1)乳酸产生过多:休克、左心功能不全等,呼吸衰竭、严重贫血,某些与糖代谢有关的酶先天性缺陷。

(2)乳酸清除减少:主要见于肝肾功能不全者。

4.低血糖症及低血糖昏迷

外源性胰岛素和口服刺激内源性胰岛素分泌的药物(促胰岛素分泌剂,如格列本脲、格列齐特、格列吡嗪、格列美脲、瑞格列奈、那格列奈等)催刺激葡萄糖利用增加,如果不当使用可引起低血糖,甚至是严重或致死性低血糖发生。

(五)常见糖尿病急性并发症预防措施

1.糖尿病性酮症酸中毒

(1)患者及家属需提高对糖尿病性酮症酸中毒的认识,出现上述症状及时就诊。

(2)严格遵守胰岛素及降糖药物的治疗方案。

(3)经常监测血糖、尿糖、尿酮体,了解尿量、体重的变化。

(4)遇到应激状态需及时监测血糖,妥善控制血糖。

(5)戒酒,监测运动,增强体质,预防感染。

2.糖尿病非酮症高渗性昏迷

(1)积极治疗糖尿病避免高血糖,尤其是老年人糖尿病患者,有不适及时就诊。

(2)适当补充足量的水分。

(3)规律生活、合理起居、防止各种感染。

(4)患者出现任何不适均应加强血糖监测。

3.乳酸酸中毒

(1)严格掌握双胍类药物适应证。

(2)需用双胍类药物治疗者尽可能选用二甲双胍,不用苯乙双胍。

(3)使用双胍类药物治疗的患者发生急性危重疾病时,应暂停该药,改用胰岛素降糖治疗。

(4)对于长期使用双胍类药物者,要注意心、肺、肝、肾等功能监测,如有明显异常应及时停用。

4.低血糖症及低血糖昏迷

(1)规律应用降糖药物,应用降糖药物期间,需合理定时定量饮食,避免随意增加胰岛素或口服降糖药物剂量或次数。

(2)定期监测血糖,建议每周至少监测1次血糖谱,发生类似上述低血糖症表现时及时监测即刻血糖,发现血糖变化,及时就医。

(3)外出活动,建议结伴出行,需随身携带糖果、饼干等,建议随身携带急救卡,方便身边人员协助呼救。

(李衍记　张　丽　程　硕　李旭阳)

第六节　预后与护理

一、预后

(一)管理原则

糖尿病的治疗应遵循综合管理原则,包括控制高血糖、高血压、血脂异常、高凝状态等心血管多重危险因素,同时注重生活方式与药物干预并行的综合管理策略,以提高糖尿病患者的生存质量和预期寿命。同时应根据患者的年龄、病程、预期寿命、并发症或合并症病情严重程度等确定个体化的控制目标。

(二)控制目标

(1)18岁≤成年人年龄<60岁目标:见表10-5、表10-6。

表10-5　中国2型糖尿病综合控制目标

指标		目标值
血糖[a]/mmol·L^{-1}		
	空腹	4.4～7.0
	非空腹	<10.0
糖化血红蛋白/%		<7.0
血压/kPa(mmHg)		<17.3/10.7(130/80)
总胆固醇/mmol·L^{-1}		<4.5
高密度脂蛋白胆固醇/mmol·L^{-1}	男性	>1.0
	女性	>1.3
甘油三酯/mmol·L^{-1}		<1.7
低密度脂蛋白胆固醇/mmol·L^{-1}		
	未合并动脉粥样硬化性心血管疾病	<2.6
	合并动脉粥样硬化性心血管疾病	<1.8
BMI/kg·m^{-2}		<24.0

注:毛细血管血糖。

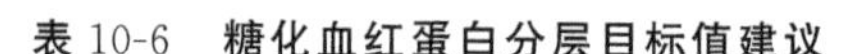
表 10-6 糖化血红蛋白分层目标值建议

糖化血红蛋白水平/%	适用人群
＜6.5	病程较短、预期寿命较长、无并发症、未合并心血管疾病的 2 型糖尿病患者，其前提是无低血糖或其他不良反应
＜7.0	大多数非妊娠成年 2 型糖尿病患者
＜8.0	有严重低血糖史、预期寿命较短、有显著的微血管或大血管并发症、有严重合并症、糖尿病病程很长，尽管进行了糖尿病自我管理教育、适当的血糖监测、接受有效剂量的多种降糖药物(包括胰岛素)治疗，仍很难达到常规治疗目标的患者

(2)年龄≥60 岁的老年糖尿病综合控制目标：表 10-7。

表 10-7 根据患者健康状况分层的老年糖尿病患者血糖、血压、血脂的治疗建议

患者临床特点/健康状况	评估	合理的糖化血红蛋白目标/%[a]	空腹或餐前血糖/mmol·L^{-1}	睡前血糖 mmol·L^{-1}	血压/kPa (mmHg)	血脂
健康(合并较少的慢性病，完整的认知和功能状态)	较长的预期寿命	＜7.5	5.0～7.2	5.0～8.3	＜18.7/12.0 (140/90)	使用他汀类药物，除非有禁忌证或不能耐受
复杂/中等程度的健康(多种并存的慢性病[b]或 2 项以上的日常活动能力受损，或轻到中度的认知功能障碍)	中等长度的预期寿命，高治疗负担，低血糖风险较高，跌倒风险高	＜8.0	5.0～8.3	5.6～10.0	＜18.7/12.0 (140/90)	使用他汀类药物，除非有禁忌证或不能耐受
非常复杂/健康状况较差(需要长期护理，慢性病终末期[c]、2 项以上的日常活动能力受损或轻到中度的认知功能障碍)	有限的预期寿命，治疗获益不确定	＜8.5	5.6～10.0	6.1～11.1	＜20.0/12.0 (150/90)	评估使用他汀类药物的获益(二级预防为主)

注：此表为老年糖尿病患者的血糖、血压、血脂的控制目标的共识框架。患者的临床特点分类是公认的概念，但并不是所有患者都可以进行精确的分类。患者和照顾者的意愿也是制订治疗个体化方案的重要考虑因素。需要注意的是，患者的健康状态和意愿是可以随时间而改变的。

[a]更低的糖化血红蛋白治疗目标仅适用于没有反复或严重低血糖，或没有治疗负担的个体；[b]并存的慢性病需要达到药物或生活方式干预的程度，包括关节炎、肿瘤、充血性心力衰竭、抑郁、肺气肿、跌倒、高血压、失禁、3 期以上慢性肾病、心肌梗死、脑卒中。多种，指至少 3 种，实际上许多患者有 5 种以上的慢性病；[c]单一的终末期慢性病，如 3～4 期充血性心力衰竭、氧依赖性肺疾病、需要透析的慢性肾病、不能控制的转移癌，可导致明显的症状或功能受损，明显减少预期寿命。

糖化血红蛋白 8.5%相当于平均血糖水平 11.1 mmol/L。不推荐更宽松的＞8.5%的糖化血红蛋白控制目标，因为患者会更频繁地暴露于高血糖的状态，导致急性并发症，如尿糖、脱水、高血糖高渗状态、伤口不愈合的发生风险增加。

(三)信息登记管理

1.建立档案

初诊糖尿病患者应当建立糖尿病患者管理档案。糖尿病患者的档案至少应包括健康体检、年度评估及随访服务记录。

2.健康评估

健康管理机构应对糖尿病患者进行初诊评估和年度评估，评估主要内容包括疾病行为危险因素、并发症和并存临床情况、体格检查、实验室检查信息等，同时进行针对性健康指导。此外，可推荐患者对自我管理能力进行全面评估，评估内容包括患者血糖控制、糖尿病并发症、自我管理效能等情况，以便针对性开展患者教育和自我管理支持。

(四)血糖监测

毛细血管血糖监测包括患者自我血糖监测和在医院内进行的床边快速血糖检测，是血糖监

测的基本形式，糖化血红蛋白是反映长期血糖控制水平的金标准。

1.毛细血管血糖监测

(1)测试前的准备：①检查试纸条和质控品贮存是否恰当。②检查试纸条的有效期和条码(如需要)是否符合要求。③清洁血糖仪并妥善保管。④检查质控品的有效期。

(2)血糖检测：①用75%乙醇擦拭采血部位，待干后进行皮肤穿刺。②采血部位通常采用指尖、足跟两侧等末梢毛细血管全血，水肿或感染的部位不宜采用。在紧急时可在耳垂处采血。③皮肤穿刺后，弃去第一滴血液，将第二滴血液置于试纸上指定区域。④严格按照仪器制造商提供的操作说明书要求和操作规程进行检测。⑤测定结果的记录包括被测试者姓名、测定日期、时间、结果、单位、检测者签名等。⑥使用后的针头应置于专用医疗废物锐器盒内，按医疗废物处理。

(3)监测方案：建议根据患者的病情、治疗目标及治疗方案制订血糖监测方案。具体原则：①对于采用生活方式干预控制糖尿病的患者，建议根据需要有目的地通过血糖监测了解饮食控制和运动对血糖的影响，进而调整饮食和运动。②对于使用口服降糖药的患者，建议每周监测2～4次空腹或餐后血糖，或在就诊前一周内连续监测3天。每天监测7个时间点血糖(早餐前后、午餐前后、晚餐前后和睡前)，根据监测结果及时调整治疗方案，改善血糖水平。③对于使用不同种类胰岛素治疗的患者，建议根据实际胰岛素使用情况制订血糖监测方案：使用基础胰岛素的患者应监测空腹血糖，根据空腹血糖调整睡前胰岛素的剂量；使用预混胰岛素的患者应监测空腹和晚餐前血糖，根据空腹血糖调整晚餐前胰岛素剂量，根据晚餐前血糖调整早餐前胰岛素剂量，如果空腹血糖达标，应注意监测餐后血糖以优化治疗方案；使用餐时胰岛素患者应监测餐后或餐前血糖，并根据餐后血糖和下一餐前血糖调整上一餐前的胰岛素剂量。④无论是普通患者还是特殊人群(围术期患者、低血糖高危人群、危重症患者、老年患者、1型糖尿病患者、妊娠期糖尿病患者)，均应结合自身特点制订个体化的血糖监测方案和血糖控制目标。良好的监测可确保低血糖风险最小，有效避免低血糖事件的发生。

2.糖化血红蛋白检测

糖化血红蛋白在临床上已作为评估长期血糖控制状况的金标准，也是临床决定是否需要调整治疗方案的重要依据。标准糖化血红蛋白检测方法的正常参考值为4%～6%，糖尿病患者一般控制目标为7%。在治疗之初建议每3个月检测1次，一旦达到治疗目标可每6个月检查1次。

(五)饮食干预

参考第十章第四节“营养支持治疗”。

(六)运动干预

1.糖尿病患者运动干预基本方案

参考第十章第四节“运动治疗”。

2.伴有不同疾病的糖尿病患者的运动干预方案

(1)冠状动脉粥样硬化性心脏病、糖尿病心肌病：推荐低强度、较长时间的运动，一般每次20～45分钟，最长1小时，每周3～5次，最好每天都运动。选择节律缓慢，使上下肢大肌群适当运动的项目，如太极拳、步行、骑车。

(2)高血压病：推荐低至中等强度运动，注意调整呼吸，避免运动中憋气、暴发用力和长时间低头弯腰等动作，防止血压过度增高。血压≥21.3/14.7 kPa(160/110 mmHg)者应首先进行药物治疗，待血压下降后再行运动；血压≤21.3/14.7 kPa(160/110 mmHg)时可进行太极拳、瑜伽、步行、功率自行车等有氧运动，一般每次≥30 分钟，每周 3～5 次，最好每天都运动。

(3)脑血管病：合并新近发生的脑血管意外时，应该先进行脑卒中康复训练，待病情稳定后再进行运动治疗。

(4)下肢动脉粥样硬化：建议以低、中等强度步行为主，每天 1 次，每次 30～60 分钟，可以分次累计完成。有间歇性跛行者，步行距离以无明显加重下肢疼痛为度，逐步延长步行距离。

(5)糖尿病合并神经病变：对于合并外周神经病变的糖尿病患者，没有急性足部溃疡的个体可以进行低强度或中等强度的负重运动；足部受伤或溃疡者应避免或限制负重活动，可以选择上肢运动、骑自行车、水中和椅上运动等低强度活动。合并自主神经病变可能使糖尿病患者的运动变得更复杂，但当有适当的措施时，患者可以安全地进行体力活动，这类患者对运动耐受性较差，运动量应缓慢进阶，应避免在炎热或寒冷的环境中运动，避免较大强度及以上强度的运动。

(6)糖尿病合并足部病变：推荐上肢功率车、上肢渐进抗阻训练，或者不加重局部疼痛的全身性运动。

(7)合并糖尿病肾病：适当运动可以降低糖尿病肾病尿中的微量清蛋白，可以从低强度、小运动量开始，定期监测肾功能、电解质、尿常规及尿蛋白。

(8)增殖性视网膜病变：运动通常不会加重眼疾，会有益于心血管和代谢功能。应避免做较大强度有氧运动或抗阻训练，尤其避免做跳跃、奔跑、屏息及可能使头部震颤或眼压升高的活动，包括高撞击的有氧舞蹈、举重、慢跑、竞技运动、拳击、自由搏击、挥拍运动、潜水、滑水、吹小号、过山车等活动。

(9)合并慢性阻塞性肺疾病：运动前监测血氧饱和度，运动过程中血氧饱和度应保持在 88% 以上。患者可进行中等强度有氧运动，每次 20～30 分钟，可以连续或累计完成，每周 3～5 次，最好每天都运动，坚持 8～12 周，也可以进行抗阻训练，如器械体操，采用间歇运动方式，配合呼吸体操减轻气急症状。

(七)糖尿病常见症状管理

1.尿量增多

(1)记录排尿次数、出入量以及尿液的颜色。

(2)嘱患者睡前少饮水。

(3)指导患者饮食调理，适当进食山药、芡实、枸杞子及覆盆子等补肾、固精缩尿之品，益智仁茶：取益智仁 15 g、绿茶 3 g。先将益智仁捣碎，与茶一起放入茶杯中，沸水冲泡代茶饮，适用于下焦肾元亏虚所致的夜尿频多，具有温肾止遗的功效。益智仁粥：取益智仁 5 g、糯米 50 g、细盐少许。先将益智仁研为细末，再用糯米煮粥，然后调入益智仁末，加细盐少许，稍煮片刻，待粥稠停火即可。每天早晚餐温热服，有补肾助阳，固精缩尿的功效。

2.口干多饮

(1)保持室内空气湿度适宜。

(2)观察患者每天饮水次数及饮水量。

(3)多食养阴生津润燥之品，如百合、银耳、秋梨等。绿豆酸梅茶：绿豆 100 g，乌梅 50 g；水煎，加适量白糖，晾凉代茶频饮。瓜皮滑石甘草饮：西瓜翠衣 30 g，滑石 18 g，甘草 3 g；水煎代茶饮。沙参老鸭汤：老鸭、沙参、知母。老鸭剁块，飞水，油锅爆炒入料酒，炒出香味，将浸泡好的沙参、知母入净布包起，同老鸭一同小火微煲，直至酥软，加入调料即可食之。具有益气养阴、清热祛湿之效。

(4)遵医嘱耳穴贴压:根据病情需要可选择皮质下、内分泌、糖尿病点、脾、胰、三焦等穴位。

3.多食易饥

(1)询问患者的饮食习惯,包括进食时间、进食量以及进食次数及进食喜好。每餐进食种类应涵盖主食、蔬菜、肉蛋类等;粗细粮合理搭配,少食多餐,细嚼慢咽。

(2)适当增加膳食纤维的摄入,如芹菜、荞麦等,以增加饱腹感,延缓食物吸收稳定血糖。

(3)观察记录身高、体重、腰围、臀围。

(4)遵医嘱耳穴贴压:根据病情需要可选择皮质下、内分泌、糖尿病点、脾、胰点等穴位。

4.倦怠乏力

(1)起居有时:早睡早起,适当活动,避免过度劳累。

(2)进食补中益气类食物,如粳米、鸡肉、山药、莲子等。黄芪陈皮老鸭汤:老鸭1只,黄芪15 g,党参10 g,陈皮5 g,生姜片、葱段各少许。将老鸭入锅氽水后捞出;黄芪、党参均洗净;陈皮洗净,泡软。将生姜片、葱段放入老鸭腔内,再把老鸭、黄芪、党参、陈皮放入炖盅内,加水炖2小时,加盐调味即可。鸭肉能养胃滋阴、利水消肿;党参具有补中益气、健脾益肺的功效。本品有理气和中、补中益气的功效。

(3)遵医嘱艾灸,取足三里、关元、气海,或穴位贴敷肾俞、脾俞、足三里以调节脏腑气血功能。

5.肢体麻木、疼痛、肢冷

(1)给予足部中药泡洗以祛风通络,活血通脉。将翻白草、葛根、地骨皮、麦冬、牡丹皮、苍术、玄参、当归尾、赤芍、川芎、桃仁、红花各12 g打粉,制成中药足浴包,泡脚,早晚各1次。

(2)按摩双下肢穴位,如足三里、阳陵泉、三阴交、涌泉穴等。

(3)遵医嘱按揉或穴位贴敷涌泉穴。

(4)遵医嘱耳穴贴压:根据病情需要可选择皮质下、内分泌、糖尿病点、脾、足等穴位。

6.视物模糊

(1)注意视力变化,定期检查眼底,减少看书时间,减少电子设备的使用。代茶饮:决明子50 g,枸杞子15 g,冰糖50 g。将决明子略炒香后捣碎,与枸杞子、冰糖共放茶壶中,冲入沸水适量,盖闷15分钟代茶频频饮用,每天1剂。有滋养肾阴、清肝明目之效。

(2)按摩睛明、四白等穴位以辅助通络明目。

(3)遵医嘱予液滴眼或中药眼部雾化以改善症状。

7.腰膝酸软

(1)适当食用枸杞子、黑芝麻、桑葚、黑豆等固肾之品。韭菜籽粥:粳米60 g,韭菜籽5~10 g,盐适量。将粳米洗净,倒入锅中,加水熬粥,韭菜籽研末,倒入粥里,加盐,搅拌均匀即可。

(2)指导患者按摩腰背部及气海、关元穴、涌泉穴。艾灸肾俞、关元、气海、三阴交等穴。

(3)遵医嘱耳穴贴压(耳穴埋豆),根据病情需要可选择皮质下、内分泌、糖尿病点、肾、胰等穴位。

(八)糖尿病并发症的筛查与识别

1.糖尿病视网膜病变筛查

2型糖尿病患者应在诊断后进行首次综合性眼检查。随后,无糖尿病视网膜病变者,至少每1~2年进行复查,有糖尿病视网膜病变者,则应增加检查频率。在没有条件全面开展由眼科医师进行眼部筛查的情况下,由经培训的技术人员使用免散瞳眼底照相机,拍摄至少2张以黄斑和视盘为中心的45°的眼底后极部彩色照片,进行分级诊断。

2.糖尿病周围神经病变筛查

推荐2型糖尿病确诊时、1型糖尿病在诊断后5年，至少每年1次筛查是否合并糖尿病周围神经病变。有典型症状者易于发现和诊断，无症状者需要通过体格检查或神经电生理检查做出诊断。在临床工作中联合应用踝反射、针刺痛觉、振动觉、压力觉、温度觉等5项检查来筛查糖尿病周围神经病变。所有糖尿病患者应进行10 g尼龙丝试验以明确足溃疡和截肢的风险。

远端对称性多发性神经病变的诊断需排除其他病因引起的神经病变，如颈腰椎病变（神经根压迫、椎管狭窄、颈腰椎退行性变）、脑梗死、吉兰-巴雷综合征等；药物尤其是化学治疗药物引起的神经毒性作用以及肾功能不全引起的代谢毒物对神经的损伤。如根据以上检查仍不能确诊，需要进行鉴别诊断，可以做神经肌电图检查。

3.糖尿病肾病筛查

推荐确诊2型糖尿病后每年应至少进行1次肾脏病变筛查，包括尿常规、尿清蛋白/肌酐比值和血肌酐（估算肾小球滤过率）。这种筛查方式有助于发现早期肾脏损伤，并鉴别其他一些常见的非糖尿病性肾病。

4.糖尿病足筛查

建议所有糖尿病患者随访时应进行足部检查，包括足外观检查（足有否畸形、胼胝、溃疡、皮肤颜色变化）、周围神经评估（踝反射、针刺痛觉、震动觉、压力觉、温度觉）、外周血管评估（足背动脉搏动）。

5.糖尿病急性并发症的识别

（1）低血糖识别：对非糖尿病患者来说，低血糖症的诊断标准为血糖<2.8 mmol/L。而接受药物治疗的糖尿病患者只要血糖水平≤3.9 mmol/L就属低血糖范畴。如糖尿病患者出现交感神经兴奋（如心悸、焦虑、出汗等）或中枢神经症状（如神志改变、认知障碍、抽搐、昏迷）时应考虑低血糖的可能，应及时监测血糖。

（2）高血糖危象识别：高血糖危象包括糖尿病酮症酸中毒和高血糖高渗综合征。临床上糖尿病患者如出现原因不明的恶心、呕吐、腹痛、酸中毒、脱水、休克、神志改变、昏迷的患者，尤其是呼吸有酮味（烂苹果味）、血压低而尿量多者，且血糖≥16.7 mmol/L，应考虑高血糖危象。

二、护理

（一）糖尿病常规护理

1.护理方法

护理从整体护理、心理护理、辨证护理、饮食护理、运动锻炼、卫生和健康教育六方面进行，采用中西医结合的方法，严密观察病情变化，并及时作出相应调整，具体方法如下。

（1）整体护理：定期检测、观察患者血糖、尿糖、饮水、进食量、尿量、尿色等方面的变化，做好详细的病情记录，并警惕酮症酸中毒发生，当出现与酮症酸中毒病状相符的情况时，及时报告医师准并抢救。注意患者口腔及皮肤卫生，并加强指导患者足部自我护理，每晚用<40 ℃温水泡脚，泡脚时间≤5分钟，做好下肢及足部按摩。坚持用药，降糖药分为口服降糖药及胰岛素等，清楚降糖药物的类别、时间、途径和药量，必须严格按医嘱执行，避免用药错误的发生，注意观察用药的反应和效果，告知患者低血糖及处理方法。

（2）心理护理：糖尿病是慢性终生性疾病，需要患者坚持的毅力和治疗的信心，在临床上要加强对患者的心理护理，针对不同的患者的病情和思想情况，对患者及家属进行心理疏导，告知其

病因、治疗方法、注意事项，并介绍本病治疗效果非常明显的病例，树立患者及家属疾病治疗的信心，调动患者配合治疗的主动性，保证长期治疗的严格执行和获得较好疗效。

(3)辨证护理：采用上消治肺、中消治胃、下消治肾的原则对患者进行肺、肾、胃功能的调理，对于肺热津伤，要避免情绪波动，给予清淡饮食，用鲜芦根煎水代茶饮服，大便干结时，可用大黄、玄参泡水服，或指压长强穴，用揉法；对于胃热炽盛，注意节制饮食，用山药、麦冬煎水代茶饮服，干结时，可用麻仁丸口服。对于肾虚者，症属肾阴亏虚者注意观察其视力、皮肤及全身情况有雀目、视物不清、眩晕症状时应及时报告医师，可用枸杞子煎水代茶饮，症属阴阳两虚者要注意观察病情防止水肿的发生，可用山药、黄芪煎水服用。

(4)饮食护理：饮食要注意定时定量、三大营养素的比例均衡，饮食方案要少食甜食、油腻的食品，饮食选择既有原则但又要力求多样。控制每天摄入总热量，维持理想的体重；平衡膳食，谷类是基础，限制脂肪的摄入量，高膳食纤维膳食；素食为主，其他为辅减少食盐的摄入；坚持少量多餐、定时、定量、定餐；餐次安排要合理一天至少要保证三餐。按早、中、晚餐各 1/3 的热量，或按早餐 1/5、中晚各 2/5 的主食量分配。在活动量稳定的前提下，要求定时定量。多饮水，限制饮酒。食物品种多样化，保证其他营养素的摄取。饮食要个体化，针对糖尿病不同并发症、不同体质等常需要不同的饮食调摄。

(5)运动锻炼：适量的运动可促进血糖的利用，需要保证每天 1 小时的运动时间，根据患者病情不同，指导患者参加适当的文娱活动、体育锻炼和体力劳动，运动实施时间可以在饭后 1～2 小时进行，并备有糖类食物，以便出现低血糖时使用。

(6)卫生和健康教育：提醒患者注意平时的口腔和皮肤卫生，部分女性患者要泌尿系统感染和真菌性阴道炎的发生，2 型糖尿病的治疗需要患者的长期配合与治疗，所以患者需要对疾病知识有深入的了解。在平时的护理过程中，要加强对患者的健康教育，指导自我血糖监测和自我生活护理的方法，调动患者参与疾病控制的积极性，减少并发症的发生。对于出院的患者要指导其继续学习糖尿病的有关知识，注意饮食控制和规律的作息，注意天气变化，劳逸结合，并遵医嘱定期复查。

2.指标观察评定

护理效果以患者的疾病知识掌握率、主动参与治疗护理率、护理并发症、病房综合满意率等指标情况进行评定。

2 型糖尿病多发于多在 40 岁之后，占糖尿病患者 90%以上，在我国发病率较高，是临床上较为常见的一种疾病。其治疗的短期目标是控制血糖，长期目标则是预防相关并发症的发生与发展，而糖尿病并发症多因治疗不及时和长期血糖控制不理想而引起，为了配合该病的治疗，减少并发症的发生，应采取有效的护理措施。通过本次临床护理和观察发现，采用中西医结合护理的方法对 2 型糖尿病患者进行临床护理，能够有效减少并发症的发生，提高患者对知识的认识度，调动患者参与疾病控制的积极性，通过基础治疗方案与由运动、饮食方案的结合，起到了很好的治疗效果和护理效果，在临床上值得推广使用。

随着我国社会发展，卫生水平不断提高，糖尿病患病人数越来越多，糖尿病的并发症多，死亡率高，因此不断提高护理人员的护理水平，对于提高患者的生活质量，帮助患者早日康复，降低糖尿病患者的死亡率具有重要意义。糖尿病患者的护理是一项十分艰巨和关键的工作，护理质量的高低直接关系到糖尿病患者的治疗效果。它要求护理人员除有丰富的知识和经验外，还必须具有耐心、细心、恒心。对患者及家属进行从心里、技术到家庭、社会的全方位护理，对患者控制血糖，改善病情，提高生活质量，有着重要的意义。

（二）糖尿病视网膜病变护理

1.对Ⅰ期糖尿病眼底病变患者的护理

此期轻度可无明显病理特征，视力基本不变，一般是在体检时才发现眼底改变。因此，我们要给患者讲授有关糖尿病的知识，并讲授糖尿病对眼睛的危害，使每个糖尿病患者了解病情，定期复查眼底。

2.对Ⅱ～Ⅵ期糖尿病视网膜患者的护理

此期患者视力下降，思想负担重，情绪不稳定，出现焦虑、恐惧心理，因此我们要做好患者的心理护理，使患者保持心情愉快。对新鲜出血的患者，采取半卧位，双眼包盖，减少眼球转动，指导患者不活动，头高位使眼部血下沉，让眼部充分休息，可促进血的吸收；指导患者刷牙姿势，保持头高位，防止低头影响眼部血的吸收；嘱患者戒烟，吸烟和糖尿病都能使血管变窄，引起血液循环不良；绝对禁酒，饮酒可使血管扩张，更易引起出血；控制饮食，调整营养搭配，监测血糖情况；保持大便通畅，防止便秘，影响眼部血的吸收。

（三）糖尿病周围神经病变护理

1.心理护理干预

由于糖尿病周围神经病变病程长、病情重、易反复发作，患者易产生悲观、失望、恐惧等不良情绪，甚至不遵医嘱、不注意饮食。要通过构建良好护患关系，耐心介绍治疗及护理方法，并对患者进行放松训练，介绍成功治疗的经验，使患者保持乐观情绪，放松心情，增强战胜疾病的信心。同时，生活中给予充分的人文关怀，挽救失落情绪，使之能正确认识现实，配合治疗。

2.饮食护理

制订合理的低糖、低脂饮食，严格按不同个体计算热量供给，即要保证控制血糖，又要保证正常的热量和营养，多食粗粮，注意富含B族维生素的蔬菜和食品的摄入，以南瓜、糙米、玉米等代替精米、精面主食，嘱患者克制食欲，多进食蔬菜和少糖水果，减少油脂摄入，同时督促患者戒除烟酒，有条件者可结合针灸及合理运动。

3.足部护理

糖尿病周围神经病变者多伴足部症状，应做好足部护理。让患者自己每天观察足部颜色、温度、足背动脉搏动，保持足部卫生，每晚用温水洗脚，必要时设置足浴浸泡治疗室，每次中药足浴浸泡后注意观察双下肢皮肤有无破损、瘙痒及过敏，若出现上述症状应立即报告医师给予相应处理；选择柔软、宽松的鞋子和袜子，不可过紧；冬天慎用热水袋、火炉、电热毯等给足部取暖，防止发生意外。每天坚持足部按摩，早晚各10分钟以促进血液循环，改善足部症状。

4.健康教育

文献报道，40％的糖尿病患者对周围神经病变的原因、临床症状及病情发展不了解。因此，需要根据患者自身情况制订个体化的健康教育计划，通过口头宣教、讲课、制订健康手册、设置小组讨论、与患者及家属沟通、多媒体等多种形式，让患者真正认识糖尿病周围神经病变的早期症状、治疗现状及预防。

（四）糖尿病肾病护理

1.控制血糖

进行血糖的严格控制，是临床上预防糖尿病患者发生糖尿病肾病的最有效方法。对糖尿病患者进行血糖控制可采取多方面措施，如对患者进行必要的饮食指导，计算患者每天总摄入量，指导患者在每餐进食前进行血糖监测，若发现血糖异常，应及时进行饮食调整甚至药物治疗。

2.药物护理

糖尿病肾病患者应进行终生药物治疗，因此指导患者按医嘱服用药物，提高患者的服药依从性。

3.预防感染

糖尿病肾病患者自身免疫力较差，易出现微血管痉挛、皮肤抵抗力下降以及局部出现微循环障碍等情况，而大多数患者日常生活自理能力差，易发生各种感染。护理人员应对患者日常生活进行指导，包括督促患者每周进行沐浴1次，保持个人卫生，贴身衣物勤更换等，从而保持患者表面皮肤清洁，防止发生感染。

4.饮食护理

糖尿病肾病患者应根据患者实际情况以及个人体质控制蛋白质的摄入量。摄入蛋白质食物应尽量选择动物蛋白，避免摄入食物蛋白。此外，由于食盐可起到增高糖尿病患者餐后血糖含量的作用，因此糖尿病肾病患者还应在日常饮食中控制钠盐摄入量，避免胰岛负担加重。

5.运动护理

患者在病情稳定的情况下可进行适当运动，从而增强机体抵抗力。运动量应根据患者实际病情决定，活动形式应以缓慢为宜，不宜过于疲劳，如行走等，且运动量不宜过大。运动时间应选择在注射胰岛素30～90分钟进行，或在患者用餐后1小时内运动。

6.心理护理

患者住院期间，护士对患者进行健康教育，每周参加科室组织的健康教育课堂，学会如何与外人沟通，如何将自己与正常人一样看待。护士应用支持性心理治疗、人际心理治疗、认知行为治疗等措施，以朋友间分担烦恼的方式与患者进行沟通，开导患者。出院后，护士每月电话回访，以聊天的方式与患者沟通，从与患者的谈话中观察患者近期的变化，并及时记录。

（五）糖尿病足护理

1.整体调适

监测血糖变化，及时掌握患者的进食情况及餐前、餐后血糖水平，糖尿病足饮食护理是控制血糖的重要环节。提高糖尿病患者认识饮食治疗的重要性，结合患者的饮食习惯制订饮食方案，调整饮食计划和胰岛素的用量，使血糖控制在达标的水平。同时加强与患者沟通，注重患者的心理护理。

（1）生活起居护理：病室应整洁安静，空气流通，温湿度适宜，室内光线柔和.避免不良刺激。保持皮肤清洁，加强个人清洁卫生，经常用中性肥皂和温水洗澡；出汗后及时用温水擦干汗液或更换内衣。

（2）心理护理：西医的观点十分明确，糖尿病的发生与血糖控制的优劣、与人的情绪密切相关。而中医恰恰非常重视人的情志与健康的关系。中医认为，长期情绪不佳，肝气郁结，会导致消渴病发生和病情加重，这与现代医学的认识是一致的。因此，中医护理人员可对患者进行情志疏导。以情胜情法：运用五行类比联系法，五脏病理变化是相互影响的，而情志关系也有相克的联系，可以一种情志来改变另一种负面情志。释惑解疑法：由于一些患者对糖尿病认知不够，进而出现过于紧张焦虑的情绪，中医护理人员可对该病进行仔细讲解，提高患者认知度，促使患者配合治疗。情志引导法：向患者强调良好心态对治疗的重要性，可根据患者兴趣爱好，提供相应的娱乐活动，缓解患者的不良情绪。顺情从欲法：由于疾病患者可能会出现情志不遂现象，导致气血郁结，精神颓废，可采用顺情从欲法，尽量满足患者的合理诉求，使患者心情舒畅愉悦，从而达到行气去郁、气血和平的目的。在治疗的基础上，主动关心患者，指导患者正确处理疾病所致的生活压力。以消除久病忧伤的情绪，增强患者治病信心。

(3)饮食护理：少量多餐。根据食药同源的原理，糖尿病患者在的饮食应多食养阴润肺、益气补脾之片，以清淡、凉性、营养均衡为主。可多食用瘦肉、蔬菜或略加豆制品，忌食肥甘厚味、酒炙、辛辣刺激之品。平时亦可用补肾养阴的中药，如芦根、沙参、麦冬等煎水饮用。指导患者家属根据病情制订家庭食谱。严格控制饮食，做到糖、脂肪、蛋白三大物质合理按比例摄入，保持营养平衡；改变不健康的生活习惯；宜少食油腻.忌糖类、酒类及烟，宜食冬瓜、番茄等。口渴者可用鲜芦根煎汤代茶饮。

2.患肢护理

对于糖尿病足患者，注重其患肢的局部观察及护理，重点观察其足部皮肤的色泽，足背动脉搏动及创面的部位、范围、深度、组织的坏死程度等情况。指导患者保持患肢舒展、足部皮肤清洁，帮助患者避免患肢受压，以利血液循环，防止下肢水肿。

(1)局部观察：对糖尿病足患者发现足背部动脉消失、皮肤变白或呈黯紫色，提示局部缺血较重，应及时向医师反馈，进一步加强血糖控制，及时调整，改善微循环、降低血液黏度、营养神经等治疗。对创面较大，感染较重者，定期对创面分泌物进行细菌培养和药物敏感试验，以使抗生素及时、准确地运用。

(2)适度休息：对糖尿病足患者，为减轻病变部位的压迫，注意卧床休息，不可长时间站立及行走，行走时可使用拐杖，尽量减少运动，过度活动容易加重下肢肿胀，不利于创面的愈合。

(3)局部运动：指导患者进行足部按摩，从足趾尖开始依次向上至膝关节进行自我按摩(避开伤口)，早、中、晚各 1 次，每次 30 分钟。对生活不能自理的患者，协助进行足底按摩。趾甲修剪不可过短，以免损伤皮肤。必要时指导患者做有规律的床上运动，如下肢的屈伸运动、踝关节的旋转运动、上肢的扩胸运动等。

3.用药护理

服用降糖药或胰岛素治疗时，严格按医嘱规定的药量、给药途径、给药时间执行。中药汤剂宜温服，丸药用温水送服，或用水浸化后服用。注意观察血糖变化，特别是低血糖的临床表现。

4.控制感染

糖尿病足患者局部护理，必须控制血糖、改善下肢血液循环、营养支持及其他对症治疗，同时严格控制感染。对于感染未得到及时控制，存在坏死组织较多的伤口，彻底清创非常重要，感染控制后关键在于结痂的清理。

5.安全护理

针对糖尿病易出现白内障、视网膜出血等并发症，告知患者注意安全。对视物模糊的患者要减少活动，保持大便通畅，以免用力过度造成视网膜脱落。

6 推拿按摩

推拿按摩可以有效降血糖，是治疗糖尿病的良好辅助措施。常用按摩方法有腹部按摩、抱颤腹部和横擦上腹部。腹部按摩时双掌平伸重合，轻微用力按压腹部，以肚脐为中心，顺时针方向进行按摩。每分钟 3 圈。

7.防治知识的教育

(1)指导患者及家属测定尿糖、血糖：向患者说明测定的意义及其结果评价；掌握胰岛素注射方法及操作要点，为防止注射部位发生硬结和吸收不良等现象发生，每次注射部位和穿刺点要分开。

(2)向患者介绍口服血糖药及注射胰岛素的有关注意事项.并讲解如何预防识别低血糖反应，高渗性昏迷和酮症酸中毒的常识，嘱其定期门诊随访，有异常立即就诊。③帮助患者建立患者卡片，注明姓名、年龄、糖尿病类型、治疗用药及剂量，要求患者随身携带。

(六)糖尿病急性并发症护理

1.糖尿病性酮症酸中毒

(1)补液的护理：①清醒患者可口服补液，昏迷者可通过胃管喂温开水。②一般建立2个静脉通道补液，严重脱水的可以建立3～4条静脉通道。③补液原则先快后慢，先盐后糖。根据血压、心率、每小时尿量及周围循环情况决定输液量和输液速度。一般最初2～3小时输入2 000 mL生理盐水，待血循环改善后的每6～8小时静脉补液1 000 mL，一般最初24小时的补液总量为4 000～5 000 mL，个别的可达8 000 mL左右。④对于休克的患者血容量持续不恢复的可以输入血浆或代血浆以便提高有效血容量。

(2)胰岛素应用的护理：①每1～2小时测定血糖，根据血糖水平调整胰岛素用量。降糖速度不宜过快，以每2小时血糖值下降幅度不超过基础血糖值的20%或4小时血糖下降值不超过基础血糖值的30%为宜。②血糖降到13.9 mmol/L时，改为静脉输入糖胰比(2～4)∶1的糖水。③对于重度脱水，休克者主张先补充液体，待血容量改善后才使用胰岛素，否则在组织灌流量枯竭的状态下胰岛素发挥的作用不明显。

(3)纠酸的护理通常采用静脉补充1.25%碳酸氢钠，4小时内滴注完毕，同时注意监测血pH变化，当pH升至7.2时应停止补碱。

(4)病情观察：①严密监测患者的生命体征，包括神志、瞳孔等，必要时安置床旁心电监护。②严密监测血糖、血酮变化。③严格记录24小时的出入量，特别是尿量。④及时配合医师抽血检查患者的各项生化指标，如血糖、血钾、血酮、血气分析等。

(5)吸氧。

(6)做好各种管道护理，如胃管、尿管、氧气管及输液管道等，气管插管的患者注意保持呼吸道通畅，必要时吸痰等。

(7)协助患者生活护理如口腔、皮肤护理。

(8)烦躁患者加床挡保护防坠床。

(9)心理护理：给予清醒紧张患者心理护理，昏迷者做好家属的安慰、指导工作。

2.糖尿病非酮症高渗性昏迷

(1)充足补液：①根据临床表现评估患者脱水的程度，对于重度脱水者，补液量可按照总体液量的24%计算。②一般根据血清钠及血浆渗透压的情况决定补液种类，一般补充生理盐水。当血清钠>160 mmol/L，血浆渗透压≥350 mOsm/L，患者无休克等情况时，可静脉输入0.45%的低渗盐水。低渗盐水输入不宜过量，注意监测患者血压、电解质情况，防止输入过多低渗盐水所引起的溶血、低血压、脑水肿等。③补液应循序渐进，一般失水量可在12小时内补入，在最初的1～2小时先输入2 000～3 000 mL，剩下的部分分别在24小时内补足。④静脉补液时应特别注意防止液体进入过多过快所引起的肺水肿、脑水肿等。⑤清醒患者可口服温开水，昏迷者可管喂温开水(200 mL/h)。

(2)胰岛素应用的护理参见糖尿病酮症酸中毒的护理。

(3)补钾的护理:在胰岛素运用2小时内,患者尿量的排出充分后可静脉补钾。一般临床上采用10%氯化钾,口服或者静脉补钾。静脉补钾时随时监测患者血钾情况、尿量,补钾的速度及浓度等。24小时患者补钾量可达6～8 g。

(4)病情观察:①严密监测患者的生命体征变化,遵医嘱安置床旁心电监护。②及时监测患者的血糖、血清电解质特别是血清钠、血浆渗透压的变化。及时做好各种基础护理预防并发症的发生。③及时判断治疗后患者病情恢复情况,对糖尿病非酮症高渗性昏迷患者抢救有效措施包括患者神志的恢复、皮肤弹性的恢复、血压升高,尿量>50 mL/h,脉搏充盈有力,血糖下降≤14 mmol/L、血浆渗透压下降至320 mOsm/L。④吸氧。⑤做好各种管道护理,如胃管、尿管、氧气管及输液管道等,气管插管的患者注意保持呼吸道通畅,必要时吸痰等。做好昏迷患者的常规护理,包括口腔、生活及皮肤护理等。⑥心理护理:应积极向患者及家属讲解本病相关的信息,减少患者的心理负担,便于积极配合治疗。

3.乳酸酸中毒

(1)病情观察:①严密监测患者的生命体征、意识状态,血糖情况、微循环情况、脱水的状态及病情变化,遵医嘱予以安置床旁心电监护。②严密记录患者的出入量,特别是小便情况。③积极配合医师抽血检查血气分析、血糖、电解质、血常规等,根据检查结果及时用药,用药后观察患者的病情动态情况,及时跟医师反馈。

(2)静脉补液纠酸及胰岛素的护理:①补液循序渐进,防止补液过量或补碱过量导致的肺水肿、碱中毒的发生。②遵医嘱应用胰岛素,及时监测血糖变化,防止胰岛素应用不当所致患者的血糖忽高忽低加重病情。

(3)吸氧,保持呼吸道通畅。对呼吸衰竭及呼吸困难持续得不到纠正的患者,可进行气管插管或气管切开。

(4)做好各种管道的护理, 如胃管、尿管、氧气管、输液管、气管插管及呼吸机管道等的护理。

(5)做好患者皮肤的护理及生活护理。

(6)心理护理:患者因病情危重,临床症状明显,易致紧张、恐惧,所以应积极给予心理安慰,必要时遵医嘱给予地西泮肌内注射镇静治疗。

4.低血糖症及低血糖昏迷

(1)病情观察:①护士应该根据患者的临床表现及时判断出患者的病情,及时监测血糖。②一般进食或静脉推注高糖后15～30分钟监测血糖,直到血糖复正常。③对于有低血糖诱发因素的患者或老年糖尿病患者应该加强巡视,及时监测患者的血糖,了解患者的病情动态,防止低血糖的发生,做到早发现、早治疗。

(2)基础护理做好昏迷患者的皮肤、口腔、各种管道的护理,必要时吸氧,安置床旁心电监护监测生命体征的变化,严格记录24小时的出入量。

(3)安全的护理做好安全措施防止低血糖发生后患者出现跌倒等意外。卧床患者加床挡保护,防坠床的发生;烦躁患者予以约束带保护。

(4)心理护理:低血糖是糖尿病常见的并发症,且反复发作,容易导致患者对治疗失去信心,所以要加强患者对糖尿病及并发症知识的了解,鼓励家属与患者一起面对,增强患者战胜疾病的信心。

(瞿慧丽　孟爱玲)

第十一章 肺　　癌

第一节 概　　述

一、定义

肺癌又称支气管肺癌，绝大多数肺癌起源于支气管黏膜上皮，是最常见的肺原发性恶性肿瘤，为当前世界各地最常见的恶性肿瘤之一。每年死亡人数达 140 万，占所有恶性肿瘤死亡人数的 18％。本病有 2 种基本类型即小细胞肺癌和非小细胞肺癌，其中有 80％～85％为非小细胞肺癌又可分为鳞状上皮细胞癌（鳞癌）、腺癌和大细胞癌等。

二、流行病学

世界卫生组织下属的国际癌症研究机构发布的全球癌症负担状况最新估计报告显示，全球癌症负担持续增长，预计有 1 810 万例新发病例和 960 万人死亡。全球 1/5 的男性和 1/6 的女性将在其一生中患上癌症，更有 1/8 的男性和 1/10 的女性将死于癌症。全球范围内，癌症诊断 5 年内存活人数（5 年患病率）预计为 4 380 万。

综合数据显示，预计全球近 50％的新病例和 50％以上的癌症死亡将发生在亚洲，部分原因是近 60％的全球人口分布在亚洲。与全球其他地区相比，亚洲和非洲的癌症死亡数占全球的比例（分别为 57.3％和 7.3％）高于发病数占比（分别为 48.4％和 5.8％）。主要原因在于预后差、死亡率高的癌症类型在这些地区发生率较高，在许多国家，及时诊断和治疗的机会也难以普及。

肺癌、女性乳腺癌和结肠直肠癌为发病数最高的 3 种癌症，其死亡数也均居高不下（分别为第一、第五、第二）。这 3 种癌症共同造成了全球癌症发病和死亡总负担的 1/3。估计 2018 年全球将会有 2 093 876 例新发肺和支气管癌病例被确诊，由于预后不佳，肺癌将是死亡人数最多的癌种（1 761 007 人将死于此病，占总数 18.4％）；肺癌作为中国最常见的恶性肿瘤，新发和死亡病例高达 77.4 万例和 69.1 万例。肺癌分为小细胞肺癌和非小细胞肺癌，非小细胞肺癌的比例从 20 世纪 80 年代的 82.74％上升至 21 世纪初的 87.05％，尤其腺癌发病率逐年增加，已成为目前最常见的组织学类型。

自 21 世纪初期，肺癌已成为我国死亡率最高的恶性肿瘤中国男性和女性肺癌的发病率分别为

50.9/10 万人年和 22.4/10 万人年，我国肺癌的发病和死亡例数分别达 733 300 人和 610 200 人，我国肺癌新发病例和死亡病例分别占全部肿瘤发病和死亡的 17.1%和 21.7%。发病率和死亡率非常接近，其原因主要是由于临床诊断病例多已为晚期，失去了手术机会。肺癌预后极差，我国肺癌的 5 年生存率仅为 16.1%。

在男性中，肺癌是东欧、西亚（主要是前苏联区域）、北非以及东亚的中国、东南亚包括缅甸、菲律宾和印度尼西亚在内几个国家的首要死亡原因。东亚（中国、日本和韩国的发病率是全世界肺癌的高发区，发病率＞40/10 万男性。

在女性中，肺癌在 28 个国家中也是首要的死亡原因。其中，发病率最高的地方为北美、北欧和西欧（主要是丹麦和挪威）、澳大利亚和新西兰。值得一提的是，尽管我国女性与西欧国家女性的吸烟率存在明显不同，但是肺癌发病率（22.8/10 万女性）与他们（法国 22.5/10 万女性）相似。尽管我国女性吸烟率不高，但肺癌发病率属于全球的高发区域，这可能源于过多地暴露于取暖过程中的煤烟和烹调过程中的油烟。只有 18%的肺癌患者确诊后存活 5 年或更长时间。然而，最近在肺癌方面已取得了许多进步，例如筛查、微创技术进行诊断和治疗，包括立体定向消融放射治疗在内的放射治疗、靶向治疗和免疫治疗的进步。肺癌的常见症状包括咳嗽、呼吸困难、体重减轻、胸痛；有症状的患者更可能患有慢性阻塞性肺疾病。

（张　鹏）

第二节　病因病机

一、中医病因病机

中医认为，肺居胸中，其经脉下络大肠，与大肠互为表里。肺主气，司呼吸，主宣发肃降，通调水道，外合皮毛，开窍于鼻。肺为内外气体交换之所。肺之为病，受内外两方面因素影响。其内为正气亏虚，其外为感受外邪，肺癌为内外因素相互作用的结果。

（一）感受外邪

烟毒、空气中的尘毒、职业及环境接触的各种毒物侵肺，致肺失宣肃，气机不利，气血运行受阻，津液失于输布，日久则肺部代谢失调，气机逆乱，阴阳失和，生化失常，癌毒内生。

（二）正气亏虚

先天禀赋不足，肺气本虚；或久病耗伤，正气不足；或年老体弱，五脏渐衰；或七情所伤，肝郁脾虚，运化失常。《素问・五脏生成》曰，“诸气者皆属于肺”。土生金，脾土为母，肺金为子，肺虚则子盗母气，终致肺脾同病，脾气不足；或脾胃虚弱，致使肺气不足。肺病日久，宗气的生成障碍，不能下行资助元气，导致肾虚。《黄帝内经》云：“邪之所凑，其气必虚。”三脏相互影响，日久肺气亏虚益甚，肺虚则卫外乏力，易致外邪从而乘虚入肺，正虚无力祛邪，邪滞于肺，正邪交争，正气更伤，日久则气血津液代谢失调，脏腑功能失调，阴阳失衡，生化失常，组织生成不循常道，癌毒由此而生。

以上病因，皆可致人体气血运行及生化失常，内在组织生长代谢失去正常调控。肿瘤是“气血”积聚而成，属内生之邪。中医认为癌基因具有“生发、成长”之性，而具“收藏、敛抑”之性的抑癌基因被弱化或去功能化。肿瘤组织血管丰富,血液供应充分,与正常组织相比,属“气血壅盛”之所。因此,肿瘤组织是一个“气血壅盛”的“生发”之所,属热毒积聚的有形之物。由正常细胞突变为肿瘤细胞,是一个内部“瘀聚热毒”而不断“生发”的质的变化过程。癌毒即成,日久成积,阻碍气血津液运行,生湿、生痰,气血瘀阻,五脏失司,阴阳失和,百症丛生。

二、西医发病机制与病理

(一)发病机制

研究癌变机制,探索肺癌发生的早期分子事件一直是肺癌分子生物学研究的重点和前沿课题。吸烟在肺癌的发生、发展中起着非常重要的作用。与吸烟相关的肺癌是少数有较高突变负荷的肿瘤之一。无论哪种病理类型的吸烟肺癌患者的平均体细胞突变率都为 8～10/Mb,远高于非吸烟肺癌患者。非吸烟肺腺癌患者的平均体细胞突变率为 0.8～1/Mb。研究发现随着吸烟剂量的增加,*p53* 及*KRAS* 相对突变率增加,而*EGFR* 和*SMAD4* 突变率下降,吸烟还会使肺癌的表观遗传发生改变。一般来说,单一突变并不足以引起癌变,但当长期吸烟时人支气管上皮细胞发生表观遗传的改变,此时单一的关键原癌基因如*KRAS* 的突变就可使正常细胞癌变,进而发展为腺鳞癌。但是吸烟导致的细胞癌变到整个肿瘤形成的过程并不清楚。

通过对肺癌患者肿瘤拷贝数的分析发现有些变异是不同病理类型的肺癌所共有的,而有些变异常见于某些特定的病理类型。含有许多抑癌基因的 3 号染色体短臂的缺失常见于各种病理类型的肺癌。3 号染色体长臂上*SOX2* 的选择性扩增常见于肺鳞癌和小细胞肺癌。14 号染色体长臂上*NKX2-1* 的选择性扩增常发生于肺腺癌。肺腺癌中最常见的扩增为 5 号染色体短臂 *TERT* 的扩增。一项基于 660 例肺腺癌组织和 484 例肺鳞癌组织基因拷贝数的分析发现了一些新的扩增基因,肺腺癌特异的*MIR21*、肺鳞癌特异的*MIR205* 和两者共有的*MAPK1*。然而,目前很少有研究直接证明这些肿瘤相关基因拷贝数变异对细胞增殖及迁移等功能的影响。

研究发现在小细胞肺癌中抑癌基因*TP53* 和*RB1* 的失活普遍存在,可以认为这 2 个抑癌基因的失活是形成小细胞肺癌所必需的。*TMEM132D* 、*SPTA1* 和*VPS13B* 突变普遍存在于在早期和晚期、原发和转移以及化学治疗前后的小细胞肺癌中。有研究表明小细胞肺癌中 G→T 颠换最常见,其次是 G→A 和 A→G 的颠换。约 1/4 小细胞肺癌都有 Notch 家族的失活突变。另外,通过表观遗传的调节可以使肿瘤原癌基因高表达、抑癌基因沉默。肿瘤中 CpG 岛高甲基化与 MYC 的高表达相关。影响组蛋白乙酰转移酶相关基因,如*CREBBP* 和*EP300* 基因的突变在小细胞肺癌中较常见。

除了基因编码序列本身的改变会影响其表达外,RNA 的转录和剪接等也对基因表达的调控起着非常重要的作用。通过外显子测序和转录组数据的联合分析,研究者发现,肺癌的发生与影响 RNA 转录的 DNA 序列的改变、剪接位点的变异和基因的融合有着密切的关系。约 3%的肺癌患者有*U2AF1* 突变,此突变使很多基因发生不适当的选择性剪接,如原癌基因*CTNNB1*,从而使其活化。融合基因在肺癌的发展中发挥着重要的作用,且很多融合基因已经成为肺癌治疗的靶点,如*EML4-ALK* 。3%～8%的肺腺癌患者有*ALK* 基因的重排,克唑替尼对这类患者有一定的疗效,而阿来替尼的疗效更好。在小细胞肺癌中*RB1* 重排发生率为 13%,其次是 TP7 为 37%。随着转录组研究技术的进步,更多新的肿瘤相关融合基因将被发现,为肺癌的精准治疗提供更多的分子生物学基础。此外,肿瘤的内部异质性是导致肿瘤治疗失败和耐药的另一个因素。研究者通过对肿瘤进化和内部异质性的研究,能够进一步了解肿瘤发生发展的过程,从而更加主动和有效地控制肿瘤。

肺癌的发生与发展过程是由基因突变、拷贝数变异、转录组调节和表观遗传调节等多个方面共同调控的，并与吸烟密切相关。近年来高通量二代测序技术的发展，促进了肺癌分子生物学的研究，然而，目前尚缺乏对肺癌发生发展过程的多组学分子机制的透彻研究。未来需要更多的科研来阐明肺癌从单克隆起源演化为具有侵袭性肿瘤的整个过程的分子生物学机制，从而帮助寻找更为主动的肺癌治疗方法，阻止肿瘤的发生或在早期阶段阻止肿瘤的发展。

（二）病理

1.鳞状细胞癌

鳞状细胞癌是出现角化和/或细胞间桥或表达鳞状细胞分化标志的上皮性恶性肿瘤。鳞状细胞癌分为鳞状细胞癌、非特指（包括角化型、非角化型和基底样鳞癌）和淋巴上皮癌。淋巴上皮癌为低分化的鳞状细胞癌伴有数量不等的淋巴细胞、浆细胞浸润，EB 病毒常常阳性，需注意与鼻咽癌鉴别。鳞状非典型增生和原位鳞癌为鳞状前体病变。

2.腺癌

腺癌包括微浸润性腺癌、浸润性非黏液腺癌、浸润性黏液腺癌、胶样腺癌、胎儿型腺癌和肠型腺癌。微浸润性腺癌是指肿瘤以贴壁型成分为主，且浸润成分最大径≤5 mm。微浸润性腺癌肿瘤大小≤30 mm 且均无胸膜、支气管、脉管侵犯、肿瘤性坏死及气腔内播散。肺浸润性非黏液腺癌为形态学或免疫组织化学具有腺样分化的证据。常见亚型包括贴壁型、腺泡型、乳头型、微乳头型和实体型，常为多个亚型混合存在。病理诊断按照各亚型所占比例从高至低依次列出，各种亚型所占比例以 5%为增量。直径>30 mm 的非黏液型纯贴壁生长的肺腺癌应诊断为贴壁型浸润性非黏液腺癌。早期浸润性非黏液性腺癌分级方案由国际肺癌研究协会病理委员会提出。根据腺癌中占优势的组织学类型以及高级别结构的占比分成 3 级，1 级为高分化，2 级为中分化，3 级为低分化。高分化为贴壁为主型无高级别成分，或者伴有<20%高级别成分；中分化为腺泡或乳头为主型无高级别成分，或者伴有<20%高级别成分；低分化为任何组织学类型腺癌伴有≥20%的高级别成分。高级别结构包括实体型、微乳头型、筛孔、复杂腺体结构（即融合腺体或单个细胞在促结缔组织增生的间质中浸润）。原位腺癌指单纯贴壁生长模式的腺癌，目前，原位腺癌和不典型腺瘤样增生被归入腺体前驱病变。

3.腺鳞癌

腺鳞癌指含有腺癌和鳞状细胞癌 2 种成分，每种成分占全部肿瘤占比≥10%。

4.神经内分泌肿瘤

神经内分泌肿瘤包括神经内分泌瘤和神经内分泌癌；其中神经内分泌瘤包括低级别典型类癌、中级别不典型类癌，神经内分泌癌包括小细胞肺癌、大细胞神经内分泌癌。复合型小细胞肺癌是指小细胞肺癌合并非小细胞肺癌的任何一种组织学类型。合并大细胞并且大细胞成分占比≥10%时，诊断为复合型小细胞肺癌/大细胞神经内分泌癌或小细胞肺癌/大细胞癌，合并其他非小细胞肺癌无比例要求。复合型大细胞神经内分泌癌指大细胞神经内分泌癌伴其他非小细胞肺癌成分。核分裂及坏死指标是区分 4 种神经内分泌肿瘤类型的主要病理指标。Ki-67 指数仅在小活检标本中对鉴别高级别、低级别神经内分泌癌有帮助。神经内分泌标志物 NCAM（CD56）、chromogranin A 和 synaptophysin 仅用于形态学怀疑神经内分泌肿瘤的病例，低级别典型类癌和中级别不典型类癌至少表达 2 种神经内分泌标志物，小细胞肺癌和大细胞神经内分泌癌至少表达 1 种神经内分泌标志物。少部分小细胞肺癌可以无任何神经内分泌标志物表达。类癌非特

指适用于低级别典型类癌和中级别不典型类癌不易区分的情况，建议标注核分裂数、有无坏死以及 Ki-67 指数。类癌非特指主要应用于以下情况：一些小活检或细胞学标本由于组织有限难以区分低级别典型类癌或中级别不典型类癌，肺转移性类癌，一些手术标本没有提供肿瘤组织全部切片。

5.大细胞癌

大细胞癌为一种未分化非小细胞癌，在细胞形态、组织结构、免疫组织化学以及组织化学方面缺乏小细胞癌、鳞癌、腺癌，以及巨细胞癌、梭形细胞癌、多形性癌的特点，是排除性诊断。

6.肉瘤样癌

肉瘤样癌包括多形性癌、癌肉瘤和肺母细胞瘤等，多形性癌是包含至少 10%梭形或巨细胞成分的非小细胞肺癌，或完全为梭形细胞癌或巨细胞癌成分。癌肉瘤是混合肉瘤成分的非小细胞肺癌。肺母细胞瘤包含低级别胎儿型腺癌及原始间充质成分的双向分化性肿瘤。

7.其他上皮源性肿瘤

胸部 SMARCA4 缺失未分化肿瘤是一种高级别恶性肿瘤，主要累及成年人胸部，表现为未分化或横纹肌样表型并伴有 SMARCA4 缺失。细胞毒性化学治疗通常对该肿瘤无效。睾丸核蛋白癌为一种低分化癌，有*15q14* 的*NUTM1* 基因重排，表达睾丸核蛋白。睾丸核蛋白癌极具侵袭性，大多数化学治疗方案无效，靶向 BRD4 的 BET 小分子抑制剂治疗睾丸核蛋白癌的临床研究正在进行中。

（张　鹏）

第三节　诊　　断

一、临床表现

肺癌的临床表现比较复杂，症状和体征的有无、轻重以及出现的早晚，取决于肿瘤发生部位、大小、病理类型、是否压迫、侵及邻近器官以及有无转移、有无并发症，患者的反应程度和耐受性的差异。肺癌早期症状常较轻微，甚至可无任何不适。中心型肺癌症状出现早且重，周围型肺癌症状出现晚且较轻，甚至无症状，常在体检时被发现。肺癌的主要症状：①由原发肿瘤局部生长引起的症状；②由肿瘤引起的全身症状；③由肿瘤引起的副癌综合征；④由肿瘤外侵转移引起的症状；⑤由肿瘤引起的其他症状。由原发肿瘤局部生长引起的症状主要包括咳嗽、痰中带血或咯血、胸痛、胸闷或气急、发热等。

二、辅助检查

（一）胸部 X 线检查

胸部 X 线检查通常可以发现大多数 0.6～1.0 cm 的恶性结节，5%～15%的肺癌患者单凭 X 线检查就可发现肺部的病灶。胸部 X 线片对隐蔽区肺癌的漏诊率为 8.1%～19.0%。

(二)胸部 CT 检查

CT 检查横断面成像完全消除了前后组织及周围结构重叠的干扰,密度分辨率高,能检出胸部平片不易发现的隐蔽部位的病灶,如肺尖、心影后区、后肋膈角及脊柱旁沟的病灶,能有效地显示密度低的小病灶如胸膜下小结节。CT 检查可以精确测量肿瘤直径,显示边缘特征,有无衰减,有无空洞,有无对比增强等,因此对所有疑似肺癌患者均应行 CT 检查。

1.常规 CT 扫描及薄层高分辨率 CT 扫描

一般认为使用螺旋 CT 以 1～3 mm 的层厚进行常规肺癌筛查比较合适。如果结节较小或良恶性鉴别较困难,以 1 mm 的层厚进行扫描可以提高准确度。目前,64 层 CT 常规扫描层厚已降至 0.6 mm 以下,而且可以根据需要回顾性个性化重建。关于扫描条件,在电压不变(120～140 kV)的情况下,不同的作者报道的最佳剂量不同,10～40 mA 对整个胸部进行扫描。研究表明,在首次高分辨率 CT 扫描中使用 80～90 mA,在后续的复查中使用 40～50 mA 的低剂量,这样既能比较满意地显示肺实质,又能够显示细微征象,如磨玻璃影与气肿。

2.动态增强 CT 扫描及 CT 灌注扫描

对于少数较难明确诊断的结节,由于新生血管可引起血容积、灌注值及毛细血管通透性的变化,从而引起血流模式的改变,所以目前多采用 CT 动态增强及灌注扫描来进行鉴别。

(三)磁共振成像检查

由于肺部含气高,磁共振成像检查对肺实质病灶显示效果不如 CT 检查,且速度慢、易出现伪影、价格昂贵、空间分辨率低于 CT 检查,因此只作为辅助检查方法。但是由于磁共振成像检查具有良好的软组织分辨率,因此胸部磁共振成像扫描可以从横断位、冠状位和矢状位等多个位置、用不同参数判断肿瘤有无侵犯纵隔、肺门血管、心脏大血管、胸壁、胸廓入口等结构。同时磁共振成像检查也是诊断脑转移最准确的手段。

(四)病理学诊断

病理学是肿瘤诊断的金标准。随着组织细胞学检验技术的飞速发展和获取病理学标本方法的多样化,当前肺癌病理学研究的重点集中在癌前病变和侵袭癌的组织学和细胞学检查。细胞学标本主要来源于痰、浆膜腔积液、经纤维支气管镜刷检及各部位的细针穿刺抽吸标本。组织学标本可来源于纤维支气管镜、胸腔镜、纵隔镜下活检及经皮穿刺等活检术。

(五)肿瘤标志物

标志物对诊断肺癌总体敏感性还不够高,往往在肿瘤负荷较重时才显著升高,限制了其早期诊断的临床价值。多个肿瘤标志物的联合检测可以部分弥补其不足,胸腔积液肿瘤标志物的诊断价值有时高于血清检查。

1.血清肿瘤标志物

血清肿瘤标志物检测具有无创、快捷、简便等优点,成为肺癌筛查及其辅助诊断的主要手段。现阶段临床上常用的血清肺癌标志物包括癌胚抗原、鳞状细胞癌相关抗原、细胞角蛋白 21-1 片段、神经元特异性烯醇化酶、促胃液素释放肽前体等,这些标志物单独用于肺癌早期诊断的敏感度和特异度均不高,多种标志物联合检测可提高诊断效率。

(1)细胞角蛋白 21-1 片段:细胞角蛋白 21-1 片段诊断不同组织类型肺癌的敏感度也不同,其对肺鳞癌的敏感度最高,阳性率为 60%～80%,其次为腺癌,小细胞癌最低。血清细胞角蛋白 21-1 片段水平随肿瘤分期的增加逐渐升高,其还能预示肺癌预后,并有助于判定手术疗效。

(2)鳞状细胞癌相关抗原:有研究发现,鳞状细胞癌相关抗原阳性率约60%,而其他类型肺癌阳性率不足30%。鳞状细胞癌相关抗原阳性率还与肺鳞癌分期呈正相关,Ⅰ期、Ⅱ期阳性率较低,Ⅲ期、Ⅳ期阳性率较高。因此,鳞状细胞癌相关抗原是肺鳞癌较特异的肿瘤标志物。术后肿瘤复发或转移时,鳞状细胞癌相关抗原会在复发的临床表现出现之前再次升高。在无转移或复发时,鳞状细胞癌相关抗原会持续稳定在正常水平。但鳞状细胞癌相关抗原升高还可见于子宫颈癌、卵巢癌、子宫癌、食管癌等恶性肿瘤。患肝炎、肝硬化、肺炎、结核、肾衰竭等疾病时该抗原也可有一定程度的升高。

(3)神经元特异性烯醇化酶:神经元特异性烯醇化酶是小细胞肺癌的重要标志物。小细胞肺癌患者神经元特异性烯醇化酶阳性率为60%～80%,非小细胞肺癌患者阳性率<20%。因此,神经元特异性烯醇化酶有助于小细胞肺癌的诊断及其与非小细胞肺癌的鉴别诊断。

(4)组织多肽抗原:组织多肽抗原水平直接反映了细胞增殖、分化和肿瘤的浸润程度。血清组织多肽抗原在各种组织类型的肺癌患者体内均增高,无明显组织特异性。一些研究提示,组织多肽抗原诊断肺癌的敏感性与细胞角蛋白21-1片段相当,阳性率约61%。将110 U/L作为组织多肽抗原临界值时其诊断肺癌的特异性约为95%。

(5)促胃液素释放肽前体:是一种小细胞肺癌肿瘤标志物,可用于小细胞肺癌的早期诊断和判断治疗效果及早期发现肿瘤复发。小细胞肺癌患者血清、促胃液素释放肽前体阳性率约为68.6%,其病情也与血清、促胃液素释放肽前体浓度变化密切相关。值得注意的是,部分慢性肾衰竭患者血清、促胃液素释放肽前体也可升高,故临床检测时宜同时检查患者的肾功能。

(6)癌胚抗原:40%～80%的肺癌患者可出现癌胚抗原升高。血清癌胚抗原水平的动态变化能反映患者对治疗的反应和预后,其测量值进行性升高者多预后不良。

2.呼出气中有机化合物

呼出气中有机化合物的组成及其浓度可以反映肺癌的疾病状况,建立和开发其数据库及预测模型对肺癌早期诊断具有重要的应用价值。多项研究结果提示,通过检测呼出气体冷凝物中的肿瘤相关基因(主要包括*p53*、*p16*、*Bcl-2*、*KRAS*等)以及微卫星改变、细胞因子、氧化应激产物等可实现肺癌的早期诊断。近年来已有数个采用呼出气感应甚至是经训练的犬类来鉴别肺癌和正常人群的临床研究,其诊断肺癌的阳性率为40%～80%。然而尚需大规模多中心临床研究证实其有效性。常用分析方法为气相色谱-质谱法。

3.液体活检

通过检测体液中来源于肿瘤的循环肿瘤抗体谱、循环微小RNA(microRNA,miRNA)、循环肿瘤DNA、循环游离DNA、循环肿瘤细胞和外泌体等生物标志物。

4.蛋白质组学

蛋白质组学作为一门方法学,用于鉴定出某一研究对象的全部蛋白。其目的是从整体的角度分析其蛋白质组成成分、表达水平与修饰状态,了解蛋白质之间的相互作用与联系,揭示蛋白质功能与细胞生命活动的规律,已经成为研究肿瘤生物学不可或缺的工具。常用分析方法有二维凝胶电泳、液相色谱和质谱法等。

三、分期

肺癌TNM分期见表11-1。

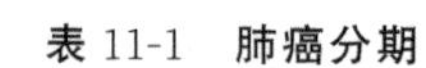

表 11-1　肺癌分期

TNM 分期	小细胞肺癌	非小细胞肺癌
T 原发肿瘤		
Tx	原发肿瘤大小无法测量；或痰脱落细胞、支气管灌洗液中找到癌细胞，但影像学检查和支气管镜检查未发现肿瘤	原发肿瘤大小无法测量；或痰脱落细胞、支气管灌洗液中找到癌细胞，但影像学检查和支气管镜检查未发现肿瘤
T0	没有原发肿瘤的证据	没有原发肿瘤的证据
Tis	原位癌	原位癌
T1	肿瘤最大直径≤3 cm，局限于肺和脏层胸膜内；支气管镜见肿瘤可侵及叶支气管，未侵及主支气管	
T1a	肿瘤最大径≤1 cm；任何大小的表浅扩散型肿瘤，但局限于气管壁或近端主支气管壁	肿瘤最大径≤1 cm，局限于肺和脏层胸膜内，未累计主支气管；或局限于管壁的肿瘤，不论大小
T1b	肿瘤最大径＞1 cm，≤2 cm	肿瘤最大径＞1 cm，≤2 cm，其他同 T1a
T1c	肿瘤最大径＞2 cm，≤3 cm	肿瘤最大径＞2 cm，≤3 cm
T2		
T2a	具有以下任何 1 种情况：①肿瘤最大径＞3 cm，≤4 cm；②侵及主支气管但未侵犯隆突；③累及脏层胸膜；④伴有部分或全肺阻塞性肺炎或肺不张	原发肿瘤最大径＞3 cm，≤4 cm；或具有以下任 1 种情况：①累及主支气管但未及隆突；②累及脏层胸膜；③伴有部分或全肺的阻塞性肺炎或肺不张
T2b	肿瘤最大径＞4 cm，≤5 cm	肿瘤最大径＞4 cm，≤5 cm，其他同 T2a
T3	肿瘤最大径＞5 cm，≤7 cm；或直接侵犯以下任何 1 个器官：胸壁、心包、膈神经；原发肿瘤同一肺叶转移性结节	肿瘤最大径＞5 cm，≤7 cm，或具有以下任 1 种情况：累及胸壁（包括壁层胸膜和肺上沟瘤）、隔神经、心包壁；原发肿瘤同一肺叶出现卫星结节
T4	肿瘤最大径＞7 cm；或侵犯以下任何 1 个器官：纵隔、膈肌、心脏、大血管、喉返神经、隆突、气管、食管、椎体；原发肿瘤同侧不同肺叶转移性结节	肿瘤最大径＞7 cm，或侵犯下列结构之一：横膈膜、纵隔、心脏、大血管、气管、喉返神经、食管、隆突或椎体；原发肿瘤同侧不同肺叶出现卫星结节
N 区域淋巴结		
Nx	区域淋巴结无法评估	淋巴结转移情况无法判断
N0	无区域淋巴结转移	无区域淋巴结转移
N1	同侧支气管周围和/或同侧肺门门淋巴结以及肺内淋巴结转移，包括原发肿瘤直接侵犯累及	同侧支气管或肺门淋巴结转移
N2	同侧纵隔和/或隆突下淋巴结转移	同侧纵隔和/或隆突下淋巴结转移
N3	对侧纵隔和/或对侧肺门、同侧或对侧前斜角肌及锁骨上淋巴结转移	对侧纵隔和/或对侧肺门和/或同侧或对侧前斜角肌或锁骨上区淋巴结转移
M 远处转移		
Mx	远处转移无法评估	无法评价有无远处转移
M0	无远处转移	无远处转移

续表

TNM 分期	小细胞肺癌	非小细胞肺癌
M1		
M1a	对侧肺叶出现转移性结节；胸膜播散（恶性胸腔积液、心包积液或胸膜结节）	单发转移灶原发肿瘤对侧肺叶出现卫星结节；胸膜播散（恶性胸腔积液、心包积液或胸膜结节）
M1b	远处单个器管单发转移	有远处转移（肺/胸膜外）
M1c	远处单个或多个器官多发转移	多发转移灶，其余同 M1b
分期		
	ⅠA1	T1a；N0；M0
	ⅠA2	T1b；N0；M0
	ⅠA3	T1c；N0；M0
	ⅠB	T2a；N0；M0
	ⅡA	T2b；N0；M0
	ⅡB	T3；N0；M0
		T1-2；N1；M0
	ⅢA	T4；N0；M0
		T3-4；N1；M0
		T1-2；N2；M0
	ⅢB	T3-4；N2；M0
		T1-2；N3；M0
	ⅢC	T3-4；N3；M0
	ⅣA	任何 T；任何 N；M1a-1b
	ⅣB	任何 T；任何 N；M1c

（张　鹏）

第四节　治疗与预防

一、治疗

（一）手术治疗

1.非小细胞肺癌

手术切除的原则为彻底切除原发灶和胸腔内有可能转移的淋巴结，且尽可能保留正常的肺组织，全肺切除术宜慎重。

（1）肺楔形及局部切除术：是指楔形癌块切除及部分肺段切除。主要适合于体积较小、年老体弱、肺功能差或癌分化好恶性度较低的早期肺癌。

（2）肺段切除术：是解剖肺段的切除术。主要适合于老年、心肺功能较差的周围型孤立性早期肺癌，或病变局限的位于肺癌根部的部分中心型肺癌。

(3)肺叶切除术：适合于肺癌局限于一个肺叶内的周围型和部分中心型肺癌，中心型肺癌必须保证支气管残端无癌残留。如果肺癌累及两叶或中间支气管可行上中叶或下中叶两叶肺切除术。

(4)支气管袖状成型肺叶切除术：主要适合于肺癌位于肺叶支气管或中间支气管开口的中心型肺癌。该术式的好处是即到达了肺癌的完全切除，又保留了健康的肺组织。

(5)支气管肺动脉袖状成型肺叶切除术：主要适合于肺癌位于肺叶支气管或中间支气管开口、肺癌同时侵犯肺动脉干的中心型肺癌。手术除需要进行支气管切除重建外，还需要同时进行肺动脉干的切除重建。该术式的好处是既达到了肺癌的完全切除，又保留了健康的肺组织。

(6)气管隆嵴切除重建术：肺瘤超过主支气管累及隆突或气管侧壁但≤2 cm时，可作气管隆嵴切除重建术或袖式全肺切除，若还保留一叶肺叶时，应力争保留肺叶的气管隆嵴切除重建术。

(7)全肺切除术：是指一侧全肺，即右侧或左侧全肺切除术，主要适合于心肺功能良好、病变较为广泛、年龄较轻，不适合于肺叶或袖式肺叶切除术的肺癌。全肺切除术的并发症发生率和死亡率均较高，患者的远期生存率和生活质量均不如肺叶切除术，故需严格把握手术适应证。

(8)复发性肺癌的外科治疗：复发性肺癌包括外科手术后局部残留癌的复发和肺部新发生的第2个原发性肺癌。对于支气管残端残留癌复发，应争取再手术，施行支气管袖状成型切除残留癌。对于肺癌完全切除术后发生的第2个原发性肺癌，只要肺癌适合于外科治疗，患者内脏功能能耐受再手术治疗，同时也不存在外科技术上的问题，就应该考虑再施行开胸手术切除复发性肺癌。

2.小细胞肺癌

手术在小细胞肺癌治疗中的地位是最具争议的热点之一，经历了标准治疗-被放射治疗取代-重新评估的演变。在1962年以前未认识到小细胞肺癌与非小细胞肺癌的区别，小细胞肺癌的治疗与非小细胞肺癌的外科治疗相同。1959～1962年方能从病理学上区别小细胞肺癌与非小细胞肺癌，从病理及生物学表现上的差异认识到小细胞肺癌与非小细胞肺癌治疗应区别对待，随之展开了一系列的临床研究。多项研究回顾性报道加强了对手术治疗小细胞肺癌的认同，显示了手术治疗在局限期小细胞肺癌中的疗效优于放射和化学治疗。联合放射和化学治疗一直以来为局限期小细胞肺癌的标准治疗方案，但局部复发率高(26%～63%)。一些研究显示手术治疗在提高局部控制率，降低复发，改善远期生存方面具有不可替代的作用。对于TNM分期为T1～2，N0的局限期患者，应选择手术治疗。另外，在治疗后手术的小细胞肺癌患者中，有10%～15%患者患有非小细胞肺癌，对这类混合型的小细胞肺癌，手术治疗是必不可少的方法。在进行手术前应充分评估分期，对于考虑手术治疗的小细胞肺癌患者应遵循非小细胞肺癌分期的TNM系统，严格掌握其适应证，尤其是淋巴结的评估，是决定早期小细胞肺癌能否从手术中获益的重要因素之一。

(二)化学治疗

1.非小细胞肺癌

(1)术后辅助化学治疗：随着化学治疗药物和化学治疗手段的不断进步，化学治疗已成为继手术治疗之后另一种行之有效的治疗方法，可防止术后转移复发。美国临床肿瘤协会会议上报告了第1个肺癌术后化学治疗能延长肺癌Ⅲ期生存期的临床试验结果后，人们对术后化学治疗有了新的认识。国际辅助肺癌试验结果证实，在Ⅰ、Ⅱ和Ⅲ期非小细胞肺癌患者完全切除术后给予含顺铂方案的辅助化学治疗可以明显改善其生存期。目前各项研究结果显示，Ⅱ和Ⅲ期患者从术后辅助化学治疗中获益明显，而Ⅰ期患者术后不推荐辅助化学治疗。辅助化学治疗方案中，长春瑞滨和顺铂的化学治疗临床证据最多，对于非鳞癌患者可应用培美曲塞联合铂类的化学治疗作为术后辅助化学治疗方案。在不能耐受或无法接受含顺铂化学治疗时，可以用卡铂代替顺铂。

(2)新辅助化学治疗：指在手术或放射治疗之前应用的全身性化学治疗，其主要目的是使肿瘤缩小，降低分期，提高手术切除率，改善治疗效果。新辅助化学治疗的治疗效果一直存在争议，其远期疗效还要进行多中心、大样本量的前瞻性随机对照研究。若新辅助化学治疗与放射治疗同步应用，化学治疗方案以依托泊苷联合顺铂方案所具有的经验最多。

(3)晚期非小细胞肺癌的化学治疗。①一线化学治疗：中国原发性肺癌诊治专家共识对晚期非小细胞肺癌一线标准化学治疗推荐含铂 2 种药物方案，在化学治疗基础上可联合靶向治疗。在我国，长春瑞滨、吉西他滨、多西他赛、紫杉醇联合铂类是最常见的含铂 2 种药物联合化学治疗方案。对于非鳞癌非小细胞肺癌，培美曲塞联合顺铂方案疗效明显优于吉西他滨联合顺铂方案，并且耐受性更好。国家食品药品监督管理总局已批准培美曲塞联合顺铂应用于局部晚期或转移性非鳞癌非小细胞肺癌患者的治疗。替吉奥联合顺铂或卡铂是一个新的一线治疗晚期非小细胞肺癌的化学治疗方案，但目前国家食品药品监督管理总局尚未批准该药应用于晚期非小细胞肺癌患者的治疗。白蛋白结合型紫杉醇联合卡铂是另一个新的一线治疗晚期非小细胞肺癌的有效方案。Ⅲ期临床试验结果显示，对于晚期肺鳞癌患者白蛋白结合型紫杉醇联合卡铂方案的总有效率明显高于紫杉醇联合卡铂方案，而对于非鳞非小细胞肺癌患者两方案的总有效率相似。年龄＞70 岁的老年患者，与紫杉醇联合卡铂方案相比，白蛋白结合型紫杉醇联合卡铂方案显著提高了总生存率，严重周围神经毒性及中性粒细胞计数减少的发生率明显降低美国食品药品监督管理局已批准白蛋白结合型紫杉醇与卡铂联合应用于晚期非小细胞肺癌患者的治疗，但目前我国国家食品药品监督管理总局尚未批准该药用于晚期非小细胞肺癌的治疗。化学治疗联合靶向治疗的一个重要研究 ECOG4599 显示其可提高患者疗效与生存期，该研究随机接受 avastin(重组人血管内皮生长因子单抗)联合化学治疗及单纯化学治疗的 878 例晚期非鳞非小细胞患者，结果显示：联合治疗组临床缓解率、无进展生存期、1、2 年生存率(37％、16.4 个月、51.9％、22.1％)优于单独化学治疗(19.7％、4.5 个月、43.7％、16.9％)。②二线/三线化学治疗：二线化学治疗可选择的化学治疗药物包括多西他赛和用于非鳞癌非小细胞肺癌的培美曲塞。三线治疗可参加临床试验或给予最佳支持治疗。③维持治疗：对一线化学治疗达到疾病控制(完全缓解＋部分缓解＋稳定)的晚期非小细胞肺癌患者，可选择维持治疗。按照是否沿用一线化学治疗方案中的药物，将维持治疗分为同药维持治疗和换药维持治疗 2 种方式。培美曲塞可以用于非鳞癌非小细胞肺癌的同药维持治疗，另外，吉西他滨也可以用于非小细胞肺癌的同药维持治疗，换药维持治疗的药物有多西他赛和用于非鳞癌非小细胞肺癌的培美曲塞。一线含铂方案化学治疗后培美曲塞维持治疗可延长无进展生存期及总生存率，晚期非鳞癌非小细胞肺癌患者培美曲塞联合顺铂化学治疗后培美曲塞同药维持治疗明显延长总生存率。多西他赛用于维持治疗研究仅显示无进展生存期获益，并未获得总生存率的延长。

2.小细胞肺癌

化学治疗是小细胞肺癌治疗的基石，其疗效确切，适用于各阶段的小细胞肺癌，即使体力状况评分差或老年患者仍可从中获益。小细胞肺癌是对化学治疗高度敏感的肿瘤，一线化学治疗有效率达70%~90%。依托泊苷联合顺铂方案为小细胞肺癌标准一线化学治疗方案。顺铂联合依托泊苷及卡铂联合依托泊苷的疗效相似,且后者的血液学毒性及耐受性方面优于前者,故卡铂常用于替代顺铂。含顺铂方案化学治疗有更好的获益。伊立替康联合顺铂方案作为标准依托泊苷联合顺铂方案的备选及替代方案。美国临床肿瘤协会公布了一项氨柔比星联合顺铂对比依托泊苷联合顺铂方案一线治疗广泛期小细胞肺癌的Ⅲ期研究,其目的是评价氨柔比星联合顺铂方案对比依托泊苷联合顺铂方案一线治疗广泛期小细胞肺癌的有效性及安全性,结果提示氨柔比星联合顺铂方案在生存期优于依托泊苷联合顺铂方案,这项研究为广泛期一线治疗提供了新选择。研究表明联合化学治疗在改善症状及提高生存期方面优于单药化学治疗,体力状况评分差,晚期,老年的患者也是如此,单药或减低剂量化学治疗可导致疗效降低,而3种药物和4种药物方案并不优于2种药物方案。虽然2种以上的药物有提高有效率或较长生存期的可能,但是不良反应较大,提高剂量强度及剂量密度可能有总生存优势,但目前高剂量及剂量密度的治疗仅限于临床研究,还需要进一步的探索。

小细胞肺癌一线治疗有效率高,但80%的局限期患者和几乎所有的广泛期患者在一年内复发,复发后中位生存期仅4~5个月,应根据复发情况确定二线化学治疗方案。拓扑替康是目前唯一被美国食品药品监督管理局批准用于敏感复发型小细胞肺癌的二线治疗药物。口服拓扑替康对不适合静脉治疗的患者是一个可行的选择。氨柔比星单药不仅是广泛期小细胞肺癌一线治疗的有效药物,而且对于复发病例的二线治疗也有效。顺铂/依托泊苷/伊力替康联合化学治疗可能成为敏感复发小细胞肺癌的二线标准治疗。

耐药型小细胞肺癌患者,使用大剂量紫杉醇(200 mg/m^2)治疗是有前景的,但粒细胞减少性发热的发生率较高。美国临床肿瘤协会年会公布了一项苯达莫司汀单药二线或三线治疗小细胞肺癌患者的开放的、多中心、Ⅱ期临床试验,该研究初步显示苯达莫司汀单药二线或三线治疗小细胞肺癌的疗效和良好的耐受性。替莫唑胺治疗复发患者有效,尤其是脑转移患者。吉西他滨可作为不能耐受消化道反应和脱发的小细胞肺癌患者的一种替代治疗,而吉西他滨联合顺铂对于非小细胞肺癌来说可能是更好的选择。随着新药的不断问世,小细胞肺癌的治疗面临着更多的新选择,推荐行二线化学治疗患者得到最大益处。因此,二线治疗药物的选择主要参照患者对初次治疗反应、身体状况、药物的不良反应及治疗相关的费用等。

多项临床研究表明4~6个周期的化学治疗是小细胞肺癌患者的标准治疗,更多的化学治疗周期会导致累积毒性和化学治疗耐药,多数的研究结果显示并无生存获益。目前维持化学治疗在小细胞肺癌中的证据尚不充分,对有效的患者进行密切随访,一旦发现肿瘤复发或远处转移,立即根据患者情况给予有效的药物进行治疗。

(三)放射治疗

1.非小细胞肺癌

(1)术后放射治疗:研究表明,在传统放射治疗技术条件下,术后放射治疗并不能显著改善非小细胞肺癌患者的生存,反而由于严重的心肺毒性影响了部分患者的生存。不可切除的ⅢA或ⅢB期患者,同步化放射治疗优于序贯化放射治疗。对于Ⅰ期、Ⅱ期患者不提倡术后放射治疗,放射治疗的效果会随肿瘤分期的不同而出现负相关性。对于N2期患者,术后放射治疗能使总生存率由20%提高到27%,术后放射治疗能够提高N2期患者的生存率。近年来,随着放射治疗设备的进步,以立体定向、三维适形放射治疗和调强放射治疗为代表的新放射治疗技术逐渐普及,三维适形放射治疗技术所能给予的总剂量达70 Gy以上,可改善局部控制率、合并化学治疗

能提高生存率，而放射并发症没有明显增加。N2 期患者即使进行完全切除术，仍有可能在术后残留亚临床病灶，N2 期患者的手术生存时间可能得益于于术后放射治疗。术后放射治疗显著提高患者的局部无复发生存率和无远处转移生存率，同时还能明显改善患者的无病生存率和总生存率。术后放射治疗对于ⅢA～N2 期非小细胞肺癌的价值已得到广泛关注。

(2)晚期肺癌放射治疗：主要包括姑息放射治疗和预防性放射治疗等。姑息性放射治疗适用于对晚期肺癌原发灶和转移灶的减症治疗，以减轻局部压迫症状、骨转移导致的疼痛以及脑转移导致的神经症状等。对于有广泛转移的晚期非小细胞肺癌患者，当患者全身治疗获益明显时，可以考虑采用立体定向放射治疗残存的原发灶和/或寡转移灶，争取获得潜在的根治效果。

2.小细胞肺癌

小细胞肺癌对化学治疗敏感，有很高的缓解率，但临床研究表明单纯化学治疗常常伴随较高的胸内复发，化学治疗联合胸部放射治疗可提高患者 2 年生存率 5.4%，降低局部区域复发率 25.3%。与单纯化学治疗相比，加用胸部放射治疗可使病死率降低 14%，提高年轻患者(＜55 岁)的 3 年生存率 5.4%。目前认为放射治疗联合依托泊苷联合顺铂方案化学治疗是目前局限期小细胞肺癌患者的标准治疗。局限期的小细胞肺癌放射治疗在化学治疗开始后的 30 天内，放射治疗的总时间在 30 天完成，均对患者的 5 年生存率有益处，推荐在化学治疗的第 1 或第 2 周期同步放射治疗。

初次确诊的小细胞肺癌有 14%～24%的患者可发现脑转移，脑转移的发生率随着生存期延长而增加，60%的小细胞肺癌患者 2～3 年发生脑转移，其中位生存期仅 3～5 个月。多项临床试验及其荟萃分析的结果肯定了诱导治疗后达完全缓解的患者行预防性脑照射有明显的生存率和脑转移复发获益，且无明显神经系统并发症。目前推荐对局限期小细胞肺癌诱导化学治疗后获得完全缓解的患者应常规行预防性脑照射治疗。推荐广泛期小细胞肺癌患者化学治疗达完全缓解/部分缓解者行预防性脑照射。对于广泛期患者是否行预防性脑照射可能需要更多的临床数据支持和探讨。目前的研究表明部分患者可从预防性脑照射中获益，但是最佳照射剂量也具有争议。

(四)靶向治疗

1.非小细胞肺癌

(1)EGFR-TKIs：表皮生长因子受体是目前肺癌研究最充分的分子靶点。肺腺癌患者 *EGFR* 基因突变率在白种人群约为 17%，在亚裔和我国人群分别为 51.4%和 50.2%。对于 *EGFR* 基因敏感突变的晚期非小细胞肺癌患者，与标准的一线化学治疗方案相比，EGFR-TKIs(吉非替尼、厄洛替尼、阿法替尼、埃克替尼)在无进展生存期、生活质量及耐受性方面都具有显著的优势。EGFRTKIs 是*EGFR* 基因敏感突变晚期非小细胞肺癌患者一线治疗的标准选择。因此对于*EGFR* 基因敏感突变的晚期非小细胞肺癌患者，如果一线化学治疗后病情没有进展，即疗效评价为完全缓解＋部分缓解＋稳定者，可以选择 EGFR-TKIs 进行维持治疗。*EGFR* 基因敏感突变的患者，如果一线和维持治疗时没有应用 EGFR-TKIs，二线治疗时应优先应用 EGFR-TKIs。对于 *EGFR* 基因敏感突变阴性的患者，则应优先考虑化学治疗。三线药物治疗可选择 EGFR-TKIs 或参加临床试验。

EGFR-TKIs 获得性耐药的机制复杂，包括*EGFR* 基因 *T790M* 点突变、*MET* 基因扩增、磷脂酰肌醇 3 激酶基因突变、*EGFR* 基因扩增及转变为小细胞肺癌等，其中约 50%是由于*T790M* 突变引起的。但仍有部分患者的耐药机制尚不清楚，有条件的患者在疾病进展时应再次进行肿瘤组织活检，并进行病理和相关的基因检测以明确耐药的性质。第三代 EGFR-TKI Osimertinib 是一种强效口服不可逆的 EGFR-TKI，可抑制*EGFR* 敏感突变和 *T790M* 耐药突变。美国食品药品监督管理局有条件批准 Osimertinib 上市，治疗既往 EGFR-TKIs 治疗后疾病进展的 T790M 突变肺癌患者。国家食品药品监督管理总局已批准奥希替尼上市，用于既往 EGFR-TKI 治疗时或治疗后出现疾病进展，并且经检测确认存在*EGFR T790M* 突变阳性的局部晚期或转移性非小细胞肺癌成人患者的治疗。

(2)ALK-TKIs：*ALK* 融合基因是肺癌领域发现的另一个重要的治疗靶点。在非小细胞肺癌患者中，*ALK* 融合基因阳性的发生率约为 5%。中国非小细胞肺癌患者 ALK 融合基因的阳性率为 3%～11%。

克唑替尼是一种口服的 ALK-TKIs，对于*ALK* 融合基因阳性晚期非小细胞肺癌患者良好的疗效和安全性。2013 年 1 月 22 日国家食品药品监督管理总局批准克唑替尼用于 ALK 阳性晚期非小细胞肺癌患者的治疗。对于克唑替尼治疗后进展的患者，可选择的新型 ALK-TKIs 包括色瑞替尼和 alecensa。

(3)抗血管生成药物治疗：在长春瑞滨联合顺铂方案一线化学治疗的基础上联合重组人血管内皮抑制素，能显著延长晚期非小细胞肺癌患者的有效率和中位至疾病进展时间，国家食品药品监督管理总局已批准恩度与化学治疗联合用于治疗。Ⅲ期/Ⅳ期非小细胞肺癌患者，在紫杉醇联合卡铂方案一线化学治疗的基础上，联合贝伐珠单抗化学治疗之后再用贝伐珠单抗进行维持治疗，能显著延长晚期非鳞癌非小细胞肺癌的总生存率和无进展生存期。培美曲塞联合顺铂和贝伐珠单抗化学治疗 4 个周期后用培美曲塞联合贝伐珠单抗 2 种药物维持较贝伐珠单抗单药维持更能明显延长无进展生存期。国家食品药品监督管理总局已批准贝伐珠单抗联合卡铂和紫杉醇用于不可切除的晚期、转移性或复发性非鳞癌非小细胞肺癌患者的一线治疗。

2.小细胞肺癌

目前靶向药物在小细胞肺癌中的治疗也进行了较广泛的研究，有数十种靶向药物纳入临床研究，然而包括基质金属蛋白酶抑制剂、伊马替尼、吉非替尼、雷帕霉素抑制剂等在小细胞肺癌中的应用均为阴性结果。沙利度胺在小细胞肺癌的同步放射和化学治疗及其后的维持治疗中虽然耐受性和有效率较令人满意，仍需进一步研究。美国临床肿瘤协会发布了一项贝伐珠单抗治疗广泛期小细胞肺癌的Ⅱ期临床试验，结果提示诱导治疗后给予贝伐珠单抗没有提高广泛期小细胞肺癌患者的生存获益，血清血管内皮生长因子-A 等水平没有显示与患者生存的相关性。目前生物靶向治疗药物未改变小细胞肺癌治疗现状，其地位需进一步探索。

(五)免疫治疗

1.非小细胞肺癌

程序性死亡因子-1 是一种负性共刺激分子，与程序性死亡因子配体 1 结合后诱导 T 细胞凋亡，抑制 T 细胞活化和增殖。抗程序性死亡因子-1 抗体 Nivolumab 和 Pembrolizumab 与 T 细胞的程序性死亡因子-1 受体结合可以阻断程序性死亡因子-1 对 T 细胞的抑制作用，从而激活杀瘤效应。Nivolumab 在既往治疗过的晚期非鳞癌患者中与多西他赛相比同样可取得生存获益，美国食品药品监督管理局已批准用于既往治疗失败的晚期肺鳞癌的治疗。Pembrolizumab 单药治疗既往治疗失败的晚期非小细胞肺癌患者显示出很好的疗效，程序性死亡因子配体 1 的表达能预测 Pembrolizumab 的疗效。

2.小细胞肺癌

继在黑色素瘤的治疗中取得进展后，免疫治疗现可用于多种癌症的治疗中。多项研究评估了免疫治疗在小细胞肺癌中的疗效，但并未证实免疫治疗可使患者有明确的生存获益，也未发现其他对小细胞肺癌患者无显著不良反应的免疫治疗因子或肿瘤疫苗存在。小细胞肺癌肿瘤细胞表达若干神经节苷脂，但大部分正常细胞无表达，这可能成为将来疫苗的靶点之一。

（六）中医治疗

1.肺脾气虚证

症状：咳嗽声低，气短而喘，吐痰清稀，食少，腹胀，便溏，舌质淡苔薄、边有齿痕，脉沉细。

治法：健脾补肺，益气化痰。

方剂：六君子汤加减。

药物：生黄芪、党参、白术、茯苓、清半夏、陈皮、桔梗、生薏苡仁、川贝、杏仁。

2.肺阴虚证

症状：干咳，咳血，痰少，咽干，口燥，手足心热，盗汗，便秘，舌质红少津，苔少，脉细数。

治法：滋阴润肺，止咳化痰。

方剂：麦味地黄汤加减。

药物：麦冬、生地黄、牡丹皮、山茱萸、五味子、知母、浙贝母、全瓜蒌、夏枯草。

3.痰热阻肺证

症状：发热，咳嗽，痰鸣，胸胀满闷，咳黄稠痰或痰中带血，甚则呼吸迫促，胸胁作痛，舌红苔黄腻，脉滑数。

治法：清热化痰，祛湿散结。

方剂：二陈汤加减。

药物：药物：陈皮、半夏、茯苓、白术、党参、生薏苡仁、杏仁、瓜蒌、黄芩、苇茎、金荞麦、鱼腥草、半枝莲、白花蛇舌草。

4.气阴两虚证

症状：咳嗽，无痰或少痰或泡沫痰，或痰黄难咳，痰中带血，胸痛气短，心烦失眠，口干便秘，舌质红，苔薄或舌质胖有齿痕，脉细。

治法：益气养阴。

方剂：沙参麦冬汤加减。

药物：药物：生黄芪、沙参、麦冬、百合、玄参、浙贝母、杏仁、半枝莲、白花蛇舌草。

二、预防

（一）筛查高危人群

1.高危人群标准

对具有以下肺癌高危因素的人群，不但在有症状时应该密切检查，还建议年度体检筛查早期肺癌：年龄 55～80 岁；吸烟指数≥400 支/年（或 20 包/年）；高危职业接触史；有恶性肿瘤病史或肺癌家族史；有慢性阻塞性肺疾病、弥漫性肺纤维化和肺结核病史。无症状的体检或因定期体检其他疾病而做胸部 CT 检查等影像学检查而发现的孤立肺部小结节病灶，应高度重视，需进一步检查随访。

2.筛查高危人群方法

肺癌筛查和早期诊断常用的方法有胸部影像学检查(主要为胸部X线和低剂量率螺旋CT检查)、痰细胞学检查、纤维支气管镜检查等。在筛查方法中,低剂量率螺旋CT检查的灵敏度远高于X线检查,被认为是最有潜力的肺癌筛查工具。肺部是含气量高的人体器官,其天然对比度高的组织学特征决定了小病灶在胸部CT图像上容易显示,检出率更高,如小结节型或毛玻璃样病灶。并且由于CT横断面断层成像,可以发现位于解剖学死角或胸部X线检查因组织结构重叠等原因造成的病灶遗漏,明显提高了肺部病变的检出率。

(二)禁止和控制吸烟

吸烟是肺癌的最主要危险因素,也是减少肺癌发病率与死亡率最易调节的因素。因此,控制吸烟是肺癌预防的关键。很多研究证实吸烟者成功戒烟后,其总死亡率及复发率显著减少。世界卫生组织指出,根除吸烟可有效地降低肺癌的发病率,应该将更多的精力和资金用于一级预防。目前已有一些国家和地区在控制人群吸烟率方面收到了明显的效果。如美国的反吸烟运动开始于20世纪60年代,经过30多年的努力,由于吸烟率的下降,美国男性肺癌的发病率在90年代开始走向平稳,并在其后逐步下降。2003年世界卫生组织制订了《烟草控制框架公约》,这是第一个抵制烟草的全球性公约,为各项烟草控制政策的制订提供一个广泛的方向。

根据我国国情采取有效的烟草控制措施。成人应积极主动戒烟,儿童及青少年要养成良好习惯,杜绝吸烟。政府及其他各部门应出台相关法令法规,禁止在公共场所、工作场所及家庭内吸烟。通过积极开展控烟的健康教育,普及烟草危害健康知识,营造社会控烟氛围。医师及科研人员应充当无烟运动的先驱,为无烟运动提供理论和技术支持,尤其对烟草成瘾的吸烟者可给予药物及行为治疗。

(三)加强职业防护

避免暴露职业场所或环境中的致癌物,逐步取缔职业病危害严重的企业或生产工艺,并提醒劳动者要增强自我防护意识。我国8种职业癌中,肺癌就占5种:石棉致肺癌、氯甲醚致肺癌、砷致肺癌、焦炉逸散物致肺癌、铬酸盐制造业致肺癌。此外,还有职业性氡、砷暴露所致。职业性肺癌的预防,首先要加强对工矿企业的职业卫生监督和管理,企业应定期监测工作环境职业有害物质的浓度;其次要提高生产过程中的机械化、密闭化和自动化程度,改善生产工艺,以减少与致癌物的接触;再次要加强个人防护,定期进行职业性体格检查,建立健康档案。对放射性矿石的矿区,应采取有效的防护措施,尽量减少工作人员受辐射的量,在有放射性物质如氡及其子体的矿井,必须完善通风设施,降低放射性物质的浓度,切实保证工作环境符合放射防护条例规定的安全程度。对暴露于致癌化合物下的工人,必须采取各种切实有效的劳动防护措施,避免或减少与致癌因子的接触。

(四)化学预防

癌症的化学预防主要指利用天然、合成或生物物质阻止、减缓或逆转癌症的发生发展过程,从而降低癌症发生率和死亡率的方法与策略。肺癌的化学预防主要针对肺癌的高危人群。肺癌的高危人群主要有吸烟者、石棉接触者及一些慢性肺部疾病患者等,还有癌前病变患者,包括有支气管黏膜鳞状化生、上皮内瘤变、非典型性腺瘤样增生及支气管黏膜的中重度不典型性增生等,发生于肺原位癌和浸润癌之前,可以看作肺癌前期病变。近年来有研究采用的是维A酸类,其中有全反式维A酸、13-顺式维A酸、4HPR等药物在高危人群中进行化学预防。初步的结果显示,维A酸能使畸变的支气管上皮逆转为正常上皮,但最终的预防结果还有待长期随访。还有几个随机对照试验的结果表明，生育酚、β-胡萝卜素、维生素对肺癌预防无效，而β-胡萝卜素则可能会增加肺癌的发病风险。目前还没有哪种药物或食物被推荐用于肺癌的化学预防。

肺癌化学预防还包括注意营养，多食水果和蔬菜，特别是含优质蛋白质和富含维生素的食物；注意加强体育锻炼，多参加户外活动；注意及早预防和治疗慢性肺疾病，如肺结核、慢性支气管炎、肺气肿、硅沉着病等。

（张　鹏）

第五节　预后与护理

一、预后

肺癌患者的预后不良往往是以复发为临床表现的。肺癌的治疗后复发类型按照部位可分为全身性的多部位复发和/或转移、孤立性的局灶性复发和/或转移；按照临床表现可分为有症状复发和/或转移、无症状复发和/或转移。不同的复发类型对治疗策略和预后有很大的影响。

（一）肺癌复发的症状

1.胸部局部症状的表现

（1）咳嗽、咯血：咳嗽是肺癌患者治疗后出现的刺激性咳嗽合并或单有咯血症状，是肺癌患者治疗后局部复发的常见临床表现。

（2）喘鸣、胸闷、气急、声音嘶哑：这些症状是呼吸气流通过气管受压或部分阻塞形成的狭窄处引起的，往往提示肺门或纵隔淋巴结复发和/或转移的可能。胸闷、气急等症状也应考虑胸腔（心包）积液的可能。对于突发胸闷、气急者需排除肺栓塞的可能。

（3）胸痛：提示壁层胸膜转移或胸腔积液的存在。

（4）吞咽困难：多见于纵隔淋巴结复发和/或转移压迫、侵犯食管或再发食管癌的可能。

（5）上腔静脉综合征：多见于复发和/或转移的淋巴结压迫、侵犯上腔静脉。因血液不能顺畅回流，可出现颜面、颈部及上肢肿胀和胸壁血管怒张。

（6）颈部、锁骨上或身体任何部位新出现的皮下结节、皮肤溃疡应警惕淋巴结或出现转移的可能。

2.远处转移表现

（1）治疗后患者出现头痛、呕吐、眩晕、复视、共济失调、偏瘫及癫痫发作等表现，往往提示颅内转移的可能。

（2）逐渐加重的骨性疼痛，常见于肋骨或脊柱、盆骨与长骨，应该考虑骨转移的可能。

（3）肝区疼痛，伴有或不伴有食欲缺乏、恶心和消瘦，应该排除肝转移的可能。

3.全身症状

（1）体重下降、乏力：患者在治疗后出现进行性的体重下降、乏力，应该考虑到肿瘤复发和/或转能引起的消耗、食欲缺乏甚至恶病质。

（2）发热：治疗后的肺癌患者出现的高热提示肺癌复发和/或转移合并感染或合并肺不张的可能。

（3）出现食欲缺乏、腹泻、皮肤色素增加、腋毛脱落、低血压等类似艾迪生病症状，应考虑肺癌肾上腺转移的可能性。

(4)心动过缓甚至传导阻滞:由肺癌复发和/或转移导致的骨质破坏、自身分泌甲状旁腺激素导致的骨重吸收钙等引起高钙血症,可导致心电图上PR间期和QRS时限延长、QT间期缩短。

(5)顽固性低钠血症:常见于小细胞肺癌的复发和/或转移。

(6)异位库欣综合征:源于肿瘤细胞异位分泌产生的促肾上腺皮质,低血钾和高血糖、高血压表现,有些患者可能出现特征性的"满月脸"。

(7)表现为近端肌肉无力、反射降低和自主神经功能失常等副肿瘤性神经综合征:多见于小细胞肺癌患者的复发和/或转移。

(二)随访时间

对于Ⅰ期或Ⅱ期肺癌患者,接受的主要治疗为手术或手术后辅助化学治疗,建议在治疗结束后的前2~3年每6个月接受1次病史和体格检查,以及胸部CT扫描(增强或不增强),如结果正常,此后每年接受1次病史和体格检查,以及低剂量胸部CT扫描(不增强)。

对于Ⅰ期或Ⅱ期患者,接受的主要治疗包括放射治疗,或者是Ⅲ期或Ⅳ期患者(所有寡转移接受了根治性治疗),在治疗结束后的前3年内每3~6个月接受1次病史和体格检查,以及胸部CT扫描(增强或不增强),然后在2年内每6个月接受1次病史和体格检查,以及胸部CT扫描(增强或不增强),如结果正常,此后每年接受1次病史和体格检查,以及低剂量胸部CT扫描(不增强),有残留或出现新的影像学异常可能需要更频繁的影像检查。正电子发射计算机体层成像可用于鉴别这些情况下的复发或转移病灶。但对于放射治疗后患者使用氟代脱氧葡萄糖正电子发射计算机体层成像难以鉴别良恶性时,就需要对局部病变进行组织活检,从病理学上确认是否复发,因为以前接受放射治疗的区域可以保持吸收氟代脱氧葡萄糖长达2年,此时的标准摄取值增高区域不能确定是复发性疾病。

(三)治疗后不良反应

关注接受不同治疗后对肺癌患者的不良反应是随访过程中不能忽视的内容。

(1)肺癌手术治疗后应该关注的并发症和不良反应术后可能出现的手术部位疼痛、伤口感染、胸腔积液、肺炎、支气管胸膜瘘、肺功能不全等。少见但致命的肺动脉栓塞、脑梗死等。

(2)肺癌放射治疗后应该关注的不良反应照射部位的灼伤、全身乏力、疲劳、恶心和呕吐等。对脑部大面积的放射治疗(肺癌脑转移时的全脑放射治疗)有时会导致患者的记忆力丧失,出现头痛、思考困难或性欲减退。通常这些症状比脑肿瘤引起的症状轻微,但可能会影响到患者的生活质量。

(3)肺癌化学治疗后应该关注的不良反应化学治疗药物除了杀伤分裂迅速的肿瘤细胞,也影响身体中的其他细胞如骨髓中的细胞(新生的血细胞)、口腔和肠道的内层以及毛囊细胞。这就可能会导致某些不良反应,如脱发、口腔溃疡、食欲缺乏、恶心和呕吐、腹泻或便秘、感染机会增加(由于白细胞计数减少)、容易挫伤或出血(血小板计数减少)、疲劳(红细胞计数减少)等。

(4)肺癌靶向治疗后应该关注的不良反应:肺癌靶向药物针对的靶点不同,往往有相应的不良反应。①血管生成抑制剂:如贝伐单抗、雷莫芦单抗等的不良反应包括高血压、疲劳、出血、白细胞计数低(增加感染的风险)、头痛、口腔溃疡、食欲缺乏、腹泻等,罕见但可能严重的不良反应包括血栓、严重出血、肠穿孔、心脏问题和影响伤口愈合。②EGFR-KTI药物(厄洛替尼、吉非替尼、埃克替尼、阿帕替尼、奥希替尼)的不良反应:皮肤问题如面部和胸部的痤疮样皮疹、在某些情况下可能导致皮肤感染。这些药物也可能导致更严重但不常见的不良反应,如可以降低血液中的某些矿物质的含量，从而影响心脏节律和在某些情况下可能会危及生命。③与*ALK*基因改变相关的靶向药物(克唑替尼、色瑞替尼、艾乐替尼)常见的不良反应：恶心和呕吐、腹泻、便秘、疲劳、视力变化等。其他不良反应也是可能的，如白细胞计数低、肺部炎症、肝功能损伤和心律失常等。④针对*BRAF*基因突变的靶向药物(达拉非尼、曲美替尼)的常见不良反应：皮肤增厚、皮疹、瘙痒、对阳光敏感、头痛、发热、关节疼痛、疲劳、脱发、恶心和腹泻。还有不常见但严重的不良反应包括出血、心律失常、肝肾问题、肺部问题、严重的变态反应、严重的皮肤或眼部问题以及血糖水平升高。

(5)肺癌免疫药物治疗后应该关注的不良反应：包括疲劳、咳嗽、恶心、发痒、皮疹、食欲缺乏、便秘、关节痛和腹泻。其他较严重的不良反应较少发生，如可能导致严重的甚至危及生命的问题，肺部、肠道、肝脏、分泌腺、肾脏或其他器官严重的免疫性损伤。

(四)治疗后肺癌患者的生存质量

目前对大多数临床医师在随访治疗后的肺癌患者中更多地关注疾病本身，而忽略了患者的生活质量。

肿瘤患者生活质量不仅与患者的具体病情如肿瘤分期、类型、部位、恶性程度等相关，还与患者的个体因素如性别、年龄、职业、文化程度、婚姻状况、经济条件、体育锻炼情况，及躯体功能、社会角色功能、情绪功能、认知功能等密切相关。在对治疗后肺癌患者的随访中进行生活方式、心理因素及治疗等方面的理性干预，能够在规范随访中使患者最大程度地延长生存期，还能明显提高患者的生活质量。

二、护理

(一)呼吸功能相关护理

根据患者检查结果明确治疗方式，如手术治疗患者，入院时开始向患者介绍术后的护理及注意事项，如留置引流管的意义、拔管时间、体位的要求以及术后呼吸功能训练的方法，通过示教让患者掌握。常用的训练方式有深呼吸、缩唇呼吸、腹式呼吸。

1.深呼吸

胸腹式联合的深呼吸类似瑜伽运动中的呼吸操，深吸气时，先使腹部膨胀，然后使胸部膨胀，达到极限后，屏气几秒钟，逐渐呼出气体。呼气时，先收缩胸部再收缩腹部，尽量排出肺内气体。选择空气新鲜的地方，反复进行吸气、呼气，每次3～5分钟，每天进行2～3次。

2.缩唇呼吸

患者取端坐位，双手扶膝，舌尖放在下颌牙齿内底部，舌体略弓起靠近上颌硬腭、软腭交界处，以增加呼气气流的阻力，口唇缩成“吹口哨”状。吸气时让气体从鼻孔进入，这样吸入肺部的空气经鼻腔黏膜的吸附、过滤、湿润、加温可以减少对咽喉、气道的刺激，并有防止感染的作用。每次吸气后不要忙于呼出，宜稍屏气片刻再行缩唇呼气，呼气时缩拢口唇呈吹哨样，使气体通过缩窄的口形徐徐将肺内气体轻轻吹出，每次呼气持续4～6秒，然后用鼻子轻轻吸气。要求呼气时间要长一些，尽量多呼出气体，吸气和呼气时间比为1∶2。按照以上方法每天练习3～4次，每次15～30分钟，吸气时默数1、2，呼气时默数1、2、3、4，就能逐渐延长呼气时间，降低呼吸频率。

3.腹式呼吸

取仰卧或舒适的冥想坐姿，放松全身。观察自然呼吸一段时间，右手放在腹部肚脐，左手放在胸部吸气时，最大限度地向外扩张腹部，胸部保持不动。呼气时，最大限度地向内收缩腹部，胸部保持不动，循环往复，保持每一次呼吸的节奏一致。细心体会腹部的一起一落，经过一段时间的练习之后就可以将手拿开，只是用意识关注呼吸过程即可。

(二)活动功能相关护理

术后除督导患者有效咳嗽、深呼吸等促进肺功能恢复的训练外，还需做好肢体和全身的功能训练。同时做好放射治疗、化学治疗患者的自我照护教育和指导。

1.上肢活动

患者可在术后24小时起进行患侧上肢活动，上肢上举过头，直至能摸到对侧的耳郭。

2.全身活动

患者清醒后即可进行床上翻身、坐位、弯曲等动作。术后第2天评估患者无不适情况，可以鼓励并协助患者在床边活动，以便于减少肺栓塞及下肢栓塞的发生率。

(三)生活护理

(1)保持局部清洁干燥，观察穿刺处周围有无发红、疼痛、肿胀、渗出，导管体外部分在手臂弯曲时有无打折、破损，敷料有无卷曲、松动、潮湿，如发现以上异常应及时到医院请专业人员妥善处理。治疗间歇期每7天由专业护理人员对经外周静脉置入的中心静脉导管进行冲管、换敷料、换输液接头等维护措施，如对敷料过敏，应换用其他品牌敷料或纱布，并应适当缩短更换敷料和消毒穿刺点的时间间隔。

(2)可从事一般性日常工作、家务劳动、体育训练，但需避免使用置管侧手臂提过重(≥6 kg)的物体，或做引体向上、托举哑铃等持重训练。

(3)禁止游泳等，患者如需洗澡，则洗澡前应使用保鲜膜将导管包裹严密，上下用胶布贴紧，洗澡后检查敷料有无浸湿，如有浸湿需立即更换。

(4)留置中心静脉导管时必须按照导管维护手册，定时到专业的医疗机构完成，并做好记录。戒烟限酒，养成健康的生活习惯，合理调配饮食，以保证摄入饮食的质与量，膳食搭配为高热量、高蛋白、高维生素、低脂肪、易消化食物，多吃新鲜蔬菜、豆类、蛋类，勿吃刺激性食物。

(四)心理社会方面

对患者进行心理疏导至关重要。根据肿瘤患者心理痛苦评估结果，及时疏导患者心理，必要时请医疗团队的心理学专家会诊治疗。积极与家庭成员沟通，与单位领导和同事联系，请治疗效果较好的患者给予现身鼓励疏导，充分利用社会支持系统，帮助患者适应疾病角色，认真学习和掌握护士指导的康复知识和技能，积极配合治疗，提高治疗效果，促进身体康复。

(五)院外延伸护理

建立肺癌患者的随访档案，以及时记录病情。①术后恢复：患者出院后随访护士每周进行电话回访，了解患者出院后病情变化，询问康复中遇到的问题，康复进度，并给予相应指导，提醒患者定期复查。②影像检查：影像检查可以显示肺癌患者肿瘤进展情况，每次门诊复查时需要携带之前的影像检查资料，作为病情变化的参考。术后第1年并不是每次复查都查胸部CT检查，主要是复查与手术相关的项目。但术后每年至少要做1次胸部CT复查，有助于发现肺部微小病灶转移。一旦查到有问题，就要及时治疗，尤其是Ⅲ期非小细胞癌术后患者，更要进行定期复查。术后需要进行辅助化学治疗的患者，一般是21天1个疗程，需完成4～6个周期术后辅助化学治疗。每次化学治疗期间都要血常规、尿常规、便常规及血生化化验、心电图、胸部X线或CT等检查，如果发现复发，就及时处理。定期随诊检查最少应持续5年以上。由随访护士及呼吸科进行指导。

(张　鹏　瞿慧丽)

第十二章 食 管 癌

第一节 概 述

一、概述

食管癌是指发生于食管黏膜上皮的一类恶性肿瘤，主要存在鳞癌与腺癌 2 种病理类型，是消化道较为常见的恶性肿瘤。食管癌以鳞状细胞癌最多见，在我国约占 90%，腺癌约占 5%，未分化癌较少见。

二、流行病学

食管癌已是全世界范围内常见的恶性肿瘤之一，据 2020 年全球癌症统计，食管癌的新发病人数达 60.4 万，死亡人数达 54.4 万。我国是食管癌高发地区，虽然我国食管癌的发病率及死亡率均呈下降趋势，但依旧是威胁我国居民健康的主要恶性肿瘤。根据 2015 年我国恶性肿瘤流行情况估计，我国食管癌新发病例为 24.6 万，食管癌粗发病率为 17.8/10 万，城市粗发病率为 12.6/10 万，农村粗发病率为 24.6/10 万；食管癌死亡病例为 18.8 万，食管癌粗死亡率为 13.7/10 万，城市粗死亡率为 10.0/10 万，农村粗死亡率为 18.4/10 万，发病率及死亡率分别位列全部恶性肿瘤的第 6 位和第 4 位。食管癌的发病有明显的地域差异，高发区主要集中在太行山脉附近区域（河南、河北、山西、山东泰安、山东济宁、山东菏泽），以及安徽、江苏苏北、四川南充、四川盐亭、广东汕头、福建闽南等地区。我国食管癌流行病学典型特征为男性发病率高于女性，农村人口发病率高于城市人口。然而，自 2000 年开始，无论城市抑或农村，无论男性抑或女性，食管癌发病率均呈现下降趋势，其中女性发病率下降趋势尤其明显。

（杨曼茹　韩　波）

第二节 病因病机

一、中医病因病机

食管癌的发病应是内外多种因素相互影响，主要与以下因素有关。

(一)正气不足

先天禀赋不足,素体肾亏,或年迈肾虚,或久病耗伤,或体劳、房劳损伤正气,或后天失养,正气生气不足,皆损伤先后天之本,致脾肾亏虚,真气亏损,阴液不足,真阳不能温煦,脾虚运化失司,气血无以上承濡润咽嗌;正虚亦无力抵抗外邪侵袭,致邪气内踞;正虚则人体自我修复能力下降,易致阴阳失衡。以上皆可致局部代谢失调,阴阳失序,生化失常,癌毒内生,阻塞于食道而成噎膈。

(二)饮食不节

嗜酒无度,过食肥甘、煎、炸、熏腌食品,恣食辛辣、粗糙,食热食急等不良饮食习惯,或助湿生痰生热,或津伤血燥,失于濡润,日久则局部气机逆乱,代谢乏源,阴阳失序,生化失常,癌毒之邪由此而生。

(三)七情内伤

七情内伤,或恼怒伤肝而成;或忧思伤脾,肝郁气滞,气血不通;脾伤则气结,水津失运。气血中的水谷精微则无以上承于食道,日久导致局部代谢失调、阴阳失衡,气机逆乱,生化失常,癌毒内生。

(四)感受外邪

感受外来六淫邪气,或久居毒盛之所,或嗜烟沁毒。外来邪毒稽留于食道,与正气相搏,毒蕴日久渐盛,而正气益虚,无力抗邪,正虚邪盛,内外合邪,扰乱食道局部正常代谢,日久气机逆乱,阴阳失序,生化失常,癌毒之邪内生。

噎膈之病因,主要与以上因素有关,癌毒即成,阻碍气血津液运行,易致气结、痰阻、血瘀、津亏等证,日久泛溢五脏,百症丛生,而成绝症。

二、西医发病机制与病理

(一)发病机制

食管癌发病的确切病因尚未完全清楚,但认为食管癌的人群分布与年龄、性别、职业、种族、地域、生活环境、饮食生活习惯、遗传易感性等有一定关系。已有调查资料显示,食管癌可能是多种因素所致的疾病。已提出的相关致病因素如下。

1.化学因素

亚硝胺类化合物及其前体分布范围很广,可在体内、外形成强致癌性物质。在食管癌高发区的膳食、饮水、酸菜,甚至患者的唾液中测量到的亚硝酸盐含量均远高于食管癌低发地区。

2.生物学因素

真菌可导致食管癌的发生。在某些高发区的粮食、食管癌患者的上消化道或切除的食管癌标本中均能分离出多种真菌,其中某些真菌有致癌作用,某些真菌能促使亚硝胺及其前体的形成。

3.某些微量元素缺乏

某些微量元素如钼、铁、锌、氟、硒等在粮食、蔬菜、饮水中含量偏低,可能为食管癌的致病因素。

4.维生素缺乏

人们发现,维生素 A、维生素 B_2、维生素 C、动物蛋白的缺乏及新鲜蔬菜和水果的摄入不足是食管癌高发区的一个共同特点。

5.饮食习惯

长期饮烈性酒，嗜好吸烟、过硬、过热食物或进食过快等引起的慢性损伤，以及炎症、创伤、口腔不洁及胃食管反流造成的食管损伤等均可能与食管癌的发生有关。

6.遗传因素

食管癌发病具有明显家族聚集现象，目前研究认为，食管癌发生不是某一个基因突变的结果，而是与多个基因改变有关。

(二)病理

1.出现部位

国内资料显示以中段食管癌最多，占52.7%；下段次之，占33.2%；上段为14.1%。Postlethwait和Sealy综合文献中报道的14 181例食管癌，中段为51.5%，上段和下段分别为15.3%和33.2%。日本一组4 874例食管癌的分段情况，颈段为5.4%，上胸段为9.9%，中胸段为57.0%，下胸段为22.5%，腹段为5.2%。

2.出现类型

我国食管癌95%以上是鳞癌，少数为起源于食管的腺体或异位胃黏膜的腺癌。偶见于鳞癌与腺癌合并发生，即腺鳞癌或由腺鳞癌化而称为腺棘癌。近年来食管小细胞癌的报道增多，这种类型的食管癌生长快，恶性程度高，较早出现转移。此外，还有腺样囊性癌、食管黏液表皮样癌、癌肉瘤、恶性黑色素瘤等，更为少见。食管的肉瘤以平滑肌瘤常见，食管恶性纤维组织细胞瘤、横纹肌肉瘤等十分罕见。西方以Barrett食管(与慢性胃食管反流有关)所致的食管腺癌多见，高达50%，尤其美、英、法、德等国的白色人种呈上升趋势，发病率目前已超过食管鳞癌。

(杨曼茹)

第三节　诊　　断

一、临床表现

(一)早期症状

早期食管癌症状多不典型，常间歇、反复发作。主要表现为胸骨后不适、烧灼感、针刺样或牵拉样痛，进食通过缓慢并有滞留感，或轻度哽咽感。

(二)中晚期症状

1.进行性吞咽困难

进行性吞咽困难是中、晚期食管癌最典型的症状，开始为固体食物不能顺利咽下，继之半流质饮食受阻，最后流质饮食也难以咽下。

2.疼痛

疼痛表现为胸背部疼痛或不适感，为隐痛、刺痛或烧灼痛，进食时加重。

3.呕吐

食管病变引起的食管不全或完全梗阻，使分泌物引流不畅，多表现为患者呕吐泡沫状黏液或稠涎。

4.颈部、锁骨上肿块

颈部、锁骨上出现肿块是晚期食管癌常见体征，肿块为无痛性，进行性增大，质硬，多为左侧，也可是双侧。

5.声音嘶哑

当肿瘤直接侵犯或转移灶压迫喉返神经时出现声带麻痹，导致声音嘶哑。

6.出血

食管癌组织糜烂坏死、溃破或侵及大血管引起呕血或黑便，肿瘤侵及主动脉时可引起大出血死亡。

7.干咳

肿瘤压迫气管可出现气急、干咳，如形成食管瘘则发生进食呛咳。

二、辅助检查

(一)影像学检查

1.CT 检查

推荐胸段食管癌 CT 扫描常规包含颈、胸、腹部区域；食管胃交界部癌 CT 扫描根据病情可纳入盆腔区域(临床判断必要时)。推荐使用静脉滴注以及口服对比剂增强，CT 平扫/增强扫描及多角度重建影像，用于判断食管癌位置、肿瘤浸润深度、肿瘤与周围结构及器官的相对关系、区域淋巴结转移以及外周血管侵犯。如果患者有静脉对比剂的禁忌证，则推荐包含相应区域的 CT 平扫，或者补充颈部或腹部超声检查。

2.上消化道造影

上消化道造影用于评估食管原发肿瘤情况。其对于食管癌的位置和长度判断较直观，但是不能评估原发灶侵犯深度或区域淋巴结转移情况。检查操作指南建议需至少 3 个摄片体位：正位、左前斜位及右前斜位，上界包括下咽，下界达胃幽门以远。

3.磁共振成像检查

CT 检查无法判别食管癌原发灶与周围气管及支气管膜部、主动脉外膜邻界关系时，磁共振成像检查可提供有价值的补充信息。此外，还对诊断肝脏、颅脑、骨骼等远隔转移灶具有临床价值，是否推荐取决于主诊医师判断。体内有金属植入物或幽闭恐惧综合征患者慎用或禁用。

4.正电子发射计算机体层成像检查

正电子发射计算机体层成像检查用于辅助诊断、治疗前/后分期、疗效评估，辅助重要临床决策。扫描范围推荐全身扫描(至少包括颅底至大腿根部)。合并糖尿病患者检查前血糖水平需 $\leqslant$11.1 mmol/L，以避免影响显像质量。新辅助治疗后再分期建议同一中心同一仪器重复检查，氟-18-氟代脱氧葡萄糖剂量差异应在 20% 放射性活度以内，并且注射示踪剂后静息时间差异 $\leqslant$15 分钟。妊娠妇女应权衡检查对临床决策与胎儿发育风险的利弊；哺乳期妇女注射氟-18-氟代脱氧葡萄糖后需暂停母乳喂养 12 小时以上。幽闭恐惧综合征为相对禁忌证。目前对于最大标准摄取值在诊断与评效环节的阈值尚缺乏共识，因此应结合主诊医师经验进行解读。

5.超声检查

常规体表超声检查主要应用于食管癌患者双侧颈区、锁骨上区淋巴结评估(N 分期)及肝脏转移灶评估(M 分期)诊断。超声引导下可穿刺活检获得病理学诊断证据。上述颈部及腹/盆腔

超声分期检查与诊断医师经验相关，专业资质雄厚的医疗机构可选择。此外，还可用于晚期食管癌患者胸腔积液、腹水诊断及定位。

（二）内镜学检查

1.食管普通光镜

食管癌临床诊断的必要检查项目之一，兼顾食管癌原发病灶大体分型与活检病理学确诊。存在食管不全或完全梗阻患者，食管内镜可能无法获得肿瘤远端累及信息，可结合上消化道造影或胸部CT检查、磁共振成像检查、正电子发射计算机体层成像影像进行判断。

2.食管色素内镜

常用染剂包括碘液、甲苯胺蓝等，可单一染色，也可联合使用。通过喷洒色素对比正常黏膜显示上皮不典型增生或多原发早癌区域，提高T分期准确性。

3.特殊内镜技术

利用窄带成像技术结合放大内镜观察食管上皮乳头内袢状毛细血管与黏膜微细结构有助于更好地区分病变与正常黏膜及评估病变浸润深度；放大内镜通过直接观察食管黏膜表面形态，根据食管上皮乳头内袢状毛细血管的分型可进一步鉴别病变良恶性及食管病变可能的浸润深度，可指导靶向活检及判断是否符合治疗适应证；激光共聚焦显微内镜可将组织放大至1 000倍，从微观角度显示细胞及亚细胞结构，在无须活检的情况下即可从组织学层面区分病变与非病变区域，实现“光学活检”的效果。上述特殊内镜技术若医疗设备条件准许，可考虑选择。

4.食管超声内镜

内镜下超声技术有助于显示食管癌原发病灶侵及层次，对于T分期诊断比较重要。此外，食管超声内镜还可评估食管及腹腔干周围淋巴结，食管超声内镜引导下细针穿刺活检获得病理学确认N分期。影像学检查提示管腔狭窄导致食管超声内镜无法通过者，或者存在可疑穿孔患者禁忌。食管超声内镜同样受内镜诊断医师经验影响，专业资质雄厚的医疗机构可选择。

（三）其他检查

（1）目前，缺乏食管癌特异性血液肿瘤标志物，诸如循环肿瘤细胞、循环肿瘤DNA/RNA、表观遗传学标志物（DNA甲基化、非编码RNA、组蛋白修饰等）外泌体等尚处于实验室或临床前研究阶段，除非临床研究范畴内，不推荐常规临床诊疗。

（2）疑似食管胸上/中段癌侵犯气管/支气管膜部者，建议具备设备条件的医疗机构进一步行支气管镜/超声支气管镜检查。

（3）具备设备条件的医疗机构可对影像学检查怀疑的气管/支气管周围肿大淋巴结行超声支气管镜下穿刺活检明确病理学诊断。

（4）纵隔镜/胸/腹腔镜下淋巴结切取活检术等全身麻醉下有创性检查可在经多学科讨论后对高选择性患者开展以辅助诊疗决策。

三、分期

食管癌的分期见表12-1。

表 12-1 食管癌 TNM 分期

TNM 分期	
T 原发肿瘤	
	Tx 原发肿瘤不能评价
	T0 没有原发肿瘤的证据
	Tis 高级别上皮内瘤变/异型增生
	T1 肿瘤侵及黏膜固有层、黏膜肌层或黏膜下层
	T1a 肿瘤侵及黏膜固有层和黏膜肌层
	T1b 肿瘤侵及黏膜下层
	T2 肿瘤侵及固有肌层
	T3 肿瘤侵及食管纤维膜
	T4 肿瘤侵及邻近结构
	T4a 肿瘤侵及胸膜、心包、奇静脉、膈肌或腹膜
	T4b 肿瘤侵及其他邻近结构，如主动脉、椎体或气道
N 区域淋巴结	
	Nx 区域淋巴结不能评价
	N0 无区域淋巴结转移
	N1 1～2 个区域淋巴结转移
	N2 3～6 个区域淋巴结转移
	N3≥7 个区域淋巴结转移
M 远处转移	
	M0 无远处转移
	M1 有远处转移
分期(食管鳞癌)	
0 期	Tis;N0;M0
ⅠA 期	T1a;N0;M0
ⅠB 期	T1a、T1b;N0;M0
	T2;N0;M0
ⅡA 期	T2;N0;M0
ⅡB 期	T1;N1;M0
	T3;N0;M0
ⅢA 期	T1;N2;M0
	T2;N1;M0
ⅢB 期	T2;N2;M0
	T3;N1-2;M0
ⅣA 期	T4a;N0-1;M0
	T4a;N2;M0
	T4b;N0-2;M0
	任何 T;N3;M0
ⅣB 期	任何 T;任何 N;M1

(杨曼茹)

第四节　治疗与预防

一、治疗

(一)营养支持

对于有营养风险者，应及时制订营养支持计划。营养支持是指经肠内或肠外途径为不能正常进食的患者提供适宜营养素的方法，包括营养补充、营养支持、营养治疗 3 个部分，有口服营养补充、肠内营养及肠外营养 3 种方式。规范化的营养支持应包括营养支持的启动时机、途径选择、营养支持目标、营养素选择及监护计划等要素。食管癌外科手术涉及上消化道重建、胃酸分泌功能减弱或丧失，对于术后营养支持治疗有特殊要求。

1.营养支持的指征

(1)评估前 6 个月内体质量下降＞10％。

(2)BMI＜18.5 kg/m^2。

(3)营养风险筛查 2002≥5 分。

(4)主观全面评定法评定为 C 级。

2.营养支持治疗的要求及途径

大多数有营养风险的食管癌患者通过强化膳食及口服营养补充进行营养支持即可。对营养风险筛查 2002 评分≥5 分或存在严重营养不良者，如经口途径不能满足目标量，可进行肠内营养-管饲、补充性肠外营养甚至全肠外营养，以改善患者治疗前营养状态及治疗后机体对应激的适应能力。

在制订肿瘤患者营养支持计划时，推荐采用间接测热法对肿瘤患者的能量消耗进行个体化测量以指导能量供给，使能量摄入量尽可能接近机体能量消耗值，以保持能量平衡，避免摄入过量或不足。若无法直接测量实际能量消耗值以指导营养供给，可采用体质量公式计算法估算能量目标需要量，按照 104.7～125.6 kJ/(kg・d)提供。推荐蛋白质补给量应＞1.2 g/(kg・d)，患者肾功能正常前提下可提高至 2.0 g/(kg・d)。

目前没有足够的证据显示何种手术方式在改善营养状态及营养管理方面的优势，手术方式的影响取决于术者的临床经验。术后营养支持治疗首选经胃肠道途径，可管饲和/或经口方式。对于术中留置营养管路的患者，术后 24 小时内即可开始肠内营养。肠内营养输注从低速开始，根据患者耐受情况适度递增至每天目标量。发生术后吻合口瘘者，需根据吻合口瘘严重程度、患者一般状态、营养需求综合考虑，制订个体化的营养支持方案。发生术后吻合口瘘，可考虑经任何途径的肠内管饲或联合肠外营养。

(二)外科治疗

外科治疗是食管癌的主要根治性手段之一。在 2000 年以前我国食管癌外科治疗的主要入路以左胸入路为主，由于左胸主动脉弓遮挡和弓上三角狭小导致上纵隔淋巴结清扫不完全，因此，食管癌左胸入路治疗后下颈和上纵隔淋巴结复发率高达 30％～40％，严重影响患者长期生存。导致我国以左胸入路外科治疗食管癌术后 5 年生存率近 30 年来一直徘徊在 30％～40％。

随着近年我国食管癌规范化治疗的进步和食管癌胸、腹腔镜微创手术的推广应用,右胸入路逐渐增多。右胸入路由于没有主动脉弓的遮挡,淋巴结清扫较为彻底。大部分医院颈部淋巴结清扫为选择性。相比较左胸入路,经右胸入路行完全胸、腹二野或颈、胸、腹三野淋巴结清扫能降低术后颈部和胸部淋巴结转移复发率,可明显提高5年生存率。此外,局部进展期食管癌的单纯外科治疗模式已经被以手术为主的多学科综合治疗模式替代,后者包括新辅助治疗与术后辅助治疗,涉及化学治疗、放射治疗与免疫治疗等。

1.手术治疗原则

(1)外科可切除性需由食管外科经验丰富的胸外科医师评估后判定,包括手术入路及淋巴结清扫策略,以达到包括原发肿瘤及区域淋巴结在内的根治性切除目标。

(2)外科治疗方案应在将食管癌疾病情况(包括食管癌累及部位与临床分期)、患者合并症、手术者习惯等因素综合考虑的前提下谨慎制订。

(3)手术入路选择:对胸段食管癌推荐经右胸入路手术。对上纵隔无淋巴结转移的食管胸中下段癌,也可选择经左胸入路等手术。

(4)可选择的手术方式:可选择传统开放式或腔镜辅助或机器人辅助下的McKeown食管癌切除术(经右胸游离食管+经上腹游离胃+颈部吻合术),Ivor Lewis食管癌切除术(经上腹游离胃+经右胸游离食管+胸内吻合术),Sweet食管癌切除术(经左胸游离食管+经膈肌游离胃+胸内或颈部吻合术),左胸腹联合切口+颈部或胸部吻合,联合胸、腹二野或颈、胸、腹三野淋巴结清扫术。对于不耐受经胸手术的cT1～2N0期食管癌患者,可选择经膈肌裂孔食管内翻拔脱术等多种手术方式。对于食管胃交界部癌,依据Siewert分型进行术式选择:SiewertⅠ型参照食管外科手术方式;SiewertⅢ型参照胃外科手术方式;SiewertⅡ型外科治疗争议较大,目前更多是根据胸外科与胃肠外科医师的手术习惯及不同熟练程度共同决定。

(5)可采用的淋巴结清扫方式:若颈部区域无可疑转移淋巴结,则对于食管胸中下段癌建议行胸、腹完全二野淋巴结清扫(常规胸腹二野+上纵隔区域淋巴结,特别是双侧喉返神经链周围的区域淋巴结);若颈部区域有可疑转移淋巴结,或者食管胸上段癌,则推荐颈、胸、腹三野淋巴结清扫术(双侧下颈区+双侧锁骨上区+上述完全二野淋巴结)。

(6)可选用的代食管器官及上消化道重建路径:最常用的代食管器官可选择胃、结肠及空肠;是否需要带蒂血管行显微外科吻合应酌情考虑。上消化道重建路径可选择原食管床、胸骨后或胸骨前。

(7)食管外科手术数量及相关专业团队规模是影响食管癌围术期并发症率及死亡率的重要因素之一,故推荐在经验丰富的食管癌诊疗大中心或接受规范化培训合格的医师治疗组实施食管癌切除术。

2.外科术后随访

术后2年内每3个月复查1次,2～5年每半年复查1次,5年以后每年复查1次。复查项目包括颈/胸/腹部CT检查、颈部与腹部超声及各项实验室检查。上消化道造影、全身正电子发射计算机体层成像、骨扫描、颅脑磁共振成像检查等影像学检查与上消化道内镜检查可根据患者术后病情变化作为选择性检查项目。随访期间发现可疑复发或转移病灶,可酌情行病理学活检明确诊断。

(三)放射治疗

放射治疗是食管癌综合治疗的重要组成部分,涉及新辅助、术后辅助、根治性及姑息性治疗

多个方面。

对于 cTis～2N1～3M0 期或 cT3～4aNanyM0 期食管癌拟行手术者，推荐新辅助放射和化学治疗以提高根治性切除率、病理学完全缓解率、局部肿瘤控制率，进而改善术后长期生存；非计划手术或拒绝手术治疗者，推荐行根治性同步放射和化学治疗；术后经病理学评估为非根治性切除(R1 或 R2)，或者虽为 R0 切除，但为(y)pT4NanyM0 期者，可根据患者恢复情况考虑行术后辅助同步放射和化学治疗。

浅表型食管癌经内镜下食管黏膜切除术，病理学评估为 T1b 期或 T1a 期合并脉管癌栓、神经受累及低分化或未分化癌或非 R0 切除者，首选食管切除术，经外科评估不适合手术或拒绝手术者，可考虑行辅助放射治疗或同步放射和化学治疗；经外科评估不可切除的 cT4bNanyM0 期食管癌患者，或拒绝手术治疗者，推荐行根治性同步放射和化学治疗。

术后局部复发、晚期食管癌合并食管梗阻、广泛性淋巴结转移、合并远隔脏器转移(肺、骨、脑等)经全身系统性药物治疗后评估疾病稳定或肿瘤退缩者，可考虑姑息性放射治疗。

1.放射治疗方案制订

(1)放射治疗技术：建议采用三维适形放射治疗或调强放射治疗技术，优选后者。已有多项放射物理方面的研究表明，相较于早年的常规二维放射治疗技术，三维适形或调强放射治疗在靶区剂量分布和正常组织器官保护等方面均表现优异，特别是对于心脏和肺的保护，可降低放射治疗相关不良反应。

(2)CT 模拟定位：采取仰卧位，双臂伸直置于体侧或者双手交叉抱肘置于额前。颈段及上段患者建议头颈肩罩固定，中下段及食管胃交界癌体膜固定。行静脉造影增强扫描，层厚 0.5 cm。有对比剂过敏史者可不行增强扫描。食管下段及食管胃交界癌，或者需要照射胃左、腹腔淋巴结的患者，为减少胃部充盈大小造成的照射体积差异，CT 模拟定位前空腹 3～4 小时，CT 扫描前及每次放射治疗前 15 分钟，患者需服用 200～300 mL 半流质饮食(如稠粥、酸奶等，每次定量)。术后残胃位于纵隔的患者，不要充盈胃，以胃内无内容物时定位为佳，放射治疗时亦如此。

(3)靶区定义。新辅助同步放射和化学治疗或根治性同步放射和化学治疗：目前尚无食管癌放射治疗靶区规范，建议根据根治性放射治疗靶区设计原则勾画新辅助放射治疗靶区。勾画靶区时需考虑后续食管切除术计划吻合口位置，应尽量避免吻合口位于射野内。大体肿瘤靶区及淋巴结靶区：结合各项治疗前临床评估可见的食管癌原发肿瘤为大体肿瘤靶区，确诊转移或不能排除转移的淋巴结为淋巴结靶区。临床靶区，①颈段/胸上段食管癌：大体肿瘤靶区上下外扩 3 cm，淋巴结靶区三维外扩 0.5～1 cm。一般需包括中颈、1(下颈、双侧锁骨上)、2、4、7 淋巴结引流区。颈段可不包括 7 区。相离较远的靶区可考虑累及野照射，如上段食管癌伴腹腔淋巴结转移。②胸中段食管癌：大体肿瘤靶区上下外扩 3 cm，淋巴结靶区三维外扩 0.5～1 cm。一般需包括 1、2、4、7 及部分 8 淋巴结引流区。因中段食管癌腹腔淋巴结转移概率亦比较高，部分患者可能需要照射 15、16、17 甚至是 20 区。③胸下段食管癌/SiewertⅠ/SiewertⅡ型食管胃交界癌：大体肿瘤靶区上下外扩 3 cm，淋巴结靶区三维外扩 0.5～1 cm，一般需包括 7、8、15、16、17、20 淋巴结引流区，部分患者可能需要包括 18、19 区的近端。相离较远的靶区可考虑累及野照射，如下段食管癌伴 1 区淋巴结转移。计划靶区：根据实际摆位误差决定，一般在临床靶区的基础上三维外扩 0.5 cm 形成，头颈肩网罩固定的颈段或胸上段食管癌可外扩 0.3 cm。PGTV(采用序贯或同步加量时)：大体肿瘤靶区＋淋巴结靶区三维外扩 0.5 cm。

术后辅助放射治疗/同步放射和化学治疗：需包括吻合口情况，原发于颈段或上段食管癌或切缘距肿瘤≤3 cm。大体肿瘤靶区及淋巴结靶区：R1 或 R2 切除后，大体肿瘤靶区包括残留的原发肿瘤、切缘阳性的吻合口，淋巴结靶区包括残留的淋巴结。①颈段/胸上段食管癌：包括大体肿瘤靶区＋淋巴结靶区(如有)，吻合口、1、2、4、7 淋巴结引流区。颈段可不包括 7 区。T4b 需包括瘤床。②胸中段食管癌：包括大体肿瘤靶区＋淋巴结靶区(如有)，1、2、4、7、部分 8 淋巴结引流区。根据病理学结果酌情包括 15、16、17、20 淋巴结引流区。T4b 需包括瘤床。③胸下段食管癌/SiewertⅠ/SiewertⅡ型食管胃交界癌：包括大体肿瘤靶区＋淋巴结靶区(如有)，1、2、4、7、8、15、16、17、20 淋巴结引流区。T4b 需包括瘤床。计划靶区：根据实际摆位误差决定，一般在临床靶区的基础上外扩 0.5 cm 形成，头颈肩网罩固定的颈段或上段食管癌可外扩 0.3 cm。PGTV(有肿瘤或淋巴结残存需序贯或同步加量时)：大体肿瘤靶区＋淋巴结靶区外扩 0.5 cm。

2.处方剂量

(1)新辅助放射治疗/同步放射和化学治疗：95%计划靶区 40～50 Gy/1.8～2.0 Gy，每天 1 次，每周 5 次。有条件的单位也可采用同步加量技术。

(2)术后辅助放射治疗/同步放射和化学治疗。R0 术后：95%计划靶区 50～54 Gy/1.8～2.0 Gy，每天 1 次，每周 5 次。R1/2 术后：95%计划靶区 50 Gy/1.8～2.0 Gy，序贯 95% PGTV 10 Gy/1.8～2.0 Gy，每天 1 次，每周 5 次。有条件的单位也可采用同步加量技术。

(3)根治性放射治疗/同步放射和化学治疗：①95%计划靶区 60 Gy/1.8～2.0 Gy，每天 1 次，每周 5 次。②95%计划靶区 50 Gy/1.8～2.0 Gy，序贯 95%PGTV 10 Gy/1.8～2.0 Gy，每天1 次，每周 5 次。有条件的单位也可采用同步加量技术。根治性同步放射和化学治疗中放射治疗剂量可酌情降至 50～54 Gy，目前国内单位多数采用 60 Gy。

3.正常组织剂量

对于术后或术前放射治疗的患者，建议先按足量处方剂量(如 95%计划靶区 60 Gy)进行正常组织评估，再按实际处方剂量执行，同时确定正常组织的实际受量。

(1)双肺：平均剂量＜14～16 Gy，V_{20}≤28%，V_{30}≤20%；同步放射和化学治疗者 V_{20}≤25%；已行免疫药物治疗的患者肺受量尽量低。

(2)心脏：V_{30}＜40%，V_{40}＜30%。

(3)脊髓(计划危及器官)：D_{max}＜45 Gy。

(4)胃：V_{40}＜40%，D_{max}＜55～60 Gy。

(5)小肠：V_{40}＜40%，D_{max}＜55 Gy。

(6)双肾：V_{20}＜30%。

(7)肝：V_{30}＜30%。

4.同步化学治疗方案

(1)紫杉醇＋铂类：紫杉醇 45～60 mg/m^2，静脉滴注，第 1 天。顺铂 20～25 mg/m^2，静脉滴注，第 1 天(或卡铂浓度-时间曲线下面积，静脉滴注，第 1 天)。每周重复。

(2)顺铂＋氟尿嘧啶、卡培他滨或替吉奥：由于卡培他滨或替吉奥疗效与氟尿嘧啶相似或更优，不良反应较轻，并且口服方便，可代替氟尿嘧啶。顺铂 30 mg/m^2，静脉滴注，第 1 天。卡培他滨 800 mg/m^2，静脉滴注，每天 2 次，第 1～5 天；或替吉奥 40～60 mg/m^2，口服，每天 2 次，第 1～5 天。每周重复。

(3)紫杉醇＋氟尿嘧啶、卡培他滨或替吉奥：紫杉醇 45～60 mg/m^2，静脉滴注，第 1 天。卡

培他滨 625～825 mg/m^2，静脉滴注，每天 2 次，第 1～5 天；或替吉奥 40～60 mg/m^2，口服，每天 2 次，第 1～5 天。每周重复。

(4)奥沙利铂＋氟尿嘧啶或卡培他滨或替吉奥(推荐腺癌)：奥沙利铂 85 mg/m^2，静脉滴注，第 1、15、29 天。卡培他滨 625 mg/m^2，静脉滴注，每天 2 次，第 1～5 天；或替吉奥 40～60 mg/m^2，口服，每天 2 次，第 1～5 天。每周重复。

5.放射治疗后评估及随访

(1)新辅助放射治疗后评估：推荐于新辅助放射治疗结束 1 个月后评估疗效，复查项目包括增强 CT 检查(包含颈部、胸部及腹部区域)及血常规、生化等实验室检查。上消化道造影、全身正电子发射计算机体层成像、骨扫描、颅脑磁共振成像检查可根据病情选择；为准确临床再分期需要，酌情可考虑行食管内镜重复活检、纤维支气管镜检及超声支气管镜引导下经支气管透壁针吸活检术或食管超声内镜引导下细针穿刺活检区域肿大淋巴结再次活检等有创性检查。建议在放射治疗结束后 4～8 周实施食管癌根治术。

(2)术后辅助放射治疗后随访：推荐于术后辅助放射治疗结束后 3 个月开始随访，推荐频次为初始 2 年内每 3 个月复查 1 次，2～5 年每半年复查 1 次，5 年以后每年复查 1 次，包括增强 CT 检查(包含颈部、胸部及腹部区域)及血常规、生化等实验室检查。上消化道造影、全身正电子发射计算机体层成像、骨扫描、颅脑磁共振成像检查可根据病情选择；随访期间若发现吻合口、区域淋巴结或远隔脏器可疑转移灶，酌情可考虑行上消化道内镜检查、纤维支气管镜检及超声支气管镜引导下经支气管透壁针吸活检术或食管超声内镜引导下细针穿刺活检区域肿大淋巴结有创性检查。

(3)根治性放射和化学治疗后随访：推荐于根治性放射和化学治疗结束后 1～2 个月开始随访，推荐频次为初始 2 年内每 3 个月复查 1 次，2～5 年每半年复查 1 次，5 年以后每年复查 1 次。包括增强 CT 检查(包含颈部、胸部及腹部区域)及血常规、生化等实验室检查。上消化道造影、全身正电子发射计算机体层成像、骨扫描、颅脑磁共振成像检查可根据病情选择；随访期间若发现吻合口、区域淋巴结或远隔脏器可疑转移灶，酌情可考虑行上消化道内镜检查、纤维支气管镜检查及超声支气管镜引导下经支气管透壁针吸活检术或食管超声内镜引导下细针穿刺活检区域肿大淋巴结有创性检查。

(四)系统性药物治疗

早期食管癌的临床症状不明显，难于发现；大多数食管癌患者在确诊时已为局部晚期或存在远处转移。因此，以控制播散为目的的系统性药物治疗在食管癌的治疗中占有重要地位。近年来，随着分子靶向治疗、免疫治疗新药的出现和发展，药物治疗在食管癌综合治疗中的作用前景广阔。目前，药物治疗在食管癌中主要应用领域包括针对局部晚期患者的新辅助治疗和辅助治疗，以及针对晚期患者的化学治疗、分子靶向治疗和免疫治疗。

1.新辅助治疗

新辅助化学治疗有利于肿瘤降期、消灭全身微小转移灶，并观察肿瘤对该化学治疗方案的反应程度，指导术后化学治疗。对于食管鳞癌，可手术切除的局部晚期患者可考虑行新辅助化学治疗，包括 cTis～2N1～3M0 期或 cT3～4aNanyM0 期颈、胸段食管癌。可手术切除的局部晚期食管下段及食管胃交界部腺癌推荐围术期化学治疗或新辅助化学治疗，包括 cTis～2N1～3M0 期或 cT3～4aNanyM0 期或可疑 cT4b 期食管胃交界部腺癌。

2.术后辅助治疗

食管鳞癌根治性术后是否常规进行辅助化学治疗仍存在争议，对于存在高危因素(T4a 及

N1～3 期)的患者可考虑行辅助化学治疗或放射化学治疗。食管下段及食管胃交界部腺癌术后辅助化学治疗的证据来自于围术期化学治疗的相关研究,对于行新辅助化学治疗并完成根治性手术的患者,术后可沿用原方案行辅助化学治疗。对于接受过新辅助放射和化学治疗的食管癌和食管胃交界部癌(包括鳞癌和腺癌)患者,在根治术后如未达到病理学完全缓解,接受纳武利尤单抗治疗 1 年可显著延长无病生存时间。目前,国家药品监督管理局尚未批准纳武利尤单抗用于食管或食管胃交界部癌辅助治疗的适应证,待获批后可作为推荐的治疗策略。辅助治疗一般在术后 4 周以后开始。

3.复发/转移性食管癌的药物治疗

对初诊晚期转移性食管癌患者,如能耐受,可行系统性药物治疗。转移性食管癌经全身治疗后出现疾病进展,可更换方案治疗。对根治性治疗后出现局部复发或远处转移的患者,如能耐受,可行系统性药物治疗。

(1)一线治疗:目前,免疫检查点抑制剂联合化学治疗已经成为晚期食管癌一线治疗的标准。对于晚期食管癌和食管胃交界部癌(包括鳞癌和腺癌)的患者,一线治疗可在顺铂＋氟尿嘧啶化学治疗方案的基础上联合帕博利珠单抗;对于晚期食管胃交界部腺癌患者,一线治疗可在奥沙利铂＋氟尿嘧啶类药物的基础上联合纳武利尤单抗;对于晚期食管鳞癌患者,一线治疗可在紫杉醇＋顺铂化学治疗的基础上联合卡瑞利珠单抗。对于不适合接受免疫检查点抑制剂治疗的患者,可考虑行单纯化学治疗。晚期食管鳞癌的常用化学治疗方案包括顺铂联合氟尿嘧啶、紫杉醇联合铂类药物等。晚期食管胃交界部腺癌的常用化学治疗方案为顺铂或奥沙利铂联合氟尿嘧啶类药物;对于体力状况良好的患者,一线治疗也可以考虑紫杉类药物联合铂类以及氟尿嘧啶类药物的 3 种药物联合方案。对于 HER-2 阳性的晚期食管胃交界部腺癌患者,一线治疗可在顺铂＋氟尿嘧啶类药物的基础上联合曲妥珠单抗。

(2)二线及以后治疗:免疫检查点抑制剂已成为化学治疗失败的晚期食管癌患者的重要治疗选择。对于一线化学治疗失败的晚期食管鳞癌患者,可选择卡瑞利珠单抗或替雷利珠单抗作为二线治疗药物。目前,国家药品监督管理局尚未批准替雷利珠单抗用于晚期食管癌或食管胃交界部癌二线治疗的适应证,待获批后可作为推荐的治疗策略。对于一线化学治疗失败的程序性死亡因子配体 1 CPS≥10 的食管鳞癌患者,二线治疗可选择帕博利珠单抗单药;对于至少二线化学治疗失败的食管胃交界部腺癌患者,三线及以后的治疗可以选择纳武利尤单抗。晚期食管胃交界部腺癌患者二线治疗的选择包括紫杉醇单药,或伊立替康单药,或多西他赛单药化学治疗。晚期食管鳞癌的二线化学治疗无标准方案,如不适合接受免疫检查点抑制剂治疗,临床实践中可参考腺癌的方案进行化学治疗。在靶向治疗方面,对于 H 人类表皮因子受体 2 阳性的晚期食管胃交界部癌,三线及以后的治疗可选择维迪西妥单抗。抗血管生成的靶向药物也可以作为治疗选择:晚期食管胃交界部癌的三线及以后治疗可选择阿帕替尼;晚期食管鳞癌二线及以后治疗可选择安罗替尼或阿帕替尼。

4.系统性药物治疗前相关检查评估

(1)评估肿瘤情况:通过病理学和细胞学明确病理类型,通过病史、体格检查、影像学检查明确疾病的范围、发展趋向,以确定治疗目标。治疗前应行影像学评估,视具体情况留作基线资料,方便治疗后对比疗效或长期随访。

(2)评估患者身体条件:患者应当一般状况良好,功能状态评分为 0～1 分。治疗开始前1 周内行血常规、肝肾功能、心电图等检查。心、肝、肾和造血功能无明显异常。血常规中性粒细胞绝

对值≥1.5×10^9/L、血小板计数≥80×10^9/L、血红蛋白计数≥80 g/L 可考虑治疗。

(3)评估合并疾病情况：患者应无活动性消化道穿孔出血、胃肠梗阻、肺栓塞、休克等严重并发症。若合并非肿瘤性发热，体温应<38 ℃。如患者合并心、肺或其他慢性内科疾病，可根据病情进行相关检查，如心肌酶谱、脑钠肽、24 小时动态心电图、超声心动图、肺功能等检查。

5.常用系统性药物治疗方案

(1)新辅助治疗：包括以下治疗方案。

氟尿嘧啶＋亚叶酸＋奥沙利铂＋多西他赛(推荐腺癌)：奥沙利铂 85 mg/m^2 静脉滴注、第 1 天，多西他赛 50 mg/m^2 静脉滴注、第 1 天，亚叶酸 200 mg/m^2 静脉滴注、第 1 天，5-氟尿嘧啶 2 600 mg/m^2 持续静脉滴注 24 小时、第 1 天。每 2 周重复，术前、术后各 4 个周期。

氟尿嘧啶＋顺铂，①方案一：5-氟尿嘧啶 800 mg/m^2 持续静脉滴注 24 小时、第 1～5 天，顺铂 100 mg/m^2 静脉滴注、第 1 天。每 4 周重复，术前 2～3 个周期，术后 3～4 个周期(推荐腺癌)。②方案二：5-氟尿嘧啶 1 000 mg/m^2 持续静脉滴注 24 小时、第 1～4 天，顺铂 80 mg/m^2 静脉滴注、第 1 天。每 3 周重复，术前 2 个周期。③方案三：5-氟尿嘧啶 800 mg/m^2 持续静脉滴注 24 小时、第 1～5 天，顺铂 80 mg/m^2 静脉滴注、第 1 天。每 3 周重复，术前 2 个周期(推荐鳞癌)。

紫杉醇＋顺铂(推荐鳞癌)，①方案一：紫杉醇 150 mg/m^2 静脉滴注、第 1 天，顺铂 50 mg/m^2 静脉滴注、第 1 天。每 2 周重复。②方案二：紫杉醇 135 mg/m^2 静脉滴注、第 1 天，顺铂 70 mg/m^2 静脉滴注、第 1 天。每 3 周重复。

多西他赛＋顺铂＋氟尿嘧啶(推荐鳞癌)：多西他赛 70 mg/m^2 静脉滴注、第 1 天，顺铂 70 mg/m^2 静脉滴注、第 1 天，5-氟尿嘧啶 750 mg/m^2 静脉滴注、第 1～5 天。每 3 周重复。

(2)术后辅助治疗：紫杉醇＋顺铂(推荐鳞癌)，紫杉醇 150 mg/m^2 静脉滴注、第 1 天，顺铂 50 mg/m^2 静脉滴注、第 1 天。每 2 周重复。

(3)晚期一线治疗：包括以下治疗方案。

氟尿嘧啶＋顺铂：5-氟尿嘧啶 750～1 000 mg/m^2 持续静脉滴注 24 小时、第 1～4 天，顺铂 70～100 mg/m^2 静脉滴注 4 小时、第 1 天。每 3～4 周重复。

紫杉醇类＋顺铂，①方案一：紫杉醇 135～175 mg/m^2 静脉滴注 3 小时、第 1 天，顺铂 75 mg/m^2 静脉滴注、第 1 天。每 3 周重复。②方案二：紫杉醇 90～150 mg/m^2 静脉滴注 3 小时、第 1 天，顺铂 50 mg/m^2 静脉滴注、第 1 天。每 2 周重复。③方案三：白蛋白结合型紫杉醇 125 mg/m^2 静脉滴注、第 1、8 天，顺铂 75 mg/m^2 静脉滴注、第 1 天。每 3 周重复。

奥沙利铂＋亚叶酸钙＋氟尿嘧啶(推荐腺癌)：奥沙利铂 85 mg/m^2 静脉滴注 2 小时、第 1 天，亚叶酸钙 200 mg/m^2 静脉滴注 2 小时、第 1 天，之后用 5-氟尿嘧啶 2 600 mg/m^2 持续静脉滴注 24 小时、第 1 天。每 2 周重复。

多西他赛＋顺铂＋氟尿嘧啶(推荐腺癌)：多西他赛 40 mg/m^2 静脉滴注 1 小时、第 1 天，顺铂 40 mg/m^2 静脉滴注 1～3 小时、第 3 天，5-氟尿嘧啶 2 000 mg/m^2 持续静脉滴注 48 小时、第 1 天。每 2 周重复。

伊立替康＋氟尿嘧啶/亚叶酸钙(推荐腺癌)：伊立替康 180 mg/m^2 静脉滴注 30 分钟、第 1 天，亚叶酸钙 400 mg/m^2 静脉滴注、第 1 天，5-氟尿嘧啶 400 mg/m^2 静脉推注、第 1 天，5-氟尿嘧啶 1 200 mg/m^2 持续静脉滴注 24 小时、第 1～2 天。每 2 周重复。

帕博利珠单抗＋氟尿嘧啶＋顺铂：帕博利珠单抗 200 mg 静脉滴注、第 1 天，5-氟尿嘧啶 800 mg/m^2 静脉滴注、第 1～5 天，顺铂 80 mg/m^2 静脉滴注、第 1 天。每 3 周重复。

纳武利尤单抗+氟尿嘧啶类+奥沙利铂(推荐腺癌),①方案一:纳武利尤单抗 360 mg 静脉滴注、第 1 天,卡培他滨 1 000 mg/m^2 口服、每天 2 次、第 1~14 天,奥沙利铂 130 mg/m^2 静脉滴注、第 1 天。每 3 周重复。②方案二:纳武利尤单抗 240 mg 静脉滴注、第 1 天,奥沙利铂 85 mg/m^2 静脉滴注、第 1 天,亚叶酸 400 mg/m^2 静脉滴注、第 1 天,5-氟尿嘧啶 400 mg/m^2 静脉滴注、第 1 天,5-氟尿嘧啶 1 200 mg/m^2 持续静脉滴注 24 小时、第 1~2 天。每 2 周重复。

卡瑞利珠单抗+紫杉醇+顺铂(推荐鳞癌):卡瑞利珠单抗 200 mg 静脉滴注、第 1 天,紫杉醇 175 mg/m^2 静脉滴注、第 1 天,顺铂 75 mg/m^2 静脉滴注、第 1 天。每 3 周重复。

(4)晚期二线及后线治疗:包括以下治疗方案。

卡瑞利珠单抗单药:卡瑞利珠单抗 200 mg 静脉滴注、第 1 天。每 2 周重复。

帕博利珠单抗单药:帕博利珠单抗 200 mg 静脉滴注、第 1 天。每 3 周重复。

紫杉类单药,①方案一:紫杉醇 175 mg/m^2 静脉滴注、第 1 天。每 3 周重复。②方案二:白蛋白结合型紫杉醇 100~150 mg/m^2 静脉滴注,第 1、8 天。每 3 周重复。③方案三:多西他赛 75~100 mg/m^2 静脉滴注、第 1 天。每 3 周重复。

伊立替康单药:伊立替康 150~180 mg/m^2 静脉滴注、第 1 天。每 2 周重复。

伊立替康联合替吉奥:伊立替康 160 mg/m^2 静脉滴注、第 1 天,替吉奥 40~60 mg 口服、每天 2 次、第 1~10 天。每 2 周重复。

阿帕替尼(推荐腺癌):阿帕替尼 250~500 mg 口服,连续服用。

6.治疗相关不良反应的防治

治疗期间应根据治疗方案的不良反应特点,定期进行实验室检查,必要时应给予相应的对症支持治疗。骨髓抑制、胃肠道反应、肝肾功能损害是化学治疗相对常见的不良反应。免疫治疗和靶向治疗药物的毒性谱与化学治疗有所不同,治疗过程中应予以关注。

(1)骨髓抑制:建议患者于化学治疗后每周复查 1~2 次血常规。根据具体化学治疗方案及患者血常规变化的特点,复查时间间隔可酌情增减。若出现 3、4 度白细胞计数或中性粒细胞计数降低应停药,对症给予粒细胞集落刺激因子、粒细胞巨噬细胞集落刺激因子治疗,并视具体情况延迟或减量下一周期化学治疗。当血小板计数$<50\times10^9/L$时应给予 IL-11 或重组人血小板生成素等药物治疗,酌情使用止血药物。根据患者的血常规结果和化学治疗方案的特点,也可预防性使用上述升白细胞及升血小板药物。

(2)胃肠道反应:化学治疗相关恶心、呕吐可发生于化学治疗后数小时或数天。可单独或联合应用 5-羟色胺 3 受体拮抗剂类、糖皮质激素及神经激肽-1 受体拮抗剂等药物。甲氧氯普胺与苯海拉明连用,可提高镇吐作用且可控制锥体外系反应。应注意对症纠正严重呕吐造成水电解质紊乱。食欲下降尤其是术后患者,手术改变造成消化系统异常,故化学治疗时更要注意营养支持。可以口服营养制剂和增强食欲的药物,如甲地孕酮等。或者放置胃或空肠营养管并通过营养管进行营养支持,必要时应静脉营养支持。腹泻,应注意避免进食寒凉和粗纤维丰富的食物,及时服用止泻药。腹泻超过每天 5 次或出现血性腹泻应停止化学治疗,并注意足量补液及纠正水电解质紊乱。

(3)肝肾功能损害:化学治疗前应了解患者有无肝炎病史。建议每化学治疗周期复查 1 次肝肾功能。一旦出现肝功能损害,应当全面评估肝功能,并予以保肝药物治疗。肾功能不全者禁用有肾毒性的药物,在使用肾毒性药物,如顺铂时,应注意足量水化,且需要注意药物间的相互作用。

(4)神经系统毒性:应用奥沙利铂等药物前,须告知患者避免接触寒冷物品,并给予营养神经

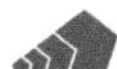

药物。严重神经毒性应停药。

(5)变态反应:使用糖皮质激素、H_2受体拮抗剂、苯海拉明预处理可降低变态反应发生的概率。使用易引起变态反应的化学治疗药时,应在给药后2小时内密切观察患者的反应,一旦发生过敏,应立即停药,并予以肾上腺素、糖皮质激素、吸氧、升压药等抢救。

(6)免疫相关不良反应:免疫检查点抑制剂可能引发免疫相关不良反应。对于存在自身免疫性疾病病史的患者,在治疗决策时需特别谨慎。对于接受免疫检查点抑制剂单药或联合治疗的患者,必须密切监测。建议所有接受此类药物治疗的患者在治疗期间监测血常规、肝肾功能、心肌酶谱和甲状腺功能;如患者出现疲劳等非特异性症状,应考虑检测促肾上腺皮质激素和皮质醇;如出现呼吸急促、咳痰、发热、胸痛、咯血等症状,应考虑进行胸部影像学检查。如诊断免疫相关不良反应,可根据病情暂停或永久停用免疫检查点抑制剂,并针对不良反应进行治疗。免疫相关性肺炎、心肌炎等严重不良反应可能迅速致命,应特别警惕,必要时应快速、积极地使用糖皮质激素等免疫抑制治疗。

(7)阿帕替尼的主要不良反应:阿帕替尼的常见不良反应包括蛋白尿、白细胞计数和中性粒细胞计数减少、高血压、手足综合征、转氨酶升高等。在接受阿帕替尼治疗过程中,应监测血压,并定期进行血常规、肝肾功能、尿常规检查,必要时停药并予以对症治疗。

7.系统性药物治疗后随访

(1)对于可手术切除、接受新辅助化学治疗的患者,应及时评估疗效。推荐每周期化学治疗前进行病史询问、体格检查;3个周期后复查影像学评估。如病史、体格检查或影像学检查结果提示疾病进展,应中止化学治疗,并再次评估肿瘤的可切除性;对于可根治性切除的患者,应及时行手术治疗。

(2)对于根治性术后接受辅助化学治疗的患者,因无明确观察指标,推荐在完成既定的化学治疗后行影像学检查。如病情稳定,并且无自觉症状,在治疗结束后的2年内,可每3～6个月进行随访,内容包括病史询问、体格检查、复查影像学评估,并且根据临床需要复查血常规、血生化、食管内镜等项目。自第3年起,可每6～12个月进行随访,内容同上。自第6年起,可每年随访1次,内容同上。

(3)对于转移性食管癌接受姑息性治疗的患者,因中位缓解期短,推荐在完成既定的化学治疗后行影像学检查。如病情稳定,并且无自觉症状,可每2个月进行随访,内容包括病史询问、体格检查、复查影像学评估,并且根据临床需要复查血常规、血生化、食管内镜等项目。

(五)内镜治疗

1.早期食管癌内镜下治疗术前评估

对于无淋巴结转移的早期食管癌推荐行内镜下食管黏膜切除术。若经病理学评估食管癌浸润深度为SM2或SM3型,即使临床评估无区域淋巴结转移,也推荐行根治性食管外科切除术。因此,术前准确判断肿瘤浸润深度、累及范围及区域淋巴结转移情况是进行合理治疗决策及预后预测的先决条件。推荐采用色素内镜及电子染色内镜评估病变累及范围;超声内镜、鳞状上皮IPCL分型、食管肿瘤内镜下形态学分型等信息综合判断浸润深度。鉴于目前尚缺乏食管内镜学评估指南,并且容易受内镜医师操作经验水平影响,故推荐依靠食管黏膜切除术后病理学评估进行临床决策。

2.早期食管癌内镜下治疗原则

与传统食管外科手术相比,内镜下食管黏膜切除术治疗食管癌前病变或早期食管癌的手术创伤较小、围术期并发症风险较低、术后加速康复、医疗经济学效益较高，长期预后近似于根治性食管切除术。内镜下食管黏膜切除术即可兼顾临床诊断与治疗，又可从保留食管脏器角度改善患者生活质量，因此具有优势。推荐部分 cTis～1aN0M0 期食管癌患者选择，包括食管黏膜重度异型增生、侵犯层次局限于食管黏膜上皮层或黏膜固有层的食管癌（M1、M2）；累及黏膜肌层（M3）或黏膜下浅层（SM1）但是不伴脉管瘤栓或神经侵犯，不伴食管周围区域淋巴结肿大者。若病变累及＞3/4 环周管腔，经验丰富内镜医师评估后认为术后食管瘢痕狭窄风险较高者不推荐内镜治疗。

3.内镜下食管黏膜切除方式

内镜下食管黏膜切除方式主要包括内镜下黏膜切除术、多环套扎黏膜切除术及内镜黏膜下剥离术。

（1）内镜下黏膜切除术：指内镜下将食管黏膜病灶整块或分块切除，用于食管浅表型肿瘤的诊断与治疗。方法包括食管黏膜下注射-抬举-切除法的基础上逐渐演变出透明帽法、套扎法、分片黏膜切除术等技术。各种内镜下黏膜切除术技术的基本原理相同，多是先通过黏膜下注射将食管黏膜下层与固有肌层分离，然后利用不同的方法切除局部隆起的食管黏膜病灶。透明帽法是利用内镜前端安置的透明帽对病变进行吸引，再行圈套切除，对操作技术要求不高，并发症少，但可切除的病变大小受透明帽的限制；套扎法是先对病变进行套扎，阻断血流并形成亚蒂后切除，视野清晰，出血量较少；分片黏膜切除术用于传统内镜下黏膜切除术不能一次完整切除的较大病灶，将病灶分次部分切除，适用于＞2 cm 的巨大平坦病变，但是分次切除的组织标本体外拼接困难，难以评估根治效果，易导致病变局部残留或复发。

（2）多环套扎黏膜切除术：是在食管曲张静脉套扎器的基础上改良而来的多块黏膜切除技术，主要包括标记、圈套切除、处理创面等步骤。与内镜下黏膜切除术相比，多环套扎黏膜切除术不需要行黏膜下注射，可显著缩短操作时间。同时，在保证相同治疗效果的前提下多环套扎黏膜切除术较内镜下黏膜切除术具有操作简单、成本低、治疗时间短、安全高效的优点，便于在基层推广，应注意规范化操作，避免病变残留。

（3）内镜黏膜下剥离术：是对不同部位、大小、浸润深度的病变，在进行黏膜下注射后使用特殊电刀逐渐分离黏膜层与固有肌层之间的组织，将病变黏膜及黏膜下层完整剥离的方法。操作大致分为 5 步：①病灶周围标记；②黏膜下注射，使病灶充分抬举；③部分或环周切开黏膜；④黏膜下剥离，使黏膜与固有肌层完全分离，一次完整切除病灶；⑤创面处理包括创面血管处理与病灶边缘检查。经典内镜黏膜下剥离术技术改进后的隧道式黏膜剥离技术（标记-注射-远端开口-近端切开-建立隧道-两边切开）也可用于累及范围较大的食管黏膜病变。

4.内镜治疗常见并发症及处理

虽然内镜下切除属于微创治疗，但是受内镜医师经验水平、设备器械精密度、食管黏膜疾病及患者全身合并症等诸多因素影响，可能有术后并发食管黏膜出血、穿孔、狭窄、感染等风险。

（1）出血：术中出血指术中需要止血治疗（如电凝或止血夹止血）的局部创面出血；术后迟发性出血指操作术后 30 天内出现呕血、黑便等征象，血红蛋白下降 20 g/L 以上。内镜下黏膜切除术出血风险与食管黏膜病变范围呈正相关，病灶直径＞2 cm 者术中及术后出血风险显著升高，混合电流切除者易发生术中出血，凝固电流切除者易发生延迟性出血。内镜黏膜下剥离术出血可能与病变部位、大小及类型、剥离层次、病变的粘连程度、血管分布、操作者的熟练程度等相关。

（2）穿孔：内镜黏膜下剥离术中穿孔风险较内镜下黏膜切除术更高，通常可在术中发现。若患者内镜黏膜下剥离术术后突发前胸及颈面部皮下气肿、胸部平片或CT检查发现纵隔气体、体格检查见穿孔征象等，应考虑术后穿孔。内镜黏膜下剥离术穿孔与操作者经验、病变部位及大小、病变处有无溃疡形成等相关。操作过程中使用CO_2气体及预防性夹闭肌层破损处可降低穿孔发生率，而创面处肌层暴露则会增加穿孔风险。消化道内积聚大量气体，容易使小的肌层裂伤形成穿孔，因此操作过程中应及时抽吸消化道内的气体。严格掌握内镜切除适应证、充分的黏膜下注射及选用合适的器械也有利于预防穿孔发生。

(3)食管狭窄：指内镜下食管黏膜切除术后需要内镜下治疗的食管管腔狭窄，常伴有不同程度的吞咽困难，多见于术后约1个月。食管黏膜病变范围、浸润深度、切除创面的环周比例与纵向长度是术后食管狭窄的常见危险因素。食管黏膜病变＞3/4环周的经内镜切除治疗，术后狭窄发生率可达88%～100%。

5.内镜下非黏膜切除治疗

(1)射频消融术：利用电磁波生物物理中的热效应发挥治疗作用，使肿瘤组织脱水、干燥和凝固坏死，从而达到治疗目的。因其有效治疗深度仅限于1 000 μm，因此术后食管穿孔或狭窄风险较低，可用于治疗不耐受外科切除或拒绝手术的多原发、单病灶范围较大(累及全周管腔)的食管癌前病变或早期食管癌。

(2)光动力疗法、氩离子凝固术、激光疗法、热探头治疗及冷冻疗法：这些内镜下非切除技术既可单独使用，也可与内镜切除术联合应用。光动力疗法是利用特定激光激发选择性聚集于肿瘤组织的光敏剂产生单态氧，通过物理、化学和免疫等复杂机制导致肿瘤坏死的疗法，可用于处理大面积早期多灶病变，应注意光敏反应、术后穿孔狭窄等并发症风险。氩离子凝固术是一种非接触性热凝固方法，可有效处理食管癌前病变，然而应用于早期食管癌则需严格掌握适应证。非切除治疗方法致肿瘤毁损，但是无法获得组织标本进行病理学评估，也无法判别治疗根治性状态，因此术后仍需要严密随诊，长期预后尚待明确，目前存在食管黏膜切除或消融禁忌证的患者可考虑选择。

6.内镜治疗后随访

食管癌前病变及早期食管癌经内镜下食管黏膜切除术后3、6与12个月需复查内镜评估1次，若无复发则以后每年复查内镜1次。食管黏膜轻度异型增生患者推荐术后每3年随访1次，中度异型增生患者推荐术后每1年随访1次。内镜随访时应结合染色和/或放大内镜检查，发现阳性或可疑病灶行选择性活检及病理学诊断。食管黏膜病变经内镜下黏膜切除术后应仔细检查创面，必要时使用染色或窄光谱方法进行评估，发现病变残留时应及时行再次食管内镜治疗，有利于降低复发率。局部残留或复发的食管黏膜病变多可通过内镜下治疗清除，内镜下治疗失败者可追加手术或放射和化学治疗。此外，食管癌诊疗相关影像学评估方法亦不可忽视，应警惕异时多原发食管鳞癌或第二原发癌(如头颈部鳞癌、胃癌等)。

(六)中医治疗

1.痰气互结证

症状：吞咽不顺，食入不畅，时有嗳气不舒，胸膈痞闷，伴有隐痛，舌淡质红，舌苔薄白，脉细弦。多见于食管癌早期。

治法：开郁降气，化痰散结。

方剂：半夏厚朴汤加减。

药物：半夏、厚朴、茯苓、紫苏、党参、生姜、大枣、柴胡、赤芍、白芍、枳实、白术、甘草、藤梨根、夏枯草、蜂房、天龙。

2.气滞血瘀证

症状:吞咽困难,胸背疼痛,甚则饮水难下,食后即吐,吐物如豆汁,大便燥结,小便黄赤,形体消瘦,肌肤甲错,舌质暗红少津或有瘀斑、瘀点,舌苔黄腻,脉细涩。

治法:活血化瘀,理气散结。

方剂:血府逐瘀汤加减。

药物:桃仁、红花、当归、生地黄、牛膝、川芎、桔梗、赤芍、枳壳、甘草、柴胡、半夏、制南星、夏枯草、天龙。

3.阴津亏损证

症状:进食哽噎不顺,咽喉干痛,潮热盗汗,五心烦热,大便秘结,舌干红少苔,或舌有裂纹,脉细而数。

治法:滋阴润燥,清热生津。

方剂:一贯煎加减。

药物:北沙参、麦冬、当归、生地黄、枸杞子、川楝子、白术、茯苓、夏枯草、蛇六谷、石斛。

4.气虚阳微证

症状:饮食不下,泛吐清水或泡沫,形体消瘦,小便清长,乏力气短,面色苍白,形寒肢冷,面足水肿,舌质淡,脉虚细无力。

治法:温阳开结,补气养血。

方剂:当归补血汤合桂枝人参汤加减。

药物:当归、黄芪、白术、白芍、干姜、桂枝、甘草、人参、半夏、肉苁蓉、天龙、蛇六谷。

二、预防

(一)筛查高危人群

1.高危人群标准

有下列症状之一者被认为是高危人群,建议作为筛查对象:①年龄>40岁,来自食管癌高发区;②伴有消化系统不适症状;③家族史有食管癌或胃癌;④患有食管癌前疾病或癌前病变者,检查发现有食管黏膜上皮重度增长、慢性食管炎伴不典型增生(尤其是重度不典型增生);⑤食管或胃内隐血试验阳性找不到明确病因;⑥有抽烟或饮酒加抽烟不良生活习惯;⑦不良饮食结构或习惯如长期食用霉变食物,食物中缺乏维生素C、B族维生素、胡萝卜素等;⑧有头颈部或呼吸道鳞癌等病史者。

2.筛查方法

内镜及病理活检是目前诊断早期食管癌的金标准。内镜下可直观地观察食管黏膜改变,评估癌肿状态,拍摄或录制病变影像资料,并可通过染色、放大等方法评估病灶性质、部位、边界和范围,一步到位地完成筛查和早期诊断。内镜下食管黏膜碘染色加指示性活检的组合操作技术已成为我国现阶段最实用有效的筛查方法。电子染色内镜等内镜新技术在早期食管癌筛查中的应用价值尚处评估阶段。

(二)改变不良生活习惯

戒烟、限酒或者不饮酒,进食时需要细嚼慢咽、禁食过烫、过硬、过粗糙的及刺激性过强的食物,尽量避免食用含有亚硝胺的食物,食用红肉会增加人体血液中N-亚硝基化合物的含量,加工肉中一般会添加硝酸盐或亚硝酸盐用于防腐及增加食物的风味，而亚硝酸盐可以和氨基酸的降解产物在体内反应生成N-亚硝基化合物。此外，N-亚硝基化合物还存在于腌菜、咸鱼、咸肉等以及发霉的食物、被真菌污染的食物中，对于这些食物应限制食用。

(三)改善膳食结构

在日常生活中，对食物的多样性要进行必要的搭配，注意食品中少量元素和微量元素的摄入，特别注意对维生素A、B族维生素的摄取量。多选择具有抗癌功效的食物，如新鲜的深色蔬菜和水果(如绿叶菜、西红柿、胡萝卜)、十字花科类蔬菜(花椰菜、独行菜、松兰、大白菜、油菜、芥菜)、粗杂粮(黑米、薏米、小米、燕麦)、各种豆类(大豆、扁豆、豌豆、红豆、绿豆、花豆)。这些食物中的多种维生素(维生素A、维生素C、维生素E、叶酸)、微量元素(锌、硒等)及植物化学物(类胡萝卜素、类黄酮化合物、有机硫化物、多酚化合物)能够阻止、延缓癌前病变发生或使癌前病变逆转。适当生吃大蒜类食物，其中的丙基硫化物、硒等成分可在癌变过程的启动、促进阶段阻止肿瘤形成。饮茶也可以预防食管癌发生。

(四)积极治疗癌前疾病和癌前病变

目前普遍认为慢性食管炎、贲门失弛缓症、Barrett食管、食管上皮增生、食管黏膜损伤、Plummer-Vinson综合征、食管憩室、食管息肉、食管溃疡、食管白斑、食管瘢痕狭窄、食管裂孔疝等是食管癌的癌前病变或癌前疾病，及时防治这些疾病，对防治食管癌有十分重要的意义。

(杨曼茹)

第五节　预后与护理

一、预后

(一)食管癌根治性手术后的随访

手术切除是食管癌的主要治疗手段。对于极早期食管癌(Tis、T1aN0M0)，根治性食管手术切除后的5年总生存率高达100%，5年无复发生存率>95%。极早期食管癌手术后虽然仍然有5%左右的复发率，但均在腔内局部复发而罕见转移，必须依靠胃镜才能获得早期诊断，且有研究认为在出现伴有吞咽梗阻等症状时进行挽救性治疗并不影响其预后。因此，我们认为传统的例行随访并不适合极早期食管切除术后患者。除非进行临床研究，否则对于极早期食管切除术后患者的随访密度和内容，可以适当地宽松一些，可以在出现症状时进行随访。其随访的主要目的是评估生活质量和必要的心理健康指导。然而，对于T1b及以上的患者，5年总生存率明显下降(总生存率在80%左右)，因此，虽然属于早期患者，但建议采取与局部进展期患者相同的随访策略。

另外，虽然内镜下黏膜切除术/内镜黏膜下剥离术均可以用于T1N0M0食管癌患者，但由于内镜下黏膜切除术/内镜黏膜下剥离术具有较高的复发率，因此，对于接受内镜下黏膜切除术/内镜黏膜下剥离术治疗的T1N0M0食管癌患者随访，建议同T1b及以上的患者。

对于局部进展期食管癌，强调以手术为主的综合治疗，包括术前的新辅助放射和化学治疗、术后的辅助放射治疗/化学治疗，但总体疗效差，报道5年生存率徘徊在30%左右，其中局部复发和远处转移是主要的原因。研究认为，经过手术为主的综合治疗后，进展期食管癌50%以上的复发和/或转移发生在根治术后1年内,75%以上发生在术后2年内,90%以上发生在术后3年内,3年以后每年发生复发或转移的概率仅为2%~3%,复发后及时治疗可显著改善患者的生存。因此,根治术后的前3年是随访重要时间段,需要密切随访复查,以早期、及时发现复发转移病灶。

对于局部进展期食管癌,根治术后随访主要目的是早期发现复发或新的原发肿瘤,进行手术效果质量评估、营养评估,治疗术后并发症和增强患者信心。随访的建议如下。

(1)术后1个月进行第1次随访,内容包括体格检查、血常规检查、生化检查、检查胸部CT检查、上腹CT检查或B超检查,主要目的是了解手术及病理情况,建立随访基线数据,并决定是否进行辅助治疗。

(2)术后2~24个月,每3个月随访1次,内容除了常规体格检查、血常规检查、生化检查等检查外,应该根据末次随访结果决定是否进行其他的辅助检查等;但最少每6月进行胸(腹)部CT检查、上消化道造影、消化道内镜检查1次,必要时进行活检;对于诊断困难者有条件行正电子发射计算机体层成像检查。

(3)术后25~36个月,每6个月随访1次,随访内容同前。

(4)术后37~60个月,每12个月随访1次;术后60个月以上,可以根据患者情况决定是否每年或以上随访1次。

(二)食管癌根治性放射和化学治疗后的随访

虽然手术是主要的治疗手段,但由于肿瘤位置、分期及患者的生理条件等原因,初诊只有40%患者可以接受根治性手术切除。对于不能手术患者,放射和化学治疗是主要的治疗手段。由于放射治疗的延迟效应,导致接受根治性放射和化学治疗患者治疗后的随访比手术切除患者复杂很多。

与根治性手术后以转移为主的失败模式不同的是,局部复发是同步放射和化学治疗的主要失败模式。因此,对于接受根治性同步放射和化学治疗食管癌患者的随访策略明显不同于手术切除患者。

有相关研究表明,大部分食管癌患者放射和化学治疗后在较短时间内即出现肿瘤的复发或转移,>70%的患者发生在治疗后1年内,>90%的患者发生在治疗后2年内。因此,食管癌患者同步放射和化学治疗后的前2年是随访的重要时间段,应密切随访以便早期、及时发现复发转移病灶,从而提高患者的局部控制率和生存率。但也有研究认为,与手术切除不同的是,根治性放射和化学治疗后患者的复发转移不仅与肿瘤分期有关,还与治疗后的近期疗效密切相关。建议对于放射治疗结束时肿瘤退缩达到完全缓解患者,随访策略与局部进展期根治术后类似。

(1)第1次随访日期应在放射治疗结束后1个月进行,主要目的是放射治疗近期疗效评估,决定是否进行辅助治疗,随访内容包括体格检查、血常规检查、生化检查、胸部CT检查、上腹CT或B超检查、上消化道造影、食管胃镜检查,必要时进行活检。

(2)放射治疗结束后2~24个月的随访,建议每4~6个月随访1次,最少每6个月进行消化道内镜检查1次;对于诊断困难者,有条件行正电子发射计算机体层成像检查。

(3)术后25~36个月,每6个月随访1次,随访内容同前。

(4)术后37~60个月,每12个月随访1次;术后60个月以上,可以根据患者情况决定是否每年或以上随访1次。

对于放射治疗结束时肿瘤退缩没有达到完全缓解的患者,除非有挽救性手术机会,否则其预

后极差。对于这部分患者的随访建议:①第 1 次随访日期应在放射治疗结束后 6～8 周(最迟 3 个月)进行,内容包括体格检查、血常规检查、生化检查、CT 检查、上消化道造影、食管胃镜检查,主要目的是进行放射治疗近期疗效评估,决定是否可以进行挽救性手术。②鉴于目前辅助化学治疗的地位尚不明确,因此对于无手术机会的患者,除非进入临床试验,密切的随访并不能提高患者生存,随访的重点应该是吞咽功能、营养支持和心理安慰等人文关怀为主。

二、护理

(一)一般护理

患者入院时根据检查结果明确治疗方式,如手术治疗患者,入院时开始向患者介绍术后的护理及注意事项,如留置引流管的意义、拔管时间、体位的要求以及术后呼吸功能训练的方法,通过示教让患者掌握。告知患者饮水、饮食的渐进方式,如术后由饮水到流质饮食到半流食,告知患者注意事项。

(二)生活护理

食管癌切除术后,可发生胃液反流至食管,患者可有反酸、呕吐等症状,平卧时加重。嘱患者半坐位或坐位进食,饭后 2 小时内不要平卧,可适当散步约 30 分钟,睡觉时可将上半身抬高 30°。

(三)心理护理

食管癌患者得知病情后会感到绝望,认为生命将要终结,医护团队除为其提供综合性治疗外,对患者进行心理疏导也至关重要。医护人员要注意观察患者情绪变化,对患者的心理状态进行科学的评估。积极与患者进行交流沟通,耐心倾听患者倾诉心中的焦虑与痛苦,尽量满足患者的合理需求,减轻患者的心理压力,消除不良的心理反应,帮助其建立一个比较乐观积极的心态,增强战胜疾病的信心。针对住院期间患者进行的健康指导,在住院及随访过程中及时对患者心理情况进行评估,使患者能保持乐观情绪,主动说出心理感受,积极配合治疗。要让患者知道一次放射治疗、化学治疗可能并不能解决所有问题,因此需要患者按照要求定期复诊以确定疗效并观察是否出现新的变化。

(四)不良反应护理

1.疼痛

食管癌引起的疼痛,应根据患者的年龄、性别选用止痛剂。教会患者使用疼痛自评尺,说明功能及正确报告的意义。临床上应按医嘱合理采用三阶梯止痛法,①轻度疼痛者:使用非阿片类制剂。②中度疼痛者:使用弱阿片类制剂。③严重疼痛者:使用强阿片类制剂。密切观察患者疼痛的部位及性质,有无咳嗽(呛咳)、体温、脉搏、血压等变化,以便及时发现食管穿孔、出血的症状。帮助患者分析疼痛的原因,解释与疼痛有关的生物心理学问题,多与患者交谈疾病以外的话题,以转移其对疼痛的注意力。同时帮助患者做放射治疗、化学治疗护理。可让患者通过听音乐、读报、看书等方式放松心情,以便保持愉悦的心理状态,以缓解疼痛。

2.放射性皮肤反应

随着照射次数的增多,照射野区皮肤会发生不同程度的损伤,出现色素沉着,并会逐渐加深,使患者产生自卑心理。应及时做好解释及疏导工作,同时应做好皮肤护理,首先患者要穿宽松棉质无领衣服,面部、颈部避免阳光直射,局部皮肤要保持清洁,勿用肥皂或刺激性洗涤剂擦洗,不使用碘酒、酒精等消毒剂,有脱皮时勿撕剥,可在放射治疗前 4 小时及放射治疗后涂抹皮肤防护剂 2 次/天。

3.放射性食管炎

常在放射治疗 2 周后开始出现并逐渐加重,4 周后逐渐减轻。指导患者从治疗开始忌过冷、过热刺激性食物,每次进食后饮少量温开水冲洗食管,避免食物残渣遗留,预防食管炎的发生。食管炎发生后,患者因疼痛进食减少甚至拒绝进食。尽量减轻患者的思想负担,鼓励进食,必要时辅以口服的黏膜表面麻醉剂,起到镇痛作用,以防止食管黏膜水肿狭窄,指导患者进食细软、少渣、清淡、无刺激食物,避免粗糙、刺激、黏性食物。

4.放射性肺炎

临床表现为低热、干咳、胸闷,较严重者有高热、气急、胸痛、呼吸困难和发绀等,常伴肺部感染、慢性放射性肺炎进展缓慢,大多数患者无明显临床症状或仅有刺激性干咳,咳白色泡沫痰,有时胸闷,少数患者合并肺部感染时可有发热,应遵医嘱应用抗生素以及密切观察患者体温的变化,同时观察患者咳嗽、呼吸情况,如患者出现口唇发绀、呼吸困难时应给予半卧位,氧气吸入。保持呼吸道畅通,痰多、黏稠时可用化痰药物雾化吸入稀释痰液,同时给予叩背,并教会患者正确咳痰的方法。

5.骨髓抑制的护理

放射治疗、化学治疗均会引起骨髓抑制,放射和化学治疗同步治疗使骨髓抑制的发生产生累加。放射治疗、化学治疗过程每周监测血常规,如白细胞计数$<4\times10^9$/L,给予重组人粒细胞刺激因子并观察疗效,嘱患者注意休息。注意口腔卫生,饭前饭后用无刺激性的水漱口,保持口腔清洁,防止感染;刷牙用软毛牙刷,动作轻柔,以免损伤口腔软组织,不吃过酸或过咸的食物,禁用烟酒。加强营养,进食困难者给予静脉补充。

(五)院外延伸护理

为患者及主要照顾着进行详细的出院饮食指导:指导患者进食高热量、高蛋白、高维生素饮食,少食多餐,避免辛辣、刺激性食物,进食后应散步或保持半卧位,以免引起食物反流。对于放射治疗出现放射性食管炎及食管壁僵硬者应指导患者在接受放射治疗后半年内继续进食软食,禁忌油炸、硬质及刺激性食物,同时应做到细嚼慢咽。患者化学治疗后要选择清淡、营养丰富的饮食,配合进行有氧运动可达到促进食欲的作用。

为患者建立随访档案,以便及时填写患者病情。指导患者定期复查:观察是否复发、转移,为患者制订相应的复查时间表,出院后 1 年内应 1~2 个月复查 1 次,随着时间延长,复查时间可适当延长至每 3~6 个月 1 次,5 年以上者可每年 1~2 次。并利用电话进行随访,了解患者出院后的治疗效果、病情变化和恢复情况,对患者出院后的注意事项加以告知,对患者现存的健康问题进行评估,解答患者出院后的问题,并给予相应的健康教育指导,将护理从医院延伸到家庭成员,不仅可以节省人力资源,同时可提高患者居家的生活质量,可针对患者目前最急需解决的饮食问题给予相应的指导。

(杨曼茹)

第十三章 胃 癌

第一节 概 述

一、概述

胃癌是指发生在贲门、胃体、幽门部胃黏膜上皮的恶性肿瘤。胃癌的发生同环境与饮食因素(如水中硝酸盐含量过多、微量元素比例失调等)、幽门螺杆菌感染、家族遗传、基因调控、情志等因素相关。胃癌的扩散以直接蔓延浸润及淋巴道转移为主,晚期也可经血行转移。

二、流行病学

2019 年发布的中国恶性肿瘤流行情况分析显示,中国胃癌发病率为 29.31/10 万,居全国肿瘤发病率第 6 位,死亡率居第 4 位。我国是胃癌高发国家,发病和死亡例数均约占世界的 50%。胃癌发病率和死亡率存在明显的性别差异,男性高于女性。我国按累积发病率和死亡率计算,男性约为女性 2 倍。男性中以非贲门部胃癌较常见,男女性别比约 2∶1。贲门部胃癌有更高的男女性别比,在美国白种人中这一比例接近 6∶1。癌发病与年龄有关,30 岁以前比较罕见,30 岁以后随年龄增长发病率迅速升高,70～80 岁达到高峰,随后快速下降。按性别统计,15 岁以上男性和女性胃癌的年龄别发病率均一致地随年龄增长而升高,在 80～85 岁组升至最高,分别为 309.87/10 万和 141.19/10 万,85 岁以上再回落至 257.63/10 万和 110.48/10 万。40 岁以上男性胃癌发病率均高于女性。胃癌死亡率的趋势与发病率的趋势类似。

(王爱亮)

第二节 病 因 病 机

一、中医病因病机

胃癌发生是由多种内外因素相互作用的结果。

(一)正气亏虚

先天禀赋不足、素体虚弱,劳倦内伤,久病失养、损伤脾胃,尤其中老年后,正气渐亏,脏腑功能自然衰退,脾胃之气亦日渐不足,气血生化乏源,导致正气亏虚。如外来毒邪侵袭,若机体正气充足,能祛邪外出,则癌毒不得产生,或即使产生,也能及时清除,使痼邪消散于无形。若脾胃亏虚,脏腑失调,正气亏虚,不能及时祛邪外出,致使浊邪长期停滞于体内,致脏腑失调,气机逆乱,阴阳失序,内外合邪,酿生癌毒,产生癌肿。

(二)七情内伤

长期精神紧张,易于忧思恼怒,情志不遂,郁怒伤肝,横逆犯脾,脾伤气结,肝气犯胃;中焦脾胃受损,中气衰退,脾虚失运,胃失和降,脾胃不调,水谷精微则无以运化濡养周身,同时气血生成不足,正虚无力抗邪,日久导致机体脏腑失调、阴阳逆乱,生化失常,癌毒内生。

(三)生活、饮食不节

饥饱无度,嗜食肥腻、咸、甘、煎炸熏腌辛辣之品,嗜酒如命,皆可损伤脾胃,脾胃虚弱,运化乏力,气血生成不足,脏腑功能失调,气机逆乱,阴阳失序,生化失常,癌毒之邪内生。

(四)感受外邪

外来六淫邪气侵袭、久居毒盛之所、嗜烟沁毒。如正气虚于内,则外来邪毒稽留体内,与正气相搏,日久正气益虚,无力抗邪,正虚邪盛,内外合邪,毒邪侵脏入腑,致脏腑失调,阴阳失序,生化失常,癌毒之邪内生。

二、西医发病机制与病理

(一)发病机制

1.生活习惯

(1)饮食习惯:胃癌的影响一直都是备受关注的话题。研究表明,高盐饮食、腌制食品、油炸食品、烫食为胃癌的危险因素,维生素C、水果和蔬菜摄入为保护性因素。在众多胃癌的饮食可疑危险因素中被认为最重要的因素之一是摄入腌制食品。N-亚硝基化合物是目前公认的可引起人类癌症最主要的一类化合物,是高度可疑的胃癌危险因素。动物实验证明,用亚硝基胍类化合物饲喂大鼠,小鼠和犬等动物,均可成功诱发胃癌。如果食物中不含这种亚硝基化合物,但含有二级胺及亚硝酸盐,在胃酸的作用下可转变为有致癌性的亚硝基化合物。另外,长期不规律进食会引起胃液浓缩刺激胃黏膜,导致胃黏膜损伤从而更容易引起慢性胃炎及胃内环境的改变,促使亚硝基化合物的合成和真菌毒素的产生,增加致癌物致癌的风险。

(2)吸烟、饮酒:有学者研究发现吸烟是男性胃癌的危险因素,吸烟与胃癌呈中等强度联系。有研究表明,饮酒与吸烟之间对胃癌无协同作用,饮酒并不增加男性吸烟患者胃癌的危险,但饮酒是女性胃癌的危险因素。也有学者认为饮酒对胃的刺激十分明显。长期大量饮酒,尤其是白酒,酒精含量高,刺激胃黏膜,使黏膜细胞发生改变,造成各型胃炎,以致胃酸缺乏,细菌得以繁殖,促进了致癌物亚硝胺类的合成,从而导致胃癌发生。

2.精神因素

精神因素也是胃癌中不可忽视的危险因素。有研究发现,精神病理因素可能通过心理-生理作用使自律神经失调,降低自身免疫力,从而使胃癌的发病风险增高。与此同时,患者可以由于交感神经激活,导致促进肾上腺髓质释放,从而使T细胞和B细胞数量减少,使机体的免疫力防御能力降低,这促进了肿瘤的发生和发展。

3.诱导胃癌发生的外源性因素

胃通过饮食与外界接触，流行病学的研究结果也证实饮食是影响胃癌发病的重要因素，某些食物中的胺类和含氮化合物、硝酸盐、亚硝酸盐在一定条件下可在体内合成具有强致癌性的N-亚硝基化合物。另外，某些感染因素如幽门螺杆菌在胃癌的发生过程中也起了重要作用。

（1）N-亚硝基化合物：亚硝基类化合物是一种化学致癌剂，可引起各种肿瘤发生。食物中的硝酸盐和亚硝酸盐是合成 N-亚硝基化合物的前体。许多亚硝基类化合物既溶于水，又溶于脂肪，不同结构的亚硝基类化合物有特异的器官亲和性，其中亚硝基胺和亚硝基酰胺均是重要的诱发胃癌的化合物。这类化合物主要通过细胞中的功能性氧化酶去烷基化，生成单烷基衍生物，后者分解为 N2 和正碳离子，然后与细胞中的核酸共价结合，导致 DNA 碱基置换、去嘌呤，单链断裂等损伤。若 DNA 损伤修复缺陷，则可导致细胞癌变。

（2）幽门螺杆菌：近年来大量研究表明，幽门螺杆菌的感染与胃癌的发生相关，且可能作用于胃癌发生的起始阶段，是胃癌发生的“启动子”之一。世界卫生组织国际癌症研究中心基于流行病学的研究结果得出结论，认为幽门螺杆菌是胃癌明确的致癌物之一。幽门螺杆菌感染与胃癌的密切关系在动物模型上也已得到直接证实，蒙古沙鼠的幽门螺杆菌感染、慢性活动性胃炎、肠上皮化生与人类极为相似。有学者将 N-甲基-N-亚硝基脲和 N-甲基-N-硝基-N-亚硝基胍喂饲易感染幽门螺杆菌的沙鼠，结果显示动物出现各种组织学类型的胃癌病灶，与单独喂食 N-甲基-N-亚硝基脲组相比，幽门螺杆菌感染组沙鼠胃癌发生率显著增高；同样，幽门螺杆菌和 N-甲基-N-硝基-N-亚硝基胍合用组癌发生率明显高于单用 N-甲基-N-硝基-N-亚硝基胍组，幽门螺杆菌感染组细胞增生明显加快，证实了幽门螺杆菌感染促进胃癌的发生。有报道单独感染幽门螺杆菌导致的蒙古沙鼠胃癌模型，蒙古沙鼠也是迄今唯一能由单独感染幽门螺杆菌而发生胃癌的模型，而在其他动物模型中并未发现单一感染幽门螺杆菌导致胃癌的直接证据，因此幽门螺杆菌是导致胃癌的增效剂而非直接起始因素。

幽门螺杆菌感染所诱发的炎症反应、自由基形成、酸分泌异常、细胞增殖与凋亡失衡等因素有关。幽门螺杆菌感染后可刺激机体的中性粒细胞向炎症部位趋化，产生大量活性氧，可导致黏膜上皮细胞损伤、细胞过度增生、DNA 损伤、增强外来化合物的致癌活性以及刺激细胞的恶性转变。另外，一氧化氮是一种已知的诱变剂，可直接导致 DNA 损伤，幽门螺杆菌感染可增加胃黏膜上皮细胞内一氧化氮合成酶的表达，使一氧化氮产生增加。幽门螺杆菌自身的 *CagA* 基因也是近年来的研究热点之一，其编码Ⅳ型分泌蛋白 CagA 并传递进入宿主细胞，活化的 CagA 蛋白与 SHP-2 结合，这提示 CagA 可能起到生长因子的作用。幽门螺杆菌感染可引起多种胃癌相关基因变异，包括 *ras*、*c-met*、*c-myc* 等原癌基因的激活和抑癌基因 *p53* 的突变失活等。

4.癌基因、抑癌基因

胃癌是一种有多个遗传和后天变异引起的慢性增殖性疾病，其中癌基因和抑癌基因的异常起着关键的作用，原癌基因激活、抑癌基因失活，二者共同作用，导致肿瘤的发生。

（1）原癌基因的激活：原癌基因是细胞内一类调控细胞生长、增殖、分化相关的基因，是维持机体正常生命活动所必需的，广泛存在与生物界在进化过程中高度保守。当原癌基因的数量变化或功能异常时，会导致细胞增殖或分化过程失衡，从而诱发肿瘤。原癌基因活化的方式主要包括基因点突变、扩增、易位、重排或外源性基因片段的插入。与胃癌相关的原癌基因包括 *ras* 基因、*c-met* 基因、*c-myc* 基因、*c-erbB-2* 基因等。

（2）抑癌基因的失活：肿瘤抑制基因又称抑癌基因，是正常细胞生长、分裂的负性调节因子，其编码的蛋白质能降低、抑制细胞分裂活性。与癌基因不同，抑癌基因一般只有当其2个等位基因都缺失或失活时才会致癌，因此又称隐性癌基因。

5.胃肠道激素、细胞因子

胃肠道激素、细胞因子对于维持胃肠道内的生理功能具有很重要的作用，对于胃癌细胞的生长分化也起到不可忽视的调节作用，胃肠道激素、细胞因子的异常变化与胃癌的发生、转移、预后都具有密切关系。

(1)表皮生长因子及其受体表皮生长因子：是一种小分子肽，由53个氨基酸残基组成，是类表皮生长因子大家族的一个成员，是一种多功能的生长因子，在体内、体外都对多种组织细胞有强烈的促分裂作用。表皮生长因子受体广泛分布于哺乳动物的上皮细胞，每个上皮细胞平均有5万～10万个受体。

表皮生长因子与表皮生长因子受体结合后被激活，活化的表皮生长因子受体可促进肿瘤细胞增殖，抑制细胞凋亡，促进肿瘤细胞的浸润和转移。表皮生长因子受体的高表达与肿瘤的进展、低生存率、对治疗的低反应率以及对细胞毒性药物耐药性的产生有关。基因水平上，表皮生长因子受体基因的扩增和过度表达，常伴有*cyclinD*基因的扩增和癌基因*STAT3*的激活。研究表明，表皮生长因子受体表达与胃癌分期有关，进展期胃癌的阳性率明显高于早期胃癌。表皮生长因子受体表达阳性者多为分化较差的弥漫型胃癌，阴性者多为分化较好的肠型胃癌。表皮生长因子受体在胃癌组织中表达阳性率为56.6%，伴淋巴结转移者阳性率为74.4%，高于无淋巴结转移者的37.8%。胃癌侵犯越深，其表皮生长因子受体表达的阳性率越高。

(2)胰岛素样生长因子：是一类多功能细胞增殖调控因子。胰岛素样生长因子家族由2种低分子多肽(胰岛素样生长因子-Ⅰ、胰岛素样生长因子-Ⅱ)、2类特异性受体及6种结合蛋白组成。胰岛素样生长因子的生物学功能通过与特异性的靶细胞表面的受体结合而实现。在细胞的分化、增殖、个体的生长发育中具有重要的促进作用。

胃癌组织胰岛素样生长因子-ⅠR表达阳性率显著高于远端正常胃黏膜，且与淋巴结转移相关，但与性别、年龄、分化程度、肿瘤浸润深度无关。胰岛素样生长因子-Ⅰ及其受体胰岛素样生长因子-ⅠR表达量按正常、癌旁、癌组织顺序逐渐增高，提示胰岛素样生长因子-Ⅰ可以通过自分泌、旁分泌和内分泌等形式发挥细胞转化、增殖和抑制凋亡的作用。

(3)肿瘤坏死因子：①直接杀伤或抑制作用，肿瘤坏死因子与相应受体结合后向细胞内移，被靶细胞溶酶体摄取导致溶酶体稳定性降低，各种酶外泄，引起细胞溶解。也有学者认为肿瘤坏死因子激活磷脂酶A2，释放超氧化物而引起DNA断裂，磷脂酶A2抑制剂可降低肿瘤坏死因子的抗病效应。肿瘤坏死因子可改变靶细胞糖代谢，使细胞内pH降低，导致细胞死亡。②通过肿瘤坏死因子对机体免疫功能的调节作用，促进T细胞及其他杀伤细胞对肿瘤细胞的杀伤。③肿瘤坏死因子作用于血管内皮细胞，损伤内皮细胞或导致血管功能紊乱，使血管损伤和血栓形成，造成肿瘤组织的局部血流阻断而发生出血、缺氧坏死。

(4)促胃液素：促胃液素是一种重要的胃肠激素，其主要由G细胞分泌。G细胞是典型的开放型细胞，以胃窦部最多，其次是胃底、十二指肠和空肠等处。人胰岛D细胞亦能分泌促胃液素。甘氨酸延伸型促胃液素和酰胺化促胃液素体外促进胃癌细胞生长。酰胺化促胃液素对正常胃黏膜细胞，特别是壁细胞分化起调节作用；酰胺化促胃液素协同其他致癌因子加速胃癌产生；促胃液素和猫胃螺杆菌引起小鼠胃癌。越来越多的证据表明，促胃液素与胃癌的发生、发展关系密切。胃癌时，促胃液素的变化与病变部位有关，胃体癌时血清促胃液素明显升高，而胃窦癌时促胃液素分泌减少。

(5)血管活性肠肽:是一种直链肽,由28个氨基酸残基组成,其排列为一部分胰高血糖素和促胰液素。血管活性肠肽是神经递质的一种,存在于中枢神经和肠神经系统中。具有可使血管舒张、降低血压的作用,对肠液的分泌具有很强的促进作用,但对胰腺的分泌其促进作用很弱,对胃液的分泌可起抑制作用;对消化道平滑肌的收缩产生抑制作用。目前,发现许多肿瘤细胞不仅能分泌一定量的血管活性肠肽,在其表面也有血管活性肠肽高亲和力受体。胃癌细胞通过自分泌、旁分泌及外分泌等方式使局部血管活性肠肽升高,并与血管活性肠肽受体结合而发挥作用。胃癌组织中血管活性肠肽 mRNA 的表达含量增高,约40%胃癌组织中含有分泌血管活性肠肽的肿瘤细胞,胃癌Ⅲ、Ⅳ期患者血管活性肠肽含量显著性高于Ⅰ、Ⅱ期患者。研究发现,血管活性肠肽通过抑制 IL-4 来间接调节肿瘤坏死因子的表达,对细胞内原癌基因*Bcl-2*亦有较强的促进作用。

(6)缩胆囊素:是一种神经肽,由胃肠道黏膜Ⅰ细胞分泌的多肽激素。其作用是刺激胰腺分泌和胆囊收缩,增强小肠和结肠运动,抑制胃排空,增强幽门括约肌收缩,松弛 Oddi 括约肌,促进胰腺外分泌部的生长。缩胆囊素与促胃液素的结构较为相似,并与促胃液素组成1个脑肠肽激素家族,同属于生长因子范畴。通过不同的缩胆囊素受体发挥不同的作用。研究发现,在所有的癌前及癌组织均表达促胃液素及缩胆囊素受体,且其表达量随胃癌的进展而显著增加。从蛋白水平上的研究显示,促胃液素/缩胆囊素受体自分泌或旁分泌途径也许在胃癌发生、发展中起重要的生长刺激作用。

(二)病理

1.低级别上皮内肿瘤

黏膜内腺体结构及细胞学形态呈轻度异型性,与周围正常腺体比较,腺体排列密集,腺上皮细胞出现假复层,无或有极少黏液,细胞核染色浓重,出现核分裂象。

2.高级别上皮内肿瘤

高级别上皮内肿瘤亦称腺上皮原位癌。黏膜内腺体结构及细胞学形态呈重度异型性,与周围正常腺体比较,腺体排列密集,腺上皮细胞排列和极向显著紊乱,在低级别上皮内肿瘤的基础上进一步出现共壁,甚至筛状结构,缺乏黏液分泌,核分裂象活跃,可见灶状坏死,但无间质浸润。

3.黏膜内癌

黏膜内癌,即黏膜内浸润癌,不规则的腺上皮细胞团巢或孤立的腺上皮细胞浸润黏膜固有层间质,局限于黏膜肌层以内。

4.黏膜下癌

黏膜下癌,即黏膜内浸润癌,继续向深层浸润,浸透黏膜肌层达到黏膜下层,未侵及胃固有肌层。

(王爱亮)

第三节 诊　断

一、临床表现

(一)症状

早期胃癌患者常无特异的症状,随着病情进展可出现类似胃炎、溃疡病的症状,①上腹饱胀不适或隐痛，以饭后为重。②食欲减退、嗳气、反酸、恶心、呕吐、黑便等。

进展期胃癌除上述症状外，常见症状：①体重减轻、贫血、乏力。②胃部疼痛，如疼痛持续加重且向腰背放射，则提示可能存在胰腺和腹腔神经丛受侵犯。胃癌一旦穿孔，可出现剧烈腹痛胃穿孔症状。③恶心、呕吐，常为肿瘤引起梗阻或胃功能紊乱所致。贲门部癌可出现进行性加重的吞咽困难及反流症状，胃窦部癌引起幽门梗阻时可呕吐宿食。④出血和黑便，肿瘤侵犯血管，可引起消化道出血。小量出血时仅有大便隐血阳性，当出血量较大时可表现为呕血及黑便。⑤其他症状如腹泻（患者因胃酸缺乏、胃排空加快），转移灶的症状等。晚期患者可出现严重消瘦、贫血、水肿、发热、黄疸和恶病质。

（二）体征

一般胃癌尤其是早期胃癌，常无明显体征，进展期乃至晚期胃癌患者可出现下列体征：①上腹部深压痛，有时伴有轻度肌抵抗感，常是体格检查可获得的唯一体征。②上腹部肿块，位于幽门窦或胃体的进展期胃癌，有时可扪及上腹部肿块；女性患者于下腹部扪及可推动的肿块，应考虑 Krukenberg 瘤的可能。③胃肠梗阻表现：幽门梗阻时可有胃型及震水音，小肠或系膜转移使肠腔狭窄可导致部分或完全性肠梗阻。④腹水征，有腹膜转移时可出现血性腹水。⑤锁骨上淋巴结肿大。⑥直肠前窝肿物。⑦脐部肿块等。其中，锁骨上窝淋巴结肿大、腹水征、下腹部盆腔包块、脐部肿物、直肠前窝种植结节、肠梗阻表现均为提示胃癌晚期的重要体征。因此，仔细检查上述体征，不但具有重要的诊断价值，同时也为诊治策略的制订提供了充分的临床依据。

二、辅助检查

（一）超声检查

超声检查因简便易行、灵活直观、无创无辐射等特点，可作为胃癌患者的常规影像学检查。充盈胃腔之后常规超声检查可显示病变部位胃壁层次结构，判断浸润深度，是对胃癌 T 分期的有益补充；彩色多普勒血流成像可以观察病灶内血供；超声双重造影可在观察病灶形态特征的基础上观察病灶及周围组织的微循环灌注特点；此外，超声检查可发现腹盆腔重要器官及淋巴结有无转移，颈部、锁骨上淋巴结有无转移；超声引导下肝脏、淋巴结穿刺活检有助于肿瘤的诊断及分期。

（二）CT 检查

CT 检查应为首选临床分期手段，我国多层螺旋 CT 检查广泛普及，特别推荐胸腹盆腔联合大范围扫描。在无 CT 检查增强对比剂禁忌情况下均采用增强扫描，常规采用 1 mm 左右层厚连续扫描，并推荐使用多平面重建图像，有助于判断肿瘤部位、肿瘤与周围脏器（如肝脏、胰腺、膈肌、结肠等）或血管关系及区分肿瘤与局部淋巴结，提高分期信心和准确率。为更好地显示病变，推荐口服阴性对比剂（一般扫描前口服 500～800 mL 水）使胃腔充分充盈、胃壁扩张，常规采用仰卧位扫描，对于肿瘤位于胃体下部和胃窦部，可以依据检查目的和患者配合情况采用特殊体位（如俯卧位、侧卧位等），建议采用多期增强扫描。CT 检查对进展期胃癌的灵敏度为 65%～90%，早期胃癌约为 50%；T 分期准确率为 70%～90%，N 分期为 40%～70%。因而不推荐使用 CT 检查作为胃癌初诊的首选诊断方法，但在胃癌分期诊断中推荐为首选影像方法。

（三）磁共振成像检查

推荐对 CT 检查对比剂过敏者或其他影像学检查怀疑转移者使用。磁共振成像检查有助于判断腹膜转移状态，可酌情使用。增强磁共振成像检查是胃癌肝转移的首选或重要补充检查，特别是注射肝特异性对比剂更有助于诊断和确定转移病灶数目、部位。腹部磁共振成像检查对了解胃癌的远处转移情况与增强 CT 检查的准确度基本一致，对胃癌 N 分期的准确度及诊断淋巴结侵犯的灵敏度较 CT 检查在不断提高，磁共振成像检查多 b 值弥散加权成像对胃癌 N/T 分期有价值。磁共振成像检查具有良好的软组织对比，随着磁共振扫描技术的进步，对于进展期食管胃结合部癌，CT 检查平扫不能明确诊断，或肿瘤导致内镜超声检查无法完成时，推荐依据所在中心实力酌情尝试磁共振成像检查。

(四)正电子发射计算机体层成像检查

正电子发射计算机体层成像检查可辅助胃癌分期，但不做常规推荐。如 CT 检查怀疑有远处转移可应用正电子发射计算机体层成像检查评估患者全身情况，另外，研究显示正电子发射计算机体层成像检查对于放射和化学治疗或靶向治疗的疗效评价也有一定价值，但亦不做常规推荐。在部分胃癌组织学类型中，肿瘤和正常组织代谢之间呈负相关联系，如黏液腺癌、印戒细胞癌、低分化腺癌通常是氟-18-氟代脱氧葡萄糖低摄取的，故此类患者应慎重应用。

(五)单光子发射计算机体层摄影

骨扫描在探测胃癌骨转移病变方面应用最广、经验丰富、性价比高，且具有较高的灵敏度，但在脊柱及局限于骨髓内的病灶有一定假阴性率，可与磁共振成像检查结合提高探测能力。对高度怀疑骨转移的患者可行骨扫描检查。

(六)肿瘤标志物

肿瘤标志物广泛应用于临床诊断，而且肿瘤标志物的联合检测为我们提供了动态观察肿瘤发生发展及临床疗效评价和患者预后，从而提高了检出率和鉴别诊断准确度。建议常规推荐 CA72-4、癌胚抗原和 CA19-9，可在部分患者中进一步检测甲胎蛋白和 CA125，CA125 对于腹膜转移，甲胎蛋白对于特殊病理类型的胃癌，均具有一定的诊断和预后价值。CA242 和肿瘤特异性生长因子、胃蛋白酶原Ⅰ和Ⅱ的敏感性、特异性尚有待公认。目前肿瘤标志物检测常用自动化学发光免疫分析仪及其配套试剂。

(七)胃镜检查

胃癌在一般人群中发病率较低，内镜检查用于胃癌普查需要消耗大量人力、物力资源，且患者接受度低。因此，只有针对胃癌高危人群进行筛查，才是可能行之有效的方法。我国建议对 40 岁以上或有胃癌家族史者需进行胃癌筛查。符合下列第 1 条和第 2～6 条中任 1 条者均应列为胃癌高危人群，建议作为筛查对象：①年龄＞40 岁，男女不限；②胃癌高发地区人群；③幽门螺杆菌感染者；④既往患有慢性萎缩性胃炎、胃溃疡、胃息肉、手术后残胃、肥厚性胃炎、恶性贫血等胃癌前疾病；⑤胃癌患者一级亲属；⑥存在胃癌其他高危因素（高盐、腌制饮食、吸烟、重度饮酒等）。

(八)食管超声内镜

食管超声内镜被认为胃肠道肿瘤局部分期的最精确方法，在胃癌 T 分期（特别是早期癌）和 N 分期不亚于或超过 CT 检查，常用以区分黏膜层和黏膜下层病灶，动态观察肿瘤与邻近脏器的关系，并可通过食管超声内镜引导下穿刺活检淋巴结，明显提高局部 T、N 分期准确率，但食管超声内镜为操作者依赖性检查，因此，推荐在医疗水平较高的医院或中心。对拟施行内镜下黏膜切除术、内镜黏膜下剥离术等内镜治疗者必须进行此项检查。食管超声内镜能发现直径＞5 mm 淋巴结。淋巴结回声类型、边界及大小作为主要的判断标准，认为转移性淋巴结多为圆形、类圆形低回声结构，其回声常与肿瘤组织相似或更低，边界清晰，内部回声均匀，直径＞1 cm；而非特异性炎性肿大淋巴结常呈椭圆形或三角形高回声改变,边界模糊,内部回声均匀。超声胃镜检查操作:规范的操作过程及全面、无遗漏的扫查是准确分期的基础,以胃肿瘤分期为目标的食管超声内镜应该至少包括自幽门回撤至食管胃结合部的全面扫查过程,为准确评估第一站淋巴结,推荐自十二指肠球部回撤。在回撤过程中进行分期评估,并且留存肿瘤典型图像及重要解剖标志处图像,如能做到动态的多媒体资料留存,可提高分期的准确率并提供回溯可能。扫查过程中应当注意胃腔的充盈及合适的探头频率选择和适当的探头放置,合适的焦距下图像更加清晰,并避免压迫病变导致错误分期。

三、分期

胃癌的分期见表 13-1。

表 13-1 胃癌的分期

TNM 分期	
T 原发肿瘤	
	Tx 原发肿瘤无法评估
	T0 无原发肿瘤证据
	Tis 原位癌:上皮内肿瘤,未侵及固有层,高度不典型增生
	T1 肿瘤侵犯固有层、黏膜肌层或黏膜下层
	T1a 肿瘤侵犯固有层或黏膜肌层
	T1b 肿瘤侵犯黏膜下层
	T2 肿瘤侵犯固有肌层
	T3 肿瘤侵犯浆膜下结缔组织,而尚未侵犯脏腹膜或邻近结构
	T4 肿瘤侵犯浆膜(脏腹膜)或邻近结构
	T4a 肿瘤侵犯浆膜(脏腹膜)
	T4b 肿瘤侵犯邻近结构
N 区域淋巴结	
	Nx 区域淋巴结无法评估
	N0 区域淋巴结无转移
	N11~2 个区域淋巴结有转移
	N23~6 个区域淋巴结有转移
	N37 个或 16 个以上区域淋巴结有转移
	N3a7~15 个区域淋巴结有转移
	N3b16 个或 16 个以上区域淋巴结有转移
M 远处转移	
	M0 无远处转移
	M1 有远处转移
分期	
cTNM 临床分期	
0 期	Tis;N0;M0

续表

TNM 分期	
Ⅰ期	T1;N0;M0
	T2;N0;M0
ⅡA 期	T1;N1-3;M0
	T2;N1-3;M0
ⅡB 期	T3;N0;M0
	T4a;N0;M0
Ⅲ期	T3;N1-3;M0
	T4a;N1-3;M0
ⅣA 期	T4b;任何 N;M0
ⅣB 期	任何 T;任何 N;M1
pTNM 病理分期	
0 期	Tis;N0;M0
ⅠA 期	T1;N0;M0
ⅠB 期	T1;N1;M0
	T2;N0;M0
ⅡA 期	T1;N2;M0
	T2;N1;M0
	T3;N0;M0
ⅡB 期	T1;N3a;M0
	T2;N2;M0
	T3;N1;M0
	T4a;N0;M0
ⅢA 期	T2;N3a;M0
	T3;N2;M0
	T4a;N1;M0
	T4a;N2;M0
	T4b;N0;M0
ⅢB 期	T1;N3b;M0
	T2;N3b;M0
	T3;N3a;M0
	T4a;N3a;M0
	T4b;N1;M0
	T4b;N2;M0
ⅢC 期	T3;N3b;M0
	T4a;N3b;M0
	T4b;N3a;M0
	T4b;N3b;M0
Ⅳ期	任何 T;任何 N;M1

（王爱亮）

第四节　治疗与预防

一、治疗

(一)治疗原则

应当采取综合治疗的原则,即根据肿瘤病理学类型及临床分期,结合患者一般状况和器官功能状态,采取多学科综合治疗模式,有计划、合理地应用手术治疗、化学治疗、放射治疗和生物靶向治疗等治疗手段,达到根治或最大幅度控制肿瘤,延长患者生存期,改善生活质量的目的。

(1)早期胃癌且无淋巴结转移证据,可根据肿瘤侵犯深度,考虑内镜下治疗或手术治疗,术后无须辅助放射治疗或化学治疗。

(2)局部进展期胃癌或伴有淋巴结转移的早期胃癌,应当采取以手术为主的综合治疗。根据肿瘤侵犯深度及是否伴有淋巴结转移,可考虑直接行根治性手术或术前先行新辅助化学治疗,再考虑根治性手术。成功实施根治性手术的局部进展期胃癌,需根据术后病理分期决定辅助治疗方案(辅助化学治疗,必要时考虑辅助化放射治疗)。

(3)复发/转移性胃癌应当采取以药物治疗为主的综合治疗手段,在恰当的时机给予姑息性手术治疗、放射治疗、介入治疗、射频治疗等局部治疗,同时也应当积极给予镇痛、支架置入、营养支持等最佳支持治疗。

(二)早期胃癌内镜治疗

早期胃癌的治疗方法包括内镜下切除和外科手术。与传统外科手术相比,内镜下切除具有创伤小、并发症少、恢复快、费用低等优点,且疗效相当,5 年生存率>90%。因此,国际多项指南和本指南均推荐内镜下切除为早期胃癌的首选治疗方式。早期胃癌内镜下切除术主要包括内镜下黏膜切除术、内镜黏膜下剥离术。

1.内镜治疗术前评估

需根据以下内容判定是否行内镜黏膜下剥离术或内镜下黏膜切除术。

(1)组织学类型:组织病理学类型通常由活检标本的组织病理学检查来确定,虽已有报道指出,组织病理学类型可一定程度通过内镜预测,但尚缺乏充足证据。

(2)大小:采用常规内镜检测方法测量病变大小容易出错,难以准确判断术前病灶大小,因此,一般以切除后组织的测量及病理学检查作为最终检查结果。

(3)是否存在溃疡:注意观察病变是否存在溃疡,如存在,需检查是属于活动性溃疡还是溃疡瘢痕。溃疡组织病理定义为至少 UL-Ⅱ深度的黏膜缺损(比黏膜肌层更深)。术前胃镜中,活动性溃疡一般表现为病变表面覆盖白色渗出物,不包括浅表糜烂。此外,溃疡处在愈合或瘢痕阶段时,黏膜皱襞或褶皱会向一个中心聚合。

(4)浸润深度:目前常规使用内镜检查判断早期胃癌的侵犯深度,并推荐使用放大内镜辅助判断。当前述方法难以判断浸润深度时,食管超声内镜可以作为辅助诊断措施,效果明显。

2.内镜治疗技术

(1)内镜下黏膜切除术:指内镜下将黏膜病灶整块或分块切除、用于胃肠道表浅肿瘤诊断和治疗的方法。目前尚缺乏足够的内镜下黏膜切除术治疗早期胃癌的前瞻性研究,不推荐使用内镜下黏膜切除术治疗早期胃癌。

(2)内镜黏膜下剥离术:目前推荐内镜黏膜下剥离术作为早期胃癌内镜下治疗的标准手术方式。内镜黏膜下剥离术是在内镜下黏膜切除术基础上发展起来的新技术,根据不同部位、大小、浸润深度的病变,选择使用的特殊电切刀,如 IT 刀、Dual 刀、Hook 刀等,内镜下逐渐分离黏膜层与固有肌层之间的组织,最后将病变黏膜及黏膜下层完整剥离的方法。操作大致分为 5 步,①病灶周围标记;②黏膜下注射,使病灶明显抬起;③环形切开黏膜;④黏膜下剥离,使黏膜与固有肌层完全分离,一次完整切除病灶;⑤创面处理包括创面血管处理与边缘检查。

(3)其他治疗技术:内镜下其他治疗方法包括激光疗法、氩气刀和微波治疗等,它们只能去除肿瘤,但不能获得完整病理标本,也不能肯定肿瘤是否完整切除。因此,多用于胃癌前病变的治疗,治疗后需要密切随访,不建议作为早期胃癌的首选治疗方式。

3.早期胃癌内镜治疗适应证

早期胃癌内镜治疗的绝对适应证:肉眼可见黏膜内(cT1a)分化癌,必须无溃疡(瘢痕)发生,即 UL(－)。当侵犯深度、病变直径、分化程度和合并溃疡 UL(＋)其中 1 项超出上述标准,淋巴结转移风险极低时,也可以考虑进行内镜治疗。对于内镜下黏膜切除术/内镜黏膜下剥离术治疗后局部黏膜病灶复发患者,可行扩大适应证进行处理。

4.早期胃癌内镜治疗禁忌证

国内目前较为公认的内镜切除禁忌证:①明确淋巴结转移的早期胃癌;②癌症侵犯固有肌层;③患者存在凝血功能障碍。另外,内镜黏膜下剥离术的相对手术禁忌证还包括抬举征阴性,即指在病灶基底部的黏膜下层注射盐水后局部不能形成隆起,提示病灶基底部的黏膜下层与肌层之间已有粘连;此时行内镜黏膜下剥离术治疗,发生穿孔的危险性较高,但是随着内镜黏膜下剥离术操作技术的熟练,即使抬举征阴性也可以安全地进行内镜黏膜下剥离术。

5.围术期处理

(1)术前准备:术前评估患者全身状况,排除麻醉及内镜治疗禁忌证。取得患者及家属知情同意后,签署术前知情同意书。

(2)术后处理:术后第 1 天禁食;密切观察生命体征,无异常术后第 2 天进流质或软食。术后 1 周是否复查内镜尚存争议。

(3)术后用药。溃疡治疗:内镜下切除早期胃癌后溃疡,可使用质子泵抑制剂或 H_2受体拮抗剂进行治疗。抗菌药物使用:对于术前评估切除范围大、操作时间长和可能引起消化道穿孔者,可以考虑预防性使用抗菌药物。

6.术后并发症及处理

内镜黏膜下剥离术术后常见并发症主要包括出血、穿孔、狭窄、腹痛、感染等。

(1)出血:术中出血推荐直接电凝止血,迟发性出血可用止血夹或电止血钳止血。

(2)穿孔:术中穿孔多数病例可通过金属夹闭裂口进行修补。当穿孔较大时,常难以进行内镜治疗而需要紧急手术。

(3)狭窄:胃腔狭窄或变形发生率较低,主要见于贲门、幽门或胃窦部面积较大的内镜黏膜下剥离术术后。内镜柱状气囊扩张是一种有效的治疗方式。

(三)手术治疗

1.手术治疗原则

手术切除是胃癌的主要治疗手段,也是目前治愈胃癌的唯一方法。胃癌手术分为根治性手术与非根治性手术。根治性手术应当完整切除原发病灶,并且彻底清扫区域淋巴结,主要包括标准手术、改良手术和扩大手术;非根治性手术主要包括姑息手术和减瘤手术。

(1)根治性手术:①标准手术是以根治为目的,要求必须切除2/3以上的胃,并且进行D2淋巴结清扫。②改良手术主要针对分期较早的肿瘤,要求切除部分胃或全胃,同时进行D1或D1+淋巴结清扫。③扩大手术包括联合脏器切除和/或D2以上淋巴结清扫的扩大手术。

(2)非根治性手术:①姑息手术主要针对出现肿瘤并发症的患者(出血、梗阻等),主要的手术方式包括胃姑息性切除、胃空肠吻合短路手术和空肠营养管置入术等。②减瘤手术主要针对存在不可切除的肝转移或者腹膜转移等非治愈因素,也没有出现肿瘤并发症所进行的胃切除,目前不推荐开展。

2.安全切缘的要求

(1)对于T1肿瘤,应争取2 cm的切缘,当肿瘤边界不清晰时,应进行内镜定位。

(2)对于T2以上的肿瘤,BorrmannⅠ型和Ⅱ型建议≥3 cm近端切缘,BorrmannⅢ型和Ⅳ型建议≥5 cm近端切缘。

(3)以上原则不能实现时,建议冷冻切片检查近端边缘。

(4)对于食管侵犯的肿瘤,建议切缘3~5 cm或冷冻切片检查争取R0切除。

3.胃切除范围的选择

对于不同部位的胃癌,胃切除范围不同。位于胃下部癌进行远侧胃切除术或者全胃切除术,位于胃体部癌进行全胃切除术,位于食管胃结合部癌进行近侧胃切除术或者全胃切除术。

(1)cT2~4或cN(+)的胃癌,通常选择标准胃部分切除或者全胃切除术。

(2)cT1N0M0胃癌,根据肿瘤位置,除了可以选择上述手术方式以外,还可以选择近端胃切除术、保留幽门的胃切除术、胃局部切除术等。

(3)联合脏器切除的问题,如果肿瘤直接侵犯周围器官,可行根治性联合脏器切除。对于肿瘤位于胃大弯侧,存在No.4sb淋巴结转移时,考虑行联合脾切除的全胃切除术。其他情况下,除了肿瘤直接侵犯,不推荐行预防性脾切除术。

4.淋巴结清扫

根据目前的循证医学证据和国内外指南,淋巴结清扫范围需依据胃切除范围确定(表13-2)。

表13-2 淋巴结清扫范围

胃切除方式	D0	D1	D1+	D2
全胃切除术	<D1	No.1~7	D1+No.8a、9、11p*、No.110	D1+No.8a、9、11p、11d、12a*、No.19、20、110、111
远端胃切除术	<D1	No.1、3、4sb、4d、5、6、7	D1+No.8a、9	D1+No.8a、9、11p、12a
近端胃切除术	<D1	No.1、2、3a、4sa、4sb、7	D1+No.8a、9、11p*、No.110	
保留幽门胃切除术		No.1、3、4sb、4d、6、7	D1+: D1+No.8a、9	

注:*肿瘤侵及食管。

D1 切除包括切除胃大、小网膜及其包含在贲门左右、胃大、小弯以及胃右动脉旁的幽门上、幽门下淋巴结以及胃左动脉旁淋巴结。对于 cT1aN0 和 cT1bN0、分化型、直径＜1.5 cm 的胃癌行 D1 清扫；对于上述以外的 cT1N0 胃癌行 D1＋清扫。

D2 切除是在 D1 的基础上，再清扫腹腔干、肝总动脉、脾动脉和肝十二指肠韧带的淋巴结。清扫≥16 枚的淋巴结才能保证准确的分期和预后判断。对于 cT2～4 或者 cN(＋)的肿瘤应进行 D2 清扫。

当淋巴结清扫的程度不完全符合相应 D 标准时，可以如实记录为 D1(＋No.8a)、D2(－No.10)等。对于以下情况，应该考虑 D2 以上范围的扩大淋巴结清扫：①浸润胃大弯的进展期胃上部癌推荐行 D2＋No.10 清扫；②胃下部癌同时存在 No.6 组淋巴结转移时推荐行 D2＋No.14v 淋巴结清扫；③胃下部癌发生十二指肠浸润推荐行 D2＋No.13 淋巴结清扫。

脾门淋巴结清扫的必要性以及如何清扫存在较大争议。不同文献报道脾门淋巴结转移率差异较大。T1、T2 期胃癌患者不需行脾门淋巴结清扫。因此建议以下情形行脾门淋巴结清扫：原发肿瘤＞6 cm，位于胃大弯侧，且术前分期为 T3 或 T4 的中上部胃癌。

5.食管胃结合部癌

目前对于食管胃结合部癌，胃切除术范围与淋巴结清扫范围尚未形成共识。根据目前的循证医学证据，有以下推荐。

(1)肿瘤中心位于食管胃结合部上下 2 cm 以内、长径＜4 cm 食管胃结合部癌可以选择近端胃切除(＋下部食管切除)或者全胃切除术(＋下部食管切除)。cT1 肿瘤推荐清扫淋巴结范围 No.1、2、3、7、9、19、20。cT2～4 肿瘤推荐清扫淋巴结范围 No.1、2、3、7、8a、9、11p、11d、19、20。肿瘤中心位于食管胃结合部以上的追加清扫下纵隔淋巴结。

(2)肿瘤侵犯食管＜3 cm 时，推荐经腹经膈肌手术；侵犯食管长度＞3 cm 且可能是治愈手术时，应考虑开胸手术。

6.消化道重建

不同的胃切除方式，有不同的消化道重建方式。消化道重建推荐使用各种吻合器，以增加吻合的安全性和减少并发症。根据目前的循证医学证据，针对不同的胃切除方式，作出如下推荐。

(1)全胃切除术后重建方式：Roux-en-Y 吻合、空肠间置法。

(2)远端胃切除术后重建方式：BillrothⅠ式、BillrothⅡ式联合 Braun 吻合、Roux-en-Y 吻合、空肠间置法。

(3)保留幽门胃切除术后重建方式：胃胃吻合法。

(4)近端胃切除术后重建方式：食管残胃吻合、空肠间置法。

7.围术期药物管理

(1)抗菌药物。①预防性使用：胃癌手术的切口属Ⅱ类切口，可能污染的细菌为革兰阴性杆菌，链球菌属，口咽部厌氧菌(如消化链球菌)，推荐选择的抗菌药物种类为第一、二代头孢菌素，或头霉素类；对 β-内酰胺类抗菌药物过敏者，可用克林霉素＋氨基糖苷类，或氨基糖苷类＋甲硝唑。给药途径为静脉滴注；应在皮肤、黏膜切开前 0.5～1 小时或麻醉开始时给药，在输注完毕后开始手术，保证手术部位暴露时局部组织中抗菌药物已达到足以杀灭手术过程中沾染细菌的药物浓度。抗菌药物的有效覆盖时间应包括整个手术过程。如手术时间＞3 小时或所用药物半衰期的 2 倍以上，或成人出血量＞1 500 mL，术中应追加 1 次。Ⅱ类切口手术的预防用药为 24 小时，必要时可延长至 48 小时。过度延长用药时间并不能进一步提高预防效果，且预防用药时间＞48 小时，耐药菌感染机会增加。②治疗使用：根据病原菌、感染部位、感染严重程度和患者的生理、病理情况及抗菌药物药效学和药动学证据制订抗菌治疗方案，包括抗菌药物的选用品种、剂量、给药频次、给药途径、疗程及联合用药等。一般疗程宜用至体温正常、症状消退后72～96小时。

(2)营养支持治疗：推荐使用患者参与的主观全面评定联合营养风险筛查2002进行营养风险筛查与评估。营养风险筛查2002≥3分或患者参与的主观全面评定评分在2～8分的患者，应术前给予营养支持；营养风险筛查2002≥3分患者参与的主观全面评定评分≥9分的择期手术患者给予10～14天的营养支持后手术仍可获益。开腹大手术患者，无论其营养状况如何，均推荐手术前使用免疫营养5～7天，并持续到手术后7天或患者经口摄食>60%需要量时为止。免疫增强型肠内营养应同时包含n-3多不饱和脂肪酸、精氨酸和核苷酸，单独添加上述营养物中的任1种或2种，其作用需要进一步研究。首选口服肠内营养支持。中度营养不良计划实施大手术患者或重度营养不良患者建议在手术前接受营养治疗1～2周，即使手术延迟也是值得的。预期术后7天以上仍然无法通过正常饮食满足营养需求的患者，以及经口进食不能满足60%需要量1周以上的患者，应给予术后营养治疗。术后患者推荐首选肠内营养；鼓励患者尽早恢复经口进食，对于能经口进食的患者推荐口服营养支持；对不能早期进行口服营养支持的患者，应用管饲喂养，胃癌患者推荐使用鼻空肠管行肠内营养。补充性肠外营养给予时机：营养风险筛查2002≤3分或重症营养风险评分表评分≤5分的低营养风险患者，如果肠内营养未能达到60%目标能量及蛋白质需要量>7天时，才启动肠外营养支持治疗；营养风险筛查2002≥5分或重症营养风险评分表评分≥6分的高营养风险患者，如果肠内营养在48～72小时无法达到60%目标能量及蛋白质需要量时，推荐早期实施肠外营养。当肠内营养的供给量达到目标需要量60%时，停止肠外营养。

(3)疼痛的处理：不推荐在术前给予患者阿片类药物或非选择性非甾体抗炎药，因为不能获益。手术后疼痛是机体受到手术刺激(组织损伤)后的一种反应。有效的术后疼痛治疗，可减轻患者痛苦，也有利于康复。推荐采用多模式镇痛方案，非甾体抗炎药被美国和欧洲多个国家的指南推荐为术后镇痛基础用药。多模式镇痛还包括口服对乙酰氨基酚、切口局部浸润注射罗哌卡因或联合中胸段硬膜外镇痛等。由于阿片类药物不良反应较大，包括影响胃肠功能恢复、呼吸抑制、头晕、恶心、呕吐等，应尽量避免或减少阿片类镇痛药物的应用。

(4)术后恶心、呕吐的处理：住院患者术后恶心、呕吐的发生率为20%～30%，主要发生在术后24～48小时，少数可持续3～5天。相关危险因素包括女性、术后使用阿片类镇痛药、非吸烟、有术后恶心、呕吐史或晕动病史。

术后恶心、呕吐的预防：确定患者发生术后恶心、呕吐的风险，无术后恶心、呕吐危险因素的患者，不需预防用药。不同作用机制的药物联合防治优于单一药物。5-羟色胺3受体抑制剂、地塞米松和氟哌利多或氟哌啶醇是预防术后恶心、呕吐最有效且不良反应小的药物。临床防治术后恶心、呕吐的效果判定金标准是达到24小时有效和完全无恶心、呕吐。

术后恶心、呕吐的治疗：对于患者离开麻醉恢复发生持续的恶心、呕吐时，应首先床旁检查排除药物刺激或机械性因素后，进行镇吐治理。若患者无预防性用药，第1次出现术后恶心、呕吐，应开始小剂量5-羟色胺3受体抑制剂治疗，通常为预防剂量的1/4。也可给予地塞米松2～4 mg，氟哌利多0.625 mg或异丙嗪6.25～12.5 mg。若患者在麻醉后恢复室内发生术后恶心、呕吐时，可考虑静脉注射丙泊酚20 mg。如已预防性用药，则治疗时应换用其他类型药物。如果在三联疗法预防后患者仍发生术后恶心、呕吐，则6小时内不能重复使用，应换为其他药物；若

6 小时发生，可考虑重复给予 5 羟色胺 3 受体抑制剂和氟哌利多或氟哌啶醇，剂量同前。不推荐重复应用地塞米松。

(5)围术期液体管理：围术期液体平衡能够改善胃切除手术患者预后，既应避免因低血容量导致的组织灌注不足和器官功能损害，也应注意容量负荷过多所致的组织水肿和心脏负荷增加。术中以目标导向为基础的治疗策略，可以维持患者合适的循环容量和组织氧供。

(6)应激性溃疡的预防：应激性溃疡是指机体在各类严重创伤、危重症或严重心理疾病等应激状态下，发生的急性胃肠道黏膜糜烂、溃疡病变，严重者可并发消化道出血、甚至穿孔，可使原有疾病程度加重及恶化，增加病死率。对于重症患者质子泵抑制药优于 H_2 受体拮抗剂，推荐标准剂量质子泵抑制药静脉滴注，每 12 小时 1 次，至少连续 3 天，当患者病情稳定可耐受肠内营养或已进食、临床症状开始好转或转入普通病房后可改为口服用药或逐渐停药；对于非重症患者，质子泵抑制药与 H_2 受体拮抗剂疗效相当，由于临床出现严重出血的发生率较低，研究表明该类患者使用药物预防出血效果不明显，因此对于非重症患者术后应激性溃疡的预防，无法做出一致推荐。

(7)围术期气道管理：围术期气道管理，可以有效减少并发症、缩短住院时间、降低再入院率及死亡风险、改善患者预后，减少医疗费用。围术期气道管理常用治疗药物包括抗菌药物、糖皮质激素、支气管舒张剂(β_2 受体激动剂和抗胆碱药物)和黏液溶解剂。对于术后呼吸道感染的患者可使用抗菌药物治疗；糖皮质激素、支气管舒张剂多联合使用，经雾化吸入，2～3 次/天，疗程 7～14 天；围术期常用黏液溶解剂为盐酸氨溴索，可减少手术时机械损伤造成的肺表面活性物质下降、减少肺不张等肺部并发症的发生。对于呼吸功能较差或合并慢性阻塞性肺疾病等慢性肺部基础疾病的患者，建议术前预防性应用直至术后。需要注意的是，盐酸氨溴索为静脉制剂，不建议雾化吸入使用。

(四)化学治疗

化学治疗分为姑息化学治疗、辅助化学治疗和新辅助化学治疗和转化治疗，应当严格掌握临床适应证，排除禁忌证，并在肿瘤内科医师的指导下施行。化学治疗应当充分考虑患者的疾病分期、年龄、体力状况、治疗风险、生活质量及患者意愿等，避免治疗过度或治疗不足。及时评估化学治疗疗效，密切监测及防治不良反应，并酌情调整药物和/或剂量。按照 RECIST 疗效评价标准评价疗效。

1.姑息化学治疗

姑息化学治疗目的为缓解肿瘤导致的临床症状，改善生活质量及延长生存期。适用于全身状况良好、主要脏器功能基本正常的无法切除、术后复发转移或姑息性切除术后的患者。禁忌用于严重器官功能障碍，不可控制的合并疾病及预计生存期不足 3 个月者。

常用的系统化学治疗药物包括 5-氟尿嘧啶、卡培他滨、替吉奥、顺铂、奥沙利铂、紫杉醇、多西他赛、白蛋白结合型紫杉醇、伊立替康、表阿霉素等，靶向治疗药物包括曲妥珠单抗、阿帕替尼。化学治疗方案包括 2 种药物联合或 3 种药物联合方案，2 种药物方案包括 5-氟尿嘧啶/亚叶酸钙＋顺铂、卡培他滨＋顺铂、替吉奥＋顺铂、5-氟尿嘧啶＋奥沙利铂、卡培他滨＋奥沙利铂、替吉奥＋奥沙利铂、卡培他滨＋紫杉醇、卡培他滨＋多西他赛、5-氟尿嘧啶/亚叶酸钙＋伊立替康等。

3 种药物方案适用于体力状况好的晚期胃癌患者，常用者包括表阿霉素＋顺铂＋5-氟尿嘧啶及其衍生方案，多西他赛＋顺铂＋5-氟尿嘧啶及其改良方案等。白蛋白结合型紫杉醇作为二线治疗与普通紫杉醇疗效相当，且很少发生变态反应，目前也为可选择的化学治疗药物。对体力状态差、高龄患者，考虑采用口服氟尿嘧啶类药物或紫杉类药物的单药化学治疗。

对 HER2 表达呈阳性的晚期胃癌患者，可考虑在化学治疗的基础上，联合使用分子靶向治疗药物曲妥珠单抗。既往 2 个化学治疗方案失败的晚期胃癌患者，身体状况良好情况下，可考虑单药阿帕替尼治疗。姑息化学治疗注意事项如下。

(1)胃癌是异质性较强的恶性肿瘤，治疗困难，积极鼓励患者尽量参加临床研究。

(2)对于复发转移性胃癌患者，3 种药物方案适用于肿瘤负荷较大且体力状况较好者。而单药化学治疗适用于高龄、体力状况差或脏器功能轻度不全患者。

(3)对于经系统化学治疗疾病控制后的患者，仍需定期复查，根据回顾性及观察性研究，标准化学治疗后序贯单药维持治疗较标准化学治疗可改善生活质量，减轻不良反应，一般可在标准化学治疗进行 6 个周期后进行。

(4)腹膜转移是晚期胃癌患者的特殊转移模式，常因伴随癌性腹水、癌性肠梗阻影响患者进食及生活质量。治疗需根据腹胀等进行腹水引流及腹腔灌注化学治疗，改善一般状况，择期联合全身化学治疗。

2.辅助化学治疗

辅助化学治疗适用于 D2 根治术后病理分期为Ⅱ期及Ⅲ期者。Ⅰa 期不推荐辅助化学治疗，对于Ⅰb 期胃癌是否需要进行术后辅助化学治疗，目前并无充分的循证医学证据，但淋巴结阳性患者(pTIN1M0)可考虑辅助化学治疗，对于 pT2N0M0 的患者，年轻(＜40 岁)组织学为低分化、有神经束或血管、淋巴管浸润因素者进行辅助化学治疗，多采用单药，有可能减少复发。联合化学治疗在 6 个月内完成，单药化学治疗≤1 年。

辅助化学治疗方案推荐氟尿嘧啶类药物联合铂类的 2 种药物联合方案。对体力状况差、高龄、不耐受 2 种药物联合方案者，考虑采用口服氟尿嘧啶类药物的单药化学治疗。辅助化学治疗注意事项如下。

(1)辅助化学治疗始于患者术后体力状况基本恢复正常时，一般在术后 4 周开始。特别注意患者术后进食需恢复，围术期并发症需缓解。

(2)其他氟尿嘧啶类药物联合铂类的 2 种药物联合方案也可考虑在辅助化学治疗应用。最新研究提示在Ⅲ期胃癌术后使用多西他赛联合替吉奥较单药替吉奥预后改善，多西他赛联合替吉奥有可能成为辅助化学治疗的另一个选择。

(3)观察性研究提示Ⅱ期胃癌患者接受单药与联合化学治疗生存受益相仿，但Ⅲ期胃癌患者从联合治疗中获益更明显。同时需结合患者身体状况、年龄、基础疾病、病理类型综合考虑，选择单药口服或联合化学治疗。

(4)辅助化学治疗期间需规范合理地进行剂量调整，密切观察患者营养及体力状况，务必保持体重，维持机体免疫功能。联合化学治疗不能耐受时可减量或调整为单药，在维持整体状况时尽量保证治疗周期。

3.新辅助化学治疗

对无远处转移的局部进展期胃癌(T3/4、N＋)，推荐新辅助化学治疗，应当采用铂类与氟尿嘧啶类联合的 2 种药物方案，或在 2 种药物方案基础上联合紫杉类组成 3 种药物联合的化学治疗方案，不宜单药应用。新辅助化学治疗的时限一般≤3 个月，应当及时评估疗效，并注意判断不良反应，避免增加手术并发症。术后辅助治疗应当根据术前分期及新辅助化学治疗疗效，有效者延续原方案或根据患者耐受性酌情调整治疗方案，无效者则更换方案或加用靶向药物如阿帕

替尼等。新辅助化学治疗注意事项如下。

(1)3种药物方案是否适应于全部新辅助化学治疗人群,特别是东方人群,尚存争议。小样本前瞻性随机对照研究未显示3种药物方案较2种药物方案疗效更优,生存获益更加明显。我国进行了多项2种药物方案的前瞻性临床研究,初步显示了良好的疗效和围术期安全性。建议根据临床实践情况,在多学科合作的基础上,与患者及家属充分沟通。

(2)对于达到病理学完全缓解的患者,考虑为治疗有效患者,结合术前分期,原则上建议继续术前化学治疗方案。

(3)新辅助化学治疗疗效欠佳患者,应由多学科综合治疗团队综合评估手术的价值与风险,放射治疗的时机和意义,术后药物治疗的选择等,与患者及家属详细沟通。

4.转化治疗

对于初始不可切除但不伴有远处转移的局部进展期胃癌患者,可考虑化学治疗或同步放射和化学治疗,争取肿瘤缩小后转化为可切除。注意事项如下。

(1)不可切除的肿瘤包括原发肿瘤外侵严重或区域淋巴结转移固定、融合成团,与周围正常组织无法分离或已包绕大血管;因患者身体状况基础疾病等不能切除者,转化治疗不适用,可参考姑息化学治疗及放射治疗。

(2)肿瘤的可切除性评估,需以肿瘤外科为主,借助影像学、内镜等多种手段,必要时进行正电子发射计算机体层成像和/或腹腔镜探查,精准进行临床分期,制订总体治疗策略。

(3)不同于新辅助化学治疗,转化治疗的循证医学证据更多来源于晚期胃癌的治疗经验,只有肿瘤退缩后才可能实现R0切除,故更强调高效缩瘤,在患者能耐受的情况下,可相对积极考虑3种药物化学治疗方案。

(4)初步研究提示,同步放射和化学治疗较单纯放射治疗或单纯化学治疗可能实现更大的肿瘤退缩,但目前其适应人群、引入时机等均需进一步探索,建议在临床研究中开展;在临床实践中,建议由多学科团队进行评估,确定最佳治疗模式。

(5)初始诊断时不伴有其他非治愈因素而仅有单一远处转移,且技术上可切除的胃癌,是一类特殊人群,例如仅伴有肝转移、卵巢转移、16组淋巴结转移、腹膜脱落细胞学阳性或局限性腹膜转移。在队列研究中显示通过转化治疗使肿瘤缩小后,部分患者实现R0切除术,但目前仅推荐在临床研究中积极考虑。在临床实践中,必须由多学科团队全面评估,综合考虑患者的年龄、基础疾病、身体状况、依从性、社会支持度、转移部位、病理类型、转化治疗的疗效和不良反应以及手术之外的其他选择等,谨慎判断手术的获益和风险。

(6)胃癌根治术后局部复发,应首先评估再切除的可能性;如为根治术后发生的单一远处转移,除上述(5)涉及之外,尚需考虑首次手术分期、辅助治疗方案、无病生存时间、复发风险因素等综合判定。

(7)经过转化治疗后,推荐由多学科团队再次评估根治手术的可行性及可能性,需与患者及家属充分沟通治疗风险及获益。围术期的疗效评估、安全性管理等同新辅助化学治疗。

(五)放射治疗

放射治疗是恶性肿瘤的重要治疗手段之一。根据临床随访研究数据和尸检数据,提示胃癌术后局部区域复发和远处转移风险很高,放射治疗通过对原发肿瘤位置及淋巴引流区的照射可以降低局部区域复发风险。在多学科诊疗的指导下,通过放射治疗与手术治疗、化学治疗、分子靶向治疗等多种治疗手段结合,可制订出合理的治疗方案使患者获益。目前,指南推荐在特定情况下，对局部晚期胃癌在手术前或手术后实施放射和化学治疗的治疗模式。随着D2手术的开展和广泛推广，术后放射治疗的适应证以及放射治疗范围都成为学者探讨的热点。对于局部晚期胃癌的术前放射治疗，特别是针对食管胃结合部癌，多项研究显示术前同步放射和化学治疗可以显著降低肿瘤负荷，为提高肿瘤治愈率提供帮助。

1.放射治疗指征

(1)一般情况好，KPS≥70分或ECOG 0～2分。

(2)术前放射治疗：对于可手术切除或潜在可切除的局部晚期胃癌，术前同步放射和化学治疗可获得较高的R0手术切除率、使肿瘤显著降期，从而改善长期预后。对于不可手术切除的局部晚期胃癌，术前同步放射和化学治疗可显著缩小肿瘤，使部分肿瘤转化为可切除病变，提高R0手术切除率而改善预后。在患者耐受性良好的前提下，可尝试术前同步放射治疗联合化学治疗模式。

(3)术后放射治疗：①手术切缘阳性者建议术后放射治疗；②R0切除且淋巴结清扫<D2范围者，术后病理T3～4和/或淋巴结转移者建议术后同步放射和化学治疗；③R0切除且D2淋巴结清扫范围者，可考虑术后病理淋巴结转移者行术后同步放射和化学治疗。

(4)拒绝接受手术治疗或因内科疾病原因不能耐受手术治疗的胃癌患者。

(5)晚期胃癌的减症放射治疗：远处转移的胃癌患者，根据情况照射原发灶或转移灶，可达到缓解梗阻、压迫、出血或疼痛的目的，提高患者生存质量。仅照射原发灶及引起症状的转移病灶，照射剂量根据病变大小、位置及耐受程度判定。

2.放射治疗技术

调强放射治疗技术包括容积旋转调强放射治疗技术及螺旋断层调强放射治疗等，比三维适形放射治疗拥有更好的剂量分布适形性和均匀性，结合靶中靶或靶区内同步加量放射治疗剂量模式，可在不增加正常组织受照剂量的前提下，提高胃肿瘤照射剂量。

(1)放射治疗靶区：对于未手术切除的病变，常规分割剂量放射治疗范围包括原发肿瘤和转移淋巴结，以及对高危区域淋巴结进行预防照射。

术后治疗的放射治疗范围包括选择性照射瘤床及吻合口，以及对高危淋巴结区域进行预防照射。吻合口及瘤床的照射指征为切缘距离肿瘤<3 cm推荐包括相应吻合口，T4b者特别是胃后壁病变推荐术后放射治疗包括瘤床。姑息治疗的病例可仅照射原发灶及引起症状的转移病灶。

(2)放射治疗剂量：三维适形放射治疗和调强放射治疗应用体积剂量定义方式，常规照射应用等中心点剂量定义模式。同步放射和化学治疗中常规放射治疗总量为45～50 Gy，单次剂量为1.8～2.0 Gy；根治性放射治疗剂量推荐同步或序贯加量56～60 Gy。①术后放射治疗剂量：推荐临床靶区DT 45～50.4 Gy，每次1.8 Gy，共25～28次；有肿瘤和/或残留者，大野照射后局部缩野加量照射DT 5～10 Gy。②术前放射治疗剂量：推荐DT 41.4～45 Gy，每次1.8 Gy，共23～25次。③根治性放射治疗剂量：推荐DT 54～60 Gy，每次2 Gy，共27～30次。④转移、脑转移放射治疗剂量：30 Gy/10 f或40 Gy/20 f或者立体定向放射治疗。

(3)照射技术：根据医院具有的放射治疗设备选择不同的放射治疗技术，如常规放射治疗、三维适形放射治疗、调强放射治疗、图像引导放射治疗等。建议使用三维适形放射治疗或调强放射治疗等先进技术，更好地保护周围正常组织如肝、脊髓、肾脏和肠道，降低正常组织不良反应，提高放射治疗耐受性。①模拟定位：推荐CT模拟定位。如无CT模拟定位，必须行常规模拟定

位。体位固定，仰卧位。定位前3小时避免多食，口服对比剂或静脉应用造影剂有助于CT定位和靶区勾画。②建议3野及以上的多野照射。③如果调强放射治疗，必须进行计划验证。④局部加量可采用术中放射治疗或外照射技术。⑤放射性粒子植入治疗不推荐常规应用。

(4)同步化学治疗：同步化学治疗方案单药首选替吉奥或者卡培他滨。有条件的医院可开展联合静脉化学治疗的临床研究。

替吉奥剂量(以替加氟计)：①体表面积<1.25 m^2，每次40 mg；②体表面积1.25～1.5 m^2，每次50 mg；③体表面积≥1.5 m^2，每次60 mg。卡培他滨剂量：800 mg/m^2，放射治疗日口服，每天2次。

正常组织限量：肺，V_{20}<25%；心脏，V_{30}<30%；脊髓，D_{max}≤45 Gy；肾脏，V_{20}<25%；小肠，V_{45}<195 mL；肝脏，V_{30}<30%，D_{mean}<25 Gy。

(六)靶向治疗

1.曲妥珠单抗

(1)适应证：对HER2过表达的晚期胃或食管胃结合部腺癌患者，推荐在化学治疗的基础上，联合使用分子靶向治疗药物曲妥珠单抗。适应人群为既往未接受过针对转移性疾病的一线治疗患者，或既往未接受过抗HER2治疗的二线及以上治疗患者。

(2)禁忌证：既往有充血性心力衰竭病史、高危未控制心律失常、需要药物治疗的心绞痛、有临床意义瓣膜疾病、心电图显示透壁心肌梗死和控制不佳的高血压。

(3)治疗前评估及治疗中监测：曲妥珠单抗不良反应主要包括心肌毒性、输液反应、血液学毒性和肺毒性等。因此在应用前需全面评估病史、体力状况、基线肿瘤状态、HER2状态及心功能等。

在首次输注时需严密监测输液反应，并在治疗期间密切监测左心室射血分数。左心室射血分数相对治疗前绝对降低≥16%或者左心室射血分数低于当地医疗机构的该参数正常值范围且相对治疗前绝对降低≥10%时，应停止曲妥珠单抗治疗。

(4)注意事项：①根据ToGA研究结果，对于HER2阳性胃癌，推荐在5-氟尿嘧啶/卡培他滨联合顺铂基础上联合曲妥珠单抗。除此之外，多项Ⅱ期临床研究评估了曲妥珠单抗联合其他化学治疗方案，也有较好的疗效和安全性，如紫杉醇、卡培他滨联合奥沙利铂、替吉奥联合奥沙利铂、替吉奥联合顺铂等。但不建议与蒽环类药物联合应用。②一线化学治疗进展后的HER2阳性晚期胃癌患者，如一线已应用过曲妥珠单抗，跨线应用的高级别循证依据尚缺乏，有条件的情况下建议再次活检，尽管国内多中心前瞻性观察性研究初步结果显示二线继续应用曲妥珠单抗联合化学治疗可延长中位无进展生存时间，但暂不建议在临床实践中应用。③其他以HER2为靶点的药物有抗HER2单抗帕妥珠单抗、小分子酪氨酸激酶抑制剂拉帕替尼、药物偶联抗HER2单抗TDM-1等，目前这些药物的临床研究均未获得阳性结果，均不推荐在临床中应用。

2.阿帕替尼

(1)适应证：甲磺酸阿帕替尼是我国自主研发新药，是高度选择VEGFR-2抑制剂，其适应证是晚期胃或食管胃结合部腺癌患者的三线及以上治疗，且患者接受阿帕替尼治疗时一般状况良好。

(2)禁忌证：同姑息化学治疗，但需特别注意患者出血倾向、心脑血管系统基础病和肾脏功能。

(3)治疗前评估及治疗中监测：阿帕替尼的不良反应包括血压升高、蛋白尿、手足综合征、出血、心脏毒性和肝脏毒性等。治疗过程中需严密监测出血风险、心电图和心脏功能、肝脏功能等。

(4)注意事项:①目前不推荐在临床研究以外应用,阿帕替尼联合或单药作为一线及二线治疗。②前瞻性研究发现,早期出现的高血压、蛋白尿或手足综合征患者疾病控制率、无复发生存时间及总生存时间有延长,因此积极关注不良反应十分重要,全程管理,合理调整剂量,谨慎小心尝试再次应用。③重视患者教育,对于欧洲肌力功能评定量表≥2、四线化学治疗以后、胃部原发灶未切除、骨髓功能储备差、年老体弱或瘦小的女性患者,为了确保患者的安全性和提高依从性,可先从低剂量如 500 mg 每天 1 次开始口服。

(七)免疫治疗

随着免疫检查点抑制剂的广泛应用,晚期胃癌一线化学治疗联合程序性死亡因子-1 单抗及三线单药程序性死亡因子-1 单抗治疗已获得随机Ⅲ期临床研究的阳性结果,而且在二线治疗、围术期治疗领域也开展了多项免疫检查点抑制剂相关研究。目前建议患者积极参加临床研究。

(八)介入治疗

胃癌介入治疗主要包括针对胃癌、胃癌肝转移、胃癌相关出血以及胃出口梗阻的微创介入治疗。

1.胃癌的介入治疗

经导管动脉栓塞治疗、经导管动脉栓塞化学治疗或经导管动脉灌注化学治疗可应用于进展期胃癌和不可根治胃癌的姑息治疗或辅助治疗,其疗效尚不确切,需大样本、前瞻性研究进一步证实。

2.胃癌肝转移的介入治疗

介入治疗可作为胃癌肝转移瘤除外科手术切除之外的局部微创治疗方案。主要包括消融治疗、经导管动脉栓塞治疗、经导管动脉栓塞化学治疗及经导管动脉灌注化学治疗等。

3.胃癌相关出血的介入治疗

介入治疗(如经导管动脉栓塞)对于胃癌相关出血(包括胃癌破裂出血、胃癌转移灶出血及胃癌术后出血等)具有独特的优势,通过选择性或超选择性动脉造影明确出血位置,并选用合适的栓塞材料进行封堵,可迅速、高效地完成止血,同时缓解出血相关症状。

4.胃出口梗阻的介入治疗

晚期胃癌患者可出现胃出口恶性梗阻相关症状,通过 X 线引导下支架植入等方式,达到缓解梗阻相关症状、改善患者生活质量的目的。

(九)中医治疗

1.肝胃不和证

症状:胃脘胀满,疼痛时作,牵及两胁,呃逆频频,嗳气陈腐,甚则呕吐,心烦胸闷,情绪抑郁,纳谷不馨,舌苔薄白,脉弦细。

治法:疏肝和胃,降逆止痛。

方剂:柴胡疏肝散加减。

药物:柴胡、陈皮、枳壳、川芎、香附、白芍、郁金、藤梨根、鸡内金、白扁豆、茯苓、白术。

2.瘀毒内阻证

症状:胃脘刺痛拒按,痛有定处,触及肿物,质硬,脘胀不欲食或呕血、便血,肌肤甲错,面色晦暗,舌质紫暗或有瘀点,苔黄腻,脉细弦或涩。

治法:活血化瘀,清热解毒。

方剂：膈下逐瘀汤加减。

药物：五灵脂、当归、川芎、桃仁、牡丹皮、赤芍、郁金、香附、生蒲黄、仙鹤草、延胡索、藤梨根、白花蛇舌草、石见穿。

3.痰湿中阻证

症状：脘腹胀痛，泛吐痰涎，口淡无味，面色苍黄，喜卧懒言，腹胀，大便溏薄，舌淡红，舌苔白腻，脉弦滑或濡滑。

治法：健脾理气，化痰和胃。

方剂：平胃散合苓桂术甘汤加减。

药物：苍术、厚朴、陈皮、茯苓、桂枝、白术、甘草、浙贝母、砂仁、怀山药、焦山楂、神曲、鸡内金、山慈菇、蜂房。

4.脾胃虚寒证

症状：胃脘隐痛，喜按喜温，畏寒肢冷，神疲乏力，便溏，下肢水肿，舌质淡胖，苔白滑润，脉沉细或濡细。

治法：温中散寒，健脾和胃。

方剂：理中汤合吴茱萸汤加减。

药物：党参、干姜、白术、茯苓、吴茱萸、高良姜、陈皮、姜半夏、荜茇、熟附块、甘草、白芍、薜荔果。

5.胃热伤阴证

症状：胃脘灼热，嘈杂疼痛，食欲减退，口干咽燥，大便干燥，形体消瘦，舌红少苔或苔剥少津，脉细数。

治法：养阴清热，解毒消积。

方剂：益胃汤加减。

药物：北沙参、麦冬、生地黄、玉竹、金铃子、黄连、瓜蒌仁、延胡索、野葡萄藤、藤梨根、半枝莲。

6.气血两虚证

症状：腹痛绵绵，面色无华，身体乏力，心悸气短，头晕目眩，虚烦不寐，自汗盗汗，纳少乏味，或有面浮肢肿，舌淡苔少，脉细弱。

治法：补气养血，健脾补肾。

方剂：十全大补汤加减。

药物：生黄芪、党参、白术、茯苓、当归、熟地黄、白芍、枸杞子、黄精、淫羊藿、仙鹤草、人参、甘草、陈皮、仙鹤草。

二、预防

(一)筛查高危人群

1.不良的饮食及生活习惯

(1)高盐饮食：长期食用腌制、烧烤食品，如咸鱼、咸肉、腌菜等食物，这些不良饮食习惯均与胃癌的发生率和死亡率升高有关。

(2)高亚硝酸盐化合物摄入：高亚硝酸盐摄入与患胃癌的危险性显著相关，尤其是幽门螺杆菌感染者。

(3)长期缺乏或摄入蔬菜水果过少者患胃癌风险明显增加。

(4)长期吸烟和中度以上酗酒者发生胃癌的危险显著升高。此外老年人也是胃癌的高发人群。

2.幽门螺杆菌感染者

世界卫生组织已经将幽门螺杆菌感染列为Ⅰ类致癌物。尤其与非贲门胃癌关系更大,其发病率较无幽门螺杆菌感染者高达 6 倍以上。

3.残胃者

残胃癌可发生于残胃内和胃肠吻合口。一般手术 15 年以上胃癌发生率逐渐升高。20 年以上术后胃癌者,胃癌发生率是一般人群的 7~8 倍。残胃癌的发生与首次胃部手术的方式有关,胃次全切除术后做毕Ⅱ式较单纯胃空肠吻合术毕Ⅰ式者更易发生残胃癌。

4.胃溃疡

胃溃疡可以癌变,癌变率为 5%,癌变的原因是慢性溃疡边缘的黏膜受到损伤破坏,机体对其反复增生和修复的过程容易诱发癌变。长期慢性胃溃疡患者胃癌的患病风险明显升高。

5.慢性萎缩性胃炎

慢性萎缩性胃炎会演变为胃癌。一般从浅表性胃炎进展到萎缩性胃炎再到癌,往往需要 10~20 年的时间甚至更长。

6.肠上皮化生

在胃黏膜上发现肠腺上皮,就是肠上皮化生,肠上皮化生有小肠型和大肠型,其中大肠型与胃癌关系最为密切。如果发现大肠型肠上皮化生且伴有重度不典型增生时,经内科治疗效果不明显者,应定期做胃镜检查。

7.胃黏膜不典型增生

胃黏膜不典型增生与胃癌关系较为密切,分为轻度、中度和重度。

8.遗传因素

有家族性癌症病史的人群发生胃癌的危险性显著高于对照人群,少见的弥漫型胃癌尤其明显。

建议上述人群每 2 年至少做 1 次胃镜。对残胃的随访,有人建议,凡 40 岁以前的手术者,术后 20 年起每年随访 1 次;凡 40 岁以后的手术者,术后 10 年起每年 1 次;有慢性胆汁返流者,术后 10 年起每年 1 次;残胃有重度异型增生者,应缩短随访间隔;出现上腹部症状时应及时做胃镜检查。

胃癌的早期症状非常隐匿,仅部分患者有轻度消化道症状,如上腹部不适,轻微饱胀、疼痛、恶心等,而这些症状并非胃癌所特有,也可见于慢性胃炎、胃溃疡等。正因为没有明显症状,让多数人放松了警惕。发现早期胃癌的最好的方法就是早做胃镜检查。我国胃镜检查的普及程度远远低于国际平均水平,患者和社会对胃癌的认识普遍不足,没有定期的体检筛查也是我国早期胃癌诊断率低的重要原因。

(二)预防措施

1.改变不良膳食习惯和生活方式

胃癌的发生是多因素综合的结果,其中以饮食因素的比重比较大。目前研究认为以胃癌为首的消化道肿瘤的发生和营养膳食因素的关系较为明确。

有关饮食成分、饮食习惯、食物加工方法和胃癌关系的研究报道较多。多数研究认为糖的摄取和胃癌发生率没有明确的关系;淀粉的摄取增加可能增加胃癌的发生;高纤维饮食可降低胃癌的发生。蛋白质摄入量的多少对胃癌发生的影响还不十分明确,但有些研究认为蛋白质摄入与胃癌的发生呈正相关。

高谷类饮食,尤其是精炼谷类饮食可以增加胃癌发病的危险性,但目前的研究结果并不一致。以面包、谷类加工产品为主的食品可能缺乏一些营养素,这些营养素的缺乏可能降低了对胃癌发生的保护作用。德国、意大利、保加利亚、瑞典、波兰、美国开展了关于精炼谷类食品对胃癌影响的研究,研究结果表明,完整谷类(不含精炼谷类)食品能减少胃癌的发生,但精炼谷类因为丢失了谷物外层的纤维素和大量的微量元素可能导致胃癌高发。

新鲜蔬菜、水果的摄入量与胃癌的发生呈负相关。30 多个全球性大型流行病学调查研究结果显示,高水果蔬菜量的摄入能降低胃癌的发生,其中葱类的摄入对降低胃癌的发生效果较为明显。洋葱的防癌作用主要因为它富含硒元素和槲皮素。硒是一种抗氧化剂,能刺激人体免疫反应,抑制肿瘤细胞的分裂和增殖,还可降低致癌物的毒性。槲皮素能抑制癌细胞活性,阻止癌细胞生长。

经常吃洋葱的人,胃癌发病率比少吃或不吃洋葱的人要少 25%。花椰菜中含有较丰富的微量元素钼,可阻断致癌物亚硝酸胺的合成,从而起到抗癌防癌的作用。吃花椰菜对预防食管癌和胃癌均有一定的作用。研究表明,胃癌患者血清硒的水平明显下降,胃液中维生素 C 的浓度也低于正常人,花椰菜不但补充一定量的硒和维生素 C,同时也能提供丰富的胡萝卜素,起到阻止癌前病变形成的作用,抑制胃癌发生。西红柿含有丰富的番茄红素和胡萝卜素,能清除人体内自由基,具有降低肿瘤发生的作用,对于预防胃癌有利。流行病学资料肯定了新鲜蔬菜水果具有降低胃癌发生的风险,但若食用过期或经过腌制的蔬菜则会丧失这种保护作用,甚至有致癌的可能。

食物中的类胡萝卜素能降低胃癌的发生风险。对居住在夏威夷的日本人进行的一项前瞻性研究发现,类胡萝卜素能明显降低人群中胃癌的发生风险。但在饮食中认为加入胡萝卜素并没有对人群患胃癌有保护作用。在维生素和胃癌的关系中,维生素 C 受到广泛的关注。多项研究表明食物中的维生素 C 具有减少胃癌发生的作用。维生素 C 对胃癌的保护作用可能是因为维生素 C 能抑制致癌物亚硝胺等化合物在胃内的形成,补充维生素 C 也能降低胃液致突变性。饮食中维生素 E、维生素 A 和胃癌发生的关系暂时没有统计学关系。

绿茶也有较强的抗癌作用。日本和中国进行了 5 个病例对照研究,研究结果发现饮用绿茶具有明显的抗癌作用。绿茶中含有多酚类化合物,而多酚类化合物具有很强的抗癌效应,这可能是绿茶发挥抗癌作用的主要原因。红茶中茶多酚含量较少,因此饮用红茶对胃癌的反生并没有预防和保护作用。

高盐饮食能增加胃癌的发生率。几乎所有的流行病学资料均证实这一点。来自美国、日本和西班牙的研究均显示摄入含盐高的食物可增加胃癌的患病风险。如果淀粉类食物如面包中含盐,则胃癌的发病率明显升高。在非洲,面包中无盐,胃癌的发病率很低。高盐摄入国家如中国、古巴和低盐摄入国家如英国、保加利亚等国家的研究报道也证实,高盐饮食具有增强化学物质的致癌作用。高盐饮食增加胃癌的发病风险可能是高盐饮食破坏了胃黏膜的保护层,引起胃的退行性反应性炎症,增加胃癌细胞增殖。幽门螺杆菌的感染与胃癌的发生有明显的正相关,但这一现象在非洲人群中并不存在。非洲人群的幽门螺杆菌感染率很高,但其食盐的摄入量低,胃癌的发生率也相当低。这一现象提示我们高盐饮食是幽门螺杆菌致癌的重要的外部条件,只有高盐饮食引起胃部黏膜损伤后,幽门螺杆菌的致癌作用才会表现出来,间接说明高盐是胃癌发生的促进因子。

除了高盐摄入可增加胃癌的发病率外，高盐食物的摄入也能增加胃癌的发病率，如咸鱼、咸肉、腌制烧烤食物等也能增加胃癌的发生。这可能是因为鱼肉在烧烤、腌制过程中能释放出胺，胺再与亚硝基作用生成亚硝胺而致癌。

吸烟、饮酒也与胃癌的发生呈正相关。烟草本身含致癌物，吸烟者比不吸烟者胃癌发病率高50%，且开始吸烟年龄越低，死亡率越高。酒精会破坏胃黏膜屏障，经常饮用烈酒者胃癌发病率为不饮酒者的9倍。

胃癌的病因学预防非常重要，因此建立健康的膳食习惯对胃癌的预防非常重要。在明确了胃癌和饮食的关系后，应该在社会上倡导健康良好的膳食习惯，增加新鲜蔬菜和水果的摄入，适量食用大蒜、饮用绿茶，倡导低盐饮食、忌烟戒酒。我国是胃癌的高发国家，通过在民众中尤其是胃癌高发地区的民众中广泛宣传健康合理膳食，让广大民众知晓膳食对胃癌发生的重要作用，改变不良饮食结构和饮食习惯，对我国胃癌的病因学预防非常重要。

2.根除幽门螺杆菌

幽门螺杆菌感染是胃癌重要的危险因素，根除幽门螺杆菌是降低胃癌发病率较有前途的策略。根除幽门螺杆菌可消除炎性反应，使萎缩进展减慢或停止，甚至可逆转萎缩，但尚无证据表明根除治疗能够逆转肠化生。根除幽门螺杆菌可降低胃癌发生的风险，且在癌前病变发生前进行根除治疗能更有效地降低胃癌的发生率。在胃癌高发地区，根除幽门螺杆菌以预防胃癌的策略具有成本-效益比的优势。

目前，只有少数几个国家将根治幽门螺杆菌预防胃癌纳入国家计划，我国尚无此项计划。但对于胃癌的高发人群，可考虑自行到医院进行根治幽门螺杆菌治疗。在动物实验中，幽门螺杆菌疫苗对幽门螺杆菌感染有明显的预防和治疗作用。我国是胃癌的高发地区，幽门螺杆菌感染率高，因此研究幽门螺杆菌疫苗也是一个可行的研究方向。

(王爱亮)

第五节　预后与护理

一、预后

(一)随访管理

1.Tis患者

这主要是经内镜下黏膜切除术获得成功治疗患者。

第1～2年，每3～6个月行1次询问病史和体格检查；第3～5年，每6～12个月复查1次；以后每年复查1次根据临床指征，查全血细胞计数和生化全套。

第1年，每6个月复查1次上消化道内镜；然后每年复查1次，持续3年。

基于症状和对复发的担忧，根据临床指征常规行影像学检查(使用口服和静脉对比剂的胸部/腹部/盆腔CT检查)。

2.pⅠ期患者

这主要是经手术切除的 T1a、T1b、N0～1 或经内镜下黏膜切除术治疗的 T1a 期患者。

第 1～2 年，每 3～6 个月行 1 次询问病史和体格检查；第 3～5 年，每 6～12 个月复查 1 次；以后每年复查 1 次根据临床指征，查全血细胞计数和生化全套。

对于接受内镜下黏膜切除术治疗的患者，第 1 年，每 6 个月复查 1 次上消化道内镜；然后每年复查 1 次，直至 5 年再往后，基于症状和/或放射影像学检查结果，按需复查。

对于接受手术切除治疗的患者，根据临床指征复查上消化道内镜。

根据临床指征，行使用口服和静脉对比剂的胸部/腹部/盆腔 CT 检查。

对于接受手术切除的患者（特别是全胃切除术后），监测营养不良（如维生素 B_{12} 和铁），并根据指征进行治疗。

3.pⅡ/Ⅲ期或 ypⅠ～Ⅲ期患者

这主要是经新辅助±辅助治疗患者。

第 1～2 年，每 3～6 个月行 1 次询问病史和体格检查；第 3～5 年，每 6～12 个月复查 1 次；以后每年复查 1 次根据临床指征，查全血细胞计数和生化全套。

对于接受部分胃切除或接受次全胃切除术的患者，根据临床指征复查上消化道内镜。

前 2 年，每 6～12 个月复查 1 次使用口服和静脉对比剂的胸部/腹部/盆腔 CT 检查（首选）；然后每年复查 1 次，直至 5 年和/或可以根据临床指征考虑行正电子发射计算机断层显像。

对于接受手术切除的患者（特别是全胃切除术后），监测营养不良（如维生素 B_{12} 和铁），并根据指征进行治疗。

（二）营养干预

胃癌患者会不同程度上干扰营养物质的摄入及利用，久而久之这种干扰不断积累就会对人体产生重要不良影响，表现出不同程度的营养不良。

胃癌患者的胃大部分或全部被切除，这时既要注意营养的补充，同时还要结合自身对饮食的耐受情况，根据胃容量酌情给予调整进食的量及种类。一般情况下，应遵循如下进食原则：细嚼慢咽、调整食量、少量多餐，有选择地补充营养素。胃癌术后初期，为了适应消化道重建的现状，饮食应注意逐渐过渡，从稀到稠，由素到荤，从少量到多量，应选择清淡易消化、高能量和高蛋白食物。应养成良好的饮食习惯，定时定量进餐，坚持少量多餐。同时须禁止饮酒、吸烟；避免摄入高钠盐、腌制、辛辣、油炸等食物；尽量避免食用过硬、过冷、过酸、过热的食物。

胃切除手术以后，脂肪吸收障碍引起维生素 D 的吸收减少，易产生钙吸收障碍，导致骨质疏松；胃酸分泌减少或缺乏，导致铁吸收障碍引起缺铁性贫血；内因子吸收障碍，引起以维生素 B_{12} 为中心的造血代谢障碍也会导致贫血。肝脏内贮存的维生素 B_{12} 平均在四年枯竭。因此，胃癌术后的患者应进食高营养性食物，易消化饮食，少量多餐，适量补充维生素 B_{12}，铁剂及钙剂，保持营养物质均衡。

胃癌术后的患者，由于切除了贲门（胃与食管连接部位的结构），胃肠吻合后胆汁、胰液会返流到食管，刺激食管黏膜引起反酸、嗳气、胸骨后疼痛、呕吐等不适。治疗上应忌辛辣刺激性食物，忌烟酒，口服黏膜保护剂（铝碳酸镁、铝镁加等）、胃肠蠕动剂（甲氧氯普胺、多潘立酮）及镇静剂等药物，餐后适量活动，不要立即平卧，睡眠时抬高上身有一定缓解作用。

（三）心理干预

哀伤反应是胃癌患者的主要心理特征之一，患者会经历震惊和否认、愤怒、妥协、抑郁、接受

5个阶段的心理变化，各个阶段的表现略有不同，需要密切观察患者的心理和躯体变化，并根据患者所处的不同阶段予以相应的处理。

1.震惊和否认期

在得知患有胃癌时，患者大多会震惊，不相信，也无法面对这一现实。经历过最初的震惊，患者迅速启动心理上的防御机制，开始否认、拒绝接受患癌的事实，认为是医师诊断上的错误。

“否认”这一简单且原始的防御机制，如同缓冲带，能够把出人意料的坏消息带给人的强大冲击力缓冲下来，使其减弱到人们在当时的心理承受能力下可以承受的范围，以便人们做好心理和躯体上的应变准备，同时让人心态平和下来，获得暂时的心理安慰。如果胃癌患者没有经历“否认”这一心理过程，因承受不住打击，可能会做出过度的、不应有的消极行为。

这一时期的患者，要允许他们用一点时间去接受现实，给予他们更多的陪伴，对患者的多次、反复询问要表现出足够的耐心和关心，同时也要积极观察患者的心理和躯体状态，帮忙患者增加心理能量，完成心理建设，不可放纵患者沉浸在这一情绪中太长时间，应帮助其尽早接受现实，进入后期的胃癌治疗程序。

2.愤怒期

在否认期患者还会抱有一线希望，当经过否认期的斗争，发现事实已无从改变，便会表现出激烈的情绪反应，由否认转向愤怒。这时的患者在躯体和精神的双重痛苦下，会觉得自己被生活所抛弃，被周围的亲人所抛弃，通常会把怒气发泄到身边的人，被家人和朋友看作“脾气忽然变坏、很急”。这时，应给予患者充分的理解，并给予更多的耐心与患者交流，尽量满足患者的要求。

因为患病，患者将要面临太多打击，事业、家庭、人际关系等都将发生巨大变化，需要重新构建社会关系。在新的社会关系下，进入以家人、护士和医师为主体的社会互动和支持系统，重新达到自我认同，重新找到自我定位，因而需要家人及医护人员表现出严肃认真和关心的态度，多花时间与患者交谈，引导患者说出心里的感受，并给予充分的尊重和理解。

3.妥协期

患者经历过一段时间的愤怒、情绪的释放，会慢慢表现出表面的平静，但心里的想法十分丰富。患者会与信任的医护人员讨价还价，如承诺只要病好，就以某件事作为回报。这一期的患者非常希望自己与医护人员的积极配合能够换得疾病的迅速好转，对自己的病情变化特别敏感。患者表现出很强的求生欲望，这是一种非常积极的心理状态，也是一种极不稳定的心理状态，自我认同感较差，家人和医护人员需要耐心地给患者分析当前的病情，提高患者战胜癌症的信心，增加与医护人员的配合度，接受治疗，并对因治疗所致的各种可能后果做好心理和生理的准备，努力坚持、配合治疗。

4.抑郁期

患者在治疗过程中，当治疗的不良反应超出预期、难以忍受或者治疗的效果不理想、胃癌复发时，面对更加残酷的现实，患者会表现出悲伤、失落，食欲缺乏、忧郁、无助感及绝望感等各种负面情绪，甚至有可能会出现自杀倾向，需要采取一定的预防措施，加强看护，并采取温和而坚定的态度与患者沟通，表达自己的关心和信心，给予患者力量。同时开导患者，让患者发泄情绪，避免负面情绪的积累，造成患者压力过大，影响治疗进程和效果。

5.接受期

在经过多方面的努力、内心的挣扎和调整之后，患者的整体情绪慢慢平静下来，重新审视眼前的一切，面对癌症、长时间的治疗等导致的社交关系退化、生活主体巨大改变的现状，主动尝试接受现实、摆正心态，寻找疾病为其带来的人生启示，能够以一种更健康的姿态与胃癌相处，对待病情的变化——无论好与不好，都可以更坦然地接受。这一时期的患者能够更加理智地接受治疗，用接纳和感恩的态度来看待自己所经历的变故，但是依然要给予患者足够的关心和关注，让患者感受到关爱，对战胜癌症抱有希望，对未来的生活抱有期待。

癌症患者的心理活动对疾病的进程具有非常重要的作用，认真观察患者的心理活动，表示理解，给予支持，对治疗的顺利进行、延长生命、恢复健康是十分有利的。

(四)其他干预

需纠正生活不良的习惯，戒烟戒酒，同时要保证作息规律，充分休息，保持轻松的心态、愉快的心情。

二、护理

(一)常规护理

1.休息与活动

轻症患者可适当参加日常活动、进行身体锻炼，以不感到劳累、腹痛为原则。重症患者应卧床休息，给予适当体位，避免诱发疼痛。

2.饮食护理

供给患者足够的蛋白质、碳水化合物和丰富维生素食品，保证足够热量。以改善患者的营养状况。让患者了解充足的营养支持对机体恢复有重要作用，对能进食者鼓励其尽可能进食易消化、营养丰富的流质或半流质饮食。对食欲缺乏者，应为患者提供清洁的进食环境，选择适合患者口味的食品和烹调方法，并注意变换食物的色、香、味，以增进食欲。定期测量体重，监测人血清蛋白和血红蛋白等营养指标以监测患者的营养状态。

3.静脉营养支持

对贲门癌有吞咽困难者和中、晚期患者应遵医嘱静脉输注高营养物质，以维持机体代谢需要，提高患者免疫力。幽门梗阻时，应立即禁食，行胃肠减压，同时遵医嘱静脉补充液体。

(二)病情观察

1.疼痛的观察与处理

观察疼痛特点，注意评估疼痛的性质、部位，是否伴有严重的恶心和呕吐、吞咽困难、呕血及黑便等症状。如出现剧烈腹痛和腹膜刺激征，应考虑发生穿孔的可能性，及时协助医师进行有关检查或手术治疗。教会患者一些放松和转移注意力的技巧，减少对患者不良的心理和生理刺激，有助于减轻疼痛。疼痛剧烈时，可腹部热敷、针灸止痛，必要时根据医嘱采用药物止痛或患者自控镇痛法进行止痛。

2.监测患者的感染征象

密切观察患者的生命体征及血常规检查的改变，询问患者有无咽痛、尿痛等不适，及时发现感染迹象并协助医师进行处理。病房应定期消毒，减少探视，保持室内空气新鲜；严格遵循无菌原则进行各项操作，防止交叉感染。协助患者做好皮肤、口腔护理，注意会阴部及肛门的清洁，减少感染的机会。

(三)用药护理

1.化学治疗药物

遵医嘱进行化学治疗，以抑制和杀伤癌细胞，注意观察药物的疗效及不良反应。

2.止痛药物

遵循世界卫生组织推荐的三阶梯疗法，遵医嘱给予相应的止痛药。

（四）心理护理

患者在知晓自己的诊断后，预感疾病的预后不佳而表现愤怒或逃避现实，甚至绝望的心理。护理人员应与患者建立良好的护患关系，利用倾听、解释、安慰等技巧与患者沟通，表示关心与体贴，并及时取得家属的配合，以避免自杀等意外的发生。对于化学治疗所致的脱发以及疾病晚期的患者，应注意尊重患者，维护患者的尊严，认真听取患者有关自身感受的叙述，并给予支持和鼓励，耐心为患者作处置，以稳定患者的情绪。同时介绍有关胃癌治疗进展信息，提高患者治疗的信心；指导患者保持乐观的生活态度，用积极的心态面对疾病，树立战胜疾病、延缓生命的信心。另外，协助患者取得家庭和社会的支持，对稳定患者的情绪，也有不可忽视的作用。

（五）健康指导

1.疾病预防指导

开展卫生宣教，提倡多食富含维生素 C 的新鲜水果、蔬菜，多食肉类、鱼类、豆制品和乳制品；避免高盐饮食，少进咸菜、烟熏和腌制食品；食品贮存要科学，不食霉变食物。有癌前状态者，应定期检查，以便早期诊断及治疗。

2.生活指导

指导患者运用适当的心理防卫机制，保持良好的心理状态，以积极的心态面对疾病。指导患者有规律生活，保证充足的睡眠，根据病情和体力，适量活动、增强机体抵抗力。注意个人卫生，特别是体质衰弱者，应做好口腔、皮肤黏膜的护理，防止继发性感染。

3.疾病及用药指导

教会患者及家属如何早期识别并发症，及时就诊。指导患者合理用药，向患者说明疼痛发作时不能完全依赖止痛药，以免成瘾，而应发挥自身积极的应对能力，定期复诊，以监测病情变化和及时调整治疗方案。

（王爱亮　唐绿春）

第十四章 肝　癌

第一节 概　述

一、概述

肝癌是指原发于肝细胞或/及肝内胆管上皮细胞的恶性肿瘤，又称原发性肝癌，是临床最常见的恶性肿瘤之一。根据病理和组织学来源，可以将肝癌分为3型，分别为肝细胞癌、胆管细胞癌和混合型肝癌。其中肝细胞癌占90%以上，是最常见的一种类型。

二、流行病学

近年来，肝癌的发病率有增加趋势，在我国范围内居恶性肿瘤的第4位，死亡率位居恶性肿瘤的第2位。全世界每年平均约25万人死于肝癌，而我国占其中的45%。本病多见于中年男性，男女之比为(2～5)∶1，其中将近80%的患者在发现时已经是中晚期，并且大部分合并肝硬化，同时伴有肝功能异常。

（张莉莉）

第二节 病因病机

一、中医病因病机

肝癌的发生无外乎内因和外因两个因素。长期饮食不节、情志失调导致脏腑功能失调，使正气不足、邪毒内生，引起气滞血瘀、痰湿积聚、脉络闭阻是其内因；外来邪毒入侵是其外在因素。本病发病之初多为肝郁脾虚、气血瘀滞，晚期则邪毒进一步耗伤阴精、损伤气血。正气虚衰是肝癌发生的基础，邪毒内生是肝癌发生的关键因素。肝癌的发生是正虚邪实、内外交争的结果。

二、西医发病机制与病理

(一)发病机制

肝癌是一种由多种风险因素引起的异质性肿瘤，这些因素包括接触肝炎病毒、氯乙烯、烟草、食品污染与黄曲霉毒素 B_1、严重饮酒、非酒精性脂肪肝病、糖尿病、肥胖、饮食、咖啡、口服避孕药和血色沉着病。这些因素由于地理区域的不同而有差别，从而使得诊断、预防和推荐的治疗建议变得复杂。

1.肿瘤微环境

在肿瘤的形成与发展中，组织环境起到至关重要的作用。癌变是一个从正常细胞转变成癌前病变，再发展成恶性肿瘤的过程。肿瘤间质中不同类型细胞的与来自细胞外基质的成分(如胶原蛋白、纤维粘连蛋白、层粘连蛋白、葡萄糖胺聚糖、透明质酸和蛋白多糖)相互作用，会直接或间接获得导致该转变异常表型。肿瘤间质由纤维原细胞(又称为与癌症相关的纤维原细胞)、巨噬细胞(肝脏库普弗细胞和其他肿瘤浸润细胞)、白细胞、造血干细胞、内皮细胞、周细胞、中性粒细胞和树突细胞组成。这些细胞产生的生长因子、细胞因子、趋化因子、自由基和其他致瘤基质导致肿瘤的发生和发展。

与癌症相关的纤维原细胞在许多癌症的肿瘤间质相互作用中发挥重要作用。在肝细胞癌中，通过产生表皮生长因子、肝细胞生长因子、纤维原细胞生长因子、IL-6、趋化因子配体 12、基质金属蛋白酶 3 和 9 参与肿瘤的发生和发展。与癌症相关的纤维原细胞还分泌 IL-8、环氧合酶 2 和富含半胱氨酸的酸性蛋白来吸收和刺激巨噬细胞的产生。通过肿瘤坏死因子-α 和血小板衍生生长因子的分泌可以进一步增加对与癌症相关的纤维原细胞的激活。

肿瘤相关巨噬细胞(通过肿瘤微环境中的多种细胞因子(IL-4、IL-10 和转化生长因子 β)极化成 M2 单核吞噬细胞样细胞。反过来，这些 M2 样的肿瘤相关巨噬细胞表达细胞因子(IL-10 和转化生长因子-β)、趋化因子(CCL17、CCL22 和 CCL24)、血管内皮生长因子和表皮生长因子，以召集调节性 T 细胞和促进血管新生。肝脏定居巨噬细胞——库普弗细胞是存在于肿瘤微环境中的肝特异性肿瘤相关巨噬细胞。这些细胞能够通过程序性死亡因子配体 1 减少 $CD8^+$ 细胞毒性 T 淋巴细胞介导的免疫反应，程序性死亡-1 与之相互作用，程序性死亡因子-1 是 $CD8^+$ T 细胞的表面蛋白质。此外，当刺激促炎细胞因子(IL-1、肿瘤坏死因子-α 和血小板衍生生长因子)时，库普弗细胞和肝脏星状细胞产生的骨桥蛋白在各种细胞信号通路中起着关键作用，这可以促进炎症和肿瘤的发展和转移。

树突细胞抗原进行加工处理，并且通过对其细胞表面的表达将抗原呈递给浸润性 T 淋巴细胞。其具有较高的内吞噬活性，并且对肿瘤内的诱导免疫监视和免疫逃避至关重要。这种肿瘤特异性抗原 $CD8^+$ T 淋巴细胞的反应抑制了肝细胞癌复发。磷脂酰肌醇蛋白聚糖 3 是一种在胎儿肝脏中被表达出并在成年人肝脏中有所下调的蛋白质，可促进各种生长因子与它们的认知受体结合。在肝细胞癌中，磷脂酰肌醇蛋白聚糖 3 的上调与预后不良有关。人单核细胞衍生的树突细胞表达出一个磷脂酰肌醇蛋白聚糖 3 抗原表位能够在体外诱导功能性淋巴 T 细胞并且产生干扰素-γ，这些结果表明，该磷脂酰肌醇蛋白聚糖 3 表位可被用于接受免疫治疗的患者以监视细胞毒性 T 淋巴细胞的反应。在最近的一项研究中，$CD4^+$/$CD25^+$ 调节性 T 细胞的浸润可以抑制由 DCs 引起的免疫反应向肝细胞癌患者的肿瘤环境中转变，该作用与肿瘤增大有关。

肝脏星状细胞是肝脏中的胶原生成细胞，对肝脏损伤做出反应，分化成肌成纤维细胞样细胞，并且产生细胞因子、趋化因子、生长因子和细胞外基质。肝星状细胞的表型转化是肝脏纤维化发展中的一个重要环节。乙型病毒性肝炎病毒(乙型肝炎病毒)编码X蛋白、丙型肝炎病毒非结构蛋白、金属蛋白酶9、血小板衍生生长因子、转化生长因子-β、Janus激酶、胰岛素样生长因子结合蛋白-5、组织蛋白酶B和D能够有效诱导肝星状细胞活化和增殖，从而致肝脏纤维化和癌变。

内皮细胞表达各种血管生成受体，包括VEGFR、表皮生长因子受体、表皮生长因子、同源结构域-2、PDGFR、C-X-C趋化因子受体。与内皮细胞的生存、增殖、迁移和干预相关的几种信号途径受配体及其相应的受体之间的相互作用调控。在肝细胞癌中，肿瘤相关的血管内皮细胞高度表达转化生长因子-β，作为CD105的趋化因子来促进肿瘤血管的生成。内皮细胞中表达的$CD105^+$增强抗血管生成活性，比化学治疗药物和血管生成抑制剂抗血管生成作用更强。

T淋巴细胞浸润到肿瘤微环境中，是癌症发展的一个重要调节者。与相邻良性组织相比，肝细胞癌组织中的$CD4^+/CD25^+$调节性T细胞数量多于$CD8^+$ T淋巴细胞。$CD4^+/CD25^+$调节性T细胞可以减少$CD8^+$ T淋巴细胞增殖、活化、脱颗粒与颗粒酶(A和B)和穿孔素的产生。为了支持这些发现，最近一些研究表明，少数$CD8^+$ T淋巴细胞多数调节性T细胞与肝细胞癌患者预后不良有关，特别是手术后。

免疫基因标记物，包括促炎细胞因子(肿瘤坏死因子-α和干扰素-γ)和趋化因子(CXCL10、CCL5和CCL2)最近被确认可以将淋巴细胞浸润到肿瘤中。这种标记物可以在肿瘤早期准确预测患者存活率。同样，由过度的中性粒细胞引起免疫反应功能性失调，在肝细胞癌切除手术后也被记录下来作为一个不良预后的指标。

细胞外基质为实质细胞提供结构支撑和固定处，并使细胞内信号交流成为可能，在其中蛋白聚糖类，包括硫酸、硫酸软骨素、硫酸角质素，是关键的参与者。这些蛋白聚糖类促进各种生长因子(纤维原细胞生长因子、肝细胞生长因子、血小板衍生生长因子、血管内皮生长因子)在细胞外基质中的存储。其中，硫酸乙酰肝素蛋白多糖被认为在肝细胞癌的发病机制中发挥着重要作用。胶原蛋白是细胞外基质中最丰富的蛋白质，可以促进肝细胞癌基质中细胞的迁移和增殖。层粘连蛋白是细胞外基质的另一组蛋白质，是参与各种生物活动的异源三聚体成分，包括基底膜的组装、黏附、细胞迁移、细胞生长与分化和血管生成。其中，层粘连蛋白-5在肝细胞癌结节中进行表达，其表达与肝细胞癌转移性表型密切相关。另外，层粘连蛋白-5与转化生长因子-β_1结合可促进上皮细胞向间质细胞转化。整合素是表面受体蛋白，可以调节细胞-基质和细胞-细胞之间的黏附。β_1整合素的过度表达可以抑制肝瘤细胞系SMMC-7721的增殖，由于可以通过磷酸肌醇3激酶途径减少细胞黏附与对S期细胞激酶相关蛋白2降解P27的阻碍。相反，$\alpha_6\beta_4$和$\alpha_3\beta_1$整合素的过度表达，被证明以层粘连蛋白-5依赖性方式与肝细胞癌细胞的迁移和侵袭的增加有关。因此，每种整合素在促进和预防肝细胞癌中都发挥着不同的作用。

2.癌症干细胞

在肿瘤早期的发展中，单个或少数细胞发生转变并开始不断增长，称为突变细胞亚群，这些突变细胞最终促进肿瘤的生长和发展。在这个随机或克隆进化模式中，单个突变细胞可以拥有无限增殖潜能，从而形成肿瘤，并对治疗产生抗药性。这一模式已经受到最近一个假说的挑战，该假说认为一小群具有干细胞特征的休眠细胞可以促进肿瘤生长、复发以及抗化学治疗和放射治疗。在这个"癌症干细胞模式"中，由于其多功能特性以及重复原始肿瘤的能力，所以很少有细胞有潜力进行自我更新，并在肿瘤中产生异质性。癌症干细胞肿瘤起源能力首次在老鼠乳腺癌模型中得到证实。随后，癌症干细胞被发现并成功地从大量实体肿瘤中被分离出来，包括肝细胞癌。

通过观察对来自人类的前体细胞肝细胞癌的起源进行推测，表明大多数肝细胞癌标本含有大量成熟细胞的混合物，这些表型与造血干细胞相似，并表达卵清蛋白 6、细胞角蛋白 7、细胞角蛋白 19 及嗜铬粒蛋白 A。后来，类似于前体细胞的细胞被描述为肝胚细胞瘤，包含肝细胞癌的成分和 CCA 的特点，表明来源于双电位的祖细胞。初步证据表明，癌症干细胞 s 可能导致肝细胞癌的发展，该肝细胞癌来自像干细胞样特点的肝细胞癌细胞系 SP 种群的细胞 HuH7 和 PLC5。这些细胞进行高度繁殖，在 NOD/SCID 小鼠中形成肿瘤，但非 SP 种群没有致瘤性，这表明肿瘤干细胞对肝细胞癌的形成有关键作用。具有自我更新和分化潜能的 NOD/SCID 小鼠的 HuH7 衍生 SP 细胞在细胞周期的 G0 期具有高度致瘤性。具有干细胞样特征的 SP 细胞也可以从一些其他肝细胞癌细胞系中分离，包括 *HCCLM3*、*MHCC97-H*、*MHCC97-L* 和 *Hep3B*。

CD133$^+$ 细胞来自 HuH7 和 PLC5 培养物，也可以来自于从 SCID 小鼠中提取的原发性肿瘤样本，比 CD133$^-$ 细胞具有更强的致瘤性和集落生成能力。这些 CD133$^+$ 癌症干细胞对化学治疗药物（多柔比星、氟尿嘧啶）具有耐药性，缘于通过激活 Akt/PKB 和 Bcl-2 细胞存活途径上调 ATP 结合盒式蛋白；对化学治疗的耐药性是由于其减少活性氧的产生和增加激活丝裂原活化蛋白激酶信号通路的活化。一般来说，虽然从人肝细胞癌细胞系中分离的 CD133$^+$ 细胞只代表少数肿瘤细胞群，但其拥有较好的种群形成效率，以及更高的增殖潜能和在动物模型中形成肿瘤的能力。

CD133$^+$ 细胞来自 HuH7 和 PLC5 培养物，也可以来自于从 SCID 小鼠中提取的原发性肿瘤样本，比 CD133-细胞具有更强的致瘤性和集落生成能力。这些 CD133$^+$ 癌症干细胞对化学治疗药物（多柔比星、氟尿嘧啶）具有耐药性，缘于通过激活 Akt/PKB 和 Bcl-2 细胞存活途径上调 ATP 结合盒式蛋白；对化学治疗的耐药性是由于其减少活性氧的产生和增加激活丝裂原活化蛋白激酶信号通路的活化。一般来说，虽然从人肝细胞癌细胞系中分离的 CD133$^+$ 细胞只代表少数肿瘤细胞群，但其拥有较好的种群形成效率，以及更高的增殖潜能和在动物模型中形成肿瘤的能力。

一些研究表明，具有干细胞特征的肝细胞癌会预后不良。而肿瘤表达细胞角蛋白 10 和 19 均与肝细胞癌的侵袭和切除术后预后不良有关。其他标记物，如甲胎蛋白和上皮细胞黏附分子同样具有预后价值。上皮细胞黏附分子和甲胎蛋白的结合体预示着很难存活，相比较而言，上皮细胞黏附分子/甲胎蛋白预后良好。在另一个研究中，描述 CD45$^-$/CD90$^+$ 细胞存在于肝肿瘤和肝细胞癌患者的周围血液中，但在正常患者及肝硬化患者中并未发现这一细胞。在有免疫缺陷的小鼠体内连续移植这些 CD90$^+$ 细胞，将导致肿瘤结节的形成。这些研究者进一步表明是来自肝细胞癌细胞系的 CD45$^-$/CD90$^+$ 细胞具有潜在致瘤性，而并非 CD90$^-$ 细胞。这些 CD45$^-$/CD90$^+$ 细胞的基因表达谱表明，其也具有干细胞样表型。然而，没有发现 CD133$^+$、CD133$^+$/CD144$^+$、CD133$^+$/CD24$^-$ 细胞表达与患者临床病理或者肝转移癌组织标本中的癌症干细胞阳性标记物之间的关系。

3.炎症

肝脏炎症通过接触各种作用物而发生，这些物质包括病毒、细菌、酒精代谢产物、毒品和化学物质。如果肝脏代谢有某些程度受损，不能将药物和化学物质转化成不易反应和无免疫性的物质，这些形成于肝组织中的代谢中间体将会引起肝脏损伤。在这种情况下，库普弗细胞和其他类

型细胞会释放细胞因子和趋化因子，从而导致肝脏炎症。这种反应加上对肝细胞增殖的管制解除，成为肝癌的发病机制。

肝脏包含各种类型的细胞，可以产生细胞因子和趋化因子，以及易受到免疫介质行为影响的物质。肝细胞为大量生长因子，如 IL-1β、IL-6 和肿瘤坏死因子-α，表达细胞表面受体。肝窦内皮细胞既是靶点，也是各种细胞因子的来源，也有许多细胞因子产生于库普弗细胞。这些细胞也表达和释放一种重要的炎症细胞因子 IL-6，它可以增加患肝细胞癌的风险，尤其在肝硬化存在时。据报道，IL-6 通过激活信号传感器和转录活化因子 3 抑制细胞凋亡，从而参与肿瘤细胞增殖过程。IL-6 也在肥胖和癌症之间形成一个关键连接，在肝细胞癌发展过程中通过雌激素来抑制库普弗细胞中 IL-6 的产生而体现出性别差距。

在组织损伤反应中，另一个促炎性免疫介导者肿瘤坏死因子-α 由库普弗细胞和其他免疫细胞产生，可调节 NF-κB 和 Akt 途径，并参与肿瘤的发生与发展。它还在鼠类原代肝细胞中通过形成 8-脱氧鸟苷造成 DNA 损伤，从而诱导氧化应激反应。有趣的是，肝细胞癌中肿瘤坏死因子-α 表达的作用在不同报道中仍存在争议，其表达量从高到低都有。

IL-1β 是肝细胞癌中一个重要促炎性细胞因子，促进肝星状细胞增殖、活化、分化为肌纤维母细胞表型。其同样刺激肝星状细胞 s 产生和激活金属蛋白酶 s，尤其是金属蛋白酶-9。IL-1β 也被证明可以诱导肝细胞癌细胞系（HepG2、Hep3B、HuH7）中相关的凋亡诱导配体的表达。

在乙型肝炎病毒阳性转移性肝细胞癌患者中，一个全面的辅助性 T 细胞 1 型/辅助性 T 细胞 2 型样细胞因子产生转移，该处辅助性 T 细胞 2 型样细胞因子谱（IL-4、IL-8、IL-10、IL-5）显著升高，伴随着辅助性 T 细胞 1 型样生长因子（IL-1α、IL-1β、IL-2、IL-12p35、IL-12p40、IL-15、肿瘤坏死因子-α 和干扰素-γ）表达减少。辅助性 T 细胞 1 型/辅助性 T 细胞 2 型生长因子的转移与转移表型有关，表明抗炎/免疫抑制反应之间的转向可以促进肝细胞癌的转移。

IL-12 作为一种肿瘤抑制剂，可通过诱导自然杀伤细胞和初始 T 细胞中干扰素-γ 的产生。其还促进辅助性 T 细胞分化，加强细胞介导的免疫反应，并激活肿瘤特异性细胞毒性 T 淋巴细胞。IL-12 的高水平表达已经在慢性肝炎、肝硬化和肝细胞癌患者中被检测到。当 IL-12 在 DEN 处理的小鼠腺病毒载体中表达时，由于自然杀伤细胞的激活和血管生成抑制作用，60% 的动物肿瘤生长受到抑制，表明 IL-12 可能是一个有效的抗肿瘤治疗靶点。在一个小鼠肝细胞癌模型中报道了同样的结果，瘤内注射 IL-12 诱导淋巴细胞浸润自然杀伤细胞、$CD3^+$ 细胞和 Mac-1 阳性细胞，减少血管生成，从而抑制肿瘤生长。然而，IL-12 的临床应用受到限制，因其大剂量治疗时干扰素-γ 水平的升高可以带来严重的全身性毒性，而小剂量的疗效又很低。

关于多种细胞因子单核苷酸多态性研究的一些报道已经被发表。可以证实存在于 IL-1β 中的 C31T 的多态性，可能是与肝炎相关的肝细胞癌发展中的一个基因标记物。此外，凋亡诱导配体受体 1 中 C626G 和 A638C 的多态性被证明与患丙型肝炎病毒相关性肝癌的风险增加有关。有趣的是，IL-28B 多态性与丙型肝炎病毒的自发性和治疗诱导的消除有关。然而，在丙型肝炎病毒患者中，由于对干扰素的反应不敏感，这些 IL-28B 多态性可对抗炎症和纤维化且不能够预测肝细胞癌的发展。

4.氧化应激

在一般情况下，所有生命形态都通过保持一个恒定的代谢能量输入来维护细胞中减少的氧化还原环境，并受具有不同细胞功能的酶控制的过程。正常氧化还原状态下，由于自由基（活性氧和活性氮）和过氧化物产生增加导致的任何不平衡现象可以在细胞中产生毒性反应，并最终导致氧化应激。在肝脏中,肝细胞中的库普弗细胞及中性粒细胞是自由基的主要来源。活性氧和活性氮参与细胞因子和生长因子的转录和激活,从而在肝细胞癌的发病机制和发展中发挥重要作用。例如,8-羟基-2-脱氧鸟苷表达增加与患肝细胞癌风险增加有关,强调了DNA氧化损伤通过活性氧导致肝癌发生的概念。

细胞已经形成消除氧化应激带来的不良影响的机制,包括氧化还原活性谷胱甘肽、硫氧还原蛋白、抗氧化酶(超氧化物歧化酶、过氧化氢酶、谷胱甘肽过氧化物酶)。氧化还原活性谷胱甘肽参与细胞增殖和氧化还原活性谷胱甘肽在谷胱甘肽二硫化物的细胞水平变化,表明细胞分化和凋亡是由于氧化应激的诱导。丙二醛形成于脂质过氧化反应中,在慢性乙型病毒性肝炎患者血清中的积累可以作为肝细胞癌的潜在生物标记物。由于活性氧的产生会引起细胞失衡,高度活性基能损伤DNA、RNA、蛋白质和脂类成分,这些可以导致基因突变或者细胞凋亡。在与乙型肝炎病毒相关的肝细胞癌患者中,超氧化物自由基、丙二醛和谷胱甘肽二硫化物的水平,以及氧化还原酶超氧化物歧化酶和谷胱甘肽过氧化物酶的活性明显高于正常人。在这些患者中,氧化还原平衡的破坏可以在肿瘤组织中产生一个抵抗氧化应激的环境,以及细胞膜胆固醇、磷脂、脂肪酸、低脂质过氧化反应物的改变可能是肝细胞癌细胞潜在选择性生长优势的重要决定因素。

5.上皮间充质转化

上皮间充质转化在胚胎中通过进化成多种类型组织来生成中胚层而发挥着核心作用。上皮间充质转化在癌症的发展和转移中往往是被激活的,上皮间充质转化性能的获得同癌症的化学治疗耐药性和复发有关。此外,上皮间充质转化可以产生显示干细胞样特征的细胞,多种癌症细胞依靠上皮间充质转化促进侵袭-转移的串联。许多转录因子,如Twist、Snail和Slug在胚胎时期被激活,同样在肿瘤发展中发挥着重要的作用。

上皮间充质转化和肿瘤发展中,恶性转化的肝细胞受到肝脏软组织中基质细胞分泌的转化生长因子-β的诱导作用以及血小板衍生生长因子信号的上调作用。Twist、Snail、VE-钙黏蛋白、波形纤维蛋白的上调和激活及E-钙黏蛋白和肝细胞核因子-4α的下调作用经常发生,并与肝癌的预后不良有关联。小鼠肝细胞癌模型显示,无论是在体内或体外,上皮间充质转化中黏着小带发生去稳定作用,细胞形成侵袭和转移性能。最近的研究发现,4个基因(E-钙黏蛋白、*ID2*、金属蛋白酶9、*TCF3*)的表达参与到丙型病毒性肝炎肝细胞癌患者中,这与预后效果相关。这4个基因标记物可能因此而对肝细胞癌分子分类至关重要。

6.缺氧

缺氧可增强肝癌细胞的增殖和转移能力,促进血管生成,提高其对化学治疗和放射治疗的耐受性。缺氧诱导因子1α是一种由缺氧状态诱导和激活的主要转录因子,能通过诱导ENO1促进糖酵解,并产生一种与肝细胞癌转移密切相关的侵略性显性基因。有越来越多的证据表明,缺氧能促进血管生成和心血管的生成,通过缺氧诱导因子1α促进基因表达,并通过磷脂酰肌醇3激酶/AKT途径刺激肝细胞癌中的上皮间充质转化。缺氧也能通过调节肿瘤细胞和间质细胞的分化,快速促进肿瘤微环境的发展和进化。此外,在肝纤维化的进程中,缺氧诱导因子1α可以通过转化生长因子-β途径诱导原代肝细胞中的上皮间充质转化。

在缺氧状态下,Hep3B细胞中的碳酸酐酶9介导表达的细胞因子是肝细胞癌的一个重要标志物。最近一项通过微数列和微点阵法对肝细胞癌患者的研究发现缺氧状态下HepG2肝瘤细胞株的基因表达模式。研究还发现,缺氧条件与下一套基因组的7个基因包括FGF21和细胞周期蛋白G2不同程度的表达与不良预后有关。低氧可通过下调肝细胞癌细胞株的内皮降解机制，来诱导β-连环蛋白的过度表达和细胞内蓄积。骨形态蛋白质类可调节胚胎肝的发展。其中，肝细胞癌在缺氧环境下诱导 BMP-4 过度表达，将促进血管生成和肿瘤形成。在缺氧肝细胞癌细胞中，高迁移率族 1 能诱导半胱氨酸天冬氨酸蛋白酶 1 和炎症因子的表达，从而增加肿瘤细胞的侵袭力和繁殖力。另外，缺氧诱导产生的自噬体会增强肝细胞癌细胞的化学耐抗力。

(二)病理

1.病理形态

(1)块状型：多见，呈单个、多个或融合成块，直径 5～10 cm，>10 cm 者称巨块型。多呈圆形，也有不规则样，质硬，呈膨胀性生长，可见包膜。此型肿瘤中心易坏死、液化及出血，位于肝包膜附近者，肿瘤易破裂，导致腹腔内出血及直接播散。

(2)结节型：呈大小和数目不等的癌结节，<5 cm，与周围肝组织的分界不如块状型清楚，常伴有肝硬化。单个癌结节<3 cm 或相邻 2 个癌结节直径之和<3 cm 者称为小肝癌。

(3)弥漫型：少见，呈米粒至黄豆大的癌结节弥漫地分布于整个肝脏，不易与肝硬化区分，患者常因肝功能衰竭而死亡。

2.病理分型

根据组织学类型可将肝癌分为肝细胞肝癌、胆管细胞癌和混合型肝癌。

(1)肝细胞肝癌：最为多见，约占原发性肝癌的 90%。癌细胞来自肝细胞，异型性明显，胞质丰富，呈多边形，排列成巢状或索状，血窦丰富，有包膜者生长较缓慢。正常肝脏的肝动脉供血约占 30%，与之显著不同的是，肝细胞肝癌的肝动脉供血>90%，这是目前肝癌影像诊断及介入治疗的重要组织学基础。

(2)胆管细胞癌：较少见，癌细胞由胆管上皮细胞发展而来，呈立方或柱状，排列成腺样，纤维组织较多，血窦较少。

(3)混合型肝癌：最少见，具有肝细胞肝癌和胆管细胞癌 2 种结构，或呈过渡形态。

(张莉莉)

第三节 诊 断

一、临床表现

(一)症状

早期肝癌多无明显症状，随着肿瘤增大可出现肝区疼痛、食欲减退、腹胀、乏力、消瘦、腹泻等临床表现。

1.肝区疼痛

这是最常见的主诉，多数患者因此而就诊。在我国肝癌患者中，该症状的发生率为 74%～84%，疼痛多为持续性隐痛、胀痛、钝痛或刺痛，夜间或劳累后尤为明显。疼痛多系癌肿迅速生长使肝包膜张力加大所致。疼痛部位与病灶位置关系密切，病灶位于右叶可表现为右季肋或右上腹部疼痛；病灶位于左外叶可表现为胃部不适；病灶位于膈顶可放射至肩胛或腰背部。

2.消化系统症状

消化系统症状主要有食欲减退、恶心、呕吐等。食欲减退是最常见的消化道症状，并且随着病情的加重而越发明显。部分患者可出现腹泻，多为进食后出现，常不伴有腹痛。

3.全身症状

早期不明显，晚期可出现乏力、消瘦，甚至有恶病质。此外，肝癌晚期可出现不明原因的午后中低度的发热。

4.特殊症状

肿瘤破裂出血引起突发的腹部剧痛及急腹症征象；肿瘤压迫胆管引起的梗阻性黄疸；肿瘤侵犯门静脉导致腹水增加而引起腹胀；肿瘤侵犯骨骼引起骨痛，在部分患者中骨痛甚至是唯一的症状。

(二)体征

1.肝大

肝大是最常见的阳性体征，常呈不对称性肝大，局部隆起，可随呼吸上下运动，触诊肝表面光滑或有大结节感，质硬有压痛。左肝癌常表现为剑突下包块，右肝癌位于右肝下部时可在右肋缘下触及包块，而位于右肝靠近膈顶时可见右膈抬高。

2.腹水

腹水往往为肝癌晚期表现，引起腹水的主要原因包括肝功能失代偿致门静脉高压、低蛋白血症引起的腹水；肿瘤侵犯门静脉或肝静脉致门静脉高压引起的腹水；肿瘤腹腔种植转移引起的癌性腹水；肿瘤转移并堵塞淋巴管后引起的浑浊或乳糜样腹水；肝癌破裂出血引起的腹腔内积液。因此，鉴别腹水的性质对后续治疗有重要意义。

3.黄疸

黄疸的主要是肝癌晚期肝功能失代偿引起的以间接胆红素升高为主的黄疸，肝脏肿瘤压迫肝内胆管、肝门部肿大淋巴结压迫肝门部胆管或者肿瘤侵犯阻塞胆管引起的以直接胆红素升高为主的黄疸。临床上应仔细鉴别黄疸原因，从而制订相应的治疗方案。

4.其他

如肝功能失代偿时，可出现肝掌、蜘蛛痣和腹壁静脉曲张等体征；若近期出现咳嗽、咯血、骨痛、病理性骨折、左锁骨上淋巴结肿大等，则应考虑远处转移的可能。

二、辅助检查

(一)血清学检验

对于原发性肝癌，可能出现血液碱性磷酸酶、谷草转氨酶、乳酸脱氢酶或胆红素升高、清蛋白降低等肝脏功能改变以及淋巴细胞亚群等免疫指标的改变。

(二)血清肿瘤标志物

肿瘤标志物是指在肿瘤发生和增殖的过程中，由肿瘤细胞合成、释放或者是机体对肿瘤细胞反应而产生的一类物质。最近在肝癌标志物的研究领域，从早期的血清蛋白标志物，到现在的遗传物质(如游离 DNA、miRNA 等)，再到最新的蛋白质组学及代谢组学等方面均有发现和进展，但临床应用仍存在重大的挑战。

1.甲胎蛋白

自 20 世纪 70 年代引进并改善检测方法以来，甲胎蛋白仍是目前肝癌诊断最常用的标志物，

正常人血清甲胎蛋白<20 μg/L。甲胎蛋白诊断早期肝癌的敏感性为39%～65%，特异性可达76%～97%。血清甲胎蛋白≥400 μg/L，且排除慢性或活动性肝炎、肝硬化、睾丸或卵巢胚胎源性肿瘤及妊娠等，应高度怀疑肝癌。

2.甲胎蛋白异质体

20世纪90年代初，有学者将血清甲胎蛋白与各种凝聚素结合后进行电泳、分离，发现在肝癌患者的血清中甲胎蛋白与外源凝集素，如刀豆素和小扁豆素结合后电泳被分成3带，并依次命名为甲胎蛋白-L1、甲胎蛋白-L2、甲胎蛋白-L3。甲胎蛋白-L1来自良性肝病，是甲胎蛋白的主要成分；甲胎蛋白-L2来自孕妇；甲胎蛋白-L3为肝癌细胞特有，正常值应<10%，>10%提示肝癌可能性大。虽然甲胎蛋白-L3的敏感性仅有37%～60%，但特异性高达90%。我国几乎与甲胎蛋白同时代应用于临床研究，并不断探索与甲胎蛋白等联合应用于早期肝癌的诊断。

3.异常凝血酶原

异常凝血酶原是肝内合成的无活性凝血酶原前体，正常时在维生素K作用下经γ羧化过程转化为活性形式。维生素K缺乏或应用维生素K拮抗剂时，特异性谷氨酸不能转化为γ羧基谷氨酸，从而引起凝血酶原前体的释放，因此称为维生素K缺乏或拮抗剂Ⅱ诱导的蛋白质，又称为异常凝血酶原。其诊断早期肝癌的敏感性为48%～62%，特异性可达81%～98%。异常凝血酶原的敏感性可随肿瘤体积增大而升高，且异常凝血酶原在诊断肝炎相关性肝癌时的敏感性和特异性均高于甲胎蛋白。异常凝血酶原以临床常用的40 ng/mL作为诊断界值，其诊断肝癌的敏感度在80%左右，而特异度在90%以上。

4.磷脂酰肌醇聚糖

据报道，磷脂酰肌醇聚糖试剂盒主要用于肝癌的病理诊断与分型，尤其是肝脏肿瘤疑难病例良、恶性的鉴别诊断，对临床及时开展肝脏肿瘤恶性病例个性化治疗和避免良性病例过度治疗，具有重要的应用价值。

5.其他肝癌标志物

近年来，国内肝癌标志物的基础和临床研究不断深入，新的肿瘤标志物不断被发现，如血清膜联蛋白、载脂蛋白A1、骨桥蛋白、Wnt通路抑制因子、岩藻糖苷酶、高尔基体蛋白、鳞状上皮细胞癌抗原等。

6.肝癌标志物的联合应用

由于甲胎蛋白诊断肝癌的敏感性仅为60%～70%，特异性也不高。因此，自20世纪90年代甲胎蛋白异质体被发现以来，国内学者不断研究和探索不同肝癌标志物联合诊断肝癌的研究，如甲胎蛋白联合甲胎蛋白-L3，甲胎蛋白联合岩藻糖苷酶及甲胎蛋白联合甲胎蛋白-L3及异常凝血酶原等。各研究均表明，联合应用诊断敏感性及特异性较单个指标显著提高。ASAP模型和GALAD模型都属于此类联合诊断应用的范畴。

（三）基因-蛋白组学及代谢组学

自2003年人类基因组计划以来，随着基因检测技术的不断发展，基因检测的基础和临床研究亦不断发展。在肝癌方面，国内大量学者研究发现具有肝癌早期诊断应用前景的基因标志物，如有学者等应用血浆环状RNA试剂盒诊断乙型肝炎病毒相关肝癌，结果表明该试剂盒较甲胎蛋白诊断准确率更高，且其对小肝癌、甲胎蛋白阴性的肝癌诊断敏感性也较好；有研究表明，循环肿瘤DNA携带癌症特异性遗传和表观遗传异常，可能使无创的“液体活检”诊断和监测癌症成为可能，并通过检测循环肿瘤DNA甲基化，提示其可用于肝癌早期诊断。

（四）影像学检查

1.超声检查

超声检查因操作简便、价廉、实时、无创和可重复性，一直为肝脏检查首选的方法。随着超声技术的发展，尤其是近年三维超声及超声造影技术的应用，明显提高了超声诊断的分辨力、敏感性和特异性，在肝脏肿瘤的检出和定性诊断中具有重要价值。

2.CT 检查

早期 CT 检查对于直径≤1 cm 的肝癌病灶检出率很低，20 世纪 80 年代初应用 CT 动脉造影，即在肝固有动脉内直接注射造影剂的同时进行动态扫描，以肝动脉供血为主的肝癌病灶强化十分显著，可与肝实质形成鲜明对比，对直径≤1 cm 的病灶检出率可达 80%。动脉期 CT 门静脉造影，即将导管插至肠系膜上动脉或脾动脉后注造影剂，造影剂经门静脉回流到肝脏后行 CT 扫描，正常肝组织明显增强，对直径≤1 cm 的病灶检出率可达 85%。至 20 世纪 80 年代末，螺旋 CT 检查应用于临床，可在一次屏气期内完成全肝扫描，避免漏层和呼吸运动所致伪影，并可行动脉期和门静脉期的双期扫描，兼顾不同血供类型病灶的检出。碘油 CT 检查（CT 检查＋肝动脉造影）可进一步提高诊断灵敏度，小至直径 0.3 cm 的癌灶也能检出。CT 检查诊断不足之处在于对弥漫性肝癌和等密度病灶容易漏诊，此外肝左叶的肿瘤可因胃内气体产生的伪影而发生误诊。

3.磁共振成像检查

磁共振成像检查为无放射性辐射，组织分辨率高，可以多方位、多序列成像。诊断价值与 CT 检查相仿，在显示肝癌病灶内部的组织结构如出血坏死、脂肪变性、包膜等方面要优于 CT 检查和超声检查。同时，对于肝癌结节的鉴别也有帮助，这一点优于肝动脉造影外的其他检查。近年随着造影对比剂的研究进展，目前推荐采用磁共振成像检查肝胆特异对比剂增强扫描，可以增加小病灶甚至小癌栓的检出率，且鉴别治疗后坏死灶、出血灶、再生结节以及肝癌复发等情况，是目前国际上公认的准确的影像学检查方法。

4.选择性肝动脉造影

选择性肝动脉造影是目前最敏感的肝癌影像学诊断方法，可以明确显示肝脏小病灶及其血供情况，适用于其他检查后仍未能确诊的患者。检查成功率可在 90%以上，诊断准确率可达 88%～93%。肝动脉造影的诊断价值取决于肝癌是否具有富血管的特性，如为乏血供类型则无法与胆管细胞癌区别。此外，肝动脉造影可同时进行化学治疗和碘油栓塞等治疗手段。肝动脉造影是一种创伤性检查且有发生出血、栓塞等并发症的危险，要做到高选择性需要一定的经验。

三、分期

肝癌分期见表 14-1。

表 14-1　肝癌 CNLC 分期

CNLC 分期	
Ⅰa 期	单个肿瘤最大直径≤5 cm，无血管侵犯、肝外转移；肝功能分级 Child-Pugh A/B 级；PS：0～2
Ⅰb 期	（1）单个肿瘤最大直径＞5 cm，无血管侵犯、肝外转移；肝功能分级 Child-Pugh A/B 级；PS：0～2。 （2）肿瘤个数 2～3 个，单个肿瘤最大直径≤3 cm，无血管侵犯、肝外转移；肝功能分级 Child-Pugh A/B 级；PS：0～2。

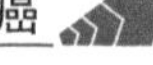

续表

CNLC 分期	
Ⅱa 期	肿瘤个数 2～3 个，单个肿瘤最大直径＞3 cm，无血管侵犯、肝外转移；肝功能分级 Child-Pugh A/B 级；PS：0～2
Ⅱb 期	肿瘤个数≥4 个，不论肿瘤大小，无血管侵犯、肝外转移；肝功能分级 Child-Pugh A/B 级；PS：0～2
Ⅲa 期	不论肿瘤情况，有血管侵犯、无肝外转移；肝功能分级 Child-Pugh A/B 级；PS：0～2
Ⅲb 期	不论肿瘤情况，不论血管侵犯，有肝外转移；肝功能分级 Child-Pugh A/B 级；PS：0～2
Ⅳ期	(1)不论肿瘤情况；不论血管侵犯、肝外转移情况；肝功能分级 Child-Pugh C 级；PS：0～2。 (2)不论肿瘤情况；不论血管侵犯、肝外转移情况；不论肝功能；PS：3～4。

注：肝功能 Child-Pugh 分级，见表 14-2；体力状态(performance status，PS)分级，见表 14-3。

表 14-2　肝功能 Child-Pugh 分级

临床生化指标	1 分	2 分	3 分
肝性脑病(级)	无	1～2	3～4
腹水	无	轻度	中、重度
总胆红素(μmol/L)	＜34	34～51	＞51
血清蛋白(g/L)	＞35	28～35	＜28
凝血酶原时间延长(s)	＜4	4～6	＞6

注：Child-Pugh 分级，A 级，5～6 分；B 级，7～9 分；C 级，≥10 分。

表 14-3　体力状态评分标准

级别	体力状态
0	活动能力完全正常，与起病前活动能力无任何差异
1	能自由走动及从事轻体力活动，包括一般家务或办公室工作，但不能从事较重的体力活动
2	能自由走动及生活自理，但已丧失工作能力，日间不少于一半时间可以起床活动
3	生活仅能部分自理，日间一半以上时间卧床或坐轮椅
4	卧床不起，生活不能自理
5	死亡

(张莉莉)

第四节　治疗与预防

一、治疗

(一)外科治疗

肝癌的外科治疗是肝癌患者获得长期生存的重要手段，主要包括肝切除术和肝移植术。

1.基本原则

(1)彻底性:完整切除肿瘤,切缘无残留肿瘤。

(2)安全性:保留足够体积且有功能的肝组织(具有良好血供以及良好的血液和胆汁回流)以保证术后肝功能代偿,减少手术并发症、降低病死率。

2.术前患者的全身情况及肝脏储备功能评估

在术前应对患者的全身情况、肝脏储备功能及肝脏肿瘤情况(分期及位置)进行全面评价,常采用美国东部肿瘤协作组提出的功能状态评分评估患者的全身情况;采用肝功能 Child-Pugh 评分、吲哚菁绿清除试验评价肝脏储备功能情况或瞬时弹性成像测定肝脏硬度。研究结果提示,经过选择的合并门静脉高压症的肝癌患者,仍可以接受肝切除手术,其术后长期生存优于接受其他治疗。因此,更为精确地评价门静脉高压的程度(如肝静脉压力梯度),有助于筛选适合手术切除的患者。如预期保留肝脏组织体积较小,则采用 CT 检查、磁共振成像检查或肝脏三维重建测定剩余肝脏体积,并计算剩余肝脏体积占标准化肝脏体积的百分比。通常认为,肝功能 Child-Pugh A 级、吲哚菁绿 15 分钟滞留率<30%是实施手术切除的必要条件;剩余肝脏体积须占标准肝脏体积的 40%以上(伴有慢性肝病、肝实质损伤或肝硬化者)或 30%以上(无肝纤维化或肝硬化者),也是实施手术切除的必要条件。有肝功能损害者,则需保留更多的剩余肝脏体积。

3.适应证

(1)肝脏储备功能良好的 CNLC Ⅰa 期、Ⅰb 期和Ⅱa 期肝癌的首选治疗方式是手术切除。既往研究结果显示,对于直径≤3 cm 肝癌,手术切除和射频消融治疗疗效无显著差异,但是新近的研究结果显示手术切除后局部复发率显著低于射频消融,且手术切除的远期疗效更好。即使对于复发性肝癌,手术切除的预后仍然优于射频消融。

(2)对于 CNLCⅡb 期肝癌患者,多数情况下不宜首选手术切除,而以经导管动脉栓塞化学治疗为主的非手术治疗为首选。如果肿瘤局限在同一段或同侧半肝者,或可以同时行术中消融处理切除范围外的病灶,即使肿瘤数目>3 个,手术切除有可能获得比其他治疗更好的效果,因此也推荐手术切除,但是需更为谨慎地进行术前多学科评估。

(3)对于 CNLCⅢa 期肝癌,绝大多数不宜首选手术切除,而以系统抗肿瘤治疗为主的非手术治疗为首选。如符合以下情况也可以考虑手术切除:①合并门静脉分支癌栓(程氏分型Ⅰ/Ⅱ型)者,若肿瘤局限于半肝或肝脏同侧,可以考虑手术切除肿瘤并经门静脉取栓,术后再实施经导管动脉栓塞化学治疗、门静脉化学治疗或其他系统抗肿瘤治疗;门静脉主干癌栓(程氏分型Ⅲ型)者术后短期复发率较高,多数患者的术后生存情况不理想,因此不是手术切除的绝对适应证;对于可以切除的有门静脉癌栓的肝癌患者,术前接受三维适形放射治疗,可以改善术后生存情况;②合并胆管癌栓但肝内病灶亦可以切除者;③部分肝静脉受侵犯但肝内病灶可以切除者。

(4)对于伴有肝门部淋巴结转移者(CNLCⅢb 期),可以考虑切除肿瘤的同时行肝门淋巴结清扫或术后外放射治疗。周围脏器受侵犯可以一并切除者,也可以考虑手术切除。此外,对于术中探查发现不适宜手术切除的肝癌,可以考虑行术中肝动脉、门静脉插管化学治疗或术中其他的局部治疗措施,或待手术创伤恢复后接受后续经导管动脉栓塞化学治疗、系统抗肿瘤治疗等非手术治疗。

4.肝癌根治性切除标准

(1)术中判断标准:①肝静脉、门静脉、胆管以及下腔静脉未见肉眼癌栓;②无邻近脏器侵犯,无肝门淋巴结或远处转移;③肝脏切缘距肿瘤边界≥1 cm;如切缘<1 cm,则切除肝断面组织学

检查无肿瘤细胞残留，即切缘阴性。

(2)术后判断标准：①术后1～2个月行超声、CT、磁共振成像检查(必须有其中2项)未发现肿瘤病灶；②如术前血清甲胎蛋白、异常凝血酶原等血清肿瘤标志物升高者，则要求术后2个月血清肿瘤标志物定量测定，其水平降至正常范围内。切除术后血清肿瘤标志物如甲胎蛋白下降速度，可以早期预测手术切除的彻底性。

5.手术切除技术

常用的肝切除技术主要包括入肝和出肝血流控制技术、肝脏离断技术以及止血技术。术前三维可视化技术进行个体化肝脏体积计算和虚拟肝切除有助于在实现肿瘤根治性切除目标的前提下，设计更为精准的切除范围和路径以保护剩余肝脏的管道、保留足够的残肝体积。近年来，腹腔镜肝脏外科飞速发展。腹腔镜肝切除术具有创伤小和术后恢复快等优点，其肿瘤学效果在经过选择的患者中与开腹肝切除术相当。

腹腔镜肝切除术其适应证和禁忌证尽管原则上与开腹手术类似，但是仍然建议根据肿瘤大小、肿瘤部位、肿瘤数目、合并肝脏基础疾病以及手术团队的技术水平等综合评估、谨慎开展。对于巨大肝癌、多发肝癌、位于困难部位及中央区紧邻重要管道肝癌和肝癌合并重度肝硬化者，建议经严格选择后由经验丰富的医师实施该治疗。应用腹腔镜超声检查结合吲哚菁绿荧光肿瘤显像，可以有助于发现微小病灶、标记切除范围从而获得肿瘤阴性切缘。

解剖性切除与非解剖性切除均为常用的肝切除技术，都需要保证有足够的切缘才能获得良好的肿瘤学效果。解剖性切除对于伴有微血管瘤栓的肝癌病例，相对于非解剖性切除，虽然总体生存率没有区别，但局部复发率更低。有研究发现，宽切缘(≥1 cm的切缘)的肝切除效果优于窄切缘的肝切除术，特别是对于术前可预判存在微血管瘤栓的患者。对于巨大肝癌，可以采用最后游离肝周韧带的前径路肝切除法。对于多发性肝癌，可以采用手术切除结合术中消融治疗。对于门静脉癌栓者，行门静脉取栓术时应暂时阻断健侧门静脉血流，防止癌栓播散。对于肝静脉癌栓或腔静脉癌栓者，可以行全肝血流阻断，尽可能整块去除癌栓。对于肝癌伴胆管癌栓者，切除肝脏肿瘤的同时联合胆管切除，争取获得根治切除的机会。

对于开腹后探查发现肝硬化程度较重、肿瘤位置深在、多结节的肝癌，可以考虑仅行术中消融治疗以降低手术风险。

6.以手术为主的综合治疗策略

基于既往的大宗病例的数据，中晚期肝癌(CNLC Ⅱb、Ⅲa、Ⅲb期)手术后总体生存情况虽然不令人满意，但在缺乏其他有效的治疗手段的情况下，手术切除仍可以使部分患者获益。当前系统抗肿瘤治疗与综合治疗取得了长足进步，系统抗肿瘤治疗和/或局部治疗控制肿瘤的效果可以为中晚期肝癌患者行根治性切除、降低术后复发和改善预后提供更多可能。因此，中晚期肝癌患者直接手术切除的策略需要重新认识。探索中晚期肝癌以手术为主的综合治疗新策略已成为近期关注重点。

(1)潜在可切除肝癌的转化治疗：转化治疗是将不可切除的肝癌转化为可切除肝癌，是中晚期肝癌患者获得根治性切除和长期生存的途径之一。对于潜在可以切除的肝癌，建议采用多模式、高强度的抗肿瘤治疗策略促其转化，同时必须兼顾治疗的安全性和生命质量。①针对肿瘤的转化治疗：系统抗肿瘤治疗的单独或联合应用是中晚期肝癌转化治疗的主要方式之一。肝癌缓解的深度、速度和持续时间以及器官特异性的缓解，是影响后续治疗决策的重要因素。不同的药物组合对肝脏组织和后续手术安全性的影响，需要更多的探索。局部治疗包括经导管动脉栓塞化学治疗、经导管动脉灌注化学治疗等局部治疗手段为初始不可切除肝癌患者创造潜在手术切除机会，并且能够转化为生存获益。放射治疗联合经导管动脉灌注化学治疗、经导管动脉灌注化学治疗联合经导管动脉栓塞化学治疗可以进一步提高转化率。系统抗肿瘤治疗联合局部治疗有望获得更高的肿瘤缓解和更高的转化切除率。②针对剩余肝脏体积不足的转化治疗：经门静脉栓塞肿瘤所在的半肝，使剩余肝脏代偿性增生后再切除肿瘤。经门静脉栓塞成功率为60%～80%，并发症发生率为10%～20%。经门静脉栓塞后剩余肝脏增生时间相对较长（通常4～6周），约有20%以上患者因肿瘤进展或剩余肝脏增生体积不足而失去手术机会。联合肝脏分隔和门静脉结扎的二步肝切除术，适合于预期剩余肝脏体积占标准肝脏体积＜30%的患者。近年来已出现多种联合肝脏分隔和门静脉结扎的二步肝切除术改进术式，主要集中于一期手术肝断面分隔操作（部分分隔和使用射频消融、微波、止血带等方式分隔）以及采用腹腔镜微创入路行联合肝脏分隔和门静脉结扎的二步肝切除术。术前评估非常重要，需要综合考虑肝硬化程度、患者年龄、短期承受2次手术的能力等。联合肝脏分隔和门静脉结扎的二步肝切除术可以在短期内提高肝癌的切除率，快速诱导剩余肝脏增生的能力优于经门静脉栓塞；因两期手术间隔短，故能最大程度减少肿瘤进展风险，肿瘤切除率达95%～100%。研究结果显示，联合肝脏分隔和门静脉结扎的二步肝切除术治疗巨大或多发肝癌的效果优于经导管动脉栓塞化学治疗。需注意短期内2次手术的创伤以及二期手术失败的可能性，建议谨慎、合理地选择手术对象并由经验丰富的外科医师施行联合肝脏分隔和门静脉结扎的二步肝切除术。另外，对于老年肝癌患者慎行联合肝脏分隔和门静脉结扎的二步肝切除术。

（2）新辅助治疗：根据美国国立癌症研究院的定义，新辅助治疗是在主要治疗（通常是外科手术）之前缩小肿瘤的治疗，常见的新辅助治疗包括系统抗肿瘤治疗、介入治疗、放射治疗等，其目标是减少术后复发，延长术后生存时间。对于可以切除的中晚期肝癌（CNLCⅡb、Ⅲa期），通过新辅助治疗将肿瘤学特征较差的肝癌转化为肿瘤学特征较好的肝癌，从而减少术后复发、延长生存时间。如可手术切除肝癌合并门静脉癌栓者，术前行三维适形放射治疗可以提高疗效。但对于外科技术上可以切除的肝癌，术前经导管动脉栓塞化学治疗并不能延长患者生存时间。免疫治疗联合靶向药物、免疫治疗的单药或联合治疗等策略用于可以手术切除肝癌的术前或围术期治疗，有望进一步提高手术疗效。而对于更为早期的肝癌（CNLCⅠa、Ⅰb、Ⅱa期），术前治疗能否改善患者生存情况、减少复发，仍需要临床研究证实。

（3）辅助治疗：肝癌切除术后5年肿瘤复发转移率高达40%～70%，这与术前可能已经存在微小播散灶或多中心发生有关，故所有患者术后需要接受密切随访。对于具有高危复发风险的患者，两项随机对照研究证实，术后经导管动脉栓塞化学治疗具有减少复发、延长生存时间的效果。另一项随机对照研究结果显示，肝切除术后接受槐耳颗粒治疗可以减少复发并延长患者生存时间。对于乙型肝炎病毒感染的肝癌患者，核苷类似物抗病毒治疗不仅能够控制基础肝病，还有助于降低术后肿瘤复发率。对于丙型肝炎病毒感染的肝癌患者，直接抗病毒药物可以获得持续的病毒学应答，目前没有确凿的数据表明直接抗病毒药物治疗与肝癌术后肿瘤复发风险增加或降低、复发的时间差异或复发肝癌的侵袭性相关。此外，对于伴有门静脉癌栓患者术后经门静脉置管化学治疗联合经导管动脉栓塞化学治疗，也可以延长患者生存时间。尽管有临床随机研究结果提示，干扰素-α可以减少复发、延长生存时间，但仍存争议。有报道发现，肝癌miR-26a表达与干扰素治疗的疗效相关，该结果也有待于进一步多中心随机对照试验证实。术后利用免疫治疗、靶向药物、免疫调节剂、经导管动脉灌注化学治疗单独或联合应用的策略正在积极探索中。一旦发现肿瘤复发，根据复发肿瘤的特征，可以选择再次手术切除、消融治疗、介入治疗、放射治疗或系统抗肿瘤治疗等，延长患者生存时间。

7.肝移植术

(1)肝癌肝移植适应证：肝移植是肝癌根治性治疗手段之一，尤其适用于肝功能失代偿、不适合手术切除及消融治疗的小肝癌患者。合适的肝癌肝移植适应证是提高肝癌肝移植疗效、保证宝贵的供肝资源得到公平合理应用、平衡有或无肿瘤患者预后差异的关键。肝癌肝移植适应证：单个肿瘤直径≤6.5 cm；肿瘤数目≤3 个，其中最大肿瘤直径≤4.5 cm，且肿瘤直径总和≤8.0 cm；无大血管侵犯。中国人体器官分配与共享基本原则和核心政策对肝癌肝移植有特别说明，规定肝癌受体可以申请早期肝细胞癌特例评分，申请成功可以获得终末期肝病模型评分 22 分(≥12 岁肝脏移植等待者)，每 3 个月进行特例评分续期。

符合肝癌肝移植适应证的肝癌患者在等待供肝期间可以接受桥接治疗控制肿瘤进展，以防止患者失去肝移植机会，是否降低肝移植术后复发概率目前证据有限。部分肿瘤负荷超出肝移植适应证标准的肝癌患者可以通过降期治疗将肿瘤负荷缩小而符合适应证。通常用于肝癌的姑息治疗方法都可以被用于桥接或者降期治疗，包括经导管动脉栓塞化学治疗、钇-90 放射栓塞、消融治疗、立体定向放射治疗和系统抗肿瘤治疗等。降期治疗成功后的肝癌病例，肝移植术后疗效预后优于非肝移植病例。外科技术的发展扩大了可用供肝的范围。活体肝移植治疗肝癌的适应证可以尝试进一步扩大。

(2)肝癌肝移植术后复发的预防和治疗：肿瘤复发是肝癌肝移植术后面临的主要问题。其危险因素包括肿瘤分期、肿瘤血管侵犯、术前血清甲胎蛋白水平以及免疫抑制剂用药方案等。术后早期撤除或无激素方案、减少肝移植后早期钙调磷酸酶抑制剂的用量可以降低肿瘤复发率。肝癌肝移植术后采用以哺乳动物雷帕霉素靶蛋白抑制剂(如雷帕霉素、依维莫司)为主的免疫抑制方案可以减少肿瘤复发率，提高生存率。

肝癌肝移植术后一旦肿瘤复发转移(75%的病例发生在肝移植术后 2 年内)，病情进展迅速，复发转移后患者中位生存时间为 7～16 个月。在多学科诊疗的基础上，采取包括变更免疫抑制方案、再次手术切除、经导管动脉栓塞化学治疗、消融治疗、放射治疗、系统抗肿瘤治疗等综合治疗手段，可能延长患者生存时间。免疫检查点抑制剂用于肝癌肝移植术前及术后的治疗仍需慎重。

(二)消融治疗

尽管外科手术被认为是肝癌根治性治疗的首选治疗方式，但由于大多数患者合并有不同程度的肝硬化，部分患者不能耐受手术治疗。目前已经广泛应用的消融治疗，具有对肝功能影响少、创伤小、疗效确切的特点，在一些早期肝癌患者中可以获得与手术切除相类似的疗效。肝癌消融治疗是借助医学影像技术的引导，对肿瘤病灶靶向定位，局部采用物理或化学的方法直接杀灭肿瘤组织的一类治疗手段。主要包括射频消融、微波消融、无水乙醇注射治疗、冷冻消融、高强度超声聚焦消融、激光消融、不可逆电穿孔等。消融治疗常用的引导方式包括超声、CT 和磁共振成像检查，其中最常用的是超声引导，具有方便、实时、高效的特点。CT、磁共振成像检查可以用于观察和引导常规超声无法探及的病灶。CT 及磁共振成像检查引导技术还可以应用于肺、肾上腺、骨等肝癌转移灶的消融治疗。消融的路径有经皮、腹腔镜、开腹或经内镜 4 种方式。大多数的小肝癌可以经皮穿刺消融，具有经济、方便、微创等优点。位于肝包膜下的肝癌，特别是突出肝包膜外的肝癌经皮穿刺消融风险较大，影像学引导困难的肝癌或经皮消融高危部位的肝癌

(邻近心脏、膈肌、胃肠道、胆囊等),可以考虑采用经腹腔镜消融、开腹消融或水隔离技术的方法。消融治疗主要适用于 CNLC Ⅰa 期及部分 Ⅰb 期肝癌(即单个肿瘤、直径≤5 cm;或 2~3 个肿瘤、最大直径≤3 cm);无血管、胆管和邻近器官侵犯以及远处转移,肝功能 Child-Pugh A/B 级者,可以获得根治性的治疗效果。对于不适合手术切除的直径 3~7 cm 的单发肿瘤或多发肿瘤,可以联合经导管动脉栓塞化学治疗,其效果优于单纯的消融治疗。

1.常用消融治疗手段

(1)射频消融:射频消融是肝癌微创治疗常用消融方式,其优点是操作方便、住院时间短、疗效确切、消融范围可控性好,特别适用于高龄、合并其他疾病、严重肝硬化、肿瘤位于肝脏深部或中央型肝癌的患者。对于能够手术的早期肝癌患者,射频消融的无瘤生存率和总生存率类似或略低于手术切除,但并发症发生率低、住院时间较短。对于单个直径≤2 cm 肝癌,有证据显示射频消融的疗效与手术切除类似,特别是位于中央型的肝癌。射频消融治疗的技术要求是肿瘤整体灭活和具有足够的消融安全边界,并尽量减少正常肝组织损伤,其前提是对肿瘤浸润范围的准确评估和卫星灶的识别。因此,强调治疗前精确的影像学检查。超声造影技术有助于确认肿瘤的实际大小和形态、界定肿瘤浸润范围、检出微小肝癌和卫星灶,尤其在超声引导消融过程中可以为制订消融方案灭活肿瘤提供可靠的参考依据。

(2)微波消融:近年来微波消融应用比较广泛,在局部疗效、并发症发生率以及远期生存方面与射频消融相比,都无明显差异。其特点是消融效率高、所需消融时间短、能降低射频消融所存在的"热沉效应"。利用温度监控系统有助于调控功率等参数,确定有效热场范围,保护热场周围组织避免热损伤,提高微波消融安全性。至于微波消融和射频消融这 2 种消融方式的选择,可以根据肿瘤的大小、位置,选择更适宜的消融方式。

(3)无水乙醇注射治疗:无水乙醇注射治疗对直径≤2 cm 的肝癌消融效果确切,远期疗效与射频消融类似,但>2 cm 肿瘤局部复发率高于射频消融。无水乙醇注射治疗的优点是安全,特别适用于癌灶邻近肝门、胆囊及胃肠道组织等高危部位,但需要多次、多点穿刺以实现药物在瘤内弥散作用。

2.基本技术要求

(1)治疗前应该全面充分地评估患者的全身状况、肝功能状态、凝血功能及肿瘤的大小、位置、数目以及与邻近器官的关系,制订合理的穿刺路径、消融计划及术后照护,在保证安全的前提下,达到有效的消融安全范围。

(2)根据肿瘤的大小、位置,强调选择适合的影像引导设备(超声或 CT 检查等)和消融方法(射频消融、微波消融或无水乙醇注射治疗等),有条件的可采用多模态融合影像引导。

(3)邻近肝门部或靠近一、二级胆管的肝癌需要谨慎应用消融治疗,避免发生损伤胆管等并发症。采用无水乙醇注射治疗的方法较为安全,或消融联合无水乙醇注射治疗方法。如果采用热消融方法,肿瘤与一、二级肝管之间要有足够的安全距离(至少>5 mm),并采用安全的消融参数(低功率、短时间、间断辐射)。对于有条件的消融设备推荐使用温度监测方法。对直径>5 cm 的病灶推荐经导管动脉栓塞化学治疗联合消融治疗,效果优于单纯的消融治疗。

(4)消融范围应力求覆盖包括至少 5 mm 的癌旁组织,以获得"安全边缘",彻底杀灭肿瘤。对于边界不清晰、形状不规则的癌灶,在邻近肝组织及结构条件许可的情况下,建议适当扩大消融范围。

3.对于直径 3～5 cm 的肝癌治疗选择

数项前瞻性随机对照临床试验和系统回顾性分析显示，宜首选手术切除。在临床实践中，应该根据患者的一般状况和肝功能，肿瘤的大小、数目、位置决定，并结合从事消融治疗医师的技术和经验，全面考虑后选择合适的初始治疗手段。通常认为，如果患者能够耐受肝切除术，以及肝癌位置表浅或位于肝脏边缘或不适合消融的高危部位肝癌，应首选手术切除。对于 2～3 个癌灶位于不同区域或者位居肝脏深部或中央型的肝癌，可以选择消融治疗或者手术切除联合消融治疗。

4.肝癌消融治疗后的评估和随访

局部疗效评估的推荐方案是在消融后 1 个月左右，复查动态增强 CT 检查、多参数磁共振成像扫描或超声造影，以评价消融效果。另外，还要检测血清学肿瘤标志物动态变化。影像学评判消融效果，①完全消融：经动态增强 CT 检查、多参数磁共振成像扫描或超声造影随访，肿瘤消融病灶动脉期未见强化，提示肿瘤完全坏死。②不完全消融：经动态增强 CT 检查、多参数磁共振成像扫描或超声造影随访，肿瘤消融病灶内动脉期局部有强化，提示有肿瘤残留。对治疗后有肿瘤残留者，可以进行再次消融治疗；若 2 次消融后仍有肿瘤残留，应放弃消融疗法，改用其他疗法。完全消融后应定期随访复查，通常情况下每隔 2～3 个月复查血清学肿瘤标志物、超声显像、增强 CT 检查或多参数磁共振成像扫描，以便及时发现可能的局部复发病灶和肝内新发病灶，利用消融治疗微创安全和简便易于反复施行的优点，有效地控制肿瘤进展。

5.肝癌消融与系统抗肿瘤治疗的联合

消融联合系统治疗尚处于临床探索阶段。相关研究显示，消融治疗促进肿瘤相关抗原和新抗原释放；增强肝癌相关抗原特异性 T 细胞应答；激活或者增强机体抗肿瘤的免疫应答反应。消融治疗联合免疫治疗可以产生协同抗肿瘤作用。目前多项相关临床研究正在开展之中。

（三）经导管动脉栓塞化学治疗

经导管动脉栓塞化学治疗是肝癌常用的非手术治疗方法。

1.基本原则

（1）要求在数字减影血管造影机下进行。

（2）必须严格掌握治疗适应证。

（3）必须强调超选择插管至肿瘤的供养血管内治疗。

（4）必须强调保护患者的肝功能。

（5）必须强调治疗的规范化和个体化。

（6）如经过 3～4 次经导管动脉栓塞化学治疗后，肿瘤仍继续进展，应考虑换用或联合其他治疗方法，如消融治疗、系统抗肿瘤治疗、放射治疗以及外科手术等。

2.适应证

（1）有手术切除或消融治疗适应证，但由于高龄、肝功能储备不足、肿瘤高危部位等非手术原因，不能或不愿接受上述治疗方法的 CNLC Ⅰa、Ⅰb 和Ⅱa 期肝癌患者。

（2）CNLCⅡb、Ⅲa 和部分Ⅲb 期肝癌患者，肝功能 Child-Pugh A/B 级，功能状态评分评分 0～2。

（3）门静脉主干未完全阻塞，或虽完全阻塞但门静脉代偿性侧支血管丰富或通过门静脉支架植入可以恢复门静脉血流的肝癌患者。

（4）肝动脉-门脉静分流造成门静脉高压出血的肝癌患者。

（5）具有高危复发因素（包括肿瘤多发、合并肉眼或镜下癌栓、姑息性手术、术后甲胎蛋白等肿瘤标志物未降至正常范围等)肝癌患者手术切除后,可以采用辅助性经导管动脉栓塞化学治疗,降低复发率、延长生存时间。

(6)初始不可切除肝癌手术前的经导管动脉栓塞化学治疗,可以实现转化,为手术切除及消融创造机会。

(7)肝移植等待期桥接治疗。

(8)肝癌自发破裂患者。

3.禁忌证

(1)肝功能严重障碍(Child-Pugh C 级),包括黄疸、肝性脑病、难治性腹水或肝肾综合征等。

(2)无法纠正的凝血功能障碍。

(3)门静脉主干完全被癌栓/血栓栓塞,且侧支血管形成少。

(4)严重感染或合并活动性肝炎且不能同时治疗。

(5)肿瘤远处广泛转移,估计生存期<3 个月。

(6)恶病质或多器官功能衰竭。

(7)肿瘤占全肝体积的比例≥70%(如果肝功能基本正常,可以考虑采用少量碘油乳剂和颗粒性栓塞剂分次栓塞)。

(8)外周血白细胞和血小板计数显著减少,白细胞计数$<3.0\times10^9/L$,血小板计数$<50\times10^9/L$(非绝对禁忌,如脾功能亢进者,排除化学治疗性骨髓抑制)。

(9)肾功能障碍:血肌酐>176.8 μmol/L 或者血肌酐清除率<30 mL/min。

4.操作程序要点和分类

(1)规范的动脉造影:通常采用 Seldinger 方法,经皮穿刺股动脉(或桡动脉)途径插管,将导管置于腹腔干或肝总动脉行数字减影-血管造影,减影图像采集应包括动脉期、实质期及静脉期;如发现肝脏部分区域血管稀少/缺乏或肿瘤染色不完全,必须寻找肿瘤侧支动脉供血,需做肠系膜上动脉、胃左动脉、膈下动脉、右肾动脉(右肾上腺动脉)或胸廓内动脉等造影,以发现异位起源的肝动脉或肝外动脉侧支供养血管。仔细分析造影表现,明确肿瘤部位、大小、数目以及供血动脉支。

(2)根据动脉插管化学治疗、栓塞操作的不同分为,①动脉灌注化学治疗或经导管动脉灌注化学治疗:是指经肿瘤供血动脉灌注化学治疗,包括留置导管行持续灌注化学治疗,常用化学治疗药物有蒽环类、铂类和氟尿嘧啶类等,需根据化学治疗药物的药代动力学特点设计灌注药物的浓度和时间。②动脉栓塞:单纯用颗粒型栓塞剂栓塞肿瘤的供血动脉分支。③经导管动脉栓塞化学治疗:是指将带有化学治疗药物的碘化油乳剂或载药微球、补充栓塞剂(明胶海绵颗粒、空白微球、聚乙烯醇颗粒)等经肿瘤供血动脉支的栓塞治疗。栓塞时应尽可能栓塞肿瘤的所有供养血管,以尽量使肿瘤去血管化。根据栓塞剂的不同,可以分为常规经导管动脉栓塞化学治疗和药物洗脱微球经导管动脉栓塞化学治疗。常规经导管动脉栓塞化学治疗是指采用以碘化油化学治疗药物乳剂为主,辅以明胶海绵颗粒、空白微球或聚乙烯醇颗粒的栓塞治疗。通常先灌注一部分化学治疗药物,一般灌注时间不应<20 分钟。然后将另一部分化学治疗药物与碘化油混合成乳剂进行栓塞。超液化碘化油与化学治疗药物需充分混合成乳剂,碘化油用量一般为 5~20 mL,最多 30 mL。在透视监视下依据肿瘤区碘化油沉积是否浓密、瘤周是否已出现门静脉小分支显影为碘化油乳剂栓塞的终点。在碘化油乳剂栓塞后加用颗粒性栓塞剂。尽量避免栓塞剂反流栓塞正常肝组织或进入非靶器官。药物洗脱微球经导管动脉栓塞化学治疗是指采用加载化学治疗药

物的药物洗脱微球为主的栓塞治疗。载药微球可以负载阿霉素、伊立替康等正电荷化学治疗药物，载药微球粒径大小主要有 70～150 μm、100～300 μm、300～500 μm 或 500～700 μm 等，应根据肿瘤大小、血供情况和治疗目的选择不同粒径的微球，常用为 100～300 μm、300～500 μm。药物洗脱微球经导管动脉栓塞化学治疗可以栓塞肝癌供血动脉使肿瘤缺血坏死，同时作为化学治疗药物的载体，持续稳定释放药物的优势，可以使肿瘤局部达到较高血药浓度。药物洗脱微球经导管动脉栓塞化学治疗推注速度推荐 1 mL/min，需注意微球栓塞后再分布，尽可能充分栓塞远端肿瘤滋养动脉，同时注意保留肿瘤近端供血分支，减少微球反流对正常肝组织损害。

(3)精细经导管动脉栓塞化学治疗：为减少肿瘤的异质性导致经导管动脉栓塞化学治疗疗效的差异，提倡精细经导管动脉栓塞化学治疗。精细经导管动脉栓塞化学治疗：①微导管超选择插管至肿瘤的供血动脉分支进行栓塞；②推荐经导管动脉栓塞化学治疗术中采用锥形束 CT 技术为辅助的靶血管精确插管及监测栓塞后疗效；③栓塞材料的合理应用，包括碘化油、微球、药物洗脱微球等；④根据患者肿瘤状况、肝功能情况和治疗目的采用不同的栓塞终点。

5.术后常见不良反应和并发症

经导管动脉栓塞化学治疗的最常见不良反应是栓塞后综合征，主要表现为发热、疼痛、恶心和呕吐等。发热、疼痛的发生原因是肝动脉被栓塞后引起局部组织缺血、坏死，而恶心、呕吐主要与化学治疗药物有关。此外，还有穿刺部位出血、白细胞计数下降、一过性肝功能异常、肾功能损害及排尿困难等其他常见不良反应。介入治疗术后的不良反应会持续 5～7 天，经对症治疗后大多数患者可以完全恢复。

并发症：急性肝、肾功能损害；消化道出血；胆囊炎和胆囊穿孔；肝脓肿和胆汁瘤形成；栓塞剂异位栓塞(包括碘化油肺和脑栓塞、消化道穿孔、脊髓损伤、膈肌损伤等)。

6.疗效评价

根据 mRECIST 以及 EASL 评价标准等评估肝癌局部疗效，长期疗效指标为患者总生存时间；短期疗效指标为客观缓解率、经导管动脉栓塞化学治疗至疾病进展时间。影响经导管动脉栓塞化学治疗远期疗效的主要因素：①肝硬化程度、肝功能状态；②血清甲胎蛋白水平；③肿瘤负荷和临床分期；④肿瘤包膜是否完整；⑤门静脉/肝静脉、下腔静脉有无癌栓；⑥肿瘤血供情况；⑦肿瘤的病理分型；⑧患者的体能状态；⑨有慢性乙型肝炎病毒背景患者的血清乙型肝炎病毒 DNA 水平；⑩是否联合消融、分子靶向治疗、免疫治疗、放射治疗以及外科手术等综合治疗。

7.随访及化学治疗间隔期间治疗

一般建议第 1 次经导管动脉栓塞化学治疗后 4～6 周时复查增强 CT 检查和/或多参数磁共振成像扫描、肿瘤相关标志物、肝肾功能和血常规等指标；若影像学随访显示肝脏肿瘤灶内碘油沉积浓密、肿瘤组织坏死无强化且无新病灶，暂时可以不做经导管动脉栓塞化学治疗。后续是否需要经导管动脉栓塞化学治疗及频次应依随访结果而定，主要包括患者对上一次治疗的反应、肝功能和体能状况的变化。随访时间可以间隔 1～3 个月或更长时间，依据 CT 检查和/或磁共振成像检查动态增强扫描评价肝脏肿瘤的存活情况，以决定是否需要再次进行经导管动脉栓塞化学治疗。对于大肝癌/巨块型肝癌常要 3～4 次或以上的经导管动脉栓塞化学治疗。目前主张经导管动脉栓塞化学治疗联合其他治疗方法，目的是控制肿瘤、提高患者生命质量和延长生存时间。

8.治疗注意点

(1)提倡精细经导管动脉栓塞化学治疗：主要为微导管超选择性插管至肿瘤的供血动脉支，

精准地注入碘化油乳剂和颗粒性栓塞剂，以提高疗效和保护肝功能。

(2)药物洗脱微球经导管动脉栓塞化学治疗：与常规经导管动脉栓塞化学治疗的总体疗效无显著差异，但肿瘤的客观有效率方面药物洗脱微球经导管动脉栓塞化学治疗具有一定的优势。

(3)重视局部治疗联合局部治疗、局部治疗联合系统抗肿瘤治疗，①经导管动脉栓塞化学治疗联合消融治疗：为了提高经导管动脉栓塞化学治疗疗效，主张在经导管动脉栓塞化学治疗基础上酌情联合消融治疗，包括射频消融、微波消融以及冷冻等治疗。目前，临床有2种经导管动脉栓塞化学治疗联合热消融治疗方式，序贯消融是先行经导管动脉栓塞化学治疗，术后1～4周加用消融治疗；同步消融是在经导管动脉栓塞化学治疗的同时给予消融治疗，可以明显提高临床疗效，并减轻肝功能损伤。②经导管动脉栓塞化学治疗联合外放射治疗：主要指门静脉主干癌栓、下腔静脉癌栓和局限性大肝癌介入治疗后的治疗。③经导管动脉栓塞化学治疗联合二期外科手术切除：大肝癌或巨块型肝癌在经导管动脉栓塞化学治疗后转化并获得二期手术机会时，推荐外科手术切除。④经导管动脉栓塞化学治疗联合其他抗肿瘤治疗：包括联合分子靶向药物、免疫治疗、系统抗肿瘤治疗、放射免疫等。⑤经导管动脉栓塞化学治疗联合抗病毒治疗：对有乙型肝炎病毒、丙型肝炎病毒感染背景肝癌患者经导管动脉栓塞化学治疗同时应积极抗病毒治疗。

(4)对肝癌伴门静脉癌栓患者，在经导管动脉栓塞化学治疗基础上可以使用门静脉内支架置入术联合碘-125粒子条或碘-125粒子门静脉支架置入术，有效处理门静脉主干癌栓。采用碘-125粒子条或直接穿刺植入碘-125粒子治疗门静脉一级分支癌栓。

(5)外科术后高危复发患者预防性经导管动脉栓塞化学治疗：对肿瘤多发、合并肉眼或镜下癌栓、肿瘤直径＞5 cm的患者，预防性经导管动脉栓塞化学治疗能延长患者总体生存时间和无瘤生存期。

(四)放射治疗

1.外放射治疗

(1)外放射治疗适应证：①CNLCⅠa、部分Ⅰb期肝癌患者，如无手术切除或消融治疗适应证或不愿接受有创治疗，可以酌情考虑采用立体定向放射治疗作为治疗手段。②CNLCⅡa、Ⅱb期肝癌患者，经导管动脉栓塞化学治疗联合外放射治疗，可以改善局部控制率、延长生存时间，较单用经导管动脉栓塞化学治疗、索拉非尼或经导管动脉栓塞化学治疗联合索拉非尼治疗的疗效好，可以适当采用。③CNLCⅢa期肝癌患者，可以切除的伴门静脉癌栓的肝癌行术前新辅助放射治疗或术后辅助放射治疗，延长生存时间；对于不能手术切除的肝癌患者，可以行姑息性放射治疗，或放射治疗与经导管动脉栓塞化学治疗等联合治疗，延长患者生存时间。④CNLCⅢb期肝癌患者，部分寡转移灶者，可以行立体定向放射治疗，延长生存时间；淋巴结、肺、骨、脑或肾上腺等转移灶，外放射治疗可以减轻转移灶相关疼痛、梗阻或出血等症状，延长生存时间。⑤一部分无法手术切除的肝癌患者肿瘤放射治疗后缩小或降期，可以转化为手术切除；外放射治疗也可以用于等待肝癌肝移植术前的桥接治疗；肝癌术后病理检查显示有微血管瘤栓者、肝癌手术切缘距肿瘤≤1 cm的窄切缘者，术后辅助放射治疗可以减少病灶局部复发或远处转移，延长患者无瘤生存期。

(2)外放射治疗禁忌证：肝癌患者如肝内病灶弥散分布或CNLCⅣ期者，不建议行外放射治疗。

(3)外放射治疗实施原则与要点：肝癌外放射治疗实施原则为综合考虑肿瘤照射剂量，周围正常组织耐受剂量，以及所采用的放射治疗技术。肝癌外放射治疗实施要点：①放射治疗计划制订时，肝内病灶在增强 CT 检查中定义，必要时参考磁共振成像检查影像等多种影像资料，可以利用正常肝组织的增生能力，放射治疗时保留部分正常肝不受照射，可能会使部分正常肝组织获得增生。②肝癌照射剂量：与患者生存时间及局部控制率密切相关，基本取决于周边正常组织的耐受剂量。立体定向放射治疗一般推荐≥45～60 Gy/3～10 分次、放射治疗生物等效剂量得较好的放射治疗疗效；常规分割放射治疗为 50～75 Gy；新辅助放射治疗门静脉癌栓的剂量可以为 3 Gy×6 分次。具有图像引导放射治疗技术条件者，部分肝内病灶、癌栓或肝外淋巴结、肺与骨等转移灶可以行低分割放射治疗，以提高单次剂量、缩短放射治疗时间，疗效也不受影响甚至可以提高；非立体定向放射治疗的低分割外放射治疗，可以利用模型计算，有乙型肝炎病毒感染患者的肝细胞 α/β 比值取 8 Gy，肿瘤细胞 α/β 比值取 10～15 Gy，作为剂量换算参考。③正常组织耐受剂量需考虑：放射治疗分割方式、肝功能 Child-Pugh 分级、正常肝（肝脏-肿瘤）体积、胃肠道淤血和凝血功能状况等。④肝癌放射治疗技术：建议采用三维适形或调强放射治疗、图像引导放射治疗或立体定向放射治疗等技术。图像引导放射治疗优于非图像引导放射治疗技术，螺旋断层放射治疗适合多发病灶的肝癌患者。呼吸运动是导致肝脏肿瘤在放射治疗过程中运动和形变的主要原因，目前可以采取多种技术以减少呼吸运动带来的影响，如门控技术、实时追踪技术、呼吸控制技术以及腹部加压结合 4D-CT 检查确定内靶区技术等。⑤目前缺乏较高级别的临床证据以支持肝癌患者质子放射治疗的生存率优于光子放射治疗。

(4)外放射治疗主要并发症：放射性肝病是肝脏外放射治疗的剂量限制性并发症，分典型性和非典型性 2 种，①典型放射性肝病：碱性磷酸酶水平升高＞2 倍正常值上限，无黄疸性腹水、肝大。②非典型放射性肝病：碱性磷酸酶水平升高＞2 倍正常值上限、丙氨酸氨转氨＞正常值上限或治疗前水平 5 倍、肝功能 Child-Pugh 评分下降≥2 分，但是无肝大和腹水。诊断放射性肝病必须排除肝肿瘤进展、病毒性或药物性所致临床症状和肝功能损害。

2.质子束放射疗法与内放射治疗

质子束放射疗法对于术后复发或残留肝癌病灶（大小＜3 cm、数目≤2 个）的疗效与射频消融相似。

内放射治疗是局部治疗肝癌的一种方法，包括钇-90 微球疗法、碘-131 单抗、放射性碘化油、碘-125 粒子植入等。射频消融治疗肝癌后序贯使用碘-131-美妥昔单抗治疗，可以降低射频消融治疗后局部复发率，改善患者生存情况。粒子植入技术包括组织间植入、门静脉植入、下腔静脉植入和胆道内植入，分别治疗肝内病灶、门静脉癌栓、下腔静脉癌栓和胆管内癌或癌栓。氯化锶发射出 β 射线，可以用于靶向治疗肝癌骨转移病灶。

(五)系统抗肿瘤治疗

系统抗肿瘤治疗，包括分子靶向药物治疗、免疫治疗、化学治疗等，另外还包括了针对肝癌基础疾病的治疗，如抗病毒治疗、保肝利胆和支持对症治疗等。由于肝癌起病隐匿，首次诊断时只有不到 30％的肝癌患者适合接受根治性治疗，系统抗肿瘤治疗在中晚期肝癌的治疗过程中发挥重要的作用。系统抗肿瘤治疗可以控制疾病的进展，延长患者的生存时间。系统抗肿瘤治疗的主要适应证：①CNLCⅢa、Ⅲb 期肝癌患者；②不适合手术切除或经导管动脉栓塞化学治疗的 CNLCⅡb 期肝癌患者；③经导管动脉栓塞化学治疗抵抗或经导管动脉栓塞化学治疗失败的肝癌患者。

1.一线抗肿瘤治疗

(1)阿替利珠单抗联合贝伐珠单抗：阿替利珠单抗联合贝伐珠单抗被批准用于既往未接受过

全身系统性治疗的不可切除肝癌患者。全球多中心Ⅲ期研究结果显示，阿替利珠单抗联合贝伐珠单抗组的中位生存时间和无进展生存期较索拉非尼组均有明显延长，死亡风险降低34%，疾病进展风险降低35%。对于中国亚群人群，联合治疗组患者也有明显的临床获益，与索拉非尼相比死亡风险降低47%，疾病进展风险降低40%。并且联合治疗延迟了患者报告的中位生命质量恶化时间。常见的不良反应有高血压、蛋白尿、肝功能异常、甲状腺功能减退、腹泻以及食欲下降等。

(2)信迪利单抗联合贝伐珠单抗类似物：信迪利单抗联合贝伐珠单抗类似物已在我国被批准用于既往未接受过系统抗肿瘤治疗的不可切除或转移性肝癌的一线治疗。全国多中心Ⅲ期研究结果显示，信迪利单抗联合贝伐珠单抗类似物疗效显著优于索拉非尼组，与索拉非尼组相比，联合治疗组死亡风险下降43%，疾病进展风险下降44%。联合方案安全性较好，联合治疗组最常见的不良反应为蛋白尿、血小板计数减少、谷草转氨酶水平升高、高血压和甲状腺功能减退等。

(3)多纳非尼：多纳非尼在我国已被批准用于既往未接受过全身系统性抗肿瘤治疗的不可切除肝癌患者。与索拉非尼相比，多纳非尼能够明显延长晚期肝癌的中位生存时间，死亡风险下降17%；多纳非尼和索拉非尼两组的中位无进展生存期相似，但多纳非尼组具有良好的安全性和耐受性。最常发生的不良反应为手足皮肤反应、谷草转氨酶水平升高、总胆红素水平升高、血小板计数降低和腹泻等。

(4)仑伐替尼：仑伐替尼适用于不可切除的肝功能 Child-Pugh A 级的晚期肝癌患者。REFLECT全球多中心临床Ⅲ期对照研究显示，其中位生存时间非劣于索拉非尼，研究达到非劣效终点(风险比为0.92，95%可信区间为0.79～1.06)。仑伐替尼组中位无进展生存期显著优于索拉非尼组，疾病进展风险下降34%。常见不良反应为高血压、蛋白尿、腹泻、食欲下降、疲劳以及手足综合征等。

(5)索拉非尼：索拉非尼是最早用于肝癌系统抗肿瘤治疗的分子靶向药物。多项临床研究表明，索拉非尼对于不同国家地区、不同肝病背景的晚期肝癌患者都具有一定的生存获益。索拉非尼可以用于肝功能 Child-Pugh A 级或 B 级的患者，但是相对于肝功能 Child-Pugh B 级，Child-Pugh A 级的患者生存获益比较明显。治疗过程中应定期评估疗效和监测毒性。常见的不良反应为腹泻、手足综合征、皮疹、高血压、食欲缺乏以及乏力等，一般发生在治疗开始后的2～6周。治疗过程中需要密切监测血压，定期检查肝肾功能、乙型肝炎病毒 DNA、血常规、凝血功能以及蛋白尿等。在治疗过程中，还需要注意心肌缺血风险，特别高龄患者应给予必要的监测和相关检查。

(6)系统化学治疗：FOLFOX4 方案在我国被批准用于一线治疗不适合手术切除或局部治疗的局部晚期和转移性肝癌。另外，三氧化二砷对中晚期肝癌具有一定的姑息治疗作用，在临床应用时应注意监测和防治肝肾毒性。

(7)其他一线治疗进展：免疫检查点抑制剂治疗广泛应用于各种实体瘤的治疗，单一的免疫检查点抑制剂有效率较低。目前多项临床研究证实，抗血管生成治疗可以改善肿瘤的微环境，增强程序性死亡因子-1/程序性死亡因子配体1抑制剂抗肿瘤的敏感性，抗血管生成联合免疫治疗可以取得协同抗肿瘤效果。免疫检查点抑制剂联合大分子抗血管生成药物(贝伐珠单抗或生物类似物)一线治疗晚期肝癌，已经有两项Ⅲ期研究(IMbrave150、ORIENT32)取得成功；联合小分子抗血管生成药物有多项临床研究正在开展之中。这些研究包括且不限于：卡瑞利珠单抗联合阿帕替尼Ⅲ期临床研究(SHR-1210-Ⅲ-310)，仑伐替尼联合帕博利珠单抗Ⅲ期临床研究

(LEAP002),仑伐替尼联合纳武利尤单抗Ⅰb期临床研究(Study117),CS1003(程序性死亡因子-1单抗)联合仑伐替尼Ⅲ期临床研究(CS1003-305),特瑞普利单抗联合仑伐替尼Ⅲ期临床研究等。除此之外,免疫检查点抑制剂与其他药物联合的临床研究也在开展中,如卡瑞利珠单抗联合奥沙利铂为主的系统化学治疗的Ⅲ期临床研究,度伐利尤单抗联合曲美木单抗Ⅲ期临床研究(HIMALAYA),信迪利单抗联合IBI310(抗细胞毒T淋巴细胞相关抗原4单抗)Ⅲ期临床研究等。

2.二线抗肿瘤治疗

(1)瑞戈非尼:瑞戈非尼被批准用于既往接受过索拉非尼治疗的肝癌患者。国际多中心Ⅲ期RESORCE研究评估了瑞戈非尼用于索拉非尼治疗后出现进展肝癌患者的疗效和安全性。其结果显示,与安慰剂对照组相比,瑞戈非尼组患者死亡风险显著降低37%,疾病进展风险下降54%。常见不良反应为高血压、手足皮肤反应、乏力及腹泻等。其不良反应与索拉非尼类似,因此不适合用于对索拉非尼不能耐受的患者。

(2)阿帕替尼:甲磺酸阿帕替尼是我国自主研发的小分子靶向新药,已被批准单药用于既往接受过至少一线系统性抗肿瘤治疗后失败或不可耐受的晚期肝癌患者。阿帕替尼二线治疗中国晚期肝癌的Ⅲ期临床研究结果表明,与安慰剂相比,阿帕替尼显著延长二线或以上晚期肝癌患者的中位生存时间,死亡风险降低21.5%,疾病进展风险下降52.9%。常见不良反应有高血压、蛋白尿、白细胞减少症以及血小板减少症等。在使用过程中,应密切随访患者的不良反应,需要根据患者的耐受性给予必要的剂量调整。

(3)卡瑞利珠单抗:卡瑞利珠单抗已被批准用于既往接受过索拉非尼治疗和/或含奥沙利铂系统化学治疗的晚期肝癌患者的治疗。卡瑞利珠单抗在既往系统抗肿瘤治疗过的中国肝癌的Ⅱ期临床研究结果显示,客观缓解率为14.7%,6个月生存率为74.4%,12个月生存率为55.9%。常见的不良反应有反应性毛细血管增生症、谷丙转氨酶/谷草转氨酶升高、甲状腺功能减退和乏力等。多项临床研究表明,卡瑞利珠单抗和阿帕替尼联合应用后,反应性毛细血管增生症的发生率明显下降。

(4)替雷利珠单抗:替雷利珠单抗被批准用于至少经过一次全身抗肿瘤治疗的肝癌患者的治疗。一项全球、多中心旨在评估替雷利珠单抗用于治疗既往接受过至少一种全身治疗的不可切除的肝癌的疗效和安全性的Ⅱ期研究(RATIONALE208)结果显示,中位无进展时间为2.7个月,中位生存时间13.2个月,其中接受过一线治疗患者和二线及以上治疗患者的中位生存时间分别为13.8个月和12.4个月。总人群的客观缓解率为13.3%,其中接受过一线全身治疗患者的客观缓解率为13.8%,接受过二线及以上治疗患者的客观缓解率为12.6%。安全性良好,主要不良反应有谷草转氨酶升高、谷丙转氨酶升高、无力和甲状腺功能减退等。目前替雷利珠单抗对比索拉非尼一线治疗不可切除肝癌患者的国际多中心Ⅲ期研究(RATIONALE 301),以及替雷利珠单抗联合仑伐替尼一线治疗不可切除肝癌患者的中国多中心Ⅱ期研究(BGB-A317-211)正在开展中。

(5)其他二线抗肿瘤治疗方案:美国食品药品监督管理局曾附条件批准帕博利珠单抗和纳武利尤单抗联合伊匹木单抗,用于既往索拉非尼治疗后进展或无法耐受索拉非尼的肝癌患者,卡博替尼用于一线系统抗肿瘤治疗后进展的肝癌患者,雷莫芦单抗用于血清甲胎蛋白水平≥400 μg/L肝癌患者的二线治疗。目前免疫检查点抑制剂治疗与靶向药物、化学治疗药物、局部治疗的联合方案用于肝癌的二线治疗的研究也在不断地探索之中。

(六)中医治疗

1.肝郁脾虚证

症状:上腹肿块胀闷不适,消瘦乏力,倦怠短气,腹胀纳少,进食后胀甚,口干不喜饮,大便溏数,小便黄短,甚则出现腹水、黄疸、下肢水肿,舌质胖、舌苔白,脉弦细。

治法:健脾益气,疏肝软坚。

方剂:逍遥散合四君子汤加减。

药物:党参、白术、茯苓、桃仁、柴胡、当归、白芍、预知子、川朴、生甘草。

2.肝胆湿热证

症状:头重身困,身目黄染,心烦易怒,发热口渴,口干而苦,胸脘痞闷,胁肋胀痛灼热,腹部胀满,胁下痞块,纳呆呕恶,小便短少黄赤,大便秘结或不爽,舌质红、舌苔黄腻,脉弦数或弦滑。

治法:清热利湿,凉血解毒。

方剂:茵陈蒿汤加味。

药物:绵茵陈、栀子、大黄、金钱草、猪苓、柴胡、白芍、郁金、川楝子、枳壳、半枝莲、七叶一枝花。

3.肝热血瘀证

症状:上腹肿块石硬,胀顶疼痛拒按,或胸胁疼痛拒按,或胸胁炽痛不适,烦热,口干唇燥,大便干结,小便黄或短赤,甚则肌肤甲错,舌质红或暗红,舌苔白厚,脉弦数或弦滑有力。

治法:清肝凉血,解毒祛瘀。

方剂:龙胆泻肝汤合膈下瘀血汤加减。

药物:龙胆草、半枝莲、栀子、泽泻、车前子、生地黄、柴胡、桃仁、莪术、大黄、牡丹皮、生甘草。

4.脾虚湿困证

症状:腹大胀满,神疲乏力,身重纳呆,肢重足肿,尿少,口黏不欲饮,时觉恶心,大便溏烂,舌淡、边有齿痕,苔厚腻,脉细弦或滑或濡。

治法:健脾益气,利湿解毒。

方剂:四君子汤合五皮饮加减。

药物:黄芪、党参、白术、茯苓皮、香附、枳壳、陈皮、大腹皮、冬瓜皮、泽泻、薏苡仁、龙葵、桃仁、莪术、半枝莲、甘草。

5.肝肾阴虚证

症状:臌胀肢肿,蛙腹青筋,四肢柴瘦,短气喘促,唇红口干,纳呆畏食,烦躁不眠,溺短便数,甚或循衣摸床,上下血溢,舌质红绛、舌光无苔,脉细数无力,或脉如雀啄。

治法:清热养阴,软坚散结。

方剂:一贯煎加味。

药物:生地黄、沙参、麦冬、当归、枸杞子、桑椹子、川楝子、赤芍、鳖甲(先煎)、女贞子、墨旱莲、牡丹皮。

二、预防

(一)筛查高危人群

1.高危人群筛查标准及方法

对于40岁及以上的男性或50岁及以上女性,具有乙型肝炎病毒和/或丙型肝炎病毒感染,长期嗜酒、长期食用被黄曲霉毒素污染食物、NAFLD患者、各种原因引起的肝硬化、合并糖尿病以及有肝癌家族史的人群，应该定期进行甲胎蛋白检查加超声显像，必要时加用其他的肝癌标志物和影像学方法。一般认为，甲胎蛋白是原发性肝癌相对特异的肿瘤标志物，甲胎蛋白持续升高是发生原发性肝癌的危险因素。

2.高危人群检查的频率

对于不同高危人群检查的频率应有所不同，建议肝硬化失代偿和有肝癌家族史的患者≤3 个月；肝硬化代偿期的患者≤5 个月；慢性肝炎和其他慢性肝病患者每 6 个月复查 1 次。

(二)预防加强粮油食品防霉去毒

减少黄曲霉毒素摄入量，阻断或抑制黄曲霉毒素的致癌作用。在肝癌高发地区，肝癌的发生率与粮食霉变，特别是玉米的黄曲霉毒素污染呈正相关关系。鉴于粮食霉变环节主要在于田间收获期和收获后的处理期以及储存期，不少学者认为加强这些环节的防霉措施极为重要。另外改变种植习惯，以水稻代替玉米，提倡食用大米，也是减少黄曲霉毒素摄入的方法之一。

(三)治水管水、改善饮水卫生

饮水中有机物污染与肝癌发生有一定关联。研究提示饮用高度污染的地面水、加氯水、高浓度三氯甲烷水使患癌症的危险性增加，这种危险性可能来自饮用水污染中具有相加和协同作用的多种致癌物。又有研究提示饮水和乙型肝炎病毒携带状态在肝癌发病上有明显的协同作用。

(四)阻断乙型肝炎病毒感染，积极防治肝炎

乙型肝炎病毒感染是目前严重的公共卫生问题。肝癌高发区，其乙型肝炎病毒携带率也高，80％的肝癌患者均有乙型肝炎病毒感染。在肝癌患者中，发现了乙型肝炎病毒 DNA 整合到肝细胞的 DNA 中。因此阻断乙型肝炎病毒感染是预防原发性肝癌的重要途径，而接种乙型肝炎病毒疫苗是控制乙型肝炎病毒最根本和有效的措施。

(张莉莉　郭香云)

第五节　预后与护理

一、预后

(一)根治性治疗后复发率

全球多中心数据，肝切除后 5 年复发率高达 40％～70％，复发再切除后 5 年生存率为 30％～40％。局部消融治疗 5 年复发率 50％～70％。肝移植后 10 年复发率为 10％～15％，肺部转移 38％。有报道称，丙型肝炎病毒相关肝细胞癌(丙型肝炎病毒-肝细胞癌)患者根治性治疗后 2 年累积复发率为 43.4％，中位复发时间 34 个月。乙型肝炎病毒性肝硬化相关肝细胞癌肝切除后 1 年、3 年和 5 年累计复发率分别为 16.7％、38.6％和 53.7％，丙型肝炎病毒性肝硬化相关肝细胞癌为 20.8％、52.2％和 71.6％。根治后肝细胞癌复发严重影响患者生存状况，复发与非复发人群 5 年生存率分别为 23％和 47％，复发患者生存期＜54 个月。CNLCⅠa、Ⅰb、Ⅱa 期肝细胞癌根治性治疗后 5 年复发率分别为 46.0％、66.6％和 81.2％。慢性乙型肝炎病毒、丙型肝炎病毒感染为肝细胞癌主要病因。有 115 816 例肝癌病因分析，乙型肝炎病毒标志物及丙型肝炎病毒抗体检出率分别为 80.1％和 3.4％。2 552 例乙型肝炎病毒相关肝细胞癌(乙型肝炎病毒-肝细胞癌)队列研究,抗病毒治疗≥3个月和未接受抗病毒治疗肝细胞癌,肝切除后2年复发率分别为38.5%和52.3%。日本报道,丙型肝炎病毒-肝细胞癌采用直接抗病毒药物治疗人群1年、3年复发率分别为3.6%和42.1%,而未治疗人群分别为21.7%和61.9%。荟萃分析显示,丙型肝炎病毒-肝细胞癌根治性治疗后直接抗病毒药物治疗和未治疗人群肝细胞癌复发率分别为14.75/100和23.21/100。乙型肝炎病毒/丙型肝炎病毒重叠感染相关肝细胞癌患者肝切除后5年复发率为52.8%。因此,肝细胞癌根治性治疗后应严密监测、预防和早期发现肝细胞癌复发。

(二)根治性治疗后复发风险分层及监测

1.肝细胞癌根治性治疗后复发风险分层

(1)低风险人群:单发肿瘤直径≤3 cm(BCLC0～A/CNLCⅠa),伴下列相关病因肝病任何1项,①乙型肝炎病毒-肝细胞癌低乙型肝炎病毒DNA载量/获得病毒学应答;②丙型肝炎病毒-肝细胞癌;③酒精性肝病、非酒精性脂肪性肝病或自身免疫性肝病等非嗜肝病毒感染性肝病相关肝细胞癌。

(2)中风险人群:单发肿瘤直径≤5 cm(BCLC0～A/CNLCⅠa),伴下列危险因素≥1项,①乙型肝炎病毒-肝细胞癌或丙型肝炎病毒-肝细胞癌,乙型肝炎病毒DNA或丙型肝炎病毒RNA高载量;②进展期肝纤维化;③肝癌家族史;④糖尿病和/或肥胖;⑤长期饮酒。

(3)高风险人群:单发肿瘤直径>5 cm或2～3个肿瘤结节,最大结节直径≤3 cm(BCLCA/CNLCⅠb),伴下列危险因素任何1项,①各种原因所致的肝硬化;②伴血清学变化≥1项,包括甲胎蛋白200～400 ng/mL、甲胎蛋白-L35%～10%、异常凝血酶原100～400 mAU/mL。

(4)极高风险人群:①单发肿瘤直径>5 cm或2～3个肿瘤结节,最大结节直径≤3 cm(BCLCA/CNLCⅠb),伴下列血清学变化≥1项,甲胎蛋白≥400 ng/mL、甲胎蛋白-L3≥10%、异常凝血酶原≥400 mAU/mL。②2～3个肿瘤结节,最大结节直径>3 cm(CNLCⅡa)。③肝组织病理学具有下列肿瘤特征≥1项:微血管瘤栓、卫星灶、肿瘤细胞低分化。

2.复发的监测方案

根治性治疗后建议1～2个月复查肝脏动态增强CT/磁共振成像检查,或进行超声造影评估治疗效果。依据肝细胞癌根治性治疗后复发风险分层,常规采用血清甲胎蛋白或联合甲胎蛋白-L3、异常凝血酶原及常规腹部超声、肝脏多参数磁共振成像检查、CT动态增强成像监测肝细胞癌复发,3个月内每1～2个月1次;3个月～2年3个月1次,2年后6个月1次。加强监测采用肝脏多参数磁共振成像检查或多期动态增强CT检查,同步行肺部CT检查,必要时联合正电子发射计算机体层成像和/或骨扫描检查。监测间期:①低复发风险人群12个月监测;②中复发风险人群6～12个月监测;③高复发风险人群2年内3～6个月监测,2年后6～12个月监测;④极高复发风险人群2年内3个月监测,2年后3～6个月监测。影像学检查难以确定性质的肝内新发结节,考虑诊断性肝穿刺活组织学检查。疑似骨骼、淋巴结及多器官肝外转移患者可行正电子发射计算机体层成像和/或骨扫描检查。

二、护理

(一)肝区疼痛的护理

与患者聊天,引导患者想些美好事物或看书报等,转移注意力,避免患者专注于疼痛的感觉。护士态度温和、动作轻柔、尊重患者,让患者减轻心理压力。预测患者是否需要止痛药或其他止痛措施。对患者主诉疼痛立即给予反应,如表示关心,采取相应的措施,遵医嘱给止痛药,评价止痛效果并观察可能出现的不良反应,如果疼痛不缓解或患者主诉近期疼痛与以往有明显变化,报告医师。为其提供充足的休息时间。

(二)腹水的护理

评估患者腹水的原因及程度、经常巡视患者,认真倾听患者主诉,观察患者有无呼吸运动障碍,协助患者生活护理。嘱患补低盐饮食,每天饮水量<1 000 mL,每天记录出入量。必要时,行腹腔穿刺放液术,记录腹水量、性质,标本及时送检。遵医嘱给予清蛋白静脉滴注,普萘洛尔口服降低门脉压力,监测心率。

(三)饮食护理

肝癌患者应摄取足够的营养,宜采用高蛋白和高热量饮食。选择患者喜爱的食物种类、烹调方式,色香味俱全。若有食欲缺乏、恶心、呕吐现象,可在口腔护理或使用止吐剂后,采取少量多餐形式,并尽可能布置舒适、安静的环境,以促进食欲。如患者已处于恶病质或经口进食不能摄入足够的营养时,应采取胃肠外静脉营养,维持水、电解质平衡,观察并记录出入量。患者若伴有腹水和水肿,应给予低钠饮食。并监测血中钠、钾浓度,注意体重的变化并记录,每天记录腹围和水肿程度。

(四)心理护理

首先要掌握患者的基本情况,了解其对治疗、护理、饮食和生活等方面的需求,并了解患者的家庭、工作、经济等各方面的情况。护士应该试着了解患者的心态,并观察他们所处的情绪阶段,适时给予调适。鼓励患者说出心中的感觉,给予心理支持。对危重患者进行任何检查和治疗时需说明目的和不良反应。情绪紧张恐惧或忧虑消极的患者,要避免各种医源性不良刺激,如不在患者面前讨论病情,尤其在病情恶化时应沉着,尽力解除其痛苦。对其家属应讲明病情,取得他们的配合,建立良好的治疗气氛。

(五)术前指导

肿瘤患者在诊治过程中,心理反应复杂而强烈,既渴望治疗,又惧怕治疗。护士应了解患者的心理和情感变化,鼓励患者说出所担心的问题,向患者耐心地介绍介入治疗的方法、目的效果和可能发生的并发症,讲明介入治疗的重要性、安全性和优越性,告知术前准备、术中配合、术后注意事项。解除患者的顾虑,增强治疗信心,主动配合治疗和护理。改善营养状况,应给予高蛋白、高热量、高维生素、易消化的低脂少渣饮食。应于术前 2 天训练患者床上排便,以防术后不习惯床上排便引起尿潴留。

(六)术后护理

观察生命体征,为防止穿刺动脉出血,患者需绝对卧床 24 小时,穿刺侧肢体平伸制动 12 小时,12 小时后可在床上轻微活动,24 小时后可下床活动,但避免下蹲、增加腹压的动作。穿刺肢体的护理,穿刺处绷带加压包扎 24 小时或沙袋压迫 6 小时,观察穿刺部位有无渗血、出血,有无血肿形成,观察穿刺侧肢体远端血液循环情况,经常触摸穿刺肢体的足背动脉、皮肤温度,双足同时触摸,以便对照。

(七)健康教育

1.防治病毒性肝炎、肝硬化

注意食物和饮水卫生,做好粮食保管、防霉去毒,保护水源、防止污染;应用病毒性肝炎疫苗(甲、乙型)预防肝炎;有乙型肝炎病毒性肝硬化病史者或在肝癌高发区人群应定期体格检查,做甲胎蛋白测定、B超检查，以便早期诊断。

2.全面摄取营养素，增强抵抗力

患者多食含蛋白质丰富的食物和新鲜蔬菜、水果。食物以清淡、易消化为宜，如有腹水、水肿，应避免食用过多的盐；防止便秘，为预防血氨升高，可用适量缓泻剂保持排便通畅；戒烟、酒，减轻对肝脏的损害。

3.心理支持

对患者给予情绪上的支持，鼓励患者及家属共同面对疾病、相互扶持，树立战胜疾病的信心，配合治疗。患者应保持乐观情绪，建立积极的生活方式，有条件者可参加社会性抗癌组织活动，增添精神支持力量，以提高机体抗肿瘤功能。

4.及时就诊，定期复查

嘱患者(家属)注意有无水肿、体重减轻、出血倾向、黄疸、疲倦、腹胀等症状。如有上述症状，应及时就诊、定期复查，了解疾病发展变化。

5.预防病毒性肝炎和肝硬化

病毒性肝炎和肝硬化是原发性肝癌诸多致病因素中被公认的最主要因素。通过注射疫苗预防乙型肝炎病毒，采取抗病毒治疗方案中止慢性乙型肝炎病毒和丙型肝炎病毒的进展对预防原发性肝癌有着至关重要的作用。

(张莉莉)

参考文献

[1] 杜维婧,田向阳.慢性病健康教育与健康促进[M].北京:人民卫生出版社,2023.

[2] 李延青,大圃研,左秀丽.消化道早癌内镜诊断精要[M].北京:人民卫生出版社,2023.

[3] 沈波,茆勇.肿瘤预防[M].南京:东南大学出版社,2023.

[4] 闫俊江.常见慢性病的防治与护理创新研究[M].汕头:汕头大学出版社,2022.

[5] 李佃贵.中国慢病干预技术文集[M].北京:中医古籍出版社,2023.

[6] 阴永辉.体质辨识在糖尿病慢病管理中的应用[M].苏州:苏州大学出版社,2022.

[7] 许银姬,黄敏玲.中医肺康复实践[M].北京:人民卫生出版社,2023.

[8] 陈文凤,李君,匡雪春.肿瘤患者营养护理[M].北京:化学工业出版社,2023.

[9] 刘震,何立丽.常见肿瘤中医康复指导[M].北京:中国医药科技出版社,2023.

[10] 池晓玲,张朝臻,黎胜.中医特色慢病管理[M].北京:中国中医药出版社,2021.

[11] 赵文霞,朱明军.当代名老中医临证精粹丛书 赵文霞论治消化系统疾病[M].北京:中国中医药出版社,2022.

[12] 杨晓光.糖尿病饮食调养全书[M].北京:中国中医药出版社,2023.

[13] 徐大基.高血压防治与调养全书[M].北京:中国医药科技出版社,2022.

[14] 荆鲁,刘晓峥.临界高血压中西医防治问答[M].北京:中国中医药出版社,2021.

[15] 黄建安.支气管哮喘与慢阻肺健康指导手册[M].苏州:苏州大学出版社,2022.

[16] 卢秉久,张艳,郑佳连.中西医调治肝心同病[M].北京:中国中医药出版社,2023.

[17] 沈绍功.肝病证治概要[M].北京:中国中医药出版社,2022.

[18] 董卫国,于红刚.消化系统常见疾病诊疗思维[M].北京:人民卫生出版社,2023.

[19] 郑劲平,张冬莹.健康中国疾病管理丛书 慢性阻塞性肺疾病管理手册[M].北京:科学技术文献出版社,2023.

[20] 马立兴,张诒凤,王超颖,等.消化内科诊疗常规[M].哈尔滨:黑龙江科学技术出版社,2022.

[21] 张军.常见消化系统肿瘤诊治与预防[M].汕头:汕头大学出版社,2022.

[22] 翟兴红.消化病中西医诊疗手册[M].北京:中国中医药出版社,2022.

[23] 唐旭东,李军祥,张声生,等.实用中医临床医学丛书 实用中医消化病学[M].北京:中国中医药出版社,2022.

[24] 叶真.糖尿病预防与控制[M].北京:人民卫生出版社,2023.

[25] 王爱红，程玉霞.糖尿病护理与教育管理[M].北京：科学技术文献出版社，2021.

[26] 张雪娟.全科医师慢病规范化诊疗[M].青岛：中国海洋大学出版社，2022.

[27] 张京慧，唐四元.老年健康与慢病护理[M].北京：化学工业出版社，2022.

[28] 范锋.临床肿瘤防治技术实践[M].汕头：汕头大学出版社，2022.

[29] 邢浩.肿瘤诊疗要点与病例集萃[M].开封：河南大学出版社，2022.

[30] 王林霞.临床常见病的防治与护理[M].北京：中国纺织出版社，2020.

[31] 沈晓玉.实用消化疾病诊疗与护理[M].哈尔滨：黑龙江科学技术出版社，2022.

[32] 杨勤兵.高血压营养与膳食指导[M].长沙：湖南科学技术出版社，2021.

[33] 梁锦慧，尹毅霞，梁秋利，等.不同剂量熊去氧胆酸治疗原发性硬化性胆管炎的研究进展[J].右江医学，2023，51(4)：370-374.

[34] 林博，张万宇，苏金玲，等.胃功能三项与幽门螺杆菌分型联合检测在慢性胃炎及胃癌中的诊断价值[J].标记免疫分析与临床，2023，30(1)：72-77.

[35] 王菁华，于少泓，李丽.慢性病居家康复研究现状及智能康复诊疗平台构建[J].康复学报，2023，33(3)：280-286.

[36] 杨金华，赵天增，张岭.食管癌根治术患者血清 microRNA-27a、microRNA-203a-3p 表达及与预后的关系[J].中国现代医学杂志，2023，33(2)：78-83.

[37] 付裕刚，李家诚，郗莹莹，师哲，曹梦醒，李勇.近 40 年中医药干预自身免疫性肝病研究可视化分析[J].中国中医药信息杂志，2022，29(12)：58-63.